中国居民营养与健康全书

中部·食物百科篇（全三册）

杨 锋 ◎ 主编

执行主编 董忠志

副主编 赵中胜 蔡志端 吴水林 张月兰

编 者 （按姓氏笔画排序）

于子远 王鹿鸣 王德娇 白文红 冯建新

刘卫红 许具晔 吴水林 吴艺敏 李武高

应芳卿 杨 锋 杨 波 杨 扬 杨 娜

余 峥 陈延惠 陈素珍 陈露铭 张月兰

张济波 张国治 张艳燕 赵中胜 康 丽

崔杏春 蔡志端 董 博 董忠志

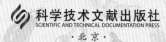

科学技术文献出版社

SCIENTIFIC AND TECHNICAL DOCUMENTATION PRESS

·北京·

图书在版编目（CIP）数据

中国居民营养与健康全书：全三册 / 杨锋主编. —北京：科学技术文献出版社，2020. 12

ISBN 978-7-5189-7421-4

Ⅰ.①中… Ⅱ.①杨… Ⅲ.①居民—合理营养—中国—普及读物 ②居民—健康状况—中国—普及读物 Ⅳ.① R151.4-49 ② R194.3-49

中国版本图书馆CIP数据核字（2020）第242700号

中国居民营养与健康全书（全三册）中部·食物百科篇

策划编辑：付秋玲　责任编辑：李　丹　何惠子　责任校对：文　浩　责任出版：张志平

出 版 者	科学技术文献出版社
地 址	北京市复兴路15号　邮编100038
编 务 部	（010）58882938，58882087（传真）
发 行 部	（010）58882868，58882870（传真）
邮 购 部	（010）58882873
官方网址	www.stdp.com.cn
发 行 者	科学技术文献出版社发行　全国各地新华书店经销
印 刷 者	北京地大彩印有限公司
版 次	2020年12月第1版　2020年12月第1次印刷
开 本	787×1092　1/16
字 数	1476千
印 张	73
书 号	ISBN 978-7-5189-7421-4
定 价	258.00元（全三册）

Foreword 前言

　　本套书是宣传、普及有关中国居民营养与健康知识的科普读物。我们编写和出版这套全书的目的，是响应习近平同志在中共十九大报告中明确提出的"要实施健康中国战略"和"倡导健康文明的生活方式"的号召，落实十九大精神，推进健康中国建设进程。同时，也是为了实施国务院关于《国民营养计划（2017—2030）》中提出的"普及健康知识、推动营养健康普及宣传教育活动常态化"的战略。为此，我们遵照"民以食为天、食以安为先、食以养为本和药食同源"的中国民族传统饮食文化的基本理念，综合运用中国传统医学（中医学）、现代医学、现代营养学（特别是营养医学）、现代化学和运动医学等多学科的理论知识，紧密结合我国的实际情况，全面系统地诠释了"人体营养与健康"的有关知识，倡导科学文明的生活方式，提高国人的健康水平，为加速实现中国民族伟大复兴的中国梦做出一点贡献。

　　此套书是本课题组编写的"中国居民营养与健康"三部曲。第一部为"人体营养素篇"，对人体所需要的水、蛋白质、脂肪、碳水化合物（糖类）、维生素、矿物质和膳食纤维这七类营养素进行了全面系统的阐释。对它们各自的特性、在人体中的生理功能、人体的需要量及获取的途径和方法等有关知识进行了详细的介绍。第二部为"食物百科篇"，说明了人体营养素的主要来源，并将常用的食物分为10大类，分别就其特性、营养成分、生理功能、食疗价值、食用禁忌等方面进行了详细的说明。第三部为"健康生活篇"，全面系统地阐释了世界卫生组织提出的健康生活的四个基本原则（心理平衡、均衡膳食、适量运动和戒烟限酒），并着重讲述了只有认真地坚持这四个基本原则，养成这种追求健康文明的生活方式，才能科学地从饮食中摄取人体所需要的各种营养素，才能保持正常的生理状态，以维持身心健康。

本套书主要特点如下：①资料新颖翔实。本书不仅收集了新近出版的书籍及报刊上的有关资料，还特别注重收集了近年来世界卫生组织、中国和多个国家的有关研究成果，以及中央电视台"健康之路"栏目中营养学家和医药学专家的讲座资料，力争做到与时俱进，言之有理有据。②权威性比较强。本书的一些基本观点或观念，主要是依据《黄帝内经》和《本草纲目》及世界卫生组织的一些有关的指导性建议。《黄帝内经》和《本草纲目》这两本书既是中国传统医药学的瑰宝，又是被联合国教科文组织认定的"世界文献名录"。另外，本书的编写团队是由北京大学、郑州大学、河南农业大学、河南工业大学、河南省水产研究院、郑州市蔬菜研究所、郑州市农林科学研究所、河南科技出版社、《大河报》社编辑部等单位相关专业的在职或退休的教授、专家组成。他们都具有较深厚的专业知识功底，是一支知识结构合理、彼此互补的优秀团队。③具有先进性。本书资料新颖、内容丰富、观点和理念有独到之处，目前国内图书市场上尚未见到如此全面系统地诠释有关人体营养与健康知识的书籍。④实用性较强。本书以通俗易懂的语言对一些专业性较强的理论知识，从理论和实践的结合上进行解析，让读者读后既知其当然（是什么），又知其所以然（为什么），更知道如何去做。同时，本书的一些章节将相关知识以"相关链接"的形式呈现，让读者更容易理解正文的内容。总之，我们力求做到让读者读了就明白，看了就会用。

本套书为每个家庭、餐饮业及美食爱好者提供了一部难得的参考读物。

在本套书的编写中，郑州市科技局和郑州市科协的领导给予了大力支持。在此，我们谨向他们表示衷心的感谢。

由于我们的水平有限，书中难免出现不当之处，敬请读者批评指正。

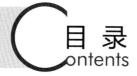

目 录
Contents

第一章　粮食类 ·· 1

　第一节　谷物类 ·· 2

　第二节　豆类及其制品 ·································· 26

　第三节　薯类 ·· 43

第二章　蔬菜类 ·· 49

　第一节　根菜类 ·· 50

　第二节　茎菜类 ·· 58

　第三节　叶菜类 ·· 63

　第四节　花菜类 ·· 78

　第五节　瓜类 ·· 81

　第六节　茄果类 ·· 90

　第七节　葱姜蒜类 ······································ 97

　第八节　豆果类 ··· 105

　第九节　芽菜类 ··· 115

　第十节　水生蔬菜 ······································ 119

第三章　食用菌 ······································· 127

　第一节　担子菌类 ······································ 128

　第二节　子囊菌类 ······································ 157

　第三节　菌类与藻类结合体 ······················· 162

第四章　肉、蛋、奶部分 ························· 167

　第一节　肉类 ··· 168

　第二节　蛋类 ··· 177

第三节　奶类 …………………………………………………………………… 181

第五章　食用油类 …………………………………………………………… 189
第一节　草本植食物用油 …………………………………………………… 190
第二节　木本植物食用油 …………………………………………………… 211
第三节　陆地动物油 ………………………………………………………… 226
第四节　海洋动物食用油 …………………………………………………… 232

第六章　水产品类 …………………………………………………………… 251
第一节　常见海水鱼类 ……………………………………………………… 252
第二节　常见淡水鱼类 ……………………………………………………… 259
第三节　常见虾蟹类 ………………………………………………………… 269
第四节　其他水产动物 ……………………………………………………… 281
第五节　藻类 ………………………………………………………………… 292

第七章　瓜果类 ……………………………………………………………… 301
第一节　水果类 ……………………………………………………………… 302
第二节　瓜类以及其他类 …………………………………………………… 340
第三节　干果类 ……………………………………………………………… 345

第八章　调味品类 …………………………………………………………… 365

第九章　蜜蜂产品 …………………………………………………………… 391

第十章　野菜、咸菜与其他 ………………………………………………… 399
第一节　野菜 ………………………………………………………………… 401
第二节　咸菜 ………………………………………………………………… 421
第三节　其他 ………………………………………………………………… 431
编后语 ………………………………………………………………………… 441
编写人员简介 ………………………………………………………………… 443
主要参考资料 ………………………………………………………………… 445

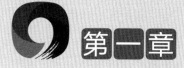

第一章

粮食类

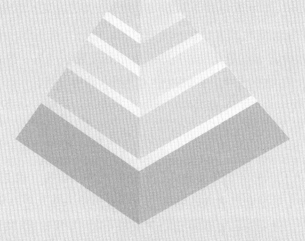

粮食是什么？粮食是指以收获的粮食作物成熟的果实为原料，经去壳、碾磨等加工程序而制成的人类基本食物。粮食来源于粮食作物，粮食作物即指谷物类作物（包括稻谷、小麦、大麦、燕麦、玉米、谷子、高粱等）、薯类作物（包括甘薯、马铃薯、木薯等）、豆类作物（包括大豆、蚕豆、豌豆、绿豆、小豆等）的统称。其成熟的果实含有丰富的淀粉、蛋白质、脂肪和维生素等，经加工而成的粮食不仅为人类提供食粮和某些副食品，以维持生命的需要，还为食品工业提供原料，为畜牧业提供精饲料和大部分粗饲料。故粮食生产是多数国家农业的基础，粮食作物也是农作物中的主导作物。世界粮食作物种植面积约占农作物总播种面积的85%。据统计，小麦、水稻、玉米是世界三大粮食作物，其中小麦、稻谷和玉米约占世界粮食总产量的80%。中国是世界上最大的产粮国，粮食作物占农作物总播种面积的76.8%（1987年）。粮食总产量及稻谷、小麦、谷子、甘薯的产量均居世界前列。在我国，人们通常称稻、禾、稷、麦、豆为"五谷"，同时又把除水稻、小麦以外的其他粮食作物，统称杂粮。杂粮的主要特点是适应性强，在我国广大的山区和自然条件较差的地区，杂粮种植仍占很大的比重。

第一节　谷物类

谷物类即谷类作物，简称谷物，禾本科植物中以收获成熟谷粒作为粮食的一类作物。其是世界各国最主要的粮食作物，主要有水稻、小麦、玉米、大麦、燕麦、高粱、黑麦、粟、黍等。其谷粒主要营养成分为淀粉，含量在60%~80%；同时，谷粒中含有较多的蛋白质，含量在7%~18%；并含有丰富的脂肪、B族维生素和矿物质元素。蓼科的荞麦其粒实成分与谷粒相似，亦列入谷物类作物。谷物类作为中国人的传统饮食，几千年来一直是老百姓餐桌上不可缺少的食物之一，在我国的膳食中占有重要的地位，被当作传统的主食。

1. 小麦

小麦是小麦系植物的统称，是一种在世界各地广泛种植的禾本科植物，起源于中东新月沃土（Levant）地区，是世界上最早栽培的农作物之一。小麦的颖果是人类的主食之一，通常分为5类：①硬质白小麦：种皮为白色或黄白色的麦粒不低于90%，硬度指数不低于60的小麦。②软质白小麦：种皮为白色或黄白色的麦粒不低于90%，硬度指数不高于45的小麦。③硬质红小麦：种皮为深红色或红褐色的麦粒不低于90%，硬度指数不低于60的小麦。④软质红小麦：种皮为深红色或红褐色的麦粒不低于90%，硬度指数不高于45的小麦。⑤混合小麦：不符合①至④规定的小麦。小麦是三大谷物之一，产量几乎全作食用，仅约有六分之一作为饲料使用。小麦富含淀粉、蛋白质、脂肪、钙、铁等矿物质、硫胺素、核黄素、烟酸、维生素 A 及维生素 C 等。小麦磨成面粉后可制作面包、馒头、饼干、面条等食物；发酵后可制成啤酒、酒精、伏特加，或生质燃料。

小麦的主要营养成分（每 100 g 可食部分含量）：热量 1325.06 kJ；蛋白质 11.9 g，脂肪 1.3 g，碳水化合物 75.2 g，膳食纤维 10.8 g；硫胺素 0.4 mg，核黄素 0.1 mg，烟酸 4 mg，维生素 E 1.82 mg；钾（K）289 mg，钠（Na）6.8 mg，钙（Ca）34 mg，镁（Mg）4 mg，铁（Fe）5.1 mg，锰（Mn）3.1 mg，锌（Zn）2.33 mg，铜（Cu）0.43 mg，磷（P）325 mg，硒（Se）4.05 μg。

（1）小麦粉　小麦经清理、研磨、筛理等一系列工序后形成的预定质量的产品。小麦粉国家标准（GB 1355—1986）规定的等级分为特制一等粉、特制二等粉、标准粉和普通粉 4 种，对各项质量指标有明确的要求。基本质量指标有加工精度、灰分、粗细度、面筋质、磁性金属物、水分、脂肪酸值、气味口味等。

■ 普通粉　加工精度按实物标准样品对照检验粉色麸星。其灰分（干基）≤ 1.40%；粗细度全部通过 CQ 20 号筛；面筋质（以湿重计）≥ 22.0%；含砂量 ≤ 0.02%；磁性金属物 ≤ 0.003 g/kg；水分 13.0% ± 0.5%；脂肪酸值（以湿重计）≤ 80；气味口味正常。

普通粉的主要营养成分（每 100 g 可食部分含量）：热量 1526.88 kJ；蛋白质 13.3 g，脂肪 2.20 g，碳水化合物 73.50 g。

■ 标准粉　加工精度按实物标准样品对照检验粉色麸星。其灰分（干基）≤ 1.10%；粗细度全部通过 CQ20 号筛，留存在 CB30 号筛不超过 20.0%；面筋质（以湿重计）≥ 24.0%；含砂量 ≤ 0.02%；磁性金属物 ≤ 0.003 g/kg；水分 13.0% ± 0.5%；脂肪酸值（以湿重计）≤ 80；气味口味正常。

标准粉的主要营养成分（每 100 g 可食部分含量）：热量 1437.92 kJ；蛋白质 11.2 g，脂肪 1.50 g，碳水化合物 72.57 g，膳食纤维 2.1 g，水分 12.7 g；硫胺素 0.28 mg，核黄素 0.08 mg，烟酸 2 mg，维生素 E 1.8 mg；钠（Na）3.1 mg，钙（Ca）31 mg，铁（Fe）3.5 mg。

■ 特制一等粉　加工精度按实物标准样品对照检验粉色麸星。其灰分（干基）≤ 0.70%；粗细度全部通过 CQ 36 号筛，留存在 CB 42 号筛不超过 10.0%；面筋质（以湿重计）≥ 26.0%；含砂量 ≤ 0.02%；磁性金属物 ≤ 0.003 g/kg；水分 13.5% ± 0.5%；脂肪酸值（以湿重计）≤ 80；气味口味正常。

特制一等粉的主要营养成分（每 100 g 可食部分含量）：热量 1453.0 kJ；蛋白质 10.3 g，脂肪 1.1 g，碳水化合物 74.6 g，膳食纤维 0.6 g，水分 12.7 g；硫胺素 0.17 mg，核黄素 0.06 mg，烟酸 2 mg，维生素 E 0.73 mg；钠（Ca）2.7 mg，钙（Ca）27 mg，铁（Fe）2.7 mg。

■ 特制二等粉　加工精度按实物标准样品对照检验粉色麸星。其灰分（干基）≤

0.85%；粗细度全部通过 CQ 30 号筛，留存在 CB 36 号筛不超过 10.0%；面筋质（以湿重计）≥ 25.0%；含砂量 ≤ 0.02%；磁性金属物 ≤ 0.003 g/kg；水分 13.5% ± 0.5%；脂肪酸值（以湿重计）≤ 80；气味口味正常。

特制二等粉的主要营养成分（每 100 g 可食部分含量）：热量 1448.82 kJ；蛋白质 10.4 g，脂肪 1.10 g，碳水化合物 74.3 g，膳食纤维 1.60 g，水分 12 g；硫胺素 0.15 mg，核黄素 0.11 mg，烟酸 2 mg，维生素 E 1.25 mg；钠（Na）1.5 mg，钙（Ca）30 mg，铁（Fe）3 mg。

（2）专用小麦粉 为了适应不同食品对小麦粉质量的不同要求，专供生产某类食品或只作某种用途的小麦粉。其按适用食品种类分为面包粉、面条粉、饺子粉、馒头粉、饼干粉、糕点粉及自发粉等；按质量标准分为精制级和普通级两种。为满足各种食品的不同要求，制作专用小麦粉时，在选择原料和生产工艺方面都有特定的要求。

■ 面包用小麦粉 制作主食面包以及花色面包用的小麦粉，主要以强筋小麦为原料研磨制成。分为精制级和普通级两种。其特点是面筋含量高、质量好、筋力强、韧性大，具有良好的烘焙性能。其制作的面包松软、富于弹性、结构均匀细密、体积大、口感好、不掉渣，冷却后不塌陷。面包用小麦粉标准 LS/T 3201—1993 主要理化指标有：水分 ≤ 14.5%；灰分（干基）分别为 ≤ 0.60% 和 ≤ 0.75%；粗细度要求全部通过 CQ 30 号筛，留存 CB 36 号筛不超过 15.0%；湿面筋分别为 ≥ 33% 和 ≥ 30%，粉质曲线稳定时间分别为 ≥ 10.0 min 和 ≥ 7.0 min；降落数值为 250 ~ 350 s；含沙量 ≤ 0.02%；磁性金属物 ≤ 0.003 g/kg。

■ 饺子用小麦粉 制作水饺用的小麦粉，主要以强筋小麦为原料研磨制成，分为精制级和普通级两种。这种小麦粉的特点是面筋含量高、筋力强，制作的饺子表面光滑、细腻、口感好、不破裂。其行业标准《饺子用小麦粉标准》主要理化指标有：水分 ≤ 14.5%；灰分（干基）分别为 ≤ 0.55% 和 ≤ 0.70%；粗细度要求全部通过 CQ 36 号筛，留存 CB 42 号筛不超过 10.0%；湿面筋为 28% ~ 30%；粉质曲线稳定时间为 ≥ 3.5 min；降落数值 ≥ 200 s；含沙量 ≤ 0.02%；磁性金属物 ≤ 0.003 g/kg。

■ 面条用小麦粉 制作面条和挂面用的小麦粉，主要以中筋小麦为原料研磨制成，分为精制级和普通级两种。这种小麦粉的特点是面筋含量高、筋力强，制作的面条表面光滑、细腻、口感好、不断条。根据《面条用小麦粉标准》（LS/T 3202—1993）所示，其主要理化指标有：水分 ≤ 14.5%；灰分（干基）分别为 ≤ 0.55% 和 ≤ 0.70%；粗细度应全部通过 CQ 36 号筛，留存 CB 42 号筛不超过 10.0%；湿面筋分别为 ≥ 28% 和 ≥ 26%，粉质曲线稳定时间分别为 ≥ 4.0 min 和 ≥ 3.0 min；降落数值为 ≥ 200 s；含沙量 ≤ 0.02%；磁性金属物 ≤ 0.003 g/kg。

■ 馒头用小麦粉 制作馒头用的小麦粉，主要以中筋小麦为原料研磨制成，分为精制级和普通级两种。这种小麦粉的特点是面筋含量较高、质量好、筋力强、韧性大，制作的馒头松软，气孔均匀细密，口感好，体积大。根据《馒头用小麦粉标准》（LS/T 3204—1993）所示，其主要理化指标有：水分 ≤ 14.0%；灰分（干基）分别为 ≤ 0.55% 和 ≤ 0.70%；粗细度要求全部通过 CB 36 号筛；湿面筋为 25.0% ~ 30.0%；粉质曲线稳定时间 ≥ 3.0 min；降落数值 ≥ 250 s；含沙量 ≤ 0.02%；磁性金属物 ≤ 0.003 g/kg。

■ 自发小麦粉　一种只需加水制成面团，搁置醒发后即可制作食品的小麦粉。在面粉厂面粉后处理阶段，按国家标准 GB2760 的规定，在面粉中加入一定数量的食用疏松剂，如酵母、小苏打、磷酸盐及明矾等。《自发小麦粉》标准（SB/T 10144—1993）对自发小麦粉规定技术要求、检验方法、检验规则、包装、标志、运输、储存，以及卫生指标要求等做出明确指示。其主要理化指标：水分 ≥ 14.0%；酸度（碱液 mL/10 g 粮食）0 ~ 6；混合均匀度（变异系数）≤ 7.0%；馒头比容 ≥ 1.7 mL/g。

（3）全麦粉　经过清理的小麦研磨成粗细度符合要求的面粉，主要用于制作面包等主食，不适合做精细的面制品。其制作过程中，将小麦全部研磨成一定粗细度，只除去少量筛上物；或在统粉中添加部分皮磨系统物料；或将全部麸皮进一步磨细与统粉混合而成。用全麦粉制作食物时，一般需添加活性面筋以提高烘焙效果。目前，我国没有制定全麦粉国家标准和行业标准。有欧美国家的法规规定，全麦粉的粗细度为通过 8 号筛（2.38 mm）的筛下物不少于 90%，通过 20 号筛（850 μm）的筛下物不少于 50%。由于全麦粉中麸皮含有更丰富的营养成分如矿物质元素、维生素、必需氨基酸等。因此，全麦粉具有更高保健营养功能，且有抗忧郁的作用。全麦粉富含大量的纤维。纤维能在消化系统内溶解，但又不被肠胃吸收，所以它能协助肠胃蠕动，加强肠胃吸收营养，同时排除体内废物，清理大小肠，达到健胃清肠效果。因此，纤维素是治疗困扰很多人的便秘和减肥问题的绝妙良方。

全麦粉的主要营养成分（每 100 g 含量）：热量 1295.0 kJ；蛋白质 11.3 g，脂肪 1.5 g，碳水化合物 73.6 g，膳食纤维 10.8 g。

（4）营养强化小麦粉　以成品面粉为载体，在生产过程中均匀添加一种或多种营养素的小麦粉。常用的强化营养素有矿物质类（如铁、锌、钙）、维生素类（如维生素 B_1、维生素 B_2、叶酸、烟酸）等。强化营养素的使用必须符合《食品营养强化剂使用卫生标准》（GB 14880—1994）规定的品种、范围和用量。营养强化小麦粉的质量应符合国家标准《营养强化小麦粉》（GB/T 21122—2007）要求。

（5）小麦仁　为全麦谷物颗粒，含有麦类谷物的全部营养成分。麦仁分为软、硬两类。二者之间的区别在于其麸质蛋白含量不同。软麦仁的麸质蛋白含量较低，并被碾磨成带皮面粉。而硬麦仁麸质蛋白含量较高，并被碾磨成普通的、营养丰富的面粉。麦仁的含糖量较低，对于糖尿病患者可适量食用。

（6）小麦麸皮　为小麦最外层的表皮。小麦被磨面机加工后，变成面粉和麸皮两部分，麸皮通常当作饲料使用。但也可掺在面粉、米粉中制作高纤维麸皮面包、饼干等的制作，也可直接食用。小麦麸皮含有丰富的膳食纤维，是人体必需的营养元素，可提高食物中的纤维成分。小麦麸皮的食疗作用包括：改善大便秘结，预防结肠癌，直肠癌及乳腺癌，使血清胆固醇下降，抑制动脉粥样硬化的形成。小麦麸皮中含有相当丰富的维生素 E 和 B 族维生素。此外，小麦麸皮内服可健脾和胃，外用炒热和醋外敷可治疗软组织损伤。

小麦麸皮的主要营养成分（每 100 g 含量）：蛋白质 13.00 g，脂肪 4.20 g，碳水化合物 56 g，膳食纤维 10.50 g，矿物质 5.30 g，水分 11.00 g。

（7）小麦纤维　是从小麦植株中提取出来的天然原料，经过特定的物理工艺将其磨成粉状的产品。在中国、日本及欧美等许多国家和地区，直接将其作为天然的食品原料添加在各类食品中。小麦纤维作为食物不仅具有生理营养优势（如丰富膳食纤维含量，减少脂肪，降低热量等），而且在作为工业产品原料时，还具有技术优势（如改善质地，控制水分输送，减少重量损耗等）。其膳食纤维的含量达到 98% 以上，是一种优秀的天然膳食纤维原料。小麦纤维通常用于食品的膳食纤维强化或提高产品的工艺性能。目前，小麦纤维粉等广泛应用于饼干、面包、方便面、低脂肉、乳制品、饮料等工业化产品生产中，对于因营养过剩或不平衡而导致的血糖异常、糖耐量降低及血脂高、血黏度高、便秘等"都市文明病"，有天然食疗预防和辅助治疗作用。

（8）小麦胚芽　是从优质小麦粒中萃取的精华，是小麦中营养价值最高的部分。小麦胚芽是一种高蛋白、高维生素 E、低热、低脂、低胆固醇的营养品，含有维生素 B 族、维生素 D、不饱和脂肪酸、核酸、叶酸、二十八烷醇和钙、铁、锌、硒等 10 余种矿物质等，也是非常理想的微量金属元素的供给源。小麦胚芽中还含有天然抗氧化剂——谷胱甘肽过氧化酶。其抗氧化能力比维生素 E 强 500 倍，是一种延缓衰老防癌的有效功能因子。每百克小麦胚芽主要营养成分含量为：蛋白质 36.5 g，膳食纤维 10.49 g，维生素 E 83.4 mg，钙 53.76 mg。刚从小麦胚乳分离出的小麦胚芽极容易氧化，采用迅速干燥和真空包装，确保胚芽的原味与营养成分。

（9）黑小麦　亦称小黑麦，为禾本科草本植物栽培黑麦的颖果，是小麦与黑麦通过杂交和杂种染色体加倍而形成的一个新果实。粒形狭长，胚端较尖，色泽较暗，多呈褐色或青灰色。黑小麦产量显著超过小麦，分布于欧亚大陆的温寒带，耐寒、抗旱、抗贫瘠。俄罗斯栽培面积最大，产量占世界黑麦总量的 45%，其次是德国、波兰、法国、西班牙、奥地利、丹麦等国家。在我国较少，主要分布在黑龙江、内蒙古、青海和西藏等高寒地区与高海拔山地。其富含多种营养：戊聚糖含量比其他谷物高得多（一般为 8%）；含有更多的蛋白质、膳食纤维、维生素及矿物质元素铁（Fe）、锌（Zn）、锰（Mn）、硒（Se）、碘（I）；还富含花青素、黄酮、生物碱、植物甾醇、强心苷等活性物质，被誉为"补钙麦""富硒麦""防癌麦""益寿麦"等。黑小麦粒中含有丰富的淀粉、脂肪、蛋白质、多种维生素、膳食纤维，大量矿质元素和稀有矿物质元素及聚维酮碘（PP碘）。籽粒中蛋白质的含量占17.1%；18种氨基酸的总含量为15.2%，高于普通小麦80%~90%；赖氨酸的含量在0.4%，高于普通小麦50%~80%；铁的含量高于普通小麦81.03%；磷的含量高于普通小麦80%；钾的含量高于普通小麦72.4%；钙的含量高于普通小麦300%~400%；脂溶性的维生素含量丰富；特别是含有丰富的碘和硒，硒的含量高于普通小麦200%。钙是人体血浆和骨骼中不可缺少的，可解决人类补钙的世界性难题，特别是对防止妇女和老人的骨质疏松症非常重要。硒是营养性抗癌剂，对人类防癌起重大作用。黑小麦是理想的优质天然黑色食品新原料，具有较大开发前景。在日常饮食中，可用黑麦粉制作黑面包，其籽粒制成麦芽浆，可酿造威士忌酒。

2. 稻谷

稻谷是指没有去除稻壳的籽实，在植物学上属禾本科稻属普通栽培稻亚属中的普通稻亚种。普通栽培稻可分为籼稻和粳稻两个亚种，根据其栽种地区土壤水分的不同，又分为水稻和陆稻（旱稻）。在中国粮油质量国家标准中，稻谷按其粒形和粒质分为三类：①籼稻谷，即籼型非糯性稻谷，根据粒质和收获季节又分为早籼稻谷和晚籼稻谷。②粳稻谷，即粳型非糯性稻谷，根据粒质和收获季节又分为早粳稻谷和晚粳稻谷。③糯稻谷，按其粒形和粒质分为籼糯稻谷和粳糯稻谷两类，是我国最主要的粮食作物之一。我国水稻的播种面积约占粮食作物总面积的1/4，产量约占全国粮食总产量的1/2，在商品粮中占一半以上，产区遍及全国各地。我国是稻作历史最悠久、水稻遗传资源最丰富的国家之一，浙江河姆渡、湖南罗家角、河南贾湖出土的炭化稻谷证实，中国的稻作栽培至少已有7000年以上的历史，是世界栽培稻起源地之一。

（1）大米　稻谷的籽实经脱壳加工的主产品。根据人们的不同需要，国家标准《稻谷》（GB 1350—1999）规定了不同的加工品种和精度等级。大米是我国最重要的主粮，根据国家标准分为籼米、粳米和糯米三类，其中糯米又分为籼糯米和粳糯米。国外按长度分为长粒米、中粒米和短粒米3类。

大米的主要营养成分（每100 g可食部分含量）：热量1447.28 kJ；蛋白质7.4 g，脂肪0.8 g，碳水化合物77.9 g，膳食纤维0.7 g；硫胺素0.11 mg，核黄素0.05 mg，烟酸1.9 mg，维生素E 0.46 mg；钾（K）103 mg，钠（Na）3.8 mg，钙（Ca）13 mg，镁（Mg）34 mg，铁（Fe）2.3 mg，锰（Mn）1.29 mg，锌（Zn）1.7 mg，铜（Cu）0.3 mg，磷（P）110 mg，硒（Se）4.05 μg。

■ 粳米　用粳型非糯性稻谷加工成的大米。米粒一般呈椭圆形。按其粒质和收获季节分早粳米（腹白较大，硬质颗粒较少）和晚粳米（腹白较小，硬质颗粒较多）两种。粳米主要用于制成米饭食用。与籼米相比，粳米的直链淀粉含量较少，做饭时吸水率较低，米饭较黏。其质量标准中主要项目有加工精度、碎米、不完善粒、杂质最大限量等。

粳米的主要营养成分（每100 g可食部分含量）：热量1452.5 kJ；蛋白质7.4 g，脂肪0.8 g，碳水化合物77.9 g，膳食纤维0.7 g；硫胺素0.03 mg，核黄素0.05 mg，烟酸2.20 mg，维生素E7.18 mg；钾（K）45 mg，钠（Na）29.50 mg，钙（Ca）29 mg，镁（Mg）40 mg，铁（Fe）2.50 mg，锰（Mn）1.28 mg，锌（Zn）2.29 mg，铜（Cu）0.50 mg，磷（P）98 mg，硒（Se）22.80 μg。

■ 籼米　用籼稻谷加工成的大米。米粒一般呈长椭圆形或细长形。按其粒质和籼稻收获季节分为早籼米、中籼米、晚籼米。主要用于制成米饭食用。与粳米和糯米相比，直链淀粉含量较高，米饭吸水率较大，米饭不黏。质量标准中主要项目有加工精度、碎米、不完善粒、杂质最大限量等。

籼米的主要营养成分（每100 g可食部分含量）：热量1447.28 kJ；蛋白质7.7 g，脂肪0.7 g，碳水化合物77.3 g，膳食纤维0.6 g，胡萝卜素0.7 μg，维生素A 13 μg，硫胺素0.15 mg，核黄素0.06 mg，烟酸2.1 mg，维生素E 0.43 mg；钾（K）89 mg，钠（Na）2.7 mg，钙（Ca）7 mg，镁（Mg）33 mg，铁（Fe）1.3 mg，锰（Mn）1 mg，锌（Zn）1.46 mg，铜（Cu）0.23 mg，磷（P）146 mg，硒（Se）3.8 μg。

■ 留胚米　米胚芽保留率为80%以上，或米胚的质量占2%以上的大米。胚是稻米的重要组成部分，含有丰富的脂肪、蛋白质和维生素B₁以及钙、镁和锌等多种矿物质，营养价值高。胚芽在一粒大米中按重量只占3%，但其营养却占一粒米的50%，被誉为"天赐营养源"。一般采用多机轻碾，有利于胚的保留。留胚米因含胚较多，易吸湿，脂肪含量高易酸败，在温度、水分含量适宜的条件下，微生物容易繁殖。因此，留胚米常采用真空包装或充惰性气体包装，以防止留胚米品质降低。

■ 强化米　采取一定的加工工艺使成品米营养加强而制成的米。我国已建成强化米生产线。用维生素B₁、维生素B₂、叶酸、烟酸、铁（Fe）、锌（Zn）6种营养素原料，按《中国大米营养强化推荐配方》的规定与米粉配比混匀，制成与普通大米的形状、容重及色泽等各项指标近乎相同的强化米，再以2%的比例加入普通大米中混匀。食用强化米可以改善人们的膳食营养，补充缺少的矿物质营养素，满足人体生理的正常需要，减少各种营养缺乏症的发生，从而提高人民的健康水平。

■ 清洁米　亦称免淘米、不淘洗米等，这是一种符合卫生要求，不必淘洗就可直接炊煮食用的大米。普通大米淘洗时，不仅消耗一定量的水，而且碳水化合物和矿物质等营养物质随水流失一部分。清洁米不仅可减少营养物质在淘洗过程中的损失，而且含杂极少、表面光洁、清洁卫生，减少米饭的蒸煮时间，还可节约用水。清洁米的主要生产工序有：清理、砻谷、谷糙分离、碾白、深层碾磨、白米抛光（加上光剂）、分级等。在抛光过程中，上光剂有糖类、蛋白质和脂类3种。

■ 香米　蒸煮或品尝过程中，能够逸出或散发令人敏感香味的稻米。香味强度超过人们对香味的识别阈，可用于蒸饭、煮粥。根据稻米的品种分为四类：籼型香米、粳型香米、籼糯香米和粳糯香米。按谷粒颜色又可分为：白香米、红香米、褐香米、紫香米和黑香米。其产地遍布南北地区。评价香米的关键指标为香味强度、加工精度、碎米、不完善粒和杂质最大限量等。

香米的主要营养成分（每 100 g 可食部分含量）：热量 1402.3 kJ；蛋白质 8.4 g，脂肪 0.7 g，碳水化合物 77.2 g，膳食纤维 0.6 g。此外，还富含人体八种必需氨基酸和多种维生素、矿物质元素——锌、铜、铁、硒、钙、锰等含量也比普通大米高 0.33 倍。

（2）糯米　用糯性稻谷加工成的大米。按其粒形分籼糯米、粳糯米两种。糯米煮饭时的吸水率低于非糯性大米，所以糯米饭很黏。一般用于制作糯米酒、粽子、八宝饭、元宵等传统米制食品。其质量标准中主要项目有加工精度、碎米、不完善粒、杂质最大限量等。

糯米的主要营养成分（每 100 g 可食部分含量）：热量 1455.64 kJ；蛋白质 7.3 g，脂肪 1 g，碳水化合物 78.3 g，膳食纤维 0.8 g；硫胺素 0.11 mg，核黄素 0.04 mg，烟酸 2.3 mg，维生素 E 1.29 mg；钾（K）137 mg，钠（Na）1.5 mg，钙（Ca）26 mg，镁（Mg）49 mg，铁（Fe）1.4 mg，锰（Mn）1.54 mg，锌（Zn）1.54 mg，铜（Cu）0.25 mg，磷（P）113 mg，硒（Se）2.71 μg。

■ 粳糯米　用粳型糯性稻谷加工成的大米。其米粒一般呈椭圆形，乳白色，不透明，部分呈半透明状（俗称阴糯），黏性大。根据其质量分为特等、标准一等、标准二等、标准三等 4 个等级。标准一等粳糯米主要质量指标（不得超过）：不完善粒 4.0%、杂质总量 0.30%，其中糠粉 0.20%，稻谷粒数 6 粒 /kg、碎米总量 20.0%，其中小碎米 2.0%。

籼糯米　用籼糯稻谷加工成的大米。其米粒一般呈长椭圆形或细长形，乳白色，不透明；部分呈半透明状（俗称阴糯），黏性大。标准一等籼糯米主要质量指标（不得超过）为：不完善粒 4.0%、杂质总量 0.30%，其中糠粉 0.20%，稻谷粒数 12 粒 /kg、碎米总量 35.0%，其中小碎米 2.5%。

■ 糯米粉　以糯米为原料制成的粉状产品，其主要工序有：洗米、浸泡、磨浆、脱水、干燥等。糯米粉的色泽洁白、细嫩、韧滑、易糊化、黏性大，是制作汤圆（元宵）的主原料，也可用作冷饮、油炸食品、点心和其他冷冻食品的基料。

■ 糍粑　是以糯米，土豆为主料，清浸泡后搁蒸笼里蒸熟，再迅速放在容器中捣成泥状，并趁热将饭泥制作成可大可小的团状，并在添加芝麻炒香磨粉拌白砂糖（或是黄豆炒香磨粉拌白砂糖）的盘里滚动制作而成的即食食品。其口感绵软柔韧，味道清香、甜润可口，并具有舒气和胃等功效。

糍粑的营养成分（每 100 g 含量）：热量 1347.21 kJ，碳水化合物 28.01 g，脂肪 7.79 g，

蛋白质 4.19 g，纤维素 0.75 g。

■ 年糕　又称"年年糕"，与"年年高"谐音，寓意着人们的工作和生活一年比一年提高。其是用黏性大的糯米或米粉蒸成的糕，是中国的传统食物，也是中国农历新年的应时食品。年糕有红、黄、白三色，象征金银。年糕含有蛋白质、脂肪、碳水化合物、烟酸、钙、磷、钾、镁等营养元素。一般人群均可食用，但有肠胃疾病患者尽量避免食用，因其不易消化。

年糕的主要营养成分（每 100 g 含量）：热量 643.72 kJ；蛋白质 3.30 g，脂肪 0.60 g，碳水化合物 34.70 g，膳食纤维 0.80 g；硫胺素 0.03 mg，烟酸 1.90 mg，维生素 E 1.15 mg；钾（K）81 mg，钠（Na）56.4 mg，钙（Ca）31 mg，镁（Mg）43 mg，铁（Fe）1.6 mg，锰（Mn）0.38 mg，锌（Zn）1.36 mg，铜（Cu）0.14 mg，磷（P）52 mg，硒（Se）2.30 μg。

（3）糙米　稻谷脱去颖壳后的颖果。由皮层、胚乳和胚组成，质量一般占稻谷的 78%～82%。谷壳薄、籽粒饱满的稻谷出糙率较高。糙米皮层富含各种营养素，营养价值较高。糙米中米糠和胚芽部分含有丰富的维生素 B 和维生素 E，能提高人体免疫功能，促进血液循环，还能帮助人们消除沮丧烦躁的情绪，使人充满活力；糙米中钾、镁、锌、铁、锰等矿物质元素含量较高，有利于预防心血管疾病和贫血症；含大量膳食纤维，可促进肠道有益菌增殖，加速肠道蠕动，软化粪便，预防便秘和肠癌。膳食纤维还能与胆汁中胆固醇结合，促进胆固醇的排出，从而帮助高脂血症患者降低血脂。

糙米的主要营养成分（每 100 g 可食部分含量）：热量 1387.76 kJ；蛋白质 8.07 g，脂肪 1.85 g，碳水化合物 77.9 g，膳食纤维 2.33 g；硫胺素 0.11 mg，核黄素 0.05 mg，烟酸 1.9 mg，维生素 E 0.46 mg；钾（K）103 mg，钠（Na）3.8 mg，钙（Ca）13 mg，镁（Mg）34 mg，铁（Fe）2.3 mg，锰（Mn）1.29 mg，锌（Zn）1.7 mg，铜（Cu）0.3 mg，磷（P）110 mg，硒（Se）2.23 μg。

■ 发芽糙米　发芽全至 0.5～1.0 mm 芽长的糙米。其主要生产工序有：精选、水洗、消毒、培养（发芽）、杀菌、干燥等。该糙米富含 γ- 氨基丁酸，具有改善脑血流通、降低血压、缓解动脉硬化、改善和活化肾肝功能等多种功效。发芽时皮层纤维被软化，改善了糙米的蒸煮特性。食用品质接近大米，营养成分优于大米。

■ 糙米茶　糙米经炒制加工成的具有独特芳香味的制品。其主要生产工序有：湿式精选、润米、干燥、焙炒、冷却、包装等。糙米茶可单独或与茶叶一起开水冲泡饮用，其含多种维生素及矿物质，营养丰富，具有增强消化吸收、降低血脂和胆固醇、预防高血压等功能。

（4）黑米　亦称贡米、长寿米，是我国古老的名贵大米品种，可药食兼用。黑米有黑色、紫色等品种，常用于煮粥、做饭、蒡糕等。其多为糯稻种，占全国黑米品种的 90% 以上，主要分布在广西、云南、贵州、广东等省。黑米营养丰富，富含多种维生素、核黄素、硫胺素等及铁、铜、锌、硒等矿物质元素。黑米中还含有黄酮、花青素等生理活性成分，具有一定的药用价值，其适宜人群包括：少年白发、妇女产后虚弱、病后体虚及贫血、肾虚等人群；脾胃虚弱、体虚乏力、贫血失血、心悸气短、咳嗽喘逆、早泄、滑精、小便频等患者；黑米还可以降低血压，使血压更易控制，并使毛细管扩张，血黏度降低，微循环改善；延缓和抑制癌细胞生长、扩散。由于它益气活血，最适于孕妇、产妇等补血之用，又称"月米""补血米"等。黑米能养肝，可助于肝脏结构和功能的维护和修复；能明目，有利于防治目眩、眼疾；还可以止血，黑米中的黄酮类化合物能维持血管正常渗透压，减轻血管脆性，防止血管破裂和出。

黑米的主要营养成分（每100 g可食部分含量）：热量1391.94 kJ；蛋白质9.4 g，脂肪2.5 g，碳水化合物72.2 g，膳食纤维3.9 g；硫胺素0.33 mg，核黄素0.12 mg，烟酸7.9 mg，维生素E 0.22 mg；钾（K）256 mg，钠（Na）7.1 mg，钙（Ca）12 mg，镁（Mg）147 mg，铁（Fe）1.6 mg，锰（Mn）1.72 mg，锌（Zn）3.8 mg，铜（Cu）0.15 mg，磷（P）356 mg，硒（Se）3.2 μg。

■ 黑米酒 以黑米为主要原料采用发酵方法制成的酒。根据其发酵工艺不同，分为黑米原酒、黑米黄酒、黑米啤酒等。黑米原酒是黑米经过浸米、蒸米、冷却拌曲、主发酵、后发酵、压榨、澄清、杀菌、灌装等工序制成。其产品酒精度≥15°，色泽紫黑、透明澄清、无悬浮物及沉淀物，入口清爽、绵甜柔，余味悠长。黑米黄酒是将黑米、糯米和玉米混合，经过浸米、蒸煮、冷却、接种、前发酵、后发酵、压榨、清酒、分装、灭菌等工序制得。依行业标准《绿色食品黄酒》（NY/T 897—2004）规定，其产品酒精度≥8°，总酸（以柠檬酸计）3.5 g/L～7.0 g/L，总糖≤15.0 g/L，非糖固形物≥15.0%，氨基态氮≥0.20 g/L。黑米啤酒是黑米经过α-淀粉酶液化、糖化、加麦芽汁、加啤酒花、酵母发酵、过滤、灌装、杀菌得到成品。根据国家标准《啤酒》（GB 4927—2001）和行业标准《绿色食品啤酒》（NY/T 273—2002）规定，其产品指标为酒精含量≥2.0%，酸度≤2.6mL/100mL，麦汁浓度12°左右，酒体呈棕红色，有光泽，允许有肉眼可见的微细悬浮物和沉淀物（非外来异物），泡沫较洁白细腻，较持久挂杯，有黑米香气，口味纯正，爽口，无异味。

（5）紫米 皮层呈紫色的糙米，有皮紫内白非糯性和表里皆紫糯性两种。紫米的营养价值比普通大米高，具体内容为：①紫米富含铁，每百克紫米中含铁39 mg，比精米中铁含量高248.3%，对维持人体内铁的平衡，对改善儿童的精神状态、使注意力集中、防治缺铁性贫血症、促进发育、增强抗病力、防止疲劳、使皮肤恢复良好的血色等有一定功效。②紫米富含钙，每百克紫米中含钙130 mg，比精米中钙含量高116.5%，对保证体内钙质平衡，对预防结肠癌、预防和治疗更年期骨质疏松症、防治肌肉痉挛、降低血压、保护骨骼及牙齿免受铅毒、维持强健的骨骼和健康的牙齿、缓解失眠症等都有一定作用；

③紫米富含锌，每百克紫米中含锌 21.6 mg，比精米中的含锌量高 81.8%，对维持人体锌的平衡，增强人体免疫力、提高人体抵抗感染疾病的能力、改善胰岛素的效用、预防老年男性的前列腺肥大、加速人体内部和外部伤口愈合、调节前列腺内睾酮的新陈代谢、防止味觉和嗅觉消失、防止生殖功能障碍、消除指甲中的白色斑点、防止精神失常、减少胆固醇的积蓄等有一定作用。④紫米富含硒，每百克紫米中含硒 28.8 μg，比精米中的含硒量高 17.8%，对确保人体对硒这种必需的矿物质的需要、防止自由基的形成以保护免疫系统、防治癌症、防止女性更年期发热潮红及更年期的其他疾病、预防心脏病及血液循环方面的疾病、防治头皮屑等有一定作用。紫米饭及紫米粥清香、油亮、软糯。有补血、健脾、理中及治疗神经衰弱等多种作用。

紫米的主要营养成分（每 100 g 可食部分含量）：热量 1433.74 kJ；蛋白质 8.3 g，脂肪 1.7 g，碳水化合物 75.1 g，膳食纤维 1.4 g；硫胺素 0.31 mg，核黄素 0.12 mg，烟酸 4.2 mg，维生素 E 1.36 mg；钾（K）219 mg，钠（Na）4 mg，钙（Ca）13 mg，镁（Mg）16 mg，铁（Fe）3.9 mg，锰（Mn）2.37 mg，锌（Zn）2.16 mg，铜（Cu）0.29 mg，磷（P）183 mg，碘（I）3.8 μg，硒（Se）2.28 μg。

（6）爆米花　是一种膨化食品，常用的原料有三种，一种是玉米爆的，第二种是大米，第三种则是小米。爆米花易受潮，受潮后就会丢失了其酥脆可口的新鲜口感，不易长期保存，须存放在通风干燥处。街头转炉式爆锅比较落后，锅中含有铅，在高压加热时，爆米花爆锅内的铅有一定量会熔化，一部分铅就会变成蒸气和铅烟，污染了原料。特别是在最后"爆"的一瞬间，铅更容易吸附疏松的米花上。而铅被人体吸收后，会危害神经、造血和消化等系统，极易发生慢性铅中毒，并能导致儿童食欲下降、腹泻、烦躁、牙龈发紫、抵抗力下降，生长发育缓慢。此外，一些爆米花还加了不少糖精，对身体也没有益处。为了让爆米花的味道更诱人，加入人造奶油含有反式脂肪酸，会降低体内高密度脂蛋白胆固醇，增加低密度脂蛋白胆固醇，从而增加心脑血管疾病的患病风险。有些爆米花加入的化学合成色素太多，儿童长期食用可能会引发发儿童多动症。

3. 玉米

玉米亦称玉蜀黍、大蜀黍、棒子、苞谷、苞米和珍珠米，为禾本科草本植物栽培的果实。根据其种皮颜色分为黄玉米、白玉米、混合玉米 3 类；按玉米的粒形可将玉米分为马齿型、硬粒型、中间型、硬偏马型和马偏硬型 5 种类型。玉米生长适应性强、耐旱，种植范围很广，种植面积及产量仅次于小麦居第二位。我国的玉米种植分布很广，北起黑龙江北部的黑河，南至海南岛均有种植，在粮食总产量中所占的比例仅次于稻谷和小麦居第三位。玉米按容重划分为 3 个等级。质量指标（GB 1353—1999），容重：一等 ≥ 710 g/L、二等 ≥ 685 g/L、三等 ≥ 660 g/L；其余项目 3 个等级皆相同，杂质 ≤ 1.0%、水分 ≤ 14.0%、不完善粒 ≤ 5.0%。玉米是工业上用于制作酒精、乙醛、醋酸等的原料，其籽粒可供食用和饲用。在所有主食中，玉米的营养价值和保健功效是最高的，主要体现在以下七个方面：①维生素含量高，为稻米、小麦的 5～10 倍。②植物纤维素含量丰富，具有刺激胃肠蠕动、加速粪便排泄的特性，可防治便秘、肠炎、肠癌等，能束缚及阻碍过量葡萄糖吸收，能起到抑制饭后血糖升高的作用；纤维素还可以抑制脂肪吸收，降低血脂水平，预防和改善冠心病、肥胖、胆结石症的发生。③富含硒和镁，有防癌抗癌作用，硒能加速体内过氧化物的分解，使恶性肿瘤得不到分子氧的供应而受到抑制；镁一方面也能抑制癌细胞的发展，另一方面能促使体内废物排出体外，这对防癌也有重要意义。④玉米中还含有长寿因子——谷胱甘肽，它在硒的参与下，生成谷胱甘肽氧化酶，具有延缓衰老的功能。⑤玉米中所含的玉米黄质，可以预防老年黄斑性病变的产生。⑥含有丰富的胡萝卜素与烟酸。玉米中所含的胡萝卜素，被人体吸收后能转化为维生素A；玉米中含有的烟酸，在蛋白质、脂肪、糖的代谢过程中起着重要作用，能帮助我们维持神经系统、消化系统和皮肤的正常功能；人体内如果缺乏烟酸，可能引起精神上的幻视、幻听、精神错乱等症状，消化上的口角炎、舌炎、腹泻等症状，以及皮肤上的癞皮病。⑦玉米中含有丰富的不饱和脂肪酸，尤其是亚油酸的含量可高达 60% 以上。亚油酸可以降低胆固醇，防止其沉积在血管内壁上，从而减少动脉硬化的发生，对预防高血压、心脑血管病有积极的作用。

玉米的主要营养成分（每 100 g 可食部分含量）：热量 820.5 kJ；蛋白质 4.0 g，脂肪 1.2 g，碳水化合物 22.8 g，膳食纤维 2.9 g；维生素 A 63 μg，胡萝卜素 0.34 μg，硫胺素 0.16 mg，核黄素 0.11 mg，烟酸 1.8 mg，维生素 C 16 mg，维生素 E 0.46 mg；钾（K）238 mg，钠（Na）1.1 mg，钙（Ca）1 mg，镁（Mg）32 mg，铁（Fe）1.1 mg，锌（Zn）0.9 mg，铜（Cu）0.09 mg，磷（P）117 mg，碘（I）3.8 μg，硒（Se）1.63 μg。

（1）黄玉米 种皮呈黄色，或略带红色的籽粒不低于 95% 的玉米。黄玉米香味很浓，是淀粉提取、食品生产和饲料加工的最佳原料。其含有较多的胡萝卜素和叶黄素，有助于蛋黄、奶油和鸡皮肤着色。黄玉米的主要营养成分（每 100 g 可食部分含量）为：蛋白质 8.5 g，脂肪 4.3 g，碳水化合物 72.2 g，水分 12.0 g；胡萝卜素 0.10 μg，硫胺素 0.34 mg，核黄素 0.10 mg，烟酸 2.3 mg；矿物质 1.7 g。

（2）白玉米 种皮为白色，或略带淡黄色或略带粉红色的籽粒不低于 95% 的玉米。白玉米中叶黄素、维生素 A 含量较少，其他成分与黄玉米相同。白玉米多为糯或甜糯，也有较少为白色的。白玉米主要营养成分（每 100 g 可食部分含量）：蛋白质 8.5 g，脂肪 4.3 g，碳水化合物 72.2 g，水分 12.0 g；胡萝卜素 0.10 μg，硫胺素 0.35 mg，核黄素 0.09 mg。

（3）黑玉米 亦称紫玉米，禾本科玉米属，玉米栽培种中的一个变种。其籽粒含有花青素，呈黑色，具有色泽独特、味香、适口性好、营养丰富等特点。在拉丁美洲的秘鲁、玻利维亚等地栽培历史悠久，种植方式与普通玉米基本相同。通过引进，我国已培育出几十个品种的黑玉米。在大部分玉米种植区，一般以鲜穗或速冻真空保鲜储藏的形式销售，也可以加工成鲜粒罐头或黑玉米面条、黑玉米粥、黑玉米酒等产品食用。黑玉米的主要营养成分（每 100 g 可食部分含量）为：热量 752.40 kJ；蛋白质 4.80 g，脂肪 1.30 g，碳水化合物 36.80 g。

（4）彩色玉米　主要有红玉米、紫玉米，含有极高的酚化合物和花青素。经中国农业谷物品质监督测试中心检测，其含有 18 种氨基酸，并含有人体必需的 21 种微量元素，多种维生素和天然色素，特别富含抗癌元素硒，增进智力的元素锌，以及铁和钙等，而且口感极佳，既软又嫩，皮薄滑溜稍黏，还有一种特殊的清香，所以用彩色玉米加工成的食品，是一种上乘的天然美味、营养保健的食品。

（5）五彩玉米　是从国外引入的一个珍稀专用玉米新品种。其含糖量 20% 以上，可与水果媲美。含多种维生素、氨基酸、活性膳食纤维及微量元素都比普通玉米多，可鲜食、爆裂玉米花、做罐头、做菜。五彩玉米的籽粒呈红、黄、蓝、粉、白等颜色并集一穗，富有光泽。粒皮薄，鲜穗供煮食，香嫩甜糯。

（6）糯玉米　亦称蜡质玉米。富有黏性，为玉米的一个亚种。据曾孟潜（1987）论证，1760 年前，我国已有种植。果穗较小，籽粒坚硬平滑无光泽。胚乳不透明，有黏性，全为支链淀粉。水溶性蛋白和盐溶性蛋白的含量较高，醇溶蛋白含量较低，赖氨酸含量一般比普通玉米高 30% ~ 60%，食用品质、营养价值俱佳。除蒸煮鲜食外，还可制作饮料。糯玉米的主要营养成分（每 100 g 可食部分含量）为：热量 443.08 kJ；蛋白质 4 g，脂肪 1.20 g，碳水化合物 22.80 g，膳食纤维 2.90 g。

（7）甜玉米　禾本科，玉米属，玉米类型之一，曾作为玉米的甜质型亚种。欧美国家栽培广，我国也有栽培。植株较矮，分蘖力较强。果穗苞叶上有旗叶。籽粒淡黄色或乳白色，胚较大，乳熟期籽实柔嫩，味美，富含水溶性多糖、维生素 A、维生素 C、脂肪和蛋白质等。主要类型有：普通甜玉米，含糖量约 8%，多用于糊状或整粒加工制罐头，也用于速冻等；超甜玉米，含糖量 20% 以上，果皮较厚，多用于整粒加工制罐头，速冻或鲜果穗上市。采收时籽粒的水分含量：糊状制罐头用的为 68% ~ 70%；整粒制罐头、速冻、鲜果穗上市的均为 70% ~ 72%。

（8）水果玉米　是适合生吃的一种超甜玉米，青棒阶段皮薄、汁多、质脆而甜，可直接生吃，生吃熟吃都特别甜、特别脆，像水果一样，因此得名。水果玉米有很多品种，都具有非常高的营养价值。水果玉米从含糖量上分为 3 类：①普通甜玉米，含糖约 8%，多用于糊状或整粒加工装罐，也用于速冻。②超甜玉米。含糖量 20% 以上，果皮较厚，用于整粒加工装罐、速冻或鲜果穗上市。③加强甜玉米，含糖量 12% ~ 16%，多用于整粒或糊状加工装罐、速冻以及鲜果穗上市。

（9）高油玉米　是一种高附加值玉米类型，其突出特点是籽粒含油量高。普通玉米含油量为 4% ~ 5%，而籽粒含油量比普通玉米高 50% 以上的粒用玉米称高油玉米。我国正推广的高油玉米含油量都在 7% ~ 9%，而且 10% 以上含油量的杂交种也已进入示范阶段。高油玉米比大约 85% 的油分集中在种胚部分，因而高油玉米的胚较大。玉米油有较大程度降低胆固醇含量的作用。精炼后的玉米油是优质的食用油，味道纯正，营养价值高，是各种植物油中的佼佼者。玉米油的热值为 165742 kJ/kg，具有较高的能值。玉米油因熔点低，易为人体所吸收，吸收率可达 98% 以上，精炼后的玉米油呈金黄色、不浑浊、无杂质、味觉好、无异味、不易变质，是人类较理想的食用植物油。

（10）高赖氨酸玉米　又称为优质蛋白玉米。玉米籽粒中赖氨酸的含量 0.4% 以上，较普通玉米高 1 倍左右。其主要特点是营养价值高，生物效价比普通玉米高。因此，高赖氨酸玉米对于改善人类和动物的营养状况，促进农业和畜牧业发展，都有着重要作用。

（11）转基因玉米　利用现代分子生物技术，把种属关系十分遥远且有用植物的基因导入需要改良的玉米遗传物质中，并使其后代体现出人们所追求的具有稳定遗传性状的玉米。转基因技术是生产转基因玉米的核心技术，是利用 DNA 重组技术，将外源基因转移到受体生物中，使之产生定向的、稳定遗传的改变，也就是使得新的受体生物获得新的性状。但是它的安全性仍然饱受争议。科学家及各国政府也对转基因玉米持有不同态度。目前，我国严禁转基因玉米进口和在国内种植、销售。

（12）玉米粉　亦称苞米面、棒子面，指由玉米碾磨制成的粉。根据用途不同，分为主食用玉米粉、食品用玉米粉（啤酒用低脂玉米粉、糕点用玉米粉、挤压膨化用玉米粉等）、饲用玉米粉和淀粉用玉米粉。主食用玉米粉即通常所言的玉米粉，按皮胚含量可分精制玉米粉与普通玉米粉。国家标准《玉米粉》（GB 10463—1989）规定的精制玉米粉主要质量指标：皮胚含量（干基）≤ 2%，粗细度全部通过 CQ10 号筛，含沙量 ≤ 0.02%，磁性金属物含量 ≤ 0.003 g/kg，脂肪酸值（以湿基计）≤ 80 mgKOH/100 g。普通玉米粉主要质量指标为：皮胚含量（干基）≤ 5.0%，全部通过 CQ 10 号筛 ≤ 0.03%，磁性金属物含量 ≤ 0.003 g/kg，脂肪酸值（以湿基计）≤ 100 mgKOH/100 g。玉米粉主要营养成分（每100 g 含量）：热量 1546 kJ；蛋白质 3.86 g，脂肪 3.86 g，碳水化合物 76.85 g，膳食纤维7.3 g。

（13）特制玉米粉　亦称改性玉米粉，是指玉米经过加工改变了某些理化性质，使之成为一种介于普通玉米粉和玉米淀粉之间的玉米粉。其特点是去掉了玉米特有的气味、食味，呈中性，无苦、涩味。与普通玉米粉相比，脂肪与蛋白质含量有所降低，维生素含量略有增加，食品加工性能与食用品质有明显提高。将玉米加入 0.3% 左右浓度的亚硫酸溶液中，经搅拌、浸泡、胶体磨磨浆、分离脂肪和蛋白质、漂白、脱水干燥制成产品。产品一般要求粒度在 80 目以，水分 10% ~ 12%，脂肪 0.3% ~ 1.0%，灰分 ≤ 1.0%，纤维素含量 ≤ 2.0%，色泽为白色到微黄色。

（14）玉米糁　又称棒子糁，由玉米成熟后去皮（也可不去），粉碎成有沙粒感的大小的颗粒，也可磨成很细的面粉状。目前，此类工业化产品没有等级之分，只有粗细之别。玉米糁主要营养成分（每 100 g 含量）：热量 1450.46 kJ；蛋白质 7.9 g，脂肪 3 g，碳水化合物 75.6 g，膳食纤维 3.6 g；硫胺素 0.1 mg，核黄素 0.08 mg，烟酸 1.2 mg，维生素 E 0.57 mg；钾（K）177 mg，钠（Na）1.7 mg，钙（Ca）49 mg，镁（Mg）151 mg，铁（Fe）2.4 mg，锰（Mn）0.22 mg，锌（Zn）1.16 mg，铜（Cu）0.16 mg，磷（P）143 mg，硒（Se）4.9 μg。

（15）玉米淀粉　又称玉蜀黍淀粉，白色微带淡黄色的粉末。将玉米用 0.3% 亚硫酸浸渍后，通过破碎、过筛、沉淀、干燥、磨细等工序而制成。普通产品中含有少量脂肪和蛋白质等。吸湿性强，最高能达 30% 以上。每百克玉米淀粉的主要化学成分为：淀粉 88 ～ 92 g，蛋白质 6 ～ 10 g，脂肪 0.5 ～ 10 g，水溶性物质 2.5 ～ 4.5 g，灰分 0.2 ～ 0.4 g。是食品、医药、造纸、化工等行业的主要原料。

4. 大麦

大麦是禾本科草本植物栽培大麦的颖果，其外观呈扁平中宽，两端较尖，腹部有纵沟，内、外颖紧紧包裹籽粒不能分离，籽粒呈黄、白、紫、蓝灰、紫红、棕黄等色。能耐受各种气候和环境，从北极圈到热带地区，甚至在喜马拉雅山海拔 4500 m 的地方都能种植。全球种植的总面积和总产量仅次于小麦、稻谷、玉米，居第四位。在我国，种植面积和产量居于第三位。冬大麦的主要产区在长江流域一带，春大麦分布于北部寒冷地区或农牧区。按质量指标（ZB B 22010—8585）纯粮率分为 3 个等级：一级 ≥ 97.0%，二级 ≥ 95.0%，三级 ≥ 93.0%。其余项目 3 个等级皆相同，即杂质 ≤ 1.5%，水分 ≤ 13.5%，色泽气味正常。除供食用外，其是酿造啤酒、酒精和制饴糖的原料，或作饲料。大麦具有"三高二低"的特点（高蛋白、高膳食纤维、高维生素、低脂肪、低糖），因此是一种理想的保健食品。

大麦的主要营养成分（每 100 g 可食部分含量）：热量 1284 kJ；蛋白质 10.2 g，脂肪 1.4 g，碳水化合物 73.3 g，膳食纤维 9.9 g，灰分 2 g；硫胺素 0.43 mg，核黄素 0.1 mg，烟酸 3.9 mg，维生素 E 1.23 mg；钾（K）49 mg，钙（Ca）66 mg，镁（Mg）158 mg，铁（Fe）6.4 mg，锰（Mn）1.32 g，锌（Zn）4.36 mg，铜（Cu）0.63 mg，磷（P）381 mg，硒（Se）9.8 μg。

（1）大麦粉　亦称大麦面，由大麦经除杂、水分调节、剥壳、研磨、筛分等工序加工而成的面粉。有粉碎法和研磨法两种。前者工艺简单、淀粉破损率较小、营养成分损失较低、灰分较高、吸水率和黏性较大；后者灰分较低、粉精度高、营养成分损失较大。每100 g 大麦粉的营养成分为：热量 1380.72 kJ；水分 13.0 g，粗蛋白 8.0 g，脂肪 1.5 g，可利用糖类 75.0 g，粗纤维 0.5 g，灰分 0.9 g；钙 15 mg，磷 200 mg，铁 1.5 mg，钠 4 mg，钾 180 mg；硫胺素 0.09 mg，核黄素 0.03 mg，泛酸 0.25 mg。随品种不同其营养成分含量也有所不同。该产品为均匀并具有一定流动性的浅驼色粉末，经水稀释后，能释放出大麦烘烤后的香气。可与小麦粉搭配制作面包和面条制品，也可应用于奶茶、糕点及膳食补充剂中。

（2）大麦米 由大麦经清理、水分调节、脱壳、谷壳分离、分级、碾制、筛选等工序加工而成的颗粒状产品。可用撞击脱壳设备、撞击式谷糙分离机进行脱壳和颖果分离，采用卧式或立式砂辊碾米机进行碾白、去皮。大麦米含较多 β- 葡聚糖，黏性大，直接食用适口性较差，可与大米混合食用。同时，其也是制作大麦粉和大麦片的原料。

（3）大麦茶 以大麦为主要原料经精加工制备的茶饮料。大麦籽粒经原料选择、焙炒、煮沸浸提、调配、灌装封口后杀菌得到成品。含有茶多酚、碳水化合物、β- 葡聚糖、植物蛋白、B 族维生素和不饱和脂肪酸等活性成分，具有消暑热、止干渴、去油解腻、助消化、减肥胖、壮血脉、益颜色等功效。质量一般要求为黄褐色、均匀浑浊、无杂质、具有大麦焙炒的焦香味，无异味。

（4）大麦糖浆 亦称麦精、啤酒浓缩麦汁。通过外加酶技术将大麦分解制成糖化麦汁，再进行浓缩得到的糖浆。大麦通过清理、粉碎、计量调浆、喷射液化、冷却糖化、麦汁分离、初级浓缩、调整精滤、浓缩、成品包装等过程得到产品。一般要求大麦糖浆呈棕色、不透明、黏稠状液体，具有温和的甜味和浓郁典型的麦芽香味。浓度在 80% 左右，葡萄糖值（还原糖占糖浆干物质的百分比）≥ 50%。可应用于啤酒、食品、饮料、乳品、保健品等行业。

5. 裸大麦

裸大麦亦称青稞、米大麦、元麦、裸麦、米麦。禾本科草本植物，栽培大麦的一个变种，成熟后果实与颖壳易于脱落分离。种皮一般呈灰白色、灰色、紫色、紫黑色等，因种植地区和品种不同而有差别。根据播种季节分冬播裸大麦与春播裸大麦。其主要分布在我国西藏、青海、四川、云南、甘肃、江苏等地的海拔 4200m 以下的河谷地区，是青藏高原的主要作物之一。各类裸大麦按容重分为 5 个等级。胚乳中淀粉含量多，面筋成分少。裸大麦 β- 葡聚糖含量为 6.6%，最高可达 8.6%，是小麦平均含量的 50 倍。裸大麦耐寒性强、营养价值很高，具有清肠、调节血糖、降低胆固醇、提高免疫力等功能，广泛用于医药、食品、护肤等方面，是一种重要的食品原料和酿造工业原料。碾成米或磨成面后供食用，可煮饭、熬粥或制作小食品。我国西北地区和西藏多把裸大麦磨粉炒熟，加酥油茶或清茶用手捏成坨（称为"糌粑"）食用，也可酿制青稞酒、做精饲料。

裸大麦的主要营养成分（每 100 g 可食部分含量）：热量 1417.02 kJ；蛋白质 8.1 g，脂肪 1.5 g，碳水化合物 73.2 g，膳食纤维 1.8 g；胡萝卜素 3 μg，维生素 A 12.4 μg，硫胺素 0.34 mg，核黄素 0.11 mg，烟酸 6.7 mg，维生素 E 0.96 mg；钾（K）644 mg，钠（Na）77 mg，钙（Ca）113 mg，镁（Mg）65 mg，铁（Fe）40.7 mg，锰（Mn）2.08 mg，锌（Zn）

2.38 mg，铜（Cu）5.13 mg，磷（P）4.5 mg，硒（Se）4.6 μg。

（1）青稞粉　由青稞米磨细而成的粉状成品粮，是我国青海、西藏、内蒙古等地区农牧民的主要食粮。主要营养成分按干物质计，含粗蛋白质14.7%左右，粗脂肪2.3%左右，碳水化合物78.0%左右，以及钙、磷、铁等矿物质元素和B族维生素。制作方法有经炒熟后磨粉和直接磨粉两种。前者主要用来制作糌粑，与牛、羊肉和奶茶伴食；后者用来制作各种小食品。

（2）青稞酒　青稞为主要原料，利用青稞、豌豆所制成的大曲糖化发酵生产的酒。青稞经粉碎，热水润糁，装甑蒸料，扬冷加曲，头渣发酵，出池拌糠，装甑蒸馏等工序得到该产品。根据工艺分为低度发酵青稞酒，青稞白酒，青稞保健酒等。低度发酵青稞酒是发酵酒醅经加水浸泡取汁，补加生物酶和酵母进行后发酵、后处理等工序得到产品；青稞白酒是发酵酒醅经蒸馏、储存勾兑等工序得到的产品；青稞保健酒是选取优质蒸馏白酒，加虫草、雪莲等藏区中药材浸泡、勾兑储存、后处理等工序得到的产品。依国家标准《原产地域产品互助青稞酒》（GB 19331—2003）规定，产品总酸 ≥ 0.30 g/L、总酯 ≥ 1.20 g/L、乙酸乙酯 ≥ 0.60 g/L、固形物含量 ≤ 0.40 g/L，呈无色（或微黄），清亮透明，无悬浮物，无沉淀，香气、酒香纯正，回味怡畅，绵甜柔和，具有青稞清香的独特风格。

6. 高粱

高粱亦称红粮、蜀黍、红棒子，禾本科草本植物栽培高粱的颖果，籽粒呈红、黄、白等色，扁卵圆形，按粒质分硬质高粱与软质高粱两种。其分布以东北各省种植较多，其次是华北、华中的一些省份。按容重分等（一级、二级、三级），可供食用和饲用，缺乏赖氨酸等必需氨基酸。高粱单宁亦称高粱鞣酸，由五倍子酸、间苯二酚、间苯三酚以及其他酚衍生物组成的复杂混合物。这种物质主要存在于高粱籽粒的种皮中，占籽粒的0.02% ~ 0.96%，味臭，具有强烈的收敛性，当含量 > 0.5% 时严重影响籽粒的食用和饲用性。单宁对蛋白质有破坏作用，食用品质和消化率较差。是酿酒和制饴糖、淀粉的原料。籽粒无氮浸出物60.0% ~ 71.1%，猪消化能13.20 MJ/kg ~ 14.18 MJ/kg，鸡代谢能12.30 MJ/kg ~ 12.37 MJ/kg；粗蛋白质8.0% ~ 10.0%。按高粱的黏性分为粳性和糯性；按粒形分为圆形、纺锤形和蛇眼形；按大小分为大粒、中粒和小粒；按用途分为食用、饲用、酿酒和制糖用等。所含蛋白质以醇溶性蛋白质为多，色氨酸、赖氨酸等人体必需的氨基酸较少，富含糖类、膳食纤维和钙、磷、铁等矿物质元素及B族维生素。高粱经清理、脱壳、碾去皮层（多道碾白）、擦糠、成品整理、计量等工序得到的成品为高粱米。按照高粱性质可分为粳性和糯性高粱米；按粒质分为硬质和软质；按籽粒色泽分为黄色、红色、黑色、白色、灰白色和淡褐色。其中白高粱食用品质较好，含单宁少、角质多，可以用于磨粉和制淀粉，粉质较好。行业标准《高粱米》（ZBX 11004—1985）规定，高粱米分为三个等级，加工精度（乳白粒即果皮基本脱掉种皮达到粒面2/3以上的颗粒最低指标）分别为75%、

65%、55%；不完善粒（包括虫蚀粒、病斑粒、霉变粒和在规定限度内的脱掉果皮不足1/3 的颗粒）分别低于 2%、3%、4%；杂质总量均低于 0.30%，其中矿物质 0.02%、高粱壳 0.03%；碎米平均为 0.3%；水分均为 14.5%；色泽、气味、口味正常。高粱所含蛋白质以醇溶性蛋白为主，是一种不完全蛋白质，人体不易吸收。

高粱的主要营养成分（每 100 g 可食部分含量）：热量 1469 kJ；蛋白质 10.4 g，脂肪 3.1 g，碳水化合物 74.7 g，膳食纤维 4.3 g，水分 6.0 g，灰分 1.5 g；硫胺素 0.29 mg，核黄素 0.1 mg，烟酸 1.6 mg，维生素 E 1.88 mg；钾（K）281 mg，钠（Na）6.3 mg，钙（Ca）22 mg，镁（Mg）129 mg，铁（Fe）6.3 mg，锰（Mn）1.22 mg，锌（Zn）1.64 mg，铜（Cu）0.53 mg，磷（P）329 mg，硒（Se）2.83 μg。

高粱粉　亦称高粱面，指以高粱为原料通过分离种皮、胚芽，将胚乳磨成适当的细度后得到的粉状成品。分为干法制粉和湿法制粉。干法制粉可分为高粱米制粉和高粱全籽粒制粉两种：①高粱米制粉，将高粱籽粒先加工成高粱米，然后再加工成高粱米面，该制法的产品质量好，但出粉率低于 85%。②高粱全籽粒制粉，方法基本上与小麦制粉的方法相同，高粱面出粉率较高，可达 90% 左右。湿法制粉是将高粱籽粒经过除杂、脱壳、分离、清杂、洗粒、热绞龙蒸炒、圆筒仓润粒、溜筛除余杂、净粒、制粉、烘干等工序得到的高粱粉，产品质地细白，单宁含量少，易储存。

特别提示

高粱籽粒含有的单宁，绝大部分存在于种皮和果皮中。单宁有涩味，妨碍人体对食物的消化吸收，容易引起便秘。为了消除单宁对人体的不良影响，碾制高粱米时，应尽量将皮层去净。煮食忌加碱，因食物中的维生素 B₁ 在碱性环境中易破坏。食用时，可通过水浸泡及煮沸，以改善口味和减轻对人体的影响。高粱与高蛋白食物相克。且忌与瓠子和中药附子同食。

7. 燕麦

燕麦为禾本科草本植物栽培燕麦的颖果。一般呈细长纺锤形，成熟时颖壳与籽粒不易分离。颖壳呈白、黄、褐、黑等不同的颜色。按内外颖是否紧包籽粒，有裸燕麦与皮燕麦之分。一般所称之燕麦主要指皮燕麦，裸燕麦也称莜麦或油麦。适于高寒地区种植，在全世界燕麦种植区域中，欧洲约占 1/3，其余为加拿大、中国和澳大利亚等地区。我国的燕麦种植主要集中在内蒙古的阴山南北，河北的坝上、燕山地区，山西的太行、吕梁山区、云贵川的大、小凉山地带也有种植。燕麦的半纤维素含量高于大多数谷物，β- 葡聚糖含量为 4% ~ 6%，具有降低人体血清胆固醇的功能。按质量指标（ZBB 22011—1985）纯粮率分为 3 个等级：一级 ≥ 97.0%、二级 ≥ 94.0%、三级 ≥ 91.0%。其余项目 3 个等级皆相同：杂质 ≤ 1.50%，水分 ≤ 14.0%，色泽气味正常。燕麦是一种低糖、高蛋白质、高脂肪、高能量食品。燕麦能有效地降低人体中的胆固醇，对糖尿病患者也有非常好的降糖、减肥的功效，能缓解大便干燥和便秘，改善血液循环，预防骨质疏松，促进伤口愈合，防止贫血之功效，还是补钙佳品。从燕麦中可提取燕麦 β- 葡聚糖和燕麦皂苷。燕麦 β- 葡聚糖是由 D- 吡喃葡萄糖残基通过 β-1，3 糖苷键（纤维三糖）和 β-1，4 糖苷键（纤维四糖）按 1 ： 2.4 比例连接成的可溶性多聚糖。这种多糖主要存在于燕麦籽粒的糊粉层和亚糊粉层中，当燕麦经加工处理后集中在麸皮中，占麸皮干基含量的 2.1% ~ 3.9%。其具有降血糖，降低胆固醇，减少心脏病发病率和抑制结肠癌，糖尿病、静脉炎和痔疮等作用。燕麦经过浸泡、粉碎、水浴提取、离心分离淀粉、分离蛋白、醇析、离心、沉淀干燥即得燕麦 β- 葡聚糖。燕麦皂苷亦称燕麦皂苷、皂素等，具有很强的表面活性、溶血及降低血清胆固醇等生理作用。

燕麦的主要营养成分（每 100 g 可食部分含量）：热量 366.53 kJ；蛋白质 15 g，脂肪 6.7 g，碳水化合物 61.9 g，膳食纤维 5.3 g，水分 9.0 g，灰分 2.1 g；硫胺素 0.3 mg，核黄素 0.13 mg，烟酸 1.2 mg，维生素 E 3.07 mg；钾（K）214 mg，钠（Na）3.7 mg，钙（Ca）186 mg，镁（Mg）177 mg，铁（Fe）7 mg，锰（Mn）3.36 mg，锌（Zn）2.59 mg，铜（Cu）0.45 mg，磷（P）291 mg，硒（Se）4.31 μg。

（1）燕麦仁 是带皮的燕麦在其外层有坚硬的外壳和绒毛，去掉坚硬的外壳后即为燕麦仁，通常包裹着一层绒毛。燕麦仁含有丰富的纤维素及 B 族维生素，尤其是维生素 B_1、维生素 B_2、烟酸、维生素 C、维生素 E 及叶酸。其还含有丰富的钙、磷、铁、铜、锌、锰、硅，亦含有丰富的水溶性纤维、β- 聚葡萄糖以及植物碱、植物皂。

（2）燕麦片 是由燕麦加工成的片状方便食品。主要生产工序有：清理、脱壳、水热处理、碾麦、切割、压片等。必需氨基酸含量较高，配比合理。燕麦片含有其他禾谷类作物中缺乏的皂苷，对降低人体低密度胆固醇、甘油三酯有一定的功效。食后易引起饱胀感，长期食用具有减肥功效。其也是制作燕麦粉的基础原料。

（3）燕麦粉 是由去壳燕麦制成的高精粉。不含胆固醇，含有全谷物类的少量脂肪，富含可溶性纤维。

8. 莜麦

莜麦亦称裸燕麦，禾本科草本植物栽培莜麦的颖果，外观呈细长形，内、外颖与护颖同为薄膜状，脱粒时同时脱落使籽粒成裸粒，主要分布在我国华北、西北、西南等高寒地区，以内蒙古自治区的栽培面积最大，产量最高。按质量指标（GB 13359—1992）容重分为三个等级：一级 ≥ 680 g/L、二级 ≥ 650 g/L、三级 ≥ 620 g/L。其余项目 3 个等级皆相同：不完善粒 ≤ 46.0%，杂质 ≤ 2.0%，水分 ≤ 13.5%，色泽气味正常。蛋白质含量为 15% 左右，高于一般谷类作物，蛋白质的氨基酸组成比较全面，赖氨酸含量为蛋白质的 4.0% 左右，比其他谷类粮食都高。其还含有钙、磷、铁、核黄素、β- 葡聚糖等多种人体需要的营养元素。脂肪含量约为 5.5%，是小麦的两倍多，且脂肪中含有丰富的亚油酸，便于人体吸收，有降低血液中胆固醇的作用，有气血双补之功效，是身体虚弱者和糖尿病患者的辅疗食物，可以治疗和预防糖尿病、冠心病、动脉硬化、高血压等多种疾病，促进人体新陈代谢，有助于减肥和美容。莜麦具有低糖分、高蛋白质、高脂肪、高能量的特点，食之有耐饥耐寒的作用，是高寒地区人们喜爱的食物，也是糖尿病患者的辅疗食物。

莜麦的主要营养成分（每 100 g 可食部分含量）：热量 1531 kJ；蛋白质 15 g，脂肪 5.5 g，碳水化合物 64.8 g，膳食纤维 4.6 g，灰分 1.8 g；维生素 A 3 μg，胡萝卜素 20 μg，硫胺素 0.39 mg，核黄素 0.04 mg，烟酸 3.9 mg，维生素 E 7.96 mg；钾（K）319 mg，钠（Na）2.2 mg，钙（Ca）27 mg，镁（Mg）146 mg，铁（Fe）13.6 mg，锰（Mn）3.86 mg，锌（Zn）2.21 mg，铜（Cu）0.89 mg，磷（P）35 mg，硒（Se）0.5 μg。

（1）莜麦粉　亦称燕麦粉、莜麦面、油麦面和玉麦面。莜麦（裸燕麦）经过加工而成的粉状成品粮。是山西、内蒙古和河北等地区的重要食品，少数地区的传统主食。工业化莜麦制粉主要由清理、炒制冷却和制粉三部分组成。清理工艺为：筛理、去石、磁选、打表、筛理、谷糙分离、洗麦、入仓润麦、磁选、打表、筛理。莜麦脂肪和蛋白质含量高、质软，直接入磨会挤压成饼，影响出粉率和面粉质量，需先用蒸炒锅对燕麦进行炒制至七八成熟，使莜麦籽粒膨胀、熟化胚乳、利于剥刮处理，并改善莜麦面的口味。从蒸炒锅出来的物料温度高（110～120℃），需要通过冷却器进行降温才能制粉。制粉主要由研磨和筛理两部分组成。成品有精粉和普通粉两种：前者出粉率在 70% 左右，粉细、色白、麸星少；后者出粉率在 90% 左右，粉粗、色浅白、麸星多。按干物质计，含粗蛋白质 13.7% 左右，粗脂肪 8.1% 左右，碳水化合物 70.2% 左右，膳食纤维 5.16% 左右，粗灰分 2.0% 左右。主要用于制作各种以蒸为主的面食，如炒面、蒸饺、猫耳朵等食品。

（2）莜麦面条　以莜麦粉为原料加工而成的细条状食品，不易被消化。莜麦经过除杂淘洗、文火炒熟、研磨、筛分等工序得到莜麦面。将莜麦面放入盆内，倒入沸水烫熟，用筷子搅匀，揉搓光滑擀成面条，放入笼屉蒸熟后，加入西红柿、羊肉、醋等调味即可食用。产品柔软可口，但消化性提高。

9. 荞麦

荞麦亦称三角麦，蓼科一年生草本植物栽培荞麦的瘦果，瘦果呈三棱形，分甜荞、苦荞、翅荞 3 种。甜荞又称普通荞麦，我国栽培较多，果实大、品质好。苦荞又称鞑靼荞，果实较小、皮壳厚，略苦。翅荞有伸展呈翼状的棱，品质差。普通荞麦按颗粒大小分大粒荞麦（留存在 5.0 mm 圆孔筛上部分 > 5.0%，粒色多为茶褐色和深褐色）、小粒荞麦（留存在 5.0 mm 圆孔筛上部分 ≤ 5.0%，粒色多为灰褐色和黑褐色）。大粒荞麦和小粒荞麦均按容重分为 5 个等级（国家标准《荞麦》GB 10458—2008），其容重（g/L）分别为，大粒荞麦：640、625、610、595、580；小粒荞麦：680、665、650、635、620。籽粒供食用，富有独特的营养价值和药用价值。医学实践表明，荞麦具有灭杀肠道病菌、消积化滞、除湿解毒等功效。荞麦含有人体必需的多种氨基酸，其中胱氨酸和半胱氨酸含量较高，并含有其他谷物所不具有的芦丁和叶绿素，富含铬、硒等功能成分，具有降血压、抗血栓、降血脂、降胆固醇、抗衰老，以及对防治头痛、贫血、青光眼、糖尿病等有一定的食疗作用。并有较高的放射性保护特性。荞麦在当今已成为一种重要的保健食品资源。中国民间含荞麦的小吃有猫耳朵、凉粉、麦面烙饼、煎饼等。加工制品有挂面、面包、荞麦茶等。

荞麦的主要营养成分（每100 g可食部分含量）：热量1322.8 kJ；蛋白质9.3 g，脂肪2.3 g，碳水化合物66.5 g，膳食纤维6.5 g；维生素A 3 μg，胡萝卜素2.4 μg，硫胺素0.28 mg，核黄素0.16 mg，烟酸2.2 mg，维生素E 4.4 mg；钾（K）401 mg，钠（Na）4.7 mg，钙（Ca）47 mg，镁（Mg）258 mg，铁（Fe）6.2 mg，锰（Mn）2.04 mg，锌（Zn）3.62 mg，铜（Cu）0.56 mg，磷（P）297 mg，硒（Se）2.45 μg。

（1）荞麦米 亦称荞米、荞麦仁，为荞麦脱壳后经碾制而成的粒状产品。粒度均匀，呈新鲜的绿色或浅棕色，碎粒少、无污染、无虫害及异物，可直接烹调食用。加强荞麦的清理与碾制后的分级是提高荞麦米质量的前提。加工设备大多是砂辊碾米机。

（2）荞麦粉 亦称荞麦面，由荞麦研磨制成的粉。有全荞麦粉、荞麦颗粒粉、荞麦外层粉（疗效粉）和荞麦精粉等。荞麦清理后入磨制粉，质量较次。荞麦脱壳后分离出种仁入磨磨制成粉，质量较好。采用"1皮、1渣、4心"工艺。种仁经1皮破碎后，分出麦渣和麦心，麦渣入渣磨，麦心入心磨。出粉率因成品粗细度而异，细粉（<160 μm）出粉率为58% ~ 72%；粗粉（<200 μm）出粉率为72% ~ 77%。按干物质计，含粗蛋白质11.2%左右，粗脂肪2.4%左右，碳水化合物72.0%左右，粗纤维1 3%左右，粗灰分0.8% ~ 0.9%，以及铜、钠、锌、磷等矿物质元素和B族维生素。其主要用于制作各种面食，如面条、面饼、扒糕、烙饼、煎饼、凉粉、灌肠、饸饹和碗坨等。

（3）荞麦挂面 以荞麦粉和小麦粉等为原料加工而成的具有独特风味的营养型面条。以荞麦粉和小麦粉为主要原料，配以食用盐、食用碱等品质改良剂，经原辅料配料、荞麦面预糊化、和面、熟化、压片、切条、烘干、切断、包装等工序制得。根据行业标准《花色挂面》（SB/T 100069—1992）、《挂面》（LS/T 3212—1992）规定，产品长：80 mm ~ 240 mm，厚0.6 mm ~ 1.4 mm，宽0.8 mm ~ 1.0m，色泽均匀一致，气味正常，无酸味、霉味及其他异味，水分≤14.5%，酸度≤4.0。

（4）荞麦醋 亦称苦荞醋，以苦荞麦为主要原料，经微生物发酵酿造而成的风味保健醋。苦荞麦粒经粉碎，加麸皮、麸曲、酒母液糖化、酒精发酵，拌谷糠固态醋酸发酵，下盐醋醅陈酿、淋醋，灭菌、灌装等工序得到成品。一般要求总酸4 g ~ 5 g/100mL，氨基态氮≥0.30 g/100mL，还原糖≥2.0 g/100mL。醋液呈棕红色，具有苦荞特有的香气，酸味柔和，回口略带涩味，澄清无沉淀。其风味独特，含有B族维生素、维生素C等可被机体留用的物质，可增强食欲、促进胃酸分泌，帮助消化吸收，还具有丰富的营养和保健价值，其中黄酮类物质芦丁对糖尿病、高血压、心血管病患者有很好的保健功能。

（5）荞麦酒　亦称苦荞酒，以苦荞为主要原料，利用大米制成的红曲菌种和酒精酵母发酵生产的酒。苦荞、玉米糁等经过粉碎、混蒸接种红曲和酵母、发酵、过滤、离心、调配、装瓶、灭菌等工序得到产品。一般要求糖分（葡萄糖计）≥ 8 g/100mL；酒精含量≥ 10%；总酸（琥珀酸计）≤ 1 g/100L，棕黄色，清亮透明，瓶底允许有矿物质沉淀，具有苦荞特有的醇香，滋味酸甜、醇厚、无异味。

（6）荞麦壳　荞麦在脱壳过程中分出的颖壳。三四瓣相互系贴，郁金香花形状。透气、防潮、柔软，常用来填充枕头与床垫，使睡眠感到温馨舒适。还可制作工艺品和一次性降解餐具等。

10. 稷

稷亦称稷子、穄，禾本科草本植物栽培稷的颖果，果实呈黄色、粳性、透明有光泽。稷有多种含义：① 中国古代即指粟。② 黍的一个变种，籽粒不黏或黏性不及黍。③ 中国少数地区稗稷不分，如称栽培的稗为湖南稷子。④ 中国古书中，一说稷即高粱。古人以稷为五谷之长，奉稷为谷神，与土神"社"合称"社稷"。按容重分为 3 个等级。质量要求见国家标准《稷》（GB 13357—1992），容重：一级 ≥ 760 g/L、二级 ≥ 740 g/L、三级 ≥ 720 g/L。其余项目 3 个等级皆相同：不完善粒 ≤ 3.0%，杂质 ≤ 2.0%，水分 ≤ 14.0%，色泽气味正常。其营养价值较高，既可制米也可磨粉，多作主食。

（1）稷米　亦称稷子米、穄子米。由稷经清理、脱壳、碾米等工艺加工而成的稷米。粳性，不黏。我国西北、华北和内蒙古地区食用的小品种粮食。米粒近于圆形，略大于黍米，呈淡黄色或白色。稷米主要用来熬粥和做饭吃，是蒙古族草原生活必需的炒米的原料，还可以酿酒、制糖，也是观赏鸟类的精饲料。

稷米的主要营养成分（每 100 g 可食部分含量）：热量 1429.56 kJ；蛋白质 9.7 g，脂肪 1.5 g，碳水化合物 72.5 g，膳食纤维 4.4 g；胡萝卜素 0.8 μg，维生素 A 11.1 μg，硫胺素 0.09 mg，核黄素 0.13 mg，烟酸 1.3 mg，维生素 E 4.61 mg；钠（Na）3.3 mg，锰（Mn）0.23 mg，锌（Zn）2.07 mg，铜（Cu）0.9 mg。

（2）稷米粉　亦称穄子粉、穄子面，由稷米（穄米）经清理、研磨、筛分等工序加工而成的粉状成品粮。粳性，呈淡黄色。在我国西北、华北、东北地区主要用于制作糕点食品。产品质量要求：粗细度全部通过 CQ20 的筛网，色泽正常，无异味、口感好、不牙碜。

特别提示

稷米不可与川附子同食；多食发冷气。

11. 粟

粟在我国北方俗称谷子，去壳后叫小米，今已无此区别。古时其有一种好听的名字"粱"，有"黄粱美梦"之成语。禾本科草本植物栽培粟的颖果。秆粗壮，高 1m 左右，柔毛。穗有圆锥、圆筒、纺锤、棍棒分蘖。叶鞘等形，通常下垂；小穗具短柄，基部无毛，叶片有刺毛。线状披针形，叶舌短而厚，具纤毛。圆锥花序，主轴密生，其颖壳呈红、橙、黄、白、紫、黑等不同颜色。果实卵圆形，黄白色，喜温暖，耐旱，对土壤要求不严，适应性强，可春播和夏播。粟原产于我国，以山东、河北、东北、西北等地区栽培最多。按籽粒黏性可分糯粟（秫）和粳粟。营养价值高，籽粒供食用或酿酒。茎、叶、谷糠可作饲料，但有时有毒，应注意。粟米易消化，叶黄素和胡萝卜素含量位居所有粮食之首，被誉为"保健米"，且对鸡皮肤、蛋黄有着色效果。

粟的主要营养成分（每 100 g 可食部分含量）：热量 1498 kJ；蛋白质 9.7 g，脂肪 1.7 g，碳水化合物 76.1 g，膳食纤维 1.6 g；维生素 A 17 μg，胡萝卜素 0.12 mg，硫胺素 0.33 mg，核黄素 0.1 mg，烟酸 1.5 mg；钾（K）284 mg，钠（Na）4.3 mg，钙（Ca）41 mg，镁（Mg）107 mg，铁（Fe）5.1 mg，锰（Mn）0.89 mg，锌（Zn）1.87 mg，铜（Cu）0.54 mg，磷（P）229 mg，硒（Se）4.74 μg。

（1）粳粟　非糯性粟的颖果。种皮多为黄色（深浅不一）及白色、米色，有光泽，米质具粳性，纯度≥95%。按千粒重分为大粒粳粟（≥3 g）与小粒粳粟（<3 g）。按容重分为 3 个等级，质量指标见国家标准《粟（谷子）》（GB 8232—1987），容重：大粒粳粟一级≥670 g/L、二级≥650 g/L、三级≥630 g/L；小粒粳粟一级≥680 g/L、二级≥660 g/L、三级≥640 g/L。其余项目 3 个等级皆相同：不完善粒≤1.5%，杂质≤2.0%，水分≤13.5%，色泽气味正常。

（2）糯粟　亦称黏谷子，糯性粟的颖果。种皮的颜色多为红色（深浅不一），糯性粟米粒微有光泽，米质糯性，纯度≥95%。按千粒重分为大粒糯粟（≥3 g）与小粒糯粟（<3 g）。按容重分为 3 个等级，质量指标见国家质量指标《粟（谷子）》（GB 8232—2008），容重：大粒糯粟一级≥670 g/L、二级≥650 g/L、三级≥630 g/L；小粒糯粟一级≥680 g/L、二级≥660 g/L、三级≤640 g/L。其余项目三个等级相同：不完善粒≤1.5%，杂质≤2.0%，水分≤13.5%，色泽气味正常。

12. 黍

黍亦称糜子、秫米、红莲米，禾本科草本植物栽培黍的颖果，外观呈球形或椭圆形，颖壳乳白、淡黄或红色，果实呈白色、黄色或褐色，有糯性与非糯性两种。其原产于我国，古时列为五谷之一。按容重分为 3 个等级，质量指标见国家标准《黍》（GB13355—1992）规定，容重：一级≥690 g/L、二级≥670 g/L、三级≥650 g/L。其余项目 3 个等级皆相同：不完善粒≤2.0%、杂质≤2.0%、水分≤14.0%、色泽气味正常。产品质量要求：粗细度全部通过 CQ20 的筛网，色泽正常，无异味、口感好、不牙碜。黍制成的米、面，俗称黄米、黄面，既可作主食，又可作副食，也可酿酒。黍米经清理、研磨、筛分等工序加工成为黍米粉，亦称黄米面、黏米面、糕面。呈淡黄色。黍所含 B 族维生素及多种大米、小麦中所缺乏的氨基酸，对调补机体代谢具有重要意义。由于黍米性黏腻，较难消化，故脾胃功能弱者不宜多食。黍米的根和茎也有一定的药用功效，故在临床上也常入药。黍所含淀粉属支链淀粉，黏性大，主要制作年糕、油炸糕、蒸黄糕、黏豆包等，有耐饥、耐寒等特点。

黍的主要营养成分（每 100 g 可食部分含量）：热量 1458.8 kJ；蛋白质 13.6 g，脂肪 2.7 g，碳水化合物 67.20 g，膳食纤维 3.50 g；胡萝卜素 1.30 μg，维生素 A 11.3 μg，硫胺素 0.30 mg，核黄素 0.09 mg，烟酸 1.4 mg，维生素 E 1.79 mg；钾（K）201 mg，钠（Na）1.7 mg，钙（Ca）30 mg，镁（Mg）116 mg，铁（Fe）5.7 mg，锰（Mn）1.5 mg，锌（Zn）3.05 mg，铜（Cu）0.57 mg，磷（P）244 mg，硒（Se）2.31 μg。

13. 薏苡

薏苡亦称薏仁、苡仁、苡米、薏仁米、薏苡米、六谷米、药玉米、回回米、薏珠子、草珠珠、菩提了等，禾本科草本植物栽培薏苡的颖果。果实椭圆形，颖壳呈黄、淡褐、黑等色，有光泽。薏苡是禾本科薏苡蕾中的一个栽培变种，一年生或多年生草本。原产于我国，现亚洲其他一些国家也有栽种。子仁又称薏米仁，种仁近圆形，乳白色，粉性（有粳糯之分），味微甜，种仁供作保健食品或酿酒，也可入药；茎、叶可作造纸原料。苡仁作中药有功能健脾、补肺、利湿清热；根作中药有清热、利湿、健脾、杀虫功效。《本草纲目》中谓薏仁有"健脾益胃、补肺清热、祛风胜湿、养颜驻容、轻身延年"之功效。

（1）薏米仁　又名薏苡仁、苡米、苡仁、土玉米、薏米、起实、薏珠子、草珠珠、米仁、六谷子，属禾本科植物，药食同源。李时珍在《本草纲目》中记载：薏米能"健脾益胃，补肺清热，祛风胜湿。炊饭食，治冷气。煎饮，利小便热淋。"大量的科学研究和临床实践证明，薏米还是一种抗癌药物，它对癌症的治抑率可达 35% 以上。薏米仁又是一种美容食品，常食可以保持人体皮肤光泽细腻，消除粉刺、雀斑、老年斑、妊娠斑、蝴蝶斑，对脱屑、痤疮、皲裂、皮肤粗糙等都有良好疗效。

薏米仁的主要营养成分（每 100 g 可食部分含量）：热量 1494 kJ；蛋白质 12.8 g，脂肪 3.3 g，碳水化合物 71.1 g，膳食纤维 2 g，灰分 1.6 mg；硫胺素 0.22 mg，核黄素 0.15 mg，烟酸 2 mg，维生素 E 2.08 mg；钾（K）238 mg，钠（Na）3.6 mg，钙（Ca）42 mg，镁（Mg）88 mg，铁（Fe）6.2 mg，锰（Mn）1.37 mg，锌（Zn）1.68 mg，铜（Cu）0.29 mg，磷（P）217 mg，硒（Se）3.07 μg。

（2）薏米多糖　薏米中含有的多糖类物质，经分离提取可得到 3 种活性多糖。这 3 种活性多糖都具有降血糖的作用。薏米经筛选、粉碎、加入乙醇离心除去淀粉、干燥、计量、加水、密封、热水浸提、分离（弃去残渣）、上清液浓缩、干燥等工序获得。

（3）薏米乳酸饮料　以薏米为主要原料，辅以粳米、糯米、锌（Zn）、钙（Ca）等成分用乳酸菌发酵生产的保健饮料。薏米等原料经过预处理、灭菌糊化、α–淀粉酶液化、糖化酶糖化、乳酸菌发酵、调配、过滤、均质、灭菌、装罐、水浴灭菌等工序得到成品。一般要求酸度为 15～18 g/l00mL，乙醇含量为 1.5%～2.0%，色泽均匀一致，呈乳白色，无明显悬浮物，允许有少量沉淀。该饮料具有薏米饮料发酵所特有的芳香气味和滋味，无霉味、明显的酒精味、臭味和其他不良气味；酸甜适宜，滋味顺和、爽口；无肉眼可见的明显杂质。

（4）薏米素　亦称薏苡素、薏苡酰胺。薏米种仁或根部及芦苇、白茅等根茎中含有的碳环芳香族酸酚性化合物。产品形态为针状结晶，熔点为 151.5～152.5℃。具有抑制骨骼肌和中枢神经系统，镇定、镇痛、降低正常体温、血压及使脑电波振幅变大、频率变慢等作用，大剂量时可以使血糖下降；对痛经、风湿性关节炎、肩头酸痛等有镇痛、镇静作用，镇痛强度与水杨酸（阿司匹林主要成分）相当；对横纹肌收缩有抑制作用，能抑制蛙神经肌肉标本的电刺激所引起的收缩反应，以及大鼠膈肌的氧摄取和无氧糖酵解。

第二节　豆类及其制品

豆类及其制品，指黄豆、黑豆、绿豆、豌豆等及其制品豆腐、豆浆、豆芽等，是中国人最常用且用量最大的副食品之一。豆类的品种很多，按其营养成分的不同，可分为两大类：一类是大豆类（黄豆、黑豆、青豆），含有丰富的蛋白质和脂肪，而碳水化合物含量较少；另一类是除大豆类以外的其他豆类（豌豆、蚕豆、绿豆、豇豆、芸豆等），含有丰富的碳水化合物，中等含量的蛋白质和少量的脂肪。豆类不仅营养价值很高，而且其食疗功能最为突出。其中尤以大豆的营养价值和保健功能最为突出，是植物性食物中唯一可以与动物性食物相媲美的高蛋白食物。因此，近年来大豆在全世界越来越受到重视。我国大豆的产量居世界第一，以东北的产量最大。豆类及其制品的营养价值与保健功能已经现代营养学和现代医学研究成果所证实。它不仅可为人体提供蛋白质、脂肪及多种维生素、矿物质元素等多种必需的营养素，而且其保健功能也很突出。2015 年 1 月，《赫芬顿邮报》载文，总结出经科学证实的"豆类的七大保健功效"：①延缓衰老。一些豆类中（以黑豆和扁豆中含量最多）的白藜芦醇可阻止 DNA 损伤，抗击衰老。②降血压。科学家对 8 项相关研究结果分析发现，经常吃豆类食物（如豌豆、黑豆）可显著降低收缩压和舒张压水平。③预防癌症。《体外细胞与发育生物学》杂志刊登一项新研究发现，常吃豆类可以使乳腺癌、肝癌、直肠癌、前列腺癌和胃癌等癌症的发病率显著降低。④降低胆固醇。《加拿大医学会杂志》刊登一项新研究发现，每天饮食中增加一份豆类食物就可以使"坏"胆固醇（LDL）水平降低 25%，进而降低心脏病风险。⑤改善肠道菌群。肠道有益菌群对免疫功能、肌肤修复、正常消化和降低肠癌风险等都起到重要作用。《农业食品化学杂志》刊登一项新研究发现，常吃豆类，摄入更多豆类纤维有助于肠道细菌产生更多有益健康的物质。⑥降低食欲，预防过量饮食。《食欲》杂志刊登一项新研究发现，豆类有助于减少多甜食和快餐等不健康食物的渴望，进而防止过量饮食。参试者每天吃 4 盎司（约 113 克）鹰嘴豆，12 周之后，其排便更规律，消化系统也更健康。⑦杀灭真菌。《当代医学进展杂志》刊登一项新研究发现，在豆类中发现的化合物有助杀灭真菌和预防真菌感染。由上所述可以看出："宁可一日无肉，不可一日无豆"的说法有一定道理的。这应该成为我们日常饮食中的一个定则。

1. 黄豆

黄豆又称大豆、黄大豆，一年生豆科草本植物大豆的种子。中国是大豆的原产地，已有 5000 年的栽培历史。其产量、种植面积均居世界第一位。大约在 19 世纪后期才从中国传出，20 世纪 30 年代，大豆栽培已遍及世界各国。根据种皮的颜色和粒形，黄豆可分黄大豆、青大豆、黑大豆、其他色大豆，饲料豆五个种类。黄大豆的种皮为黄色、脐色为黄褐、淡褐、深褐、黑褐或其他颜色；粒形一般为圆形、椭圆形或扁圆形。黄豆的营养价值很高，仅蛋白质一项就比瘦肉多 1 倍，比鸡蛋多 2 倍，比牛奶多 1 倍，故被称为"植物肉""绿色的牛奶"等。是所有植物食品中最受营养学家推崇的食物。黄豆含蛋白质高达 40%，优质脂肪约为 18%~20%。其中不饱和脂肪酸中的亚油酸含量占一半以上，它能降低血清胆固醇含量，减少胆固醇在血管壁的沉积，预防动脉和心血管疾病；黄豆中还有人体必需的多种氨基酸及钙、磷、铁、锌等重要微量元素。除此之外，其还含有黄酮类化合物和植物激素。因此，经过加工的大豆制品，是高血压、动脉硬化、心脏病等心血管病患者的有益食品。大豆脂肪中还含有卵磷脂和少量维生素 E，对神经系统有保健作用和抗衰老作用。大豆中含有皂角苷蛋白酶抑制剂、异黄酮、硒等抗癌成分。中医认为：大豆味甘、性温、无毒，归脾、胃经；可宽中导滞、健脾利水、解毒消肿。其主治脾虚气弱、疮积泻痢、腹胀羸瘦、或贫血、营养不良、湿痹拘挛、小便不利、疮痈肿毒、肺痈等症，对动脉硬化、肝炎、肾病、妊娠中毒、外伤出血、抗癌、排毒等病症也有一定疗效。

黄豆的主要营养成分（每 100 g 可食部分含量）：热量 1502 kJ；蛋白质 35 g，脂肪 16 g，碳水化合物 34.2 g，膳食纤维 15.5 g，水分 10.2 g，灰分 4.6 g；维生素 A 37 μg，胡萝卜素 220 μg，硫胺素 0.41 mg，核黄素 0.2 mg，烟酸 2.1 mg，维生素 E 18.9 mg；钾（K）1503 mg，钠（Na）2.2 mg，钙（Ca）191 mg，镁（Mg）199 mg，铁（Fe）8.2 mg，锰（Mn）2.26 mg，锌（Zn）3.34 mg，铜（Cu）1.35 mg，碘（I）9.7 mg，磷（P）465 mg，硒（Se）6.16 μg。

特别提示

　　大豆中含有一种抗胰蛋白酶因子，能抑制胰蛋白酶的消化作用，但是煮熟后该因子就可以被破坏，从而胰蛋白酶也就能充分发挥其消化作用。因此，在食用大豆时应将其煮熟，煮透。若大豆半生不熟时食用，常会引起恶心、呕吐等症状，严重时甚至会及生命。另外大豆在消化吸收过程中会产生过多的气体，造成胀肚，故消化不良；有慢性消化道疾病的人应尽量少食。除此之外、患有肝病、肾病、通风、消化性溃疡、动脉硬化的及低碘者和对大豆过敏者应禁食大豆；在服用补铁制剂、四环素类药物和茶碱类药物时，也应该忌食大豆。

　　（1）豆浆　由黄豆泡透磨成的浆，加水去渣煮沸而成的食品。豆浆是心脑血管保健液。作为日常饮品，豆浆中含有大豆皂苷、异黄酮、大豆低聚糖等具有显著保健功能的特殊保健因子。常饮豆浆可维持正常的营养平衡，全面调节内分泌系统，降低血压、血脂、减轻心血管负担，增加心脏活力，优化血液循环，保护心血管，并有平补肝肾、抗癌、增强免疫等功效。所以有科学家称豆浆为"心血管保健液"。豆浆是糖尿病患者的营养液。糖尿病大多是由于不科学的饮食长期积累造成的。不当的饮食往往会影响镁、磷、铜、锌、铬、钴、锗等元素的吸收，最终导致糖尿病的发生。最近国外有学者研究证实，豆品饮料具有降低血糖作用。糖尿病患者可通过大豆及其制品摄取水溶性纤维，有助于控制血糖。因此豆浆是糖尿病患者极其宝贵的食物。鲜豆浆有助于女性养颜。科学研究认为，女性青春的流逝与雌激素的减少密切相关、现代营养学研究认为，鲜豆浆除了含有植物雌激素以外，还有大豆蛋白、异黄酮、卵磷脂等物质，对某些癌症如乳腺癌、子宫癌还有一定的预防作用，是一味天然的雌激素补充剂。同时，豆浆还含有一种牛奶所没有的植物雌激素——黄豆苷原，该物质可调节女性内分泌系统的功能。每天喝上 300 ~ 500 mL 的鲜豆浆可明显改善女性心态和身体素质，延缓皮肤衰老，达到养颜美容之目的。

　　鲜豆浆起源于中国，流传久远。中医认为：豆浆性平、味甘，归肺经；具有健脾宽中、补虚润燥、清肺化痰等功效。《草本纲目》上记载："豆浆利水下气、制诸风热、解诸毒"。《延年秘录》上也记载豆浆："长肌肤、益颜色、填骨髓、加气力、补虚能食"。豆浆含有丰富的植物蛋白、磷脂、维生素 B_1、维生素 B_2、烟酸和铁、钙等矿物质元素，尤其是钙的含量，虽不及豆腐高，但比其他任何乳类都丰富。豆浆是防治高血压、高血脂、动脉硬化等疾病的理想食品。多喝鲜豆浆可预防老年痴呆症，防治气喘病。豆浆对于贫血患者的调养，比牛奶作用要强。以喝热豆浆的方式补充植物蛋白，可以使人的抗病能力在增强，调节中老年妇女内分泌系统，减轻并改善更年期症状，延缓衰老。豆浆还可以减少青少年女性面部青春痘、暗疮的发生，使皮肤白皙润泽。

　　豆浆的主要营养成分（每 100 g 可食部分含量）：热量 58.52 kJ；蛋白质 1.8 g，脂肪

0.7 g，膳食纤维 1.1 g，水分 10.2 g，灰分 4.6 g；维生素 A 15 μg，胡萝卜素 0.2 μg，硫胺素 0.02 mg，核黄素 0.02 mg，烟酸 0.1 mg，维生素 E 0.8 mg；钾（K）48 mg，钠（Na）3 mg，钙（Ca）10 mg，镁（Mg）9 mg，铁（Fe）0.5 mg，锰（Mn）0.09 mg，锌（Zn）0.24 mg，铜（Cu）0.07 mg，磷（P）30 mg，硒（Se）0.14 μg。

特别提示

①喝豆浆忌喝未煮熟的豆浆。没有煮熟的豆浆含有毒物质，会导致蛋白质代谢障碍，并引起中毒症状。②忌在豆浆里打鸡蛋。鸡蛋中的黏液性蛋白易和豆浆中的胰蛋白酶结合，产生一种不能被人体吸收的物质，大大降低了对营养的吸收。③忌冲红糖。红糖里有机酸和豆浆中的蛋白质结合后、可产生变性沉淀物，破坏营养成分。④忌装保温瓶。豆浆中有能除掉保温瓶内水垢的物质，在温度适宜的条件下，以豆浆作为养料、瓶内细菌会大量繁殖，经过 3~4 个小时就能使豆浆酸败变质。⑤忌饮用过量。一次喝豆浆过多易引起消化不良，出现腹胀、腹泻等症状。⑥忌空腹喝。空腹喝豆浆时，豆浆里的蛋白质大都会在体内转化为热量而消耗掉，不能充分起到补益作用。喝豆浆的同时吃些馒头、面包等淀粉类食品能够使营养物质被充分吸收利用。

（2）豆腐　又称玉豆腐、脂豆腐，为豆科植物的加工制成品。豆浆煮开后加入石膏或盐卤使凝结成块，压去一部分水分而成的豆制品。一般黄大豆、用水浸泡胀发，用磨磨碎，滤去豆渣入锅煮沸后再加工而成。豆腐又可分为卤水豆腐（北豆腐），石膏豆腐（南豆腐）。北豆腐又称老豆腐，是豆腐经点卤凝固，成豆腐脑后在模具中压成型而制成，其水分含有约为 85%。北豆腐的特点是硬度较大，韧性较强，含水量较低，味微甜略苦，但蛋白质含量最高，其镁、钙的含量更高一些，有助于降低血压和血管紧张度，预防心血管疾病的发生，还有强健骨骼和牙齿的作用。南豆腐又称嫩豆腐、软豆腐等，是用石膏点制凝固再压制成型、其水分含量约为 90%。南豆腐的特点是质地细腻，口感较嫩，富有弹性，味甘而鲜，蛋白质含量在 5% 以上。豆腐是公元前 2 世纪，西汉时期的淮南王刘安发明的，关于其最早的记载为五代陶谷所撰《清异录》，在明代李时珍所著《本草纲目》中也有记载。此外，关于豆腐生产的年代还有周代说，汉代说等许多不同的说法。

中医认为，豆腐味甘、咸，性寒，无毒，归肺、脾、大肠经；具有宽中益气、调和脾胃、消除胀满、通大肠浊气、清热散血的功效。豆腐含有丰富的蛋白质，碳水化合物、钙、磷、铁。此外，还含有硫胺素、核黄素、烟酸等营养素。所以，豆腐是高营养、高矿物质、低脂肪的减肥食品。豆腐可用于脾肾虚弱之腹胀，吐血及水土不服所引起的呕吐、消渴、乳汁不足等症；豆腐中只含有豆甾醇，而不含胆固醇，豆甾醇具有抑制人体吸收动物性食品所含胆固醇的作用，因此有助于预防心血管系统疾病；豆腐中的蛋白质含量丰富，而且豆腐蛋白属完全蛋白，不仅含有人体所需要的 8 种氨基酸，而且比例也接近人体需要，营养价值较高，为高血压、高脂血症、高胆固醇症及动脉硬化、冠心病患者的保健食品；豆腐含有丰富的植物雌激素，对防治骨质疏松症有良好的作用，还有抑制乳腺癌、前列腺癌和白血病的功能，豆腐中的甾固醇、豆甾醇、均是抑癌的有效成分，也是更年期妇女的保护神；豆腐中含有的大豆卵磷脂，有益于神经、血管、大脑的发育生长，是儿童、病弱者及老年人补充营养的佳品。此外，豆腐对病后调养、减肥、细腻肌肤亦很有好处。

豆腐的主要营养成分（每100 g可食部分含量）：热量338.53 kJ；蛋白质8.1 g，脂肪3.7 g，碳水化合物3.8 mg，膳食纤维0.4 g，水分10.2 g，灰分4.6 g；胡萝卜素1.2 μg，维生素A 82.8 μg，硫胺素0.04 mg，核黄素0.03 mg，烟酸0.2 mg，维生素E 2.71 mg；钾（K）125 mg，钠（Na）72 mg，（Ca）164 mg，镁（Mg）27 mg，铁（Fe）1.9 mg，锰（Mn）0.47 mg，锌（Zn）1.11 mg，铜（Cu）0.27 mg，磷（P）119 mg，硒（Se）2.3 μg。

特别提示

在做豆腐菜时一定要注意与其他食物搭配。豆腐不要和菠菜同食。菠菜中的草酸影响食后对钙质的吸收；豆腐含嘌呤较多，有嘌呤代谢失常的痛风患者和血尿酸浓度高的患者、应慎食豆腐；豆腐，尤其是卤水豆腐往往有一般涩水味，在烹制前如果将豆腐浸泡在淡盐水内（一般500 g豆腐用5 g盐），不仅能除异味，而且可保存数日不坏，而且在制作豆腐菜时也不易碎。

（3）腐竹　又称腐皮或豆腐皮。卷紧成条状的干豆腐皮。腐竹的起源可以追溯到唐朝，距今已有一千多年的历史，是中国人很喜爱的一种传统食品。它具有浓郁的豆香味，同时还有着其他豆制品所不具备的独特口感，是煮沸豆腐表面凝固的薄膜，可鲜吃或晒干后备吃，是东亚地区常见的食物原料。豆腐皮一词最早出现在李时珍《本草纲目》中说，将豆浆加热时，表面出现一层膜、将膜取出，干燥后即得豆腐皮。中医认为，腐竹性平、味甘；有清热润肺、止咳消痰、养胃、解毒、止汗等功效。腐竹营养丰富、蛋白质、氨基酸含量高。据现代科学测定还有铁、钙、钼等人体所必需的18种矿物质元素。儿童食用腐竹能提高免疫能力，促进身体和智力的发展，老年人长期食用可延年益寿。特别产妇食用，既能快速恢复身体健康，又能增加奶水。腐竹还有易消化、吸收快的优点，是一种妇、幼、老、弱皆宜的食用佳品。其还有大量卵磷脂，可防止血管硬化、预防心血管疾病、保护心脏；含有多种矿物质元素，可补充钙质，防止因缺钙引起的骨质疏松，促进骨骼发育，对小儿、老人的骨骼健康极为有利。

腐竹中含有丰富的蛋白质、脂肪、维生素PP和钙、铁、锌、硒等多种矿物质元素，有清热润肺、止咳消痰的功效，对于防止胆固醇过高、血管硬化，预防心血管疾病等有比较好的食疗效果。腐竹中维生素E的含量很高，对增强毛细血管功能、改善微循环、防止动脉粥样硬化和抑制血栓形成都具有重要的作用。腐竹所含脂肪中的不饱和脂肪酸易为人体吸收，并可与体内胆固醇结合转变为液态，随尿排出体外，从而降低体内胆固醇的含量，因此，腐竹被专家们推荐为高血压病合并动脉粥样硬化症患者的健康食品。此外，腐竹中含有的卵磷脂可除掉附在血管壁上的胆固醇，防止血管硬化，预防心血管疾病、保护心脏。

腐竹的主要营养成分（每 100 g 可食部分含量）：热量 1918.62 kJ；蛋白质 44.6 g，脂肪 21.7 g，碳水化合物 21.3 mg，膳食纤维 1 g；胡萝卜素 3.5 μg，维生素 A 7.9 μg，维生素 B_1 0.13 mg，核黄素 0.07 mg，烟酸 0.8 mg，维生素 E 27.84 mg；钾（K）553 mg，钠（Na）26.5 mg，钙（Ca）77 mg，镁（Mg）71 mg，铁（Fe）16.5 mg，锰（Mn）2.55 mg，锌（Zn）3.69 mg，铜（Cu）1.31 mg，磷（P）284 mg，硒（Se）6.65 μg。

特别提示

在生活中，如患有肾炎、肾功能不全者宜少吃，否则会引起血中非蛋白氮增高，加重病性；糖尿病酸中毒以及痛风患者，或正在服用四环素、帕吉林等药物的人应慎食；平素脾胃虚寒、经常腹泻便溏者应忌食。

（4）豆腐乳 又称腐乳、酱豆腐，是用小块的豆腐做坯，经过发酵、腌制而成的食品。其是我国著名的特产发酵食品之一，已有上千年的生产历史，各地都有不同特色的产品。豆腐乳是用大豆、黄酒、高粱酒、红曲等原料混合制成，根据配料不同分为：红腐乳、白腐乳、青腐乳。豆腐乳的营养价值极高，素有"东方奶酪"之称，富含蛋白质、碳水化合物、不饱和脂肪酸、矿物质（钙、磷、铁）元素，人体不能合成的 8 种必需氨基酸、胡萝卜素及多种维生素，具有健脾宽中润燥、除湿等功效，常吃对预治高血压、动脉硬化、风湿病均有一定的作用。豆腐乳是经微生物发酵作用后的大豆食品。通过微生物发酵，大豆的苦腥味，含有的胀气因子、抗营养因子等不足全被克服，消化率和生物效价均大大提高，同时产生了多种具有香味的有机酸、醇、酯、氨基酸。另外，腐乳中除含有大量水解蛋白质，游离氨基酸、游离脂肪酸外，还有硫胺素、核黄素、烟酸、钙和磷等营养成分，而且不含胆固醇，这些都是促进人体正常发育和维持正常生理机能所必需的。因此，豆腐乳是一种营养十分丰富的食品。

腐乳作为一种大豆发酵制品，不仅具有大豆本身含有的多种生理活性物质，而且由于微生物的发酵作用，产生了一些大豆没有的生理活性物质，提高了一些生理活性物质的保健功效，使得豆腐乳更具有营养和保健功能。豆腐乳中蛋白质含量极其丰富，约在 12% ~ 22%。国家食品质检中心对北京腐乳的分析测试表明：100 g 腐乳中蛋白质含量 11 ~ 12 g，可与 100 g 烤鸭媲美；100 g 腐乳经微生物发酵成腐乳后，水溶性蛋白质含量由 3.607% 增加到 54.38%、碱溶性蛋白质含量由 91.25% 减少到 9.24%（红腐乳），这使得腐乳极易消化，且口味鲜美，蛋白质的消化率可以达到 92% ~ 96%。大量研究结果表明，腐乳中所含蛋白质量及其消化性能、完全可以与动物性食品相媲美；由于微生物的作用，腐乳中产生的核黄素约 130 ~ 160 Pg/100 g，含量比豆腐高 6 ~ 7 倍，在一般食品中仅次于乳品的核黄素含量。同时腐乳中含有维生素 B_{12}、红腐乳维生素 B_{12} 的含量为 0.42 ~ 0.78 mg/100 g；青豆腐乳中维生素 B_{12} 的含量最高达 9.8 ~ 18.8 mg/100 g，仅次于动物肝脏的维生素 B_{12} 的含量。

大豆异黄酮是多酚类混合物，主要包括染料木素（金雀异黄素）、大豆黄素和黄豆黄素等，其中起生理功效的成分主要是染料木素，大豆黄素等。大豆异黄酮能有效地预防和抑制白血病、具有抗肿瘤效应及抗氧化活性、降血脂等多种生物活性，尤其对乳腺癌和前列腺癌有积极的预防和治疗作用。研究表明，水洗加工会大大降低异黄酮含量，但发酵并不影响异黄酮的含量，而是能改变异黄酮的种类和分布。未发酵的大豆制品中，异黄酮主要以苷的形式存在，发酵后的食品由于真菌产生的大量水解酶的作用使异黄酮葡萄糖苷大量水解，主要以游离型异黄酮苷原形式存在。而游离的苷原可以被机体的肠道有效地吸收。试验证明，大豆经发酵后异黄酮苷原含量比豆腐、豆粉等更容易消化吸收。另外，它还具有良好的溶解性、低黏度、抗凝胶形成性，以及低抗原性，不会产生过敏反应，能增强体能和促进肌红细胞复原，帮助消除疲劳，促进发酵作用。并且还有促进脂肪分解、降低胆固醇的含量，降血压及抗氧化性等功能。大量研究表明：大豆蛋白质能降低各种实验动物血清的胆固醇水平。大豆蛋白降胆固醇作用的主要机制之一在于大豆蛋白质中的疏水性成分能与胆酸结合，降低动物体内胆固醇的吸收及胆酸的再吸收。在动物体及人体上的许多研究结果表明，大豆蛋白特别是其疏水性与胆固醇作用密切相关，疏水氨基酸含量大于 25% 的胃蛋白酶水解物具有降胆固醇的效果。

豆腐乳的主要营养成分（每 100 g 可食部分含量）：热量 657.26 kJ；蛋白质 11.70 g，脂肪 7.40 g，碳水化合物 11.20 mg，膳食纤维 0.60 g，水分 57.50 g；硫胺素 0.02 mg，核黄素 0.02 mg，维生素 E 8.99 mg；钾（K）282 mg，钠（Na）7410.30 mg，钙（Ca）62 mg，镁（Mg）111 mg，铁（Fe）22.50 mg，锌（Zn）3.06 mg。

特别提示

豆腐乳虽然有营养，但它是大豆发酵制品，发酵时容易被微生物污染，豆腐坯中的蛋白质氧化分解后产生含硫的化合物，过量食用对人体健康有害。豆腐乳含盐和嘌呤量普遍较高，高血压、心血管病、痛风、肾病、消化道溃疡患者宜少食或不吃，以免加重病情。

（5）豆瓣酱　又称豆酱、黄酱、大酱，是一种以大豆、蚕豆为原料经发酵制成，并含有豆瓣的酱，是我国传统的调味食品。酱最早的原料以肉、鱼为主，随着农业的发展出现了以豆、麦为谷物酿制的豆酱、麦酱。豆瓣酱始制于周朝，《齐民要术》中已有记载，可见豆瓣酱的生产在春秋战国时期已很普遍。孔子的"不得其酱不食"被传为千古佳话。豆瓣酱以新鲜优质黄豆、面粉、食盐等为原料、清洗、浸泡、煮熟、摊凉，约 40℃ 时拌入小麦粉，待霉菌自然繁殖后入缸，加盐水，经伏天晒露发酵至成熟，民间有"三伏晒酱"之说。现代新工艺采用接入培养的米曲霉，固态无盐发酵，成熟后加盐水搅拌而成。该方法不受季节、天气限制，生产周期短。成品呈黄褐色，酱体浓厚有光泽，具有独特浓郁的酱香。有在晒露前加西红柿、西瓜以增加风味的酱，称西红柿豆瓣酱或西瓜豆瓣酱。豆瓣酱呈黄色，内含蛋白质、氨基酸、还原糖、质醇味香，营养丰富。豆酱的味道咸鲜带甘，是用于佐餐蘸料以及烹煮海鲜、肉类、当然也包括蔬菜，尤其以烹煮类最为美味。中医认为：豆瓣酱性平、味甘，入脾、胃经，有补中益气、健脾利湿，止血降压、涩精止带消食去腻之功效。豆瓣酱可利尿消肿、壮阳壮腰、亮发、提高免疫力、明目、抗衰、抗辐射等功效，同时可治疗中气不足、倦怠少食、高血压、咯血、衄血、妇女带下等病症，并可延缓动脉硬化，降低胆固醇，促进肠道蠕动，增进食欲。此外，它还含有大脑和神经组织的主要组成部分磷脂，并含有丰富的胆碱，有健脑作用，可增强记忆力。豆瓣酱还是降低前列腺增生症及肠癌发病率的食疗佳品。

特别提示

　　一般人群均可食用豆瓣酱；高血压患者、肾病患者应少食；G6PD 缺乏者（俗称蚕豆病）食用有可能引起溶血反应，应忌食。

　　（6）臭豆腐　发酵后有特殊气味的小块豆腐。这一种风味食品，始于康熙十七年冬，清朝末叶，传入宫廷。传说慈禧太后在秋末冬初也喜欢吃它，还将其列为御膳小菜，但嫌其名称不雅、按其青色方正的特点、取名"青方"。从王致和创造了独一无二的臭豆腐以后，又经多次改进，逐渐摸索出一套臭豆腐的生产工艺，生产规模不断扩大，质量更好、名声更高。臭豆腐在中国以及世界各地的制作方式和食用方式均存在地区上的差异主要分为臭豆腐干和臭豆腐乳两种，这是两种不同的食品，其制作方法以及味道均差异甚大。长沙和绍兴的臭豆腐干相当闻名，北京闻名的王致和臭豆腐为臭豆腐乳。王致和臭豆腐乳不能油炸，为馒头和大饼等面食的配品。临清臭豆腐于明末清初资本主义萌发时期，在大运河航道北段出现。临清臭豆腐作坊制作的产品，北上进宫，南下余杭。凡是尝过该产品者，都知晓了真正的臭豆腐究竟是什么样子。相比于其他任何地方的臭豆腐，临清臭豆腐都是最臭、最香的，以至于美食家称其为"真正的臭豆腐在临清"。臭豆腐以优质黄豆为原料，制作工艺较为复杂。黄豆经过筛选、脱壳、浸泡、磨浆、过滤、煮浆、点浆、成型、划块、发酵等十道工序，呈贡臭豆腐质地软滑，散发异香，先人赞誉云："味之有余美、玉食勿与传。"臭豆腐不仅有很高的营养价值，而且有较好药用价值。古医书记载，臭豆腐可以寒中益气，和脾胃，消胀痛，清热散血，下大肠浊气。常食者，能增强体质，健美肌肤。有报道称，臭豆腐中含有植物性乳酸菌，跟酸奶中的一样，具有很好的调节肠道功能。有"植物性乳酸菌研究之父"之称的日本东京农业大学冈田早苗教授发现，臭豆腐、泡菜等食品当中，含有高浓度的植物杀菌物质，包括单宁酸、植物碱等，而植物性乳酸菌在肠道中的存活率比动物性乳酸菌高。臭豆腐是营养价值很高的豆制品，其蛋白质含量达15% ~ 20%，与肉类相当，同时含有丰富的钙质。经过发酵后，其含有的蛋白质分解为各种氨基酸，又产生了酵母等物质，所有增进食欲，促进消化的功效。臭豆腐乳其饱和脂肪含量很低，又不含胆固醇，还含有大豆中特有的保健成分大豆异黄酮，双壁波纹管，因此被称为中国的"素奶酪"，它的营养价值甚至比奶酪还高，吃臭豆腐，对预防老年痴呆还有积极作用。一项科学研究表明，臭豆腐一经制成，营养成分最显著的变化是合成了大量维生素 B_{12}，每 100 g 臭豆腐含有 10 μg 左右。

特别提示

一般人群均可食用臭豆腐；高血压、心血管病、通风、肾病患者及消化道溃疡患者、宜少吃或不吃；湿热体质、阴虚体质者不宜吃。

（7）豆腐渣　又称霉豆腐、雪花菜，是制豆腐时，滤去浆汁后剩下的渣滓。豆腐渣中的膳食纤维是最好的纤维素，被称为"大豆纤维"。经过化验分析，其含有粗蛋白质19.6%、含粗脂肪 6.3% 和水分 3.8%，还含有大量的钙质，100 g 豆腐渣中含钙 100 mg。豆腐渣营养在预防疾病方面有如下特别的功效：①预防糖尿病。吃含有大豆纤维的食物，可控制肠道吸收营养速度，减少小肠对葡萄糖的吸收，抑制血糖的过量分泌，减少胰岛素的消耗，故可预防和辅助治疗糖尿病。②预防心脑血管。大豆纤维不仅不含胆固醇，而且可以干扰小肠对低密度脂蛋白胆固醇的吸收，阻止动脉硬化和心脑血管病。③防治高血压。大豆纤维能与钙、铁、锌等结合，使肠道内吸附的钾离子随大便排泄，起降低血压的作用。④预防便秘和痔疮。大豆纤维能刺激大肠壁加强蠕动，促进排泄，能缓解便秘和预防痔疮。⑤预防肠癌。大豆纤维能吸附酸，使它随大便排出，从而改善肠道中的细菌群，抑制吸收有害群体，产生预防大肠癌的功效。⑥减肥作用。豆腐渣具有高食物纤维、高粗蛋白、低脂肪、低热量的特点、肥胖者吃后不仅有饱腹感，而且其热量比其他食物低，所以有助于减肥。豆腐渣是传统豆制品豆腐的副产物，现代营养研究证明，豆腐渣具有极高的营养价值。中医认为：豆腐渣性味甘凉，具有清热解毒、消炎止血的作用，内服可治大便下血，外用可治恶疮、无名肿毒、臁疮。

豆腐渣的主要营养成分（每 100 g 可食部分含量）：能量 99.58 kJ；蛋白质 42.5 g，脂肪 12.40 g，碳水化合物 30.3 g，膳食纤维 7.6 g；胡萝卜素 6 μg，维生素 A 11.5 μg，硫胺素 0.49 mg，核黄素 0.2 mg，烟酸 2.5 mg，维生素 E 5.81 mg；钾（K）1391 mg，钠（Na）76 mg，钙（Ca）154 mg，镁（Mg）158 mg，铁（Fe）14.9 mg，锰（Mn）2.49 mg，锌（Zn）0.5 mg，铜（Cu）1.1 mg，磷（P）28 mg，硒（Se）1.25 μg。

特别提示

　　豆腐渣口感略差，烹调时注意合理搭配，改善口感。如豆腐渣炒着吃，可根据个人的口味放一点青菜调味；豆腐渣中含有丰富的蛋白质（鲜品中含粗蛋白质4.7%、干品中含蛋白质25%左右），但由于豆腐渣易酸败，缺少维生素，且含有抗胰蛋白酶等不良物质，如果饲喂不当（喂猪），往往会影响猪的消化功能和生长发育。

　　（8）豆豉　又称纳豆，是将蒸煮后的大豆，接种纳豆菌，经微生物发酵而成的一种豆制品。中医认为：豆豉性平、味咸，归肺、胃经；具有清热、解毒、和胃、除烦透疹之功效。豆豉以黄豆或黑豆为原料，利用毛霉、曲霉或细菌蛋白酶等微生物发酵的作用，分解豆类蛋白质。达到一定程度时，即用加盐、加酒干燥的方法，抑制微生物和酶的活动，延缓发酵过程。在此过程中，熟豆中的一部分蛋白质和分解物在特定条件下保存下来，便形成了具有特殊风味的豆豉。豆豉可分为两大类：加盐的咸豆豉和不加盐的淡豆豉。咸豆豉多用烹调；淡豆豉多用于中医治疗。在其制作过程中，可加入甜的、辣的等不同口味的调料，制成甜豆豉、辣豆豉、五香豆豉、西瓜豆豉等。豆豉中含有大量对人体有益的营养成分，主要有豆豉激酶、豆豉异黄酮、皂青素、甲基萘醌等多种功能因子。豆豉中富含皂青素，能改善便秘，降低血脂及胆固醇，软化血管，预防高血压、动脉硬化及大肠癌，并可抑制艾滋病病毒等功能。豆豉中含有游离的异黄酮类物质及多种对人有益的酶类，如过氧化物歧化酶、过氧化氢酶、蛋白质酶、淀粉酶、脂酶等。它们可清除体内致癌物质，提高记忆力，并有护肝美容在延缓衰老等方面有明显效果，并可提高食物的消化率。此外，摄入活豆豉菌可以调节肠道菌群平衡，预防痢疾、肠炎和便秘，其效果在某些方面优于现在常用的乳酸菌微生态制剂。某些豆豉菌发酵产生的黏性物质覆在胃肠道黏膜表面上，因而可保护胃肠、饮酒时可缓解酒醉的作用。

　　豆豉中各种营养元素具有如下营养及食疗作用：①纳豆激酶，具有强效溶解血栓的作用，使血流畅通、降低血压。②超氧化物歧化酶，可抗氧化、抗自由基，有抗动脉硬化和美容的作用。③异黄酮，用于女性更年期综合征，抑制钙质诱出。④皂苷素，可清洁血管（可清洁排泄黏附在血管壁上的血脂质和杂质），防止动脉硬化、心肌梗死，抑制癌细胞生长。⑤优质蛋白质，提供多种小分子，易被人体分解吸收的优质蛋白，可补充营养。⑥卵磷脂，可预防动脉硬化，调节血脂，增强记忆力，防止大脑衰老，增强脑细胞活力。⑦亚油酸，预防动脉硬化、抑制胆固醇吸收。⑧纳豆菌和纳豆发酵物质，是优于药物的肠道调理剂，杀灭有害致病菌，维持肠道生态平衡，对便秘、腹泻有较好的调理作用。⑨吡啶二羧酸，具有抗菌消炎作用（胃肠道）。⑩膳食纤维，可预防大肠癌，减少胆固醇吸收。⑪维生素B，可消除疲劳，增强精力与耐久力。⑫维生素E，防止衰老、恢复性功能、增强精力、耐久力。⑬维生素B_2，可促进发育和细胞的再生，促使皮肤、指甲、毛发的正常生长，帮助预防和消除口腔炎症反应。⑭生物素，有护发作用。⑮叶酸，预防脱发及头发变白，抗恶性贫血。⑯烟酰胺，有健胃，美肌，使神经末梢兴奋的功效。⑰色氨酸，防止脑细胞老化。⑱精氨酸，增强耐力。⑲铁，改善造血功能，补血。⑳钙，预防骨质疏松。㉑钾，降低血压。㉒硒，有一定抗癌作用。㉓胰蛋白酶，可预防和治疗糖尿病。㉔甲状腺素，可活化脑细胞，增强体力。

豆豉的主要营养成分（每 100 g 可食部分含量）：能量 832 kJ；蛋白质 16.5 g，脂肪 10.0 g，碳水化合物 12.1 g，膳食纤维 6.7 g，水分 59.5；硫胺素 0.07 ~ 0.14 mg，核黄素 0.56 mg，烟酸 1.1 mg，泛酸 3.6 mg，维生素 B_6 0.24 mg，叶酸 120 mg，维生素 B_{12} 0.1 μg，维生素 E 0.4 mg，维生素 K12 870 ~ 1000 μg；钾（K）660 mg，钙（Ca）90 mg，镁（Mg）100 mg，铁（Fe）3.3 mg，锰（Mn）1.28 mg，锌（Zn）1.9 mg，铜（Cu）0.61 mg，磷（P）190 mg，硒（Se）234 μg。

特别提示

因豆豉味辛、苦，性温，故不可多食。《千金食话》中所言："不可多食；（多食）令人气胀。"《本草衍义》中亦云："过食动气。"

2. 黑豆

黑豆又称乌豆、黑大豆，豆科植物大豆的黑色种子，外形椭圆、稍扁，主要产于我国黑龙江。黑豆性平、味甘，归脾、肝、肾经。具有祛风除热、调中下气，解毒利尿、补肾养血之功效；是一种医食同功的有特殊功能食品。《本草纲目》中载："豆有五色，各治五脏，唯黑豆性平，可以入肾，经常食用黑色，可百病不生。"黑豆含有高品质的蛋白质，易于人体吸收，所含脂肪主要是不饱和脂肪酸（油酸、亚油酸），可促进血液中胆固醇代谢。黑豆中的植物性固醇和其他食物中的固醇类相互竞争吸收，加速胆固醇从粪便中排出，避免胆固醇在体内积累，可预防动脉硬化。黑豆富含维生素 E 花青素和异黄酮，具有抗氧化，清除自由基，抗衰老的作用。黑豆含有的膳食纤维和寡糖、不但可帮助肠道蠕动，而且还可使体内毒素排出，改善便秘和肠内菌群环境。此外，黑豆它所含的不饱和脂肪酸在人体转化成卵磷脂，而卵磷脂是脑神经的主要成分，可防止大脑老化，并具有健脑益神的作用。黑豆中的 B 族维生素及维生素 E 是养颜美容的成分，其还含有丰富泛酸，对乌发有一定作用。

中医认为，"黑豆乃肾之谷"。黑色属水，水走肾。所以黑豆可以祛风除热，调中下气，解毒利尿，有效地缓解尿频、腰酸、女性白带异常及下腹部阴凉等症状。研究资料显示：黑豆具有高蛋白质、低热量的特性，黑豆中蛋白质高达 36% ~ 40%，相当于肉类的 2 倍，鸡蛋的 3 倍，牛奶的 12 倍。其含有 18 种氨基酸，特别是人体必需的 8 种氨基酸；其还含有 19 种油酸，其不饱和脂肪酸达 80%，吸收率高达 95% 以上。黑豆除能满足人体对脂肪的需要外，还有降低血中胆固醇的作用。黑豆基本不含胆固醇，只含植物固醇。而植物固醇不被人体吸收利用，又有抑制人体吸收胆固醇，降低胆固醇在血液中含量的作用。因此，常食黑豆能软化血管、滋润皮肤、延缓衰老，特别是对高血压、心脏病等患者有益。

黑豆中矿物质元素如锌、铜、镁、硒等含量都很高。而这些微量元素对延缓人体衰老，降低血液黏稠度等非常重要。黑豆中粗纤维含量高达 4%，常食黑豆可以提供食物中粗纤维，促进消化，防止便秘发生，预防肥胖。常吃黑豆具有补肾、壮筋骨、补五脏、暖胃肠、明目活血、乌发等功效。黑豆具有补气养阴止汗的功效，无论自汗或盗汗，都可以用黑豆佐膳作食疗。

黑豆的主要营养成分（每100 g可食部分含量）：能量1594 kJ；蛋白质26 g，脂肪15.9 g，碳水化合物33.6 g，膳食纤维10.20 g，水分9.9 g，灰分0.6 g；维生素A 5 mg，胡萝卜素30 mg，硫胺素0.2 μg，核黄素0.33 mg，烟酸2 mg，维生素E 17.36 mg；钾（K）1377 mg，钠（Na）3 mg，钙（Ca）224 mg，镁（Mg）243 mg，铁（Fe）7 mg，锰（Mn）2.83 mg，锌（Zn）4.18 mg，铜（Cu）1.56 mg，碘（I）7.8 mg，磷（P）500 mg，硒（Se）6.79 μg。

特别提示

黑豆对健康虽有如此多的功能，但不适宜生吃，尤其是胃肠不好的人会出现胀气现象，儿童不宜多吃。

3. 青豆

青豆又称青大豆，豆科大豆属一年生草本植物的籽粒饱满但尚未老熟的大豆。青豆皮绿色、形状浑圆，咸淡之间又略呈清甜，按其子叶的颜色又分为两种：青皮青仁大豆、青皮黄仁大豆。其原产我国、至今已有5 000年的种植史，现在全国普遍种植，在东北、华北、陕、川及长江下游地区均有出产，以长江流域及西南栽培较多、以东北大豆质量最优。

中医认为，青豆性平、味甘；归脾、肠经；具有健脾宽中、润燥消水的作用；主治疳积泻痢、腹胀羸瘦，妊娠中毒、疮痈肿毒、外伤出血等。青豆富含B族维生素、铜、锌、镁、钾、膳食纤维、多糖类；青豆含有丰富的蛋白质、叶酸、膳食纤维和人体必需的多种氨基酸，尤以赖氨酸含量为高；青豆富含不饱和脂肪酸和大豆磷脂、有保持血管弹性、健脑和防止脂肪肝形成的作用；青豆中富含皂角苷、蛋白酶抑制剂、异黄酮、钼、硒等抗癌成分、对前列腺癌、皮肤癌、肠癌、食道癌等几乎所有的癌症都有抑制作用。

青豆的主要营养成分（每100 g可食部分含量）：能量316 kJ；蛋白质22.6 g，脂肪0.8 g，碳水化合物55.6 g，膳食纤维6.4 g；维生素A 22 μg，胡萝卜素3.3 μg，硫胺素0.25 mg，核黄素0.11 mg，烟酸2 mg，维生素E 10.09 mg；钾（K）787 mg，钠（Na）3.2 mg，钙（Ca）81 mg，镁（Mg）125 mg，铁（Fe）6.5 mg，锰（Mn）1.11 mg，锌（Zn）2.18 mg，铜（Cu）1 mg，碘（I）7.8 mg，磷（P）337 mg，硒（Se）4.28 μg。

特别提示

久病体虚，气郁体质，特禀体质，阳虚体质者，以及患有脑炎、中风、呼吸系统疾病、消化系统疾病、泌尿系统疾病、传染性疾病、五官疾病、神经性疾病的人群都不适宜食用青豆。对青豆过敏者忌食；患有严重肝病，低碘者应禁食。

4. 绿豆

绿豆又称青小豆，豆科豇豆属栽培种，一年生草本植物绿豆的果实。其原产于亚洲东南部地区，在公元6世纪我国已有栽培，现在中国各地均有种植，主要产区在黄淮海平原地区。绿豆籽粒营养丰富，不仅具有良好的食用价值，而且还具有非常好的药用价值。其蛋白质的含量比鸡肉还多，维生素和矿物质元素的含量均高于猪肉、鸡肉、鸡蛋的2~4倍，对促进和维护机体的生长发育和多种生理功能都有重要作用。有关实验证明，绿豆对预防动脉粥样硬化、减少血液中胆固醇含量和保护肝脏均有明显作用。绿豆中的蛋白质、鞣质和黄酮类化合物可与有机磷农药和汞、砷、铅等有害物质的化合物形成沉淀物，使之减少或失去毒性，并不被胃肠吸收而排出体外。因此，绿豆对防治重（类）金属、农药及食物中毒均有一定作用。中医认为：绿豆性寒、味甘；归心、胃经；具有消暑益气、清热解毒、清心利尿、润喉止渴、明目降压等功效。可辅助治疗暑热燥渴、疮毒、痈肿、食物中毒等症。绿豆的清热解毒功效十分明显。其清热功效很突出。在盛夏季节，天气燥热，机体易失水分、盐分（矿物质元素）及维生素，而使体内水液的电解质失去平衡。此时喝绿豆汤可有效缓解这个问题。绿豆的解毒作用也很突出。《本草纲目》记载："绿豆内皮寒，解金石，砒霜，草木一切诸毒。"在遇到有机磷农药中毒、铅中毒、酒精中毒或吃错药的情况下，在医院抢救之前先灌一碗绿豆汤进行紧急处理是很有益的。经常在有毒环境中工作或接触有毒物质的人，应经常用绿豆来解毒保健。中医专家提示，绿豆的清热之功在于皮，解毒之功在于内。因此，应根据不同目的，采用不同的烹制方法，若重点是为了清热解暑时，应把绿豆洗净后放在锅内沸水煮10分钟左右即可。

绿豆的主要营养成分（每100 g可食部分含量）：能量316 kJ；蛋白质22.6 g，脂肪0.8 g，碳水化合物55.6 g，膳食纤维6.4 g；维生素A 22 μg，胡萝卜素3.3 μg，硫胺素0.25 mg，核黄素0.11 mg，烟酸2 mg，维生素E 10.09 mg；钾（K）787 mg，钠（Na）3.2 mg，钙（Ca）81 mg，镁（Mg）125 mg，铁（Fe）6.5 mg，锰（Mn）1.11 mg，锌（Zn）2.18 mg，铜（Cu）1 mg，碘（I）7.8 mg，磷（P）337 mg，硒（Se）4.28 μg。

特别提示

绿豆虽然营养丰富，清热解毒功效明显，喝绿豆汤也没有特别禁忌，但也并不是适合所有的人。因绿豆性寒，脾胃虚弱的人不宜多喝绿豆汤；在服用温补性药物时，最好不要喝绿豆汤，以免降低药效；患有寒症的人也不宜多喝绿豆汤；绿豆不宜煮得过烂，以免使所含有机酸和维生素遭到破坏，降低清热解毒效果；低血压或经期女性不宜食用。

5. 豌豆

豌豆又称麦豌豆、寒豆、青豆、胡豆、淮豆、雪豆等，属豆科一年生草本植物豌豆的果实，因其苗柔婉而得名。豌豆原产于欧洲和亚洲的部分地区，汉代时传入我国，至今已有几千年的栽培历史。现在，我国南北各地都有栽培，主产于南方。因其适应性很强，在全世界的地理分布很广。豌豆鲜嫩时可作蔬菜炒食，籽实成熟后可磨成豌豆面粉食用。因豌豆圆润鲜绿，十分好看而经常被用来做配菜，以增添菜色。豌豆苗是豌豆萌发出 2 ~ 4 个子叶时的幼苗，鲜嫩清香，最适宜做汤。豌豆性平、味甘；归脾、胃、大肠经。其营养丰富，主要含有蛋白质、脂肪、糖类、粗纤维，并含有一定的赤霉素、植物硬集素、胡萝卜素、维生素等成分。豌豆苗性平，味甘，有和中益气、补肾健脾、通乳消胀的作用，可以治疗霍乱吐痢、糖尿病、脚气、痈肿等病症。豌豆中的蛋白质含量丰富，含有人体所必需的 8 种氨基酸，易被人体吸收利用，经常食用对人体的生长发育大有益处。豌豆中含有一般蔬菜所没有的止权素、赤霉素 A20 和植物凝集素等物质，因此具有抗菌消炎、增强机体新陈代谢的功能。在豌豆荚和豆苗的嫩叶中富含维生素 C 和一种能分解体内亚硝酸胺的酶，经常食用豌豆苗可以不断地分解体内的亚硝酸胺，从而起到抗癌、防癌的作用。豌豆嫩荚和豌豆苗中含有较为丰富的膳食纤维，可以防止便秘。

豌豆的主要营养成分（每 100 g 可食部分含量）：能量 313 kJ；蛋白质 20.3 g，脂肪 1.1 g，碳水化合物 55.4 g，膳食纤维 10.4 g；维生素 A 42 μg，胡萝卜素 2.4 μg，硫胺素 0.49 mg，核黄素 0.14 mg，烟酸 2.4 mg，维生素 E 8.476 mg；钾（K）823 mg，钠（Na）9.7 mg，钙（Ca）97 mg，镁（Mg）118 mg，铁（Fe）4.9 mg，锰（Mn）1.15 mg，锌（Zn）2.35 mg，铜（Cu）0.47 mg，磷（P）259 mg，硒（Se）1.69 μg。

> **特别提示**
>
> ①豌豆不能与醋同吃，否则易引起人体消化不良。②豌豆与玉米一起吃能起到蛋白质互补作用。

6. 红小豆

红小豆又称赤小豆、红豆、朱小豆，为豆科一年生草本植物红小豆的成熟果实。中国的红小豆种植历史已有 2000 多年，在全国各地均有栽培，其中产自河北的红小豆，豆粒均匀饱满，粒大皮薄，沙性大。红小豆富含淀粉，被李时珍称为"心之谷"。从中医角度来看，红小豆性微寒、味甘、酸；归心、小肠、脾经；具有利水除湿、退黄消肿等功效，可辅助治疗恶血不尽、产后恶露不净、妇女经水淋漓不尽、痔疮出血、肠痈腹痛、湿热黄疸、热毒痈肿、畜肉中毒、丹毒、肋颊肿痈、风疹块等病症。现代医学证明，红小豆煎剂对黄色葡萄球菌、痢疾杆菌等病菌有较强的抑制作用，还可用于心脏性和肾脏性水肿、肝硬化腹水、脚气病浮肿和疮毒等症的辅助治疗，且作用明显。红小豆含有较多的膳食纤维和蛋白质，且脂肪含量低，具有润肠通便、降血压、降血脂、调节血糖、解毒抗癌、预防结石，以及健美减肥的良好作用。红小豆还有催乳的功效，产妇、乳母宜多吃红小豆。此外，红小豆还含有皂角苷成分，可刺激肠道，有良好的利尿、解酒、解毒作用。

红小豆的主要营养成分（红心、每 100 g 可食部分含量）：能量 73.9 kJ；蛋白质 20.2 g，脂肪 0.6 g，碳水化合物 63.4 g，膳食纤维 7.7 g，水分 5.5，灰分 3.2；维生素 A 13 μg，胡萝卜素 0.11 μg，硫胺素 0.16 mg，核黄素 0.08 mg，烟酸 2 mg，维生素 E 14.36 mg；钾（K）860 mg，钠（Na）2.2 mg，钙（Ca）74 mg，镁（Mg）138 mg，铁（Fe）7.4 mg，锰（Mn）1.33 mg，锌（Zn）2.24 mg，铜（Cu）0.64 mg，碘（I）7.8 mg，磷（P）305 mg，硒（Se）3.8 μg。

特别提示

①阴虚而无湿热者及小便清长者忌食红小豆。②红小豆煮汁食之通利力强，消肿通乳作用甚好。但久食红小豆则会令人黑瘦枯燥。被蛇咬伤者 2～3 个月内忌食。

7. 豇豆

豇豆又称带豆、角豆、江豆、白豆、饭豆等，为豆科一年生草本植物豇豆的果实。其原产于亚洲中南部，中国自就有栽培，且品种繁多。豇豆荚细长，有绿、紫等色。根据果荚长短、质地和实用目的可分为饭豇豆和长豇豆两类。饭豇豆为粮用种，因豆荚粗、纤维过多而不可嫩食，只用于豆粒成熟后煮食。长豇豆为菜用豆，嫩荚、老均可食。豇豆含有丰富的营养，包括蛋白质、脂肪、碳水化合物、维生素 B_1、维生素 B_2、烟酸、钙、磷、铁等成分。长豇豆性平、味咸；归脾、胃经；具有理中益气、补肾健胃的作用，对小便频数、遗精、胃纳不佳、肾虚血亏及妇科功能性疾病有辅助疗效。长豇豆富含易于消化、吸收的优质蛋白质，以及一定量的碳水化合物、多种维生素、矿物质元素等营养物质，可补充机体所需的营养成分。其所含的 B 族维生素能维持人体正常的消化腺分泌和胃肠道蠕动功能，抑制胆碱酯酶活性，帮助消化，增进饮食。其所含的磷脂有促进胰岛素分泌的作用，是糖尿病患者的理想食品。

豇豆还有很高的医用价值，中医学认为：豇豆味甘、性平，入脾、胃、肾三经；具有健脾和胃、补肾生精、理中益气、消渴之功效，可用于治疗脾胃虚弱、食少脘胀、呕逆嗳气、泄泻消渴、肾虚梦遗滑精、小便频数、白带赤下等症。

豇豆的主要营养成分（每 100 g 可食部分含量）：能量 322 kJ；蛋白质 19.3 g，脂肪 1.2 g，碳水化合物 58.5 g，膳食纤维 7.1 g；维生素 A 10 μg，胡萝卜素 3 μg，硫胺素 0.16 mg，核黄素 0.08 mg，烟酸 1.9 mg，维生素 E 8.61 mg；钾（K）737 mg，钠（Na）

6.8 mg，钙（Ca）40 mg，镁（Mg）36 mg，铁（Fe）7.1 mg，锰（Mn）1.07 mg，锌（Zn）3.04 mg，铜（Cu）2.1 mg，磷（P）344 mg，硒（Se）5.74 μg。

特别提示

干豇豆一次不要吃太多，因"多食则滞，故气滞便结者不宜食之过量"，以免引起腹胀；鲜豇豆不宜烹调时间过长，以免造成营养损失。

8. 蚕豆

蚕豆又称胡豆、佛豆、川豆、倭豆、罗汉豆，豆科蚕豆属，一年生或越年生草本植物蚕豆的果实。其原产于亚洲西南部和非洲北部，相传在西汉张骞出使西域时期传入中国，8 世纪左右从中国传入日本。蚕豆可以作为粮食、蔬菜、药材、饲料、绿肥使用，但患有 G6PD 缺乏症（蚕豆症）者不可接触食用。蚕豆中含有大量热量、蛋白质、脂肪、碳水化合物、维生素、矿物质元素，有如下营养和食疗作用：①蚕豆中含有大脑和神经组织的重要组成成分磷脂，并含有丰富的胆碱，有增强记忆力的健脑作用；蚕豆中的蛋白质可以延缓动脉硬化。蚕豆皮中的粗纤维有降低胆固醇，促进肠蠕动的作用。②现代人还认为蚕豆也是抗癌食品之一，对预防肠癌有作用。③传统医学认为，蚕豆味甘、性平；入脾、胃经；可补中益气，健脾利湿、止血降压、涩精止带；主治中气不足，倦怠少食，高血压、咯血、衄血、妇女带下等病症。④嫩蚕豆能和胃、润肠通便，对治疗习惯性便秘有良效。蚕豆茎止血、止泻；叶收敛止血；花凉血，止血；种子皮利尿渗湿；荚壳收入敛止血；⑤蚕豆所含磷脂是细胞膜线粒体膜、微粒体膜结构的物质基础，膜的通透性、突触的功能，受体等也都依赖于磷脂，对人体的营养有重要意义。⑥蚕豆中含丰富的钙，有利于骨对钙吸收及钙化，能促进人体骨骼的生长发育。⑦蚕豆中蛋白质丰富，但不含胆固醇，不仅可以提高食品营养价值，而且还可以预防心血管疾病。

蚕豆的主要营养成分（每 100 g 可食部分含量）：能量 335 kJ；蛋白质 21.6 g，脂肪 1 g，碳水化合物 59.8 g，膳食纤维 1.7 g；胡萝卜素 2.7 μg，维生素 A 13.2 μg，硫胺素 0.09 mg，核黄素 0.13 mg，维生素 C 2 mg，维生素 E 1.6 mg；钾（K）1117 mg，钠（Na）86 mg，钙（Ca）31 mg，锰（Mn）1.09 mg，锌（Zn）3.42 mg，铜（Cu）0.99 mg，磷（P）418 mg，硒（Se）1.3 μg。

特别提示

蚕豆含有过敏物质，过敏体质的人吃了会产生不同程度的过敏，急性溶血等中毒症状，这就是俗称的"蚕豆病"，这是因为其体内缺乏某种酶类所致。是一种遗传缺陷，发生过蚕豆过敏者一定不要再吃；蚕豆不可生吃，应将生蚕豆多次浸泡或焯水后再进行烹制。不可多吃，以防胀肚、伤脾胃。儿童，尤其是 7 岁以下儿童慎食。

9.扁豆

扁豆又称四季豆、架豆、菜豆、芸豆，为一年生草本藤本豆科植物扁豆的果实，有白色、黑色、红褐色等。其原产于印度和印度尼西亚，汉代时传入中国，分布华东和辽宁、河北、河南等地，全国大部分地区均有种植，主产于湖南、安徽、河南等地，是现代人餐桌上常见的蔬菜之一。扁豆角无论单独焖炒，还是和肉同烹，或是焯熟凉拌、腌制，都能制成符合人们口味的佳肴。中医认为：扁豆性微温、味甘、无毒；归脾、胃经；具有健脾开胃，补肺下气、化湿止吐、生津清暑、调和脏腑、补虚止泻、化湿和利水消肿、安胎正带和解醉酒之功效。扁豆营养丰富，含蛋白质、脂肪、碳水化合物、热量、粗纤维、钙、磷、铁、锌、硫胺素、核黄素、烟酸，还有维生素A、维生素B、维生素C及烟酸、氨基酸等。现代研究表明：扁豆中含有胰蛋白酶抑制物和淀粉酶抑制物。这两种物质有减缓各种消化酶对食物的快速消化和降低血糖的作用。扁豆中还含有的血细胞凝集素A、B，对血细胞有一定的凝集作用，是抑制病毒的有效成分。扁豆中含有多种矿物质元素，具有刺激骨髓造血组织，减少粒细胞破坏，提高造血功能等作用，对白细胞减少症有疗效。扁豆中的植物血细胞凝集素能使癌细胞发生凝集反应，并可促进淋巴细胞的转化，增强对肿瘤的免疫能力，抑制肿瘤的生长，起到防癌、抗癌的效果。扁豆富含蛋白质和多种氨基酸，是亦菜亦饭的豆类之一，经常食用能健脾胃，增进食欲。扁豆适宜夏季食用，有消暑、清口的作用。

扁豆的主要营养成分（每100 g可食部分含量）：能量326 kJ；蛋白质25.3 g，脂肪0.4 g，碳水化合物55.4 g，膳食纤维6.5 g；维生素A 5 μg，胡萝卜素2.5 μg，硫胺素0.26 mg，核黄素0.45 mg，烟酸2.6 mg，维生素C 13 mg，维生素E 1.86 mg；钾（K）439 mg，钠（Na）2.3 mg，钙（Ca）137 mg，镁（Mg）92 mg，铁（Fe）19.2 mg，锰（Mn）1.19 mg，锌（Zn）0.19 mg，铜（Cu）1.27 mg，磷（P）218 mg，硒（Se）32 μg。

特别提示

①扁豆角的食用方法很多、炒、煮、焖均可，还可做配菜用。②生扁豆角，特别是经过霜打的鲜扁豆，含有大量的皂苷和血球凝集素，可引起食物中毒，故应熟食，切记不可生食。③食用扁豆角易产生气体，造成腹胀，故消化功能不良，有慢性消化道疾病的人应尽量少食。

第三节　薯类

1. 木薯

木薯亦称树薯、树番薯、木番薯，大戟科，木薯属，为多年生亚灌木的块根，是热带和亚热带地区重要的粮食和饲料作物。其原产于南美亚马孙河流域，16 世纪传入非洲，18 世纪传入亚洲，主产国有巴西、泰国、刚果、印度尼西亚等，我国于 19 世纪 20 年代引种，广东、广西、海南种植较多。木薯适应性强，耐干旱贫瘠，病虫害少，高产质优，用途广，栽培区域不断扩大。根据口味分为苦木薯和甜木薯两种。苦木薯淀粉含量比甜木薯高 5% 左右，木薯毒素（生氰糖苷）比甜木薯高 10 倍，适于生产淀粉；甜木薯所含木薯毒素非常少，多集中在皮部，适宜作食品原料，供人们食用。木薯应及时在最佳收获期进行收获和加工，否则对淀粉含量影响很大。加工成食品时必须进行浸水、干燥等去毒处理，保障食品安全。用湿法从木薯块根中提取木薯淀粉，水分 ≤ 13%，淀粉含量 ≥ 85%，pH 值 6 ~ 8，纤维 ≤ 0.20%，灰分 ≤ 0.20%，二氧化硫 ≤ 70 mg/kg（工业级）、二氧化硫 ≤ 30 mg/kg（食品级）。分子中烃基化学性质活泼。适于生产各种用途的淀粉衍生物，广泛用于食品、制糖、纺织、造纸、医药、化工等行业。木薯生产淀粉时必须用水洗涤、去毒，其主要生产工序有清洗、锉磨、纤维分离、精制、脱水、气流干燥、筛理、包装等。

木薯的主要营养成分（每 100 g 可食部分含量）：能量 485.0 kJ，蛋白质 2.1 g，脂肪 0.3 g，碳水化合物 27.8 g，膳食纤维 1.6 g，水分 69 g，灰分 0.8 g；硫胺素 0.21 mg，核黄素 0.09 mg，烟酸 1.2，维生素 C 35 mg；钾（K）764 mg，钠（Na）285 mg，钙（Ca）88 mg，镁（Mg）66 mg，铁（Fe）2.5 mg，磷（P）50 mg，硒（Se）0.48 μg。

特别提示

木薯忌与柿子同吃。同时食用这两者时，木薯中的糖分在胃内发酵，会使胃酸分泌增多，和柿子中的鞣质、果胶反应发生沉淀凝聚，产生硬块，量多严重时可使肠胃出血或造成胃溃疡。

2. 甘薯

甘薯亦称甘薯、白薯、山芋、番薯等，旋花科，甘薯属，为一年生或多年生草本植物栽培甘薯的块根。表皮白色、红色或黄色，薯肉白、淡黄或红紫色等。其耐旱耐瘠，高产稳产，抗逆性强，适应性广。甘薯一名最早见于晋·嵇含《南方草木状》，经我国农学家丁颖考证，应为薯蓣科的甜薯，非今日之甘薯。甘薯原产美洲，引种我国已有400余年，主要分布在河南、山东、四川、安徽、湖南和河北等省区，总产量居世界第一位，是粮食、饲料和淀粉原料。中医认为，甘薯性平，味甘；归脾、胃、大肠经。北京人称其为白薯，在山东又叫地瓜。甘薯味道甘美，营养丰富，又容易消化，可提供大量热量，所以不少地方把它作为主食。甘薯中含有独特的生物类黄酮成分，这是一种与肾上腺素分泌的激素相似的类固醇，国外学者称其为"冒牌激素"。这种物质能有效抑制乳腺癌和结肠癌的发生。甘薯中的黏液蛋白能帮助预防肝、肾、结缔组织萎缩，增强机体免疫力，预防胶原病发生。甘薯中的钙、锰等矿物质，可维持和调节人体功能，预防骨质疏松。甘薯煮熟后，部分淀粉发生变化，与生食相比，膳食纤维可增加40%左右，可有效刺激肠道蠕动，促进排便。因其热量较低，富含纤维素和果胶，还有阻止糖分转化为脂肪的特殊功能，因此是一种理想的减肥食品。甘薯还能抑制肌肤老化，保持肌肤弹性，减缓肌体的老化进程。

红心甘薯的主要营养成分（每100 g可食部分含量）：能量413.82 kJ，蛋白质1.1 g，脂肪0.2 g，碳水化合物24.7 g，膳食纤维1.6 g，水分73.4 g，灰分0.6 g；维生素A 125 μg，胡萝卜素750 μg，硫胺素0.04 mg，核黄素0.04 mg，烟酸0.6 mg，泛酸0.06 mg，维生素B 60.28 mg，叶酸49 mg，维生素C 26 mg，维生素E 0.28 mg；钾（K）123 mg，钠（Na）28.5 mg，钙（Ca）23 mg，镁（Mg）12 mg，铁（Fe）0.5 mg，锰（Mn）0.11 mg，锌（Zn）0.15 mg，铜（Cu）0.18 mg，磷（P）39 mg，硒（Se）0.48 μg。

白心甘薯的主要营养成分（每100 g可食部分含量）：能量434.72 kJ，蛋白质1.4 g，脂肪0.2 g，碳水化合物25.2 g，膳食纤维1.17 g；水分72.6 g，灰分0.6 g，维生素A 37 μg，胡萝卜素220 μg，硫胺素0.07 mg，核黄素0.43 mg，烟酸0.6 mg，维生素C 24 mg，维生素E 0.43 mg；钾（K）174 mg，钠（Na）58.2 mg，钙（Ca）24 mg，镁（Mg）17 mg，铁（Fe）0.8 mg，锰（Mn）0.21 mg，锌（Zn）0.22 mg，铜（Cu）0.16 mg，磷（P）46 mg，硒（Se）0.63 μg。

特别提示

①甘薯不宜生吃，最好煮熟吃。因为甘薯的淀粉颗粒不经高温破坏，难以消化吸收。②甘薯不宜一次多吃。因为甘薯中有一种氧化酶，可在胃肠道里产生大量二氧化碳。若一次吃得过多，易出现腹胀、排气等现象，还可刺激胃酸大量分泌，使人感到"烧心"。这是由于胃受到过量胃酸的刺激而收缩加强，使胃酸倒流至食管，即吐酸水。因此，吃甘薯时最好搭配吃一些咸菜、萝卜、白菜等，可有效抑制胃酸的分泌。

（1）甘薯淀粉　用湿磨法从甘薯块根中提取的淀粉。其具有高黏性、高聚合度，口味温和，无刺激的特点。可用于生产粉丝、粉条、粉皮、方便食品、保健食品、发酵产品等。其主要生产工序有：清洗、锉磨、纤维分离、精制、脱水、气流干燥、筛理、包装等。

（2）甘薯干 亦称甘薯干、白薯干、番薯干、山芋干、红苕干和地瓜干等，为旋花科甘薯属蔓生草本植物地下部分的块根，干燥脱水后制成。根据形状分为甘薯干片和甘薯干条，便于储存和运输，属食物和高能量饲料。甘薯干无氮浸出物 76.8% ~ 81.7%，猪消化能 12.38 ~ 14.25 MJ/kg，鸡代谢能 12.38 ~ 13.58 MJ/kg；粗蛋白质 2.6% ~ 4.9%，蛋白质品质较差；粗脂肪 0.6% ~ 1.1%，粗纤维 2.0% ~ 2.4%，甜而爽口，适口性好。很多地区也把甘薯干作为一种常用的食物。

（3）甘薯果脯 甘薯经洗薯、去皮、切块、糖煮、浸渍、控糖、烘烤和整形包装等工序而制成的食品。其主要制作过程为：①甘薯切块后用 0.2% 的食盐溶液浸泡 3 ~ 5h，捞出后再用饱和石灰水浸泡 8 ~ 12 h，直至石灰水浸透至薯块中心，用大量清水冲洗薯块。②熬制好的糖液适量添加蜂蜜，与薯块一起煮至透亮状时加入适量柠檬酸，搅拌均匀，沥去多余糖液。③入烘房，在 60℃ 左右温度下烘烤，每隔 2 ~ 3 h 进行一次排湿处理，烘烤时间在 12 h 左右，使薯块含水量降至 16% ~ 18% 即可。甘薯果脯中含有转化糖和多种维生素，浅黄色或金黄色，半透明状片条，表面干爽，有鲜薯的香味，口感柔软，韧性适中。

（4）甘薯全粉 以优质甘薯为原料生产的片状或颗粒状产品。其具有鲜甘薯特有的香气、风味、口感和营养，易与其他食品基料混合，加工出口感独特的食品。甘薯全粉的主要生产工序有：清洗、去皮、切片、漂烫、蒸煮、冷却、混合、调质、干燥、筛分、包装等。

3. 紫薯

紫薯又称黑薯，薯肉呈紫色至深紫色，除了具有普通甘薯的营养成分外，钾和铁等微量营养素含量十分丰富，还富含硒元素和花青素。花青素是天然强效自由基清除剂，紫薯为其主要原料之一。其富含蛋白质、淀粉、果胶、纤维素、氨基酸、维生素及多种矿物质。其中富含的维生素 A，可以改善视力和皮肤的黏膜上皮细胞；维生素 C 可使胶原蛋白正常合成，防治坏血病的发生。紫薯中的蛋白质氨基酸都是极易被人体消化和吸收的。紫薯的养生保健作用主要为：①防癌抗癌。紫薯富含硒和铁是人体抗疲劳、抗衰老、补血的必要元素，特别是硒被称为"抗癌大王"，易被人体吸收，清除体内自由基，抑制癌细胞中 DNA 的合成和癌细胞的分裂与生长，预防胃癌、肝癌等癌病的发生。②促进胃肠蠕动。紫薯富含纤维素，可增加粪便体积，促进肠胃蠕动，清理肠腔内滞留的黏液、积气和腐败物，排出粪便中的有毒物质和致癌物质，保持大便畅通，改善消化道环境，防止胃肠道疾病的发生。③有利于减肥瘦身。吃紫薯不仅不会发胖，相反能够减肥，还可以防止亚健康、通便排毒。④增强免疫力。紫薯含有大量黏液蛋白，能够防止肝脏和肾脏结缔组织萎缩，提高机体免疫力，预防胶原病发生。此外，紫薯含有所含的钙和镁，可以预防骨质疏松症。

紫薯的主要营养成分（每100 g可食部分含量）：能量349.4 kJ，蛋白质2.34 g，脂肪0.2 g，碳水化合物17.6 g，膳食纤维1.17 g；维生素A 125 μg，胡萝卜素0.2 μg，硫胺素0.04 mg，核黄素0.04 mg，烟酸0.6 mg，维生素C 26 mg，维生素E 0.28 mg；钾（K）123 mg，钠（Na）228.5 mg，钙（Ca）23 mg，镁（Mg）12 mg，铁（Fe）0.5 mg，锰（Mn）0.11 mg，锌（Zn）0.15 mg，铜（Cu）0.18 mg，磷（P）39 mg，硒（Se）0.48 μg。

特别提示

①紫薯含有氧化酶，容易产气，吃多了会腹胀、呃逆、排气。②紫薯糖含量高，吃多了可刺激胃酸大量分泌，使人感到"烧心"。③湿阻脾胃，气滞食积者应慎食。④紫薯应该搭配优质蛋白的食物一起吃，营养更全面。⑤忌生吃紫薯，因为淀粉粒不经高温破坏难以消化，所以要熟透再吃。

4. 魔芋

魔芋亦称药蒻，天南星科，魔芋属，为多年生草本植物的球茎，外观呈圆形，暗红褐色。分淀粉型魔芋、葡甘聚糖型魔芋和中间型魔芋3种。其原产于东印度及斯里兰卡热带森林，热带、亚热带国家已普遍栽培，我国西南及长江中游地区栽培较多。魔芋去皮烘干后，含水分10%~14%、葡甘聚糖40%~60%、淀粉10%~20%、粗蛋白6.78%、纤维素3.82%，以及多种维生素和钾、磷、硒等矿物质元素。魔芋属的一些种类块茎富含魔芋多糖（即葡甘露聚糖），尤其是白魔芋、花魔芋品种含量高达50%~65%。魔芋是低热量、低蛋白质、低维生素，高膳食纤维的碱性食品，对食用动物性酸性食品过多的人，搭配吃魔芋，可以达到食品酸、碱平衡。此外，魔芋还具有降血糖、降血脂、降压、散毒、养颜、通脉、减肥、通便、开胃等多种功能。魔芋全株有毒，必须经石灰水漂煮后才可食用或酿酒、制魔芋豆腐，也可作添加剂及化工原料。中医认为，魔芋性温，味辛，有小毒；具有清热解毒、活血消肿、宽肠通便、化痰软坚的作用，还有补钙、平衡盐分、洁胃、整肠、排毒之功效。魔芋营养保健作用的关键就是发挥膳食纤维对营养不平衡的调节作用，如防治便秘、降血脂、降血糖、减肥健美等。另外，它还可用于制作隐形眼镜和医疗光学制品；在护眼液中加魔芋葡甘露聚糖，能够防止眼睛和隐形镜片的干燥。魔芋葡甘聚糖凝胶消毒后，可用于止血和促进伤口愈合；还可将其制成降血脂、降血糖、减肥、通便等药物。

魔芋的主要营养成分（每100 g可食部分含量）：能量29.26 kJ，蛋白质0.1 g，脂肪0.1 g，碳水化合物3.3 g，膳食纤维3 g，水分79.8 g，灰分0.8 g；维生素A 15 μg，硫胺素0.02 mg，核黄素0.03 mg，烟酸3 mg，维生素E 0.11 mg；钾（K）44 mg，钠（Na）2 mg，钙（Ca）68 mg，镁（Mg）26 mg，铁（Fe）0.6 mg，锌（Zn）3 mg，铜（Cu）0.11 mg，磷（P）7 mg，硒（Se）1.85 μg。

①生魔芋有毒，必须煎煮 3 小时以上才可食用。②消化不良的人，每次魔芋的食量不宜过多。③皮肤病患者应少食魔芋。④魔芋性寒，有伤寒感冒症状的人应少食用。

5. 葛根

葛根亦称粉葛，豆科，葛属，为多年生缠绕藤本植物的块根。其肉白色，淀粉含量达25%。葛根原产于东南亚、日本和中国，适应能力强，只要有土，不论肥力高低，均能良好生长。其主要品种有木生葛根、葛根大王、赣葛 3 号、宋氏葛根等。葛根可加工成的葛粉，营养、美味，富含葛根黄酮、花生酸、维生素、钙及其他多种矿物质元素，具有断谷不饥、解表退热、生津止渴、开胃下食、疗痔、防癌等功效。深加工产品有葛粉果冻、即食葛粉、葛粉丝、葛饮料、葛糕点、葛酒等。葛根适宜高血压、高血脂等心血管疾病的患者、化学性肝损伤者、饮酒过度的人、脑力劳动者、记忆力减退的老人、发热患者等人群食用。加工成的葛粉，营养、美味，富含葛根黄酮、花生酸、维生素、钙及其他多种矿物质元素，具有断谷不饥、解表退热、生津止渴、开胃下食、疗痔、防癌等功效。

葛根的主要营养成分（每 100 g 可食部分含量）：能量 756.58 kJ；蛋白质 1.5 g，脂肪 0.2 g，碳水化合物 45.6 g，水分 40.11 mg，灰分 5.06；钾（K）202.4 mg，钙（Ca）17.84 mg，镁（Mg）11.86 mg，铁（Fe）0.05 mg，锰（Mn）0.01 mg，锌（Zn）0.01 mg。

①五劳七伤，上盛下虚之人，暑月虽有脾胃病不宜服。②易于动呕，胃寒者所当慎用。

6. 马铃薯

马铃薯又称土豆、地蛋、洋芋、荷兰薯、瓜哇薯、番鬼子茄、山药蛋等，为茄科、茄属的一年生草本植物的块茎。马铃薯根系由初生根和匍匐根组成，茎由地上和地下两部分组成，食用部分是块状茎。其块茎一般扁圆形，无毛或被疏柔毛；薯皮的颜色为白、黄、粉红、红、紫色和黑色；薯肉为白、淡黄、黄色、黑色、青色、紫色及黑紫色。马铃薯营养丰富，且易被人体所吸收，被营养学家称为"十全十美"的食物，有"地下人参"和"地下苹果"之美称，在欧洲也享有"第二面包"的称号。马铃薯含有丰富的膳食纤维，有助促进胃肠蠕动，疏通肠道，是理想的减肥及预防痔疮的食品。其所含淀粉在体内会缓慢吸收，不会导致血糖过高，可用于糖尿病患者的食疗；所含的蛋白质营养价值很高，有营养学家提出："每餐只要吃全职奶和马铃薯，便可满足人体需要的全部营养素。"马铃薯还能防中风，每月平均吃 2500 ~ 3000 g 马铃薯，患中风的危险可减少40%，且无任何副作用。黄色马铃薯中含有丰富的叶黄素，它有助于保持眼睛的健康。现代医学研究还证明，马铃薯对调解消化不良有特效，是胃病和心脏病患者的良药及优质保健品。中医认为：马铃薯性平，味甘，无毒，能健脾和胃，益气调中，缓急止痛，通利大便。食用马铃薯对脾胃虚弱、消化不良、食欲不振，肠胃不和、脘腹作痛、大便不畅的患者效果显著。

马铃薯的主要营养成分（每100 g可食部分含量）：能量368 kJ，蛋白质2 g，脂肪0.3 g，碳水化合物17.2 g，膳食纤维0.7 g，水分79.8 g，灰分0.8 g；维生素A 5 mg，胡萝卜素30 mg，硫胺素0.08 mg，核黄素0.04 mg，烟酸1.1 mg，维生素B_6 0.18 mg，叶酸（B_9）21 μg，维生素C 27 mg，维生素E 0.34 mg；钾（K）342 mg，钠（Na）2.7 mg，钙（Ca）8 mg，镁（Mg）23 mg，铁（Fe）0.8 mg，锰（Mn）0.14 mg，锌（Zn）0.37 mg，铜（Cu）0.12 mg，碘（I）1.2 mg，磷（P）40 mg，硒（Se）0.78 μg。

特别提示

①凡腐烂、皮发青和发芽一律不能吃，以免龙葵素中毒。②马铃薯中含有多酚类物质，去皮切开后在氧化酶的作用下，易氧化变黑，直接影响菜肴的质量，所以切开的马铃薯片或者马铃薯丝等及时浸入水中，以隔绝空气。③马铃薯必须削皮食用，因为龙葵素主要存在于表皮处，同时确保炒熟。④炸薯条、炸薯片被列为"垃圾食品"，并不是马铃薯是"垃圾食品"，而是指用油高温煎炸的烹饪方式不好，如果改为蒸、煮、炒的烹饪方式，马铃薯不失为亦粮亦果的好食物。

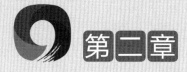

第二章

蔬菜类

2

　　蔬菜是指可以做菜的草本植物，如白菜、菜花、萝卜、黄瓜、洋葱、扁豆等，也包括一些木本植物的嫩茎、嫩叶，如竹笋、香椿等。蔬菜是人们不可缺少的一种副食品，范围广，种类多，分类方法有多种。按照生物学的特性对蔬菜可以分为10类：①根菜类，指以肥大的肉质直根为主要食用部分的蔬菜，如萝卜、芋头等。②茎菜类，指莴苣、竹笋等。③叶菜类，如白菜，菠菜、芥菜等。④花菜类，指花可用来做菜的植物，如黄花菜、花椰菜等。⑤瓜类，指食用果实的葫芦科蔬菜，包括黄瓜、南瓜、冬瓜等。⑥茄果类，指食用果实的茄科蔬菜，包括茄子、辣椒、番茄。⑦葱蒜类，包括洋葱、大蒜和韭菜等；⑧豆类，包括菜豆、豇豆、毛豆、蚕豆、豌豆、扁豆和刀豆等。⑨芽菜类，指嫩芽可食用的植物，如黄豆芽、绿豆芽等。⑩水生蔬菜，如莲菜、茭白、荸荠、水芹和菱等。

第一节　根菜类

1. 萝卜

　　萝卜又称葵、芦菔、莱菔，为十字花科萝卜属一、二年生植物的肉质根，原产于我国。萝卜直根肉质，呈长圆形、球形或圆锥形，外皮绿色、白色或红色；萝卜茎直立，粗壮，圆柱形，中空，自基部分枝，无毛，稍具粉霜。其基生叶及茎下部叶有长柄，通常大头羽状分裂，被粗毛，侧裂片1～3对，边缘有锯齿或缺刻；茎中、上部叶长圆形至披针形，向上渐变小，不裂或稍分裂，不抱茎。总状花序，顶生及腋生；花淡粉红色或白色。长角果，不开裂，近圆锥形，种子1～6粒，红褐色或黄色，圆形，有细网纹。萝卜品种极多，常见有白萝卜、青萝卜、红萝卜、水萝卜和心里美等。按季节分可分为秋冬萝卜、冬春萝卜、春夏萝卜、夏秋萝卜、四季萝卜。萝卜有特殊的辛辣味，营养丰富，有"小人参"之美称，也有"萝卜上市，医生没事""冬吃萝卜夏吃姜，不要医生开药方"，还有一个俗语表现了萝卜的益处："吃着萝卜喝着茶，气得大夫满街爬"。萝卜的营养价值自古以来就被广泛肯定，所含的多种营养成分能增强人体的免疫力。萝卜含有能诱导人体自身产生干扰素的多种微量元素，对防癌、抗癌有重要意义。生萝卜中含有丰富的维生素C，其含量比梨高8～10倍，而维生素C是防癌、抗癌的能手。生萝卜中含有一种抗肿瘤活性物质，这种物质对食道癌、胃癌、鼻咽癌、子宫颈癌等均有显著的抑制作用。萝卜中丰富的纤维素和B族维生素、钾、镁等矿物质可促进肠蠕动，减少粪便在肠道内的停留时间，及时把肠道中的有毒物质排出体外，有利降低结肠癌的发病率。萝卜中的木质素可使巨噬细胞的活力提高2～3倍，提高机体的抗病能力。此外，吃萝卜可降血脂、软化血管、稳定血压，预防冠心病、动脉硬化、胆结石等疾病。中医认为，萝卜性凉，味甘、辛；可通气行气、宽胸舒膈、消积滞、化痰清热、除燥生津、下气宽中、解毒散瘀及养血润肤。萝卜是四大顺气食物之一（萝卜、藕、茴香、山楂片），能顺气健胃。在寒冷的冬天，吃点萝卜，喝点热茶，可以消除人体中郁积的毒热之气，使人神清气爽。

萝卜的主要营养成分（每100 g可食部分含量）：能量87.86 kJ；蛋白质0.9 g，脂肪0.1 g，碳水化合物5 g，膳食纤维1 g，水分93.4 g，灰分0.6 g；维生素A 3 mg，胡萝卜素20 mg，硫胺素0.02 mg，核黄素0.03 mg，烟酸0.3 mg，维生素C 21 mg，维生素E 0.92 mg；钾（K）173 mg，钠（Na）61.8 mg，钙（Ca）36 mg，镁（Mg）16 mg，铁（Fe）0.5 mg，锰（Mn）0.09 mg，锌（Zn）0.3 mg，铜（Cu）0.04 mg，磷（P）26 mg，硒（Se）0.61 mg。

特别提示

有以下情况者，慎食萝卜：①弱体质者、脾胃虚寒、胃及十二指肠溃疡、慢性胃炎、单纯甲状腺肿、先兆流产、子宫脱垂者不宜多食。②萝卜不宜与人参同食，脾胃虚寒者勿生食。③食用时不能与胡萝卜一起煮，因为胡萝卜中含有一种维生素C的分解酶，会破坏萝卜中的维生素C。④萝卜忌与木耳、柑橘、梨、苹果、葡萄同食。⑤萝卜具有破气的作用，不能与补药同食。

2. 胡萝卜

胡萝卜又称丁香萝卜、药性萝卜等，为伞形科胡萝卜属的二年生草本植物的肉质根。胡萝卜的肉质根外部形态与萝卜相似，分为根头，根茎和真根。直根外部光滑，其上部包括少部分胚轴肥大，形成肉质根，深入土面以下，其上着生四列纤细侧根。肉质根形状有圆、扁圆、圆锥、圆筒形等，根色有紫红、橘红、粉红、黄等，主要由次生韧皮部构成，木质部细小，称心柱。胡萝卜的茎在营养生长期间为短缩茎；叶是3~4回羽状全裂叶，叶裂片呈狭披针形；花为复伞形花序，着生于每花枝的顶端。胡萝卜营养丰富，被称作"平民人参"，具有健脾消食、补肝明目、润肠通便、清热解毒、降气止咳之功效，可辅助治疗小儿营养不良、麻疹、夜盲症、便秘、高血压、肠胃不适、饱闷气胀等症。胡萝卜中含有九种氨基酸，其中人体必需的占五种，尤以赖氨酸含量最丰富。此外，它所含的槲皮素等，能促进冠状动脉的血流量，降低血脂，促进肾上腺素的合成。胡萝卜中的β-胡萝卜素具有保护肺功能和抗癌功效。β-胡萝卜素进入人体消化道后，可转化为维生素A。维生素A不仅对眼睛和皮肤有保健作用，而且对胃癌、膀胱癌、结肠癌、乳腺癌和卵巢癌有抑制作用。胡萝卜中的维生素C和木质素等成分也同样有抗癌作用。胡萝卜中含的琥珀酸钾，有助于防心血管硬化，降低胆固醇，因此对防治高血压有一定效果。儿童食用胡萝卜可增强机体的抗病能力。中医认为：胡萝卜甘平无毒，可健脾养胃，引气消食，明目利尿，生津止渴，解毒透疹，令人强健，具有益无损。

胡萝卜的主要营养成分（每 100 g 可食部分含量）：能量 158.99 kJ；蛋白质 1.0 g，脂肪 0.3 g，碳水化合物 7.7 g，膳食纤维 1.1 g；维生素 A 80.2 mg，胡萝卜素 4.81 mg，硫胺素 0.04 mg，核黄素 0.03 mg，烟酸 0.4 mg，泛酸 0.07 mg，叶酸 28 mg，维生素 C 12 mg，维生素 E 0.5 mg；钾（K）232 mg，钠（Na）105.1 mg，钙（Ca）65 mg，镁（Mg）7 mg，铁（Fe）0.4 mg，锌（Zn）0.14 mg，铜（Cu）0.03 mg，磷（P）20 mg，硒（Se）2.8 mg。

特别提示

①胡萝卜一般经炒、烧、炖、煮做菜食用，也可以生吃。②胡萝卜最好是油炒了吃，可更好地吸收 β- 胡萝卜素。但是，吃胡萝卜不宜过量食用，以免引起黄皮病。③白萝卜和胡萝卜不可一起食用，营养价值会大打折扣。④胡萝卜忌酒，与酒精一同进入人体后，会在肝脏产生毒素，诱发或加重肝病。因此，胡萝卜不宜做下酒菜，饮用胡萝卜汁后也不要马上饮酒。

3. 芜菁

芜菁古名蔓，又称大头菜、蔓菁、扁萝卜，也叫"九英菘""诸葛菜"，十字花科，芸苔属，一、二年生草本植物。芜菁的块根有甜味，呈圆形、扁圆形或圆锥形；主要为白色，也有上部绿或紫而下部白色的，还有紫、黄等色。其为芥菜的一个变种，亦称根用芥菜，原产我国，现在全国各地均有栽培，尤以浙江、江苏、云南等省种植面积广、产量高、品质好。中医认为：芜菁味甘、辛、苦，性温，无毒；入胃、肝、肾三经；具有开胃消食、下气宽中、止咳化痰、利湿解毒、温和脾胃之功效。芜菁有很高的药用价值，对治疗寒积腹痛、食欲不振、食积不化、黄疸、乳痈（毒疮）以及皮肤疖肿等症效果显著。如《食疗本草》中记载："下气，治黄疸，利小便。根主治消渴，治热毒风肿，能消宿食，治嗽。"《医林纂要》中写道："利水解热，下气宽中，功用同萝卜。"现代医学研究表明，芜菁具有以下功效：①助消化。芜菁所含的硫代葡萄糖苷，经水解后生成有特殊气味的挥发性芥子油。后者具有增进食欲、促进肠胃蠕动，帮助消化的作用。②防治结肠癌。芜菁具有丰富的膳食纤维，能增强肠胃蠕动，吸收肠道中的水分而膨胀，缩短粪便在结肠中的停留时间，还可以稀释毒素以降低致癌因子的浓度，从而发挥排毒防癌的作用，尤其防治结肠癌的效果显著。③抗菌驱虫。芜菁的水提取液可以有效抑制大肠杆菌的生长，根皮中的黄色油状物能杀灭部分细菌、真菌及对人体有害的某些寄生虫，还能促进机体平衡。④维持电解质平衡。芜菁含有丰富的钙、磷、铁等矿物质，被人体吸收后，能利尿除湿，促进人体中水、电解质的平衡。

芜菁的主要营养成分（每 100 g 可食部分含量）：能量 125.4 kJ；蛋白质 1.4 g，脂肪 0.1 g，碳水化合物 6.3 g，膳食纤维 0.9 g 水分 90.5 g；维生素 A 2.38 mg，硫胺素 0.07 mg，烟酸 0.3 mg，泛酸 0.07 mg，叶酸 28 mg，维生素 C 35 mg；钾（K）232 mg，钠（Na）105.1 mg，钙（Ca）41 mg，铁（Fe）0.5 mg 磷（P）31.0 mg。此外，芜菁还含有人体所必需的氨基酸和其他多种维生素。

4. 山药

山药又称薯蓣、白苕、脚板苕、山薯等，为薯蓣科，薯蓣属，多年生草质藤本植物的块茎。山药茎细长右旋，块茎圆柱状，垂直生长，长可达 1 米多，掌状和团块状。山药皮呈褐色，表面密生须根，肉质洁白，新鲜时断面白色，富黏性，断面干时白色粉质。山药茎通常带紫红色，右旋，无毛。山药叶为单叶，在茎下部的互生，中部以上的对生，很少 3 叶轮生；叶片变异大时，呈卵状三角形至宽卵状戟形。山药既可作主食，又可作蔬菜，自古被视为物美价廉的补虚佳品。中医认为：山药味甘性平；入肺、脾、肾经；有补脾、养肺、固肾、益精的功效；主治脾虚泄泻、食少浮肿、肺虚咳喘、消渴、遗精、带下、肾虚尿频、外用治痈肿、瘰疬。山药补而不腻，不热不燥，常食对人体十分有益。山药不但含有丰富的淀粉、蛋白质、无机盐和多种维生素等营养物质，还含有多量纤维素以及胆碱、黏液质等成分。山药供给人体大量的黏液蛋白，能预防心血管系统的脂肪沉积，保持血管的弹性，防止动脉粥样硬化过早发生，减少皮下脂肪沉积，避免出现肥胖。山药可使机体淋巴细胞增殖，增强免疫功能，延缓细胞衰老，因此就有"常吃山药延年益寿"的说法。山药中的薯蓣皂，被称为是天然的脱氢表雄酮（DHEA，又称青春素），是可以由人体的肾上腺皮质分泌的一种作用神奇的原始激素，俗称"性黄金"，它可以调节人体中的很多种激素，尤其是对合理控制雄激素和雌激素的平衡起到关键的作用，还可以促进皮肤表皮细胞的新陈代谢，提升肌肤的保湿功能，并对改善体质有一定的帮助。山药中的黏滑成分是由黏蛋白形成的。黏蛋白能包裹住肠内的其他物质，使糖分被缓慢地吸收。这一作用能抑制饭后血糖升高，从而可以避免胰岛素分泌过剩，使血糖得到良好的调控。因此，黏滑成分越多的山药越好。另外，山药中含有的镁、锌是合成胰岛素不可缺少的矿物质元素，再加上其所含的维生素 B_1、B_2 的作用，使山药可以促进血液中葡萄糖的代谢。山药含有一种可以消化糖类的酶—淀粉酶，可使血液中不积存糖分。

山药的主要营养成分（每 100 g 可食部分含量）：能量 267.78 kJ；蛋白质 1.5 g，脂肪 0.2 g，碳水化合物 14.4 g，膳食纤维 0.8 g；维生素 A 3 mg，胡萝卜素 0.02 mg，硫胺素 0.08 mg，核黄素 0.02 mg，烟酸 0.61 mg，泛酸 0.4 mg，叶酸 8 mg，维生素 C 6 mg，维生素 E 0.24 mg；钾（K）452 mg，钠（Na）18.6 mg，钙（Ca）14 mg，镁（Mg）20 mg，铁（Fe）0.3 mg，锌（Zn）0.27 mg，铜（Cu）0.24 mg，磷（P）42 mg，硒（Se）55 μg。

特别提示

①山药忌与鲤鱼、甘薯同食，也不可与碱性药物同服。②山药忌与猪肝同食，因山药富维生素 C，而猪肝中含铜、铁、锌等金属微量元素，维生素 C 遇金属离子，则加速氧化而破坏，降低了营养价值，故食猪肝后，不宜食山药。③山药忌与黄瓜、南瓜、胡萝卜、笋瓜同食，这些蔬菜中皆含维生素 C 分解酶，若与山药同食，维生素 C 则被分解破

坏。④山药忌与海味同食，因为一般海味（包括鱼虾藻类）除含钙、铁、磷、碘等矿物质外，都含有丰富的蛋白质，而山药含有鞣酸，若两者混合食用会化合成鞣酸蛋白。这种物质有收敛作用，会形成便秘，增加肠内毒物的吸收，引起腹痛、恶心、呕吐等症状，故山药不宜与海鲜同食。此外，山药性收敛，有湿热实邪者不宜多服；大便燥结者不宜食用；糖尿病患者不宜大量食用。

5. 菊芋

菊芋又称洋姜、菊姜、鬼子姜，是一种可食用的根茎类蔬菜，为菊科，向日葵属中，能形成地下块茎的栽培种，多年生草本植物，花期 8～10 月，依块茎皮色可分为红皮和白皮两个品种。其原产于北美洲，17 世纪传入欧洲，后传入中国。菊芋是多年生草本植物，高 2～3m，具有地上茎及地下茎。菊芋的茎上部分枝，被短糙毛或刚毛。基部叶对生，上部叶互生，长卵形至卵状椭圆形，头状花序数个，生于枝端，直径 5～9 cm，有 1～2 个线状披针形的苞叶；总苞片披针形或线状披针形，开展；舌状花中性，淡黄色，特别显著；管状花两性，花冠黄色、棕色或紫色。果实为瘦果，呈楔形；冠毛上端常有 2～4 个具毛的扁芒。菊芋中的碳水化合物八成是菊淀粉。菊淀粉又称菊糖或菊粉，是目前发现的少有的几种可溶性膳食纤维之一。菊芋热值低，具有非胰岛素依赖和非龋性等特点，被作为优质的膳食纤维源和脂肪替代物，广泛用于乳制品、面包、糖果、饮料、调味品、功能性食品、药品和保健品等食品的制作。菊芋还可制成淀粉、酒精，加工成蜜饯、果酱，目前大多用来提取菊糖。世界上有 40 多个国家已经批准菊淀粉作为食品的营养增补剂，使之成为风靡海外市场的保健产品。中医认为，其块茎或茎叶入药具有利水除湿、清热凉血、益胃和中之功效。菊芋提取菊糖，可治疗糖尿病。其对血糖具有双向调节作用，即一方面可使糖尿病患者血糖降低，另一方面又能使低血糖患者的血糖升高。研究显示，菊芋中含有一种与人类胰腺里内生胰岛素结构非常近似的物质，当尿中出现尿糖时，食用菊芋可以控制尿糖，说明其有降低血糖作用。但是，当人出现低血糖时，食用菊芋后同样能够得到缓解。菊芋主治：肠热出血、跌打损伤、骨折肿痛；根茎捣烂外敷，可治无名肿毒、腮腺炎。其适用于糖尿病患者和浮肿、小便不利者。

菊芋的主要营养成分（每 100 g 可食部分含量）：蛋白质 2.4 g，脂肪 0.1 g，碳水化合物 15.8 g，膳食纤维 4.3 g，水分 80.8 g，灰分 1 g；硫胺素 0.01 mg，核黄素 0.1 mg，烟酸 0.6 mg，维生素 C 5 mg，维生素 E 0.88 mg；钾（K）458 mg，钠（Na）11.5 mg，钙（Ca）23 mg，镁（Mg）24 mg，铁（Fe）7.2 mg，锰（Mn）0.21 mg，锌（Zn）0.34 mg，铜（Cu）0.19 mg，磷（P）27 mg，硒（Se）1.31 μg。

特别提示

气郁体质、湿热体质、特禀体质、阴虚体质、瘀血体质者忌食菊芋。

6. 牛蒡

牛蒡又称恶实、大力子、东洋参、东洋牛鞭菜等。这是一种以肥大肉质根供食用的蔬菜，叶柄和嫩叶也可食用，牛蒡子和牛蒡根也可入药。属桔梗目，菊科二年生草本植物，基生叶宽卵形，长达 30 cm，宽达 21 cm，头状花序多数或少数在成伞房花序或圆锥状伞房花序，瘦果倒长卵形或偏斜倒长卵形，两侧压扁，浅褐色。花果期 6 ~ 9 月。牛蒡主要分布于中国、西欧、什米尔地区、欧洲等地。中国牛蒡的种植主要产地分布于江苏省和山东省。江苏省的徐州丰县、沛县，山东省的苍山种植历史悠久，面积规模较大。牛蒡含菊糖、纤维素、蛋白质、钙、磷、铁等人体所需的多种营养物质。其胡萝卜素的含量比胡萝卜高 150 倍，蛋白质和钙的含量为根茎类之首。牛蒡根含有菊糖及挥发油、牛蒡酸、多种多酚物质及醛类，并富含纤维素和氨基酸。牛蒡根含有人体必需的多种氨基酸，且含量较高，尤其是具有特殊药理作用的氨基酸含量高，如具有健脑作用的天门冬氨酸占总氨基酸的 25% ~ 28%，精氨酸占 18% ~ 20%，且含有钙、镁、铁、锰、锌等人体必需的宏量元素和微量元素。中医认为，牛蒡有疏风散热、宣肺透疹、解毒利咽等功效。可用于风热感冒、咳嗽痰多、麻疹风疹、咽喉肿痛。《本草经疏》称其为 "散风除热解毒三要药" "通十二经脉，洗五脏恶气" "久服轻身耐老"。中国《现代中药学大辞典》《中药大辞典》等药典中把牛蒡的药理作用概括为：有促进生长作用，有抑制肿瘤生长的物质，有抗菌和抗真菌作用。西医认为它除了具有利尿、消积、祛痰止泄等药理作用外，还用于便秘、高血压、高胆固醇症的食疗。牛蒡是一种营养价值较高的保健型蔬菜，它具有清除体内的垃圾和毒素，改善体内循环，可降血糖、血压、血脂，治疗失眠，提高人体免疫力等功效。牛蒡全植物含有抗菌成分，其中叶含抗菌成分最多，主要抗金黄色葡萄球菌。牛蒡水提取物能显著而持久地降低大鼠的血糖，能增高碳水化合物耐受量。因此，牛蒡具有降血糖的作用。人类生命在正常活动代谢过程中，会产生一种有害于身体健康、促使细胞衰老的物质（氧自由基）。它们能够促使产生脂褐斑色素——老年斑的生成和堆积。老年斑在体表的出现，表示机体中细胞已进入衰老阶段。牛蒡根中含有过氧化物酶，它能增强细胞免疫机制的活力，清除体内氧自由基，阻止脂褐质色素在体内的生成和堆积，抗衰防老，为机体提供了对抗和清除氧自由基的内护环境。牛蒡可以抗癌：牛蒡苦素能抑制癌细胞中磷酸果糖基酶的活性；牛蒡苷元也有抗癌活性，同时还具有抗老年性痴呆作用。现代科学研究结果认为，牛蒡含黄酮苷类化合物，对恶性肿瘤具有一定抗性，其粗提取物呈选择毒性，较低量就可以抑制癌细胞增殖，使肿瘤细胞向正常细胞转化。牛蒡还具有清除废水中重金属作用，对金属离子的吸附能力依次为：铅＞镉＞汞＞钙＞锌。

牛蒡的主要营养成分（每 100 g 可食部分含量）：蛋白质 4.1 ~ 4.5 g，碳水化合物 3.0 ~ 3.5 g，脂肪 0.1 g，纤维素 1.3 ~ 1.5 g，水分 87 g，胡萝卜素 390 mg，维生素 C 1.9 mg；钙 240 mg，铁 7.6 mg，磷 106 mg。

特别提示

一般人群均可食用。《本草经疏》："痘疮家惟宜于血热便秘之证，若气虚色白大便自利或泄泻者，慎勿服之。瘰疬不忌泄泻，故用之无妨。痈疽已溃，非便秘不宜服。"

7. 水萝卜

水萝卜又称山萝卜、水萝卜、当陆，学名为玄参。水萝卜属玄参科双子叶植物纲，为中国特产，是一分布较广，变异较大的种类。多年生大草本，高可达 1 米余，根数条，纺锤状或胡萝卜状。分布于陕西、河北以南各省区，西至四川及贵州。生长于海拔 1 700 m 以下的溪边、丛林及高草丛中，亦有栽培。水萝卜既食用，也可药用。中医认为：水萝卜味甘、苦、咸，性微寒；具有凉血滋阴，泻火解毒的功效；用于热病伤阴、舌绛烦渴、温毒发斑、津伤便秘、骨伤痨嗽、目赤、咽喉痛、瘰疬、白喉、痈肿疮毒等症。水萝卜的营养价值如下：①提高免疫力。其所含的维生素 C 能保护细胞，增强白细胞及抗体的活性，更能刺激身体产生干扰素，可以破坏病毒，减少白细胞的损失。所含的铜等矿物质能形成与免疫机能有关的酶素。②祛脂降压。含有较多的维生素 C，常食可预防动脉粥样硬化或某些心血管病。③解毒。富含维生素 C，有助肝脏解毒，清理身体内长期淤积的毒素，增进身体健康；增加免疫细胞的活性，消除体内的有害物质。④养肝。其所含的维生素，可保护肝细胞和防止毒素对肝细胞的损害；可以促进肝气循环，舒缓肝郁；可助于肝脏结构和功能的维护和修复。适宜于肝病患者。⑤淋症。含有丰富的维生素 C 和胡萝卜素等，有利于控制炎症，帮助泌尿道上皮细胞的修复。⑥壮骨。含有丰富的维生素和矿物质元素，可帮助钙质吸收，促进骨质代谢。⑦通便。可以促进肠壁的蠕动，帮助消化，防止大便干燥，可以润滑肠道，刺激排便，并可保持肠内粪便湿润，以利通便。因此，水萝卜适宜容易疲倦、在污染环境工作、嗜好抽烟、从事剧烈运动和高强度劳动、长期服药的人，有助于缓解瘀血、紫癜、出血等症状及色素斑、白内障患者、坏血病患者的治疗康复。同时，也适宜出现头晕、乏力、易倦、耳鸣、眼花、皮肤黏膜及指甲等颜色苍白、体力活动后感觉气促、骨质疏松、心悸症状的人群。

水萝卜的主要营养成分（每 100 g 可食部分含量）：能量 84 kJ；蛋白质 0.8 g，脂肪 0.3 g，碳水化合物 5.5 g，膳食纤维 1.4 g，水分 92.9 g，灰分 0.8 g；维生素 A 42 mg，胡萝卜素 250 mg，硫胺素 0.03 mg，核黄素 0.05 mg，维生素 C 45 mg，维生素 E 0.5 mg；钠（Na）9.7 mg，锰（Mn）0.05 mg，锌（Zn）0.49 mg，铜（Cu）0.01 mg。

特别提示

水萝卜误用或用法不当，易引起中毒，一般在药后 20 分钟至 3 小时发病，营养症状有体温升高，心动过速，呼吸频数，恶心呕吐，腹痛腹泻，继则眩晕，头痛，言语不清，胡说躁动，站立不稳，抽搐，神志恍惚，甚至昏迷。从神志昏迷到清醒短者 11 小时，长达 31 小时。大剂量可使中枢神经麻痹、呼吸运动障碍，血压下降，心肌麻痹而死亡。孕妇多食水萝卜有流产的危险。轻度的胃肠道反应，经 3～5 日可自行消失。解救方法：用生甘草 30 g，绿豆 60 g，捣烂，用水煎 2 次分服。

8. 樱桃萝卜

这是一种小型萝卜，为中国的四季萝卜中的一种，因其外貌与樱桃相似而得名。十字花科萝卜属，一二年生草本。萝卜原产于欧洲、亚洲温暖海岸，是世界上古老的栽培作物之一。樱桃萝卜性甘、凉，味辛，有通气宽胸、健胃消食、止咳化痰、除燥生津、解毒散瘀、止泻、利尿等功效。种子中所含的芥子油具有特殊的辛辣味，对大肠杆菌等有抑制作用，还有促进肠胃蠕动、增进食欲、帮助消化的作用。其含有的莱菔脑、葫芦巴碱、胆碱等都有药用价值。萝卜醇这种提取物有抗菌作用。萝卜汁液可防止胆结石形成。所含的粗纤维和木质素化合物有抗癌作用。

樱桃萝卜的主要营养成分（每 100 g 可食部分含量）：蛋白质 1.0 g，脂肪 0.1 g，碳水化合物 5.7 g，膳食纤维 0.5 g；维生素 A 0.02 mg，硫胺素 0.01 mg，核黄素 0.03 mg，维生素 C 34 mg；钾（K）钙（Ca）44 mg，铁（Fe）0.5 mg，磷（P）45 mg。此外。樱桃萝卜中淀粉酶含量很高，一般为 200～600 个活性单位。

特别提示

樱桃萝卜根、缨均可食用。根最好生食或蘸甜面酱吃，还可烧、炒或腌渍酸（泡）菜，做中西餐配菜也是别具风味。樱桃萝卜虽然好吃有营养，但食用时还是要注意以下几点：①不宜与人参同食。②错开与水果食用的时间。因樱桃萝卜与水果同食易诱发和导致甲状腺肿大，故不宜与水果同食。

9. 根甜菜

根甜菜又称甜菜根、根莙荙菜、红菜头、紫菜头等，藜科甜菜属，原产于欧洲地中海沿岸，是一种二年生草本块根生植物，肉质根呈球形、卵形、扁圆形、纺锤形等。因其含甜菜红素，根皮及根肉均呈紫红色，横切面可见数层美丽的紫色环纹。另一变种为黄菜头，呈金黄色。质地脆嫩，味甘甜，略带土腥味。烹饪中可生食、凉拌，或炒、煮汤，亦是装饰、点缀及雕刻的良好原料。中医认为：甜菜根味甘，性平、微凉；能健胃消食、止咳化痰、顺气利尿、消热解毒、肝脏解毒等功效。近代科学研究证明，糖萝卜含有丰富的营养价值，还有很高的药用价值，确实不负"宝菜"的盛名。

根甜菜的主要营养成分（每 100 g 可食部分含量）：能量 315 kJ；蛋白质 1.0 g，脂肪 0.10 g，碳水化合物 23.50 g，膳食纤维 5.90 g；硫胺素 0.05 mg，核黄素 0.04 mg，烟酸 0.20 mg，维生素 C 8.0 mg，维生素 E 1.85 mg；钾（K）254 mg，钠（Na）20.80 mg，钙

（Ca）56 mg，镁（Mg）38 mg，铁（Fe）0.90 mg，锰（Mn）0.86 mg，锌（Zn）0.31 mg，铜（Cu）0.15 mg，磷（P）18 mg，硒（Se）0.29 mg。

10. 芋头

芋头又名芋艿，口感细软，绵软香糯，易于消化而不会引起中毒，既可为药，又可充粮，是一种很好的碱性食品，多年生草本植物的块茎，椭圆形或卵形。其含有黏蛋白、镁、锌、维生素 B₁ 等营养素，还含有半乳寡糖，后者能有效降低血压和胆固醇。芋头多是在煮熟后食用。这样，虽然容易损失黏蛋白，但是其他的营养素都能被充分摄取。中医认为：芋头有益胃宽肠、通便解毒、补益肝肾、散热和调节中气化痰的功效。芋头性辛平而滑，有小毒（生食），可清热解毒、活血止痛、祛风消肿；煮熟后则具有甘温补虚、益脾胃、调中气之功效。还应指出的是，由于芋头的热量较低，所以是患有糖尿病、高脂血症、肥胖等疾病而必须限制饮食的人们的最合适的食品。芋头含有的一种稀有的抗癌物质——去氢表雄酮，可以抑制乳腺癌的发生。

芋头的主要营养成分（每 100 g 可食部分含量）：能量 331 kJ；蛋白质 2.2 g，脂肪 0.2 g，碳水化合物 17.1 g，膳食纤维 1 g，水分 78.6 g；胡萝卜素 160 μg，维生素 A 27 μg，硫胺素 0.06 mg，核黄素 0.05 mg，烟酸 0.7 mg，维生素 C 6 mg，维生素 E 0.45 mg；钾（K）378 mg，钠（Na）33.1 mg，钙（Ca）36 mg，镁（Mg）23 mg，铁（Fe）1 mg，锰（Mn）0.3 mg，锌（Zn）0.49 mg，铜（Cu）0.37 mg，磷（P）55 mg，硒（Se）1.45 μg。另外，芋头中尚含多量皂苷等药用成分。

第二节　茎菜类

1. 芦笋

芦笋又称石刁柏、龙须菜等。百合科天门冬属中，能形成嫩茎的多年生宿根草本植物。种子发芽形成初生茎，以后在纤细根与初生茎间形成短缩的地下茎。地下茎是变态茎，节上着生鳞片状的变态叶。叶腋有芽，芽由鳞片包裹，称为鳞芽。在未抽生地上茎时，芽基叶腋中也发育成鳞芽，它们相互密接群生，称为鳞芽群。地上茎除初生茎外，均由鳞芽群的鳞芽萌发而形成。茎任其生长可达 100～200 cm。每丛地上茎可长 70～80 株，茎粗有 0.5～5 cm。茎上互生分节，上有薄膜状的退化叶。茎青绿色。从叶腋处抽生 5～8 条针状短枝，称为拟叶。拟叶是光合作用的主要器官。芦笋雌雄异株。花钟形，黄色，花柄曲生，花被 6 裂，雄蕊 6 枚，雄花较雌花长而色浅。虫媒或风媒花。果实为浆果，成熟后红色，子房 3 室，每室有 1～2 粒种子。种子黑色坚硬，千粒重 20 g 左右。芦笋营养丰富，尤其是嫩茎的顶尖部分，各种营养物质含量最为丰富。芦笋嫩茎含水 93.2%，蛋白质 1.7%～3.0%，脂肪的含量很低，仅 0.2%，粗纤维 1.0%。维生素含量很高，维生素 C 平均含量为 41.4 mg/100 g，比蒜薹高 5 倍，维生素 B_1 为 80～92 mg/100 g，维生素 A 的含量是胡萝卜的 1.5 倍；氨基酸的含量高而且比例适当。绿芦笋的氨基酸总量比其他蔬菜的平均值高 27%。据北京大学系统生物医学研究所分析，人体所需的 8 种氨基酸含量都很高，其中精氨酸与赖氨酸之比为 1.06，营养学家认为二者比例接近 1 的食物对降低血脂有作用。在所有的氨基酸中，天门冬氨酸含量高达 1.826%，占氨基酸总含量的 13.23%，这对治疗心血管病及泌尿系统疾病有很大作用。西医认为，芦笋嫩茎中含有丰富的蛋白质、维生素、矿物质和人体所需的微量元素等。另外，芦笋中含有特有的天门冬酰胺，及多种甾体皂苷物质，对心血管病、水肿、膀胱炎、白血病均有疗效，也有抗癌的效果，因此长期食用芦笋有益健康，对人体许多疾病有很好的治疗效果。

芦笋的主要营养成分（每 100 g 可食部分含量）：能量 75 kJ；蛋白质 1.4 g，脂肪 0.1 g，碳水化合物 3 g，膳食纤维 1.9 g，水分 93 g；胡萝卜素 100 μg，维生素 A 17 μg，硫胺素 0.04 mg，核黄素 0.05 mg，烟酸 0.7 mg，维生素 C 45 mg；钾（K）213 mg，钠（Na）3.1 mg，钙（Ca）10 mg，镁（Mg）10 mg，铁（Fe）1.4 mg，锰（Mn）0.17 mg，锌（Zn）0.4 mg，铜（Cu）0.07 mg，磷（P）42 mg，硒（Se）0.21 μg。茎叶中尚含保护血管弹性的芸香苷、槲皮素等物质。

特别提示

芦笋不宜生吃，也不宜长时间存放；存放一周以上的芦笋最好不要食用。

2. 竹笋

竹笋又称竹肉、竹胎、玉兰片、竹萌，一年四季均有，是竹子刚从土里钻出来的嫩芽，但以春笋和冬笋味道最佳。烹调时，无论是凉拌还是煎炸、熬汤都鲜嫩清香，是人们喜爱的佳肴之一，素有"山珍"和"素菜第一品"的美称。中医认为：竹笋性味甘寒，味甘，无毒；归胃、大肠经；具有滋阴凉血、清热化痰、解渴除燥、利尿通便和养肝明目之功效。竹笋富含 B 族维生素和膳食纤维等多种营养素，具有低脂肪、低糖的特点，对高血压、高血脂、高血糖和肥胖有一定预防作用。竹笋还能促进肠道蠕动，帮助消化，清除积食，防止便秘，故对预防消化道肿瘤有一定作用。其中的植物蛋白和矿物质，有助于增强机体的免疫功能。

竹笋的主要营养成分（每 100 g 可食部分含量）：能量 167.2 kJ；蛋白质 2.2 g，脂肪 0.2 g，碳水化合物 2.5 g，膳食纤维 2.8 g；维生素 A 5 mg，胡萝卜素 0.08 mg，硫胺素 0.04 mg，核黄素 0.11 mg，烟酸 0.63 mg，泛酸 70.64 mg，维生素 B_6 0.13 mg，维生素 C 5 mg，维生素 E 0.7 mg，维生素 K 2 mg；钾（K）587 mg，钠（Na）5.2 mg，钙（Ca）

22 mg，镁（Mg）8 mg，铁（Fe）2.4 mg，锌（Zn）0.47 mg，铜（Cu）0.15 mg，磷（P）36 mg，硒（Se）0.66 mg。

特别提示

①竹笋中含有较多的草酸，吃时应先用开水焯一下，且有尿道结石者不宜多食。②鲜竹笋存放时不要剥壳，以免失去清香味。靠近笋尖部分应顺切，下部宜横切，以便烹制时熟烂，且更易入味。

3. 莴苣

莴苣又称莴苣笋、青笋、生笋、千金菜。菊科一年生或二年生草本植物。以长30～40 cm 肥大的嫩茎为产品器官。嫩茎、叶作蔬菜。原产于地中海沿岸，在中国除华南地区栽培较少外，遍及南北。莴苣因其食用部分不同而分为叶用莴苣和茎用莴苣，叶用莴苣又叫生菜，茎用莴苣叫莴笋。莴苣可荤可素，可生可熟，口感爽脆，具有独特的营养价值。中医认为：莴笋性凉，味苦；归肠、胃经。莴笋含钾丰富，有利于维持体液平衡，促进排尿，减小心房压力，预防心律失常，对高血压和心脏病患者极为有益。莴笋含少量碘元素，对人体基础调节、心智和身体发育、情绪调节有较大影响。因此，其具有镇静作用，经常食用则有助于消除紧张，帮助睡眠。莴笋含有丰富的氟元素，可促进牙齿和骨骼的发育。

莴苣的主要营养成分（每100 g 可食部分含量）：能量58.5 kJ；蛋白质1 g，碳水化合物2.2 g，膳食纤维0.6 g；维生素A 25 mg，胡萝卜素0.15 mg，硫胺素0.02 mg，核黄素0.02 mg，烟酸0.5 mg，泛酸0.23 mg，维生素B_6 0.05 mg，叶酸120 mg，维生素C 4 mg，维生素E 0.19 mg，维生素K 54 mg；钾（K）318 mg，钠（Na）36.5 mg，钙（Ca）23 mg，镁（Mg）19 mg，铁（Fe）0.9 mg，锌（Zn）0.33 mg，铜（Cu）0.07 mg，磷（P）48 mg，硒（Se）0.54 mg。

特别提示

①莴笋叶比其茎的营养高，如叶的胡萝卜素含量比茎高出72倍，维生素B_1高出2倍，维生素B_2高出5倍，维生素C高出3倍，还含有叶黄素。因此，莴笋叶不要丢弃。②莴笋中有一种刺激视觉神经的物质，故有眼疾（如夜盲症）者不宜多食。③莴笋性凉，产后妇女须慎食。④莴笋和芹菜、菠菜一样同属光敏性蔬菜，吃了后会在体内分解出感光性物质，一些对此物质敏感的人在吃了莴笋后，感光物质会在体内积累，达到一定的浓度时，会使脸、脖颈和手臂的皮肤受到阳光直射后，会诱发日光性皮炎，会出现红斑、丘疹。⑤莴笋怕咸，盐少放才好吃。

4. 仙人掌

仙人掌又称仙巴掌、观音掌、霸王、火掌等，仙人掌科仙人掌属的多年丛生性植物。仙人掌在世界上共有 70 ~ 110 个属，2 000 余种，常生长于沙漠等干燥环境中，被称为"沙漠英雄花"，为多肉植物的一类，主要分布在南美洲、非洲、我国南方及东南亚等热带、亚热带地区的干旱地区。仙人掌多数能长成灌木，少数为乔木或草本的被子植物。它的肥胖茎干，近木质化后呈现圆柱形，茎节扁平，多肉多浆，大多为长椭圆形，幼时嫩绿色。仙人掌类植物多数没有叶，茎干肥厚多肉，能储存大量水分和养分。含有叶绿素，故能直接进行光合作用。由于和空气的接触面广，营养同化作用也甚为便利；茎干上有的有纵形或蛇腹形的棱条，各处针刺丛生，外面生有许多毛刺，有的互相重叠，成为多棱小疣瘤状凸起的物质。夏秋开花，花朵单生于茎干上，鲜黄色，花后坐果，浆果肉质，倒卵形或梨形，无刺，红色或紫红色。仙人掌具有消炎解毒、排脓生肌的作用，可用于治疗疮痈疖肿、咳嗽、肠炎腹泻。《闽东本草》载：其能去痰，解肠毒，健胃，止痛，滋补，舒筋活络，凉血止痛，疗伤止血。治肠风痔漏下血、肺痈、胃病，跌打损伤。《湖南药物志》记载：仙人掌消肿止痛，行气活血，祛湿退热生肌。《中国药植图载》载：其外皮捣烂，可敷火伤，急性乳腺炎并治足胝。煎水服，可治痢疾。《贵州民间方药集》记载：仙人掌为健胃滋养强壮剂，又可补脾、镇咳、安神。治心胃气痛、蛇伤、浮肿。《岭南采药录》载：仙人掌无毒，与甘草浸酒服，治肠痔、泻血。从资料记载可以看出，仙人掌治疗疔疮肿毒的作用显著，还可以用来治疗牛皮癣。此外，仙人掌可以去除皮肤的厚角质层，有美白肌肤的效果。仙人掌有清热解毒的功效，而牛皮癣患者一部分患者由于内分泌失调，毒素淤积体内。因此，仙人掌治疗牛皮癣有一定的辅助效果。中医认为：仙人掌味淡，性寒；具有行气活血，清热解毒，舒筋活络，散瘀消肿，解肠毒，凉血止痛，润肠止血，健胃止痛，镇咳的功效。用于治疗胃、十二指肠溃疡，痔疮，急性痢疾，咳嗽等疾病。外用治流行性腮腺炎、乳腺炎、痈疖肿毒、外痔、蛇咬伤、烧烫伤。现有报道除用于痢疾、哮喘、胃痛、肠痔泻血外，还用于肾炎、糖尿病、心悸失眠、动脉硬化、高血压、心脏病、肥胖症及肝病的辅助治疗。

仙人掌的主要营养成分（每 100 g 可食部分含量）：蛋白质 0.75 g；含有亮氨酸、缬氨酸、谷氨酸等 18 种重要氨基酸，总量 696.42 mg；可溶性糖 2.54 mg；中性可溶性纤维 4.66 mg；含有维生素 C 9.34 μg，胡萝卜素 0.13 μg；含有丰富的有机酸，如苹果酸、柠檬酸、琥珀酸、酒石酸等，总量 0.93 g；含有多种无机元素，其中，钾（K）317.1 mg，钙（Ca）310 mg，镁（Mg）110 mg，铁（Fe）4.0 mg，锌（Zn）0.71 mg，锰（Mn）0.177 mg，铜（Cu）0.136 mg，钴（Co）0.1 mg，镍（Ni）0.1 mg，钼（Mo）0.004 mg，磷（P）17 mg，硅（Si）0.07 mg，硒（Se）0.001 mg，钠离子含量很低。此外，仙人掌茎中还含有生理活性很强的黄酮类物质（如芦丁 0.244%，槲皮素 0.017%）和三萜化合物，以及医用价值较高的玉芙蓉、角蒂仙和抱壁莲。

仙人掌刺内含有毒汁，人体被刺后，易引起皮肤红肿疼痛、瘙痒等过敏症状。

5. 油菜苔

油菜苔又称芸苔、芸苔菜、台菜、苔芥、寒菜，十字花科植物油菜的嫩茎叶，中国各地均有栽培，春季采嫩茎叶，洗净用。其内含维生素 K、多糖、蛋白质、少量槲皮苷。油菜苔味甘、辛，性平。能活血散瘀，利肠道，止血。

油菜苔的主要营养成分（每 100 g 可食部分含量）：能量 83.6 kJ；蛋白质 3.2 g，碳水化合物 1 g，膳食纤维 2 g；维生素 A 92.4 μg，胡萝卜素 1 μg，硫胺素 0.08 mg，核黄素 0.07 mg，烟酸 0.8 mg，维生素 C 65 mg，维生素 E 0.89 mg；钾（K）192 mg，钠（Na）83.2 mg，钙（Ca）156 mg，镁（Mg）27 mg，铁（Fe）2.8 mg，锌（Zn）0.72 mg，铜（Cu）0.18 mg，磷（P）51 mg，硒（Se）0.82 μg。

患狐臭和目疾的人不宜食用油菜苔。

6. 芥蓝

芥蓝又称白花芥蓝等，以肥嫩花薹供食，原产于中国，主要分布在广东、广西、海南、福建、中国台湾、中国香港和中国澳门等省（区），近年逐渐向北推广。其是我国优质创汇蔬菜之一。芥蓝按花的颜色，分白花芥蓝和黄花芥蓝；按叶的形态分滑叶和皱叶芥蓝、柳叶和圆叶芥蓝等。茎直立，绿色。初生花茎柔嫩肉质，称为菜薹，做食用器官。单叶互生，卵形。椭圆形或近圆形，光滑或皱缩，浓绿色，被白蜡粉，叶缘波状；叶柄圆，青绿色；花茎叶长椭圆至披针形。根系浅生，有主根和须根，主根不发达，须根多，再生能力较强。芥蓝菜含丰富的维生素 A、维生素 C、钙、蛋白质、脂肪和植物糖类。芥蓝的营养价值和药用价值非常高，芥蓝中胡萝卜素、维生素 C 含量远远超过了菠菜和苋菜等被人们普遍认为维生素 C 含量高的蔬菜；芥蓝中含有丰富的硫代葡萄糖苷，它的降解产物叫萝卜硫素，是迄今为止所发现的蔬菜中最强有力的抗癌成分，经常食用还有降低胆固醇、软化血管、预防心脏病的功能。中医认为：芥蓝味甘、性辛；有利水化痰、解毒祛风的作用。其含有的维生素 A 对眼睛的发育有十分重要的作用，合成视网膜视杆细胞感光物质。芥蓝中含有有机碱，这使它带有一定的苦味，能刺激人的味觉神经，增进食欲。芥蓝中另一种独特的苦味成分是奎宁，它能抑制过度兴奋的体温中枢，起到消暑解热作用。因此，芥蓝特别适合食欲不振、便秘、高胆固醇患者。

芥蓝的主要营养成分（每 100 g 可食部分含量）：能量 79 kJ；蛋白质 2.8 g，碳水化合物 2.6 g，膳食纤维 1.6 g，水分 93.2 mg，灰分 1 mg；维生素 A 575 mg，胡萝卜素 3 450 mg，硫胺素 0.02 mg，核黄素 0.09 mg，烟酸 1 mg，维生素 C 76 mg，维生素 E 0.96 mg；钾（K）104 mg，钠（Na）50.5 mg，钙（Ca）128 mg，镁（Mg）18 mg，铁（Fe）2 mg，锰（Mn）0.53，锌（Zn）1.3 mg，铜（Cu）0.11 mg，磷（P）50 mg，硒（Se）0.88 μg。

特别提示

久食芥蓝则有耗人真气的副作用，还会抑制性激素的分泌。

第三节　叶菜类

1. 大白菜

大白菜又称结球白菜，十字花科一年生或二年生草本植物，原产于中国淮河、长江以南四季均可露地栽培。白菜适应性广，产量高，质量好，耐储运，有"菜中之王"之称号。因白菜口感好，营养价值高，故有"百菜不如白菜"的说法。在我国北方地区的冬季，白菜更是百姓餐桌必不可少的佳肴，因而又有"冬日白菜美如笋"之称。中医认为：白菜性平，微寒；归肠、胃经；具有清热解毒、防止便秘、养颜护肤、防癌抗癌之功效。我国民间自古流传"鱼生火，肉生痰，白菜豆腐保平安"之说法。白菜中富含的膳食纤维，可促进肠胃蠕动，润肠通便，利于排毒，促进人体对动物蛋白的消化和吸收，常吃白菜可防治便秘，预防痔疮和结肠癌。白菜中富含维生素，在空气干燥的秋冬季节，常吃白菜可收到保护皮肤和养颜的效果。白菜中含有一种化合物（其含量为其重量的1%），能帮助分泌一种抵御乳腺癌的雌激素，所以女性经常吃白菜可降低患乳腺癌的风险。白菜中还含有人体必需的硅元素。硅可将人体中超标的铝元素迅速转化为硅铝酸盐排出体外，避免铝的毒害。

大白菜的主要营养成分（每 100 g 可食部分含量）：热量 41.8 kJ；蛋白质 0.8 g，脂肪 0.1 g，碳水化合物 1.5 g，膳食纤维 1.2 g；维生素 A 13 μg，胡萝卜素 0.02 μg，硫胺素 0.03 mg，核黄素 0.04 mg，烟酸 0.3 mg，泛酸 0.09 mg，维生素 B_6 0.6 mg，叶酸 61 mg，维生素 C 9 mg，维生素 E 0.36 mg，维生素 K 59 mg；钾（K）110 mg，钠（Na）89 mg，钙（Ca）148 mg，镁（Mg）22 mg，铁（Fe）1.2 mg，锌（Zn）0.4 mg，铜（Cu）0.06 mg，磷（P）58 mg，硒（Se）0.79 mg。

特别提示

①白菜在腐烂过程中易产生毒素——亚硝酸盐，能使血液中的血红蛋白丧失携氧能

力，致使人体缺氧，重者可危及生命。因此，已腐烂的白菜不能吃；白天吃剩下的炒白菜不要过夜。②切白菜应该顺丝切，炒时爆炒，以减少维生素等营养成分的损失。

2. 小白菜

小白菜又称不结球白菜，十字花科芸薹属草本植物，原产于我国，南北各地均有分布，在我国栽培十分广泛。小白菜是芥属栽培植物，茎叶可食，一、二年生草本植物，小白菜的叶开张，株型较矮小。一般叶片大而肥厚，叶色浅绿、绿、深绿至墨绿。叶片多数光滑、亦有皱缩，少数迟熟品种有叶毛（刺）。叶形有匙形、圆形、卵圆、倒卵圆或椭圆形。叶柄肥厚，色白、浅绿或绿色，叶柄抱合成筒状，基部肥大。白色或绿色，不结球。总状花序，花色鲜黄至浓黄。种子近圆形，红褐或黄褐色。千粒重 1.5 ~ 2.2 g。须根发达，分布浅，再生力强。小白菜所含营养价值与白菜相近似。它含有蛋白质、脂肪、糖类、膳食纤维、钙、磷、铁、胡萝卜素、维生素 B_1、维生素 B_2、烟酸、维生素 C 等。其中钙的含量较高，几乎等于白菜含量的 2 ~ 3 倍。小白菜富含抗过敏的维生素 A、维生素 C、B 族维生素、钾、硒等营养物质，有利于预防心血管疾病，降低患癌症危险性，还能健脾利尿，促进吸收，而且有助于荨麻疹的消退。小白菜含有的维生素 B_1、维生素 B_6、泛酸等物质，具有缓解精神紧张的功能。小白菜中含有胡萝卜素比豆类、番茄、瓜类都多，并且还有丰富的维生素 C。据测定，小白菜是蔬菜中含矿物质和维生素最丰富的菜。中医认为：小白菜味甘，性平，有解热除烦、健胃通肠、利水散结、行气祛瘀等作用，适用于消渴、心烦、食少便秘、肺热咳嗽、丹毒漆疮等症，并且有一定的减肥和防癌功效。小白菜四季都可以食用；高血脂、肥胖者要多吃。

小白菜的主要营养成分（每 100 g 可食部分含量）：热量 15 kJ；蛋白质 1.5 g，脂肪 0.3 g，碳水化合物 2.7 g，膳食纤维 1.1 g；维生素 A 280 μg，胡萝卜素 1680 μg，硫胺素 0.02 mg，核黄素 0.09 mg，烟酸 0.7 mg，维生素 C 28 mg，维生素 E 0.7 mg；钾（K）178 mg，钠（Na）73.5 mg，钙（Ca）90 mg，镁（Mg）18 mg，铁（Fe）1.9 mg，锰（Mn）0.27 mg，锌（Zn）0.51 mg，铜（Cu）0.08 mg，磷（P）36 mg，硒（Se）1.17 mg。

特别提示

脾胃虚寒、大便稀溏者慎食。

3. 油菜

油菜又称芸薹、胡菜、苦菜、寒菜、苔芥。一年生或二年生草本十字花科植物。营养丰富，所含钙、铁、维生素 A 比菠菜还多，粗纤维含量也较多。油菜有利肠胃、利大小便、消食、解酒等功效，常食之对身体非常有益。油菜含有植物激素，能促进酶的形成。据测定，油菜的营养素含量比大白菜还高，可称蔬菜中的佼佼者。中医认为：油菜性凉，味甘；归肝、脾、肺经。能活血化瘀，解毒消肿，宽肠通便和强身健体。可辅助治疗手足瘀肿、乳痛、便秘和缺钙。油菜中所含膳食纤维可与胆酸盐、食物中的胆固醇、甘油三酯等结合并使之从粪便中排出，从而可减少脂类的吸收以降低血脂。油菜中的植物激素能增加酶的形成，对进入人体的致癌物质有吸附和排斥作用，从而有一定的防癌功效。油菜中含有能促进眼睛视紫质形成的物质，具有明目养眼的作用。油菜中的胡萝卜素、维生素 C 有助于增强人体的免疫力；其含钙量在绿色蔬菜中是最高的。一个成年人一天吃 500 g 油菜，所摄入的钙、铁、维生素 A 和维生素 C 即可满足其生理需要。

油菜的主要营养成分（每 100 g 可食部分含量）：热量 50.2 kJ；蛋白质 1.8 g，脂肪 0.5 g，碳水化合物 1.2 g，膳食纤维 0.2 g；维生素 A 3 μg，胡萝卜素 0.02 μg，硫胺素 0.04 mg，核黄素 0.07 mg，烟酸 0.3 mg，泛酸 0.17 mg，维生素 B_6 0.08 mg，叶酸 66 mg，维生素 C 12 mg，维生素 E 0.88 mg，维生素 K 33 mg；钾（K）110 mg，钠（Na）89 mg，钙（Ca）148 mg，镁（Mg）22 mg，铁（Fe）1.2 mg，锌（Zn）0.4 mg，铜（Cu）0.06 mg，磷（P）58 mg，硒（Se）0.79 mg。

特别提示

①孕早期女性、小儿麻痹后期患者、有狐臭者均应少食油菜。②油菜为发物，有慢性病的患者要少食。

4. 菠菜

菠菜又称菠棱、赤根菜，一年生或二年生草本植物，叶子略呈三角形或圆形，根略带红色，为常见蔬菜。在中国古代称其为"红嘴绿鹦哥"。菠菜营养丰富，《时代》杂志将其列为现代人十大健康食品的第二位。中医认为：菠菜性凉，味甘，无毒，归肠、胃经；具滋阴补血，通利五脏之功效。菠菜可辅助治疗高血压、糖尿病和便秘。菠菜中富含铁和维生素 C。维生素 C 能提高铁的吸收率，并促进铁与造血的叶酸共同作用，对缺铁性贫血有较好的辅助疗效。它富含植物纤维，可促进肠道蠕动，不仅利于排便，而且可促进胰腺分泌，帮助消化，对于痔疮、慢性胰腺炎、便秘、肛裂等病有辅助治疗作用。其所含胡萝卜素在人体内转化成维生素 A，能维护正常视力和上皮细胞的健康，促进儿童生长发育，增强抵抗力。它还含有大量抗氧化剂，具有抗衰老、促进细胞增殖的作用，可以减少皮肤皱纹和色素斑，保持皮肤光洁。

菠菜的主要营养成分（每 100 g 可食部分含量）：热量 92.0 kJ；蛋白质 2.4 g，脂肪 0.3 g，碳水化合物 2.5 g，膳食纤维 1.4 g；钾（K）140 mg，钠（Na）117.8 mg，钙（Ca）158 mg，镁（Mg）58 mg，铁（Fe）1.7 mg，锌（Zn）0.52 mg，铜（Cu）0.1 mg，磷（P）44 mg，硒（Se）0.97 μg。维生素 A 487 μg，胡萝卜素 13.32 μg，硫胺素 0.04 mg，核黄素 0.11 mg，烟酸 0.3 mg，泛酸 0.2 mg，叶酸 347 mg，维生素 C 15 mg，维生素 E 1.74 mg，维生素 K 210 mg，生物素 270 mg。

特别提示

①菠菜中含有草酸和钙，易生成草酸钙沉淀，故胃炎、肾结石患者慎食。②菠菜中的草酸主要是以草酸钙、草酸钾的形式存在，草酸钙不溶于水和胃液，不会被吸收，对人体健康不会造成大的影响。草酸钾的水溶解度很高。1 g 草酸钾可溶于 3 mL 水中，菠菜煮汤后，大量草酸钾就溶到汤里，把汤倒掉即可。经焯一下或煮一下，可除去 80% 以上的草酸。③菠菜、豆腐同吃有可能会形成结石，因为菠菜中含有大量的草酸，而普通豆腐是用石膏（硫酸钙）或卤水（氯化钙、氯化钾）作凝固剂。这样，草酸就与钙形成草酸钙沉淀，影响了钙的吸收和利用。在一定的环境下，尿道中可能有草酸钙的积累，最后形成泌尿系统结石。为避免此种情况，在吃菠菜前，先把菠菜用开水烫一下，或用开水煮一下，然后再凉拌或炒食，这样可除去菠菜中 80% 以上的草酸。有资料显示，对于正常人，只要不是连续每天吃 3 kg 以上的菠菜，就没有任何结石危险。

5. 圆白菜

圆白菜又称卷心菜，俗称包菜、包心菜、洋白菜、结球甘蓝、莲花白等，属甘蓝的一个变种，十字花科二年生草本植物。其心叶包合成球，呈黄白色，按叶球形状，分尖头型、圆头型、平头型三种。中国各地均有栽培，是中国东北、西北、华北等地区春夏秋季的主要蔬菜之一。圆白菜生熟皆可，但以生吃最佳，有"保健菜"的美称。圆白菜营养十分丰富，含有蛋白质、脂肪、碳水化合物、矿物质（钙、磷、铁、钾、钠、铜、锌等元素）和胡萝卜素、硫胺素、核黄素、烟酸、纤维素等。中医认为：圆白菜性味甘平，无毒；具有养血明目，健脾开胃、活血去瘀、抗癌等功效，对于脾胃不和、上腹胀气疼痛、胃及十二指肠溃疡、腹痛有一定的疗效，还可缓解胆囊疼痛。圆白菜含有丰富的维生素 C、维生素 E、β- 胡萝卜素等，其总维生素含量是番茄的 4 倍，具有很强的抗氧化作用。圆白菜中含有"萝卜硫素"，是迄今为止所发现的蔬菜中最强的抗癌成分。

圆白菜的主要营养成分（每 100 g 可食部分含量）：热量 125.4 kJ；蛋白质 1.3 g，脂肪 0.3 g，碳水化合物 3.4 g，膳食纤维 0.5 g 水分 94.4 g，灰分 0.4 g；胡萝卜素 0.01 ~ 0.02 μg，硫胺素 0.04 mg，核黄素 0.04 mg，烟酸 0.03 mg，维生素 C 39 mg；钙（Ca）132 mg，磷（P）24 mg，铁（Fe）0.3 mg，磷（P）24 mg。

特别提示

①圆白菜中含有较多的植酸，会影响钙的吸收；吃时可先在开水中焯一下（不宜长时间煮，以免其他营养素破坏），除去一部分植酸。②国外一项研究发现，圆白菜（卷心菜）冷藏后，其所含的维生素 C 会增多。

6.芹菜

芹菜又称旱芹、香芹、白芹菜，一年生或二年生草本植物。羽状复叶，小叶卵形，叶柄肥大，绿色或黄白色。其是中国各地区常见蔬菜，既可生食，又可熟食。中医认为：芹菜性凉，味甘，无毒；归肺、胃、肝经。芹菜是药食两用的蔬菜。可清热解毒、平衡血压、辅助治疗便秘和动脉硬化。芹菜茎、叶中含有挥发性的甘露醇，有芳香味，可增强食欲；所含的钙、磷丰富，故有一定的镇静和保护血管的作用，还可增强骨骼；所含膳食纤维较多，可刺激肠胃蠕动，促进排便，有清肠的作用，是减肥、美容的佳品。现代药理研究结果表明，芹菜具有降血压、降血脂的作用，有"药芹""厨房里的药物"之称。

芹菜的主要营养成分（每100 g可食部分含量）：热量54.3 kJ；蛋白质0.6 g，碳水化合物2.7 g膳食纤维0.9 g；维生素A 8 μg，胡萝卜素0.05 μg，硫胺素0.03 mg，核黄素0.04 mg，烟酸0.26 mg，泛酸0.3 mg，维生素B$_6$ 0.08 mg，叶酸29 mg，维生素C 6 mg，维生素E 0.2 mg，维生素K 10 mg；钾（K）163 mg，钠（Na）516.9 mg，钙（Ca）152 mg，镁（Mg）18 mg，铁（Fe）8.5 mg，锌（Zn）0.1 mg，铜（Cu）0.09 mg，磷（P）18 mg，硒（Se）0.57 μg。

特别提示

①血压低的人慎食。②芹菜叶中富含胡萝卜素、维生素C、铁等营养素，吃芹菜时应把嫩叶留下食用。营养学家对芹菜茎、叶中13种营养成分的测试，结果表明：叶中有10项指标超过了茎。叶中胡萝卜素的含量是茎的88倍，维生素C的含量是茎的13倍，维生素B$_1$的含量是茎的17倍，蛋白质的含量是茎的11倍，钙的含量是茎的3倍。

7. 生菜

生菜又称叶用莴苣叶，一年生或二年生草本植物的叶子，是莴苣的变种。叶子狭长，也有宽阔或包成球形的。质地脆嫩，口感清香。生菜因可生食而得名，有球形包心的和叶片皱褶的奶油生菜（花叶生菜）两种。中医认为：生菜性味甘凉，微苦；归胃、膀胱经；有清热爽神、清肝利胆和养胃之功效。其含水分，膳食纤维和维生素C的量比白菜多，具有清除体内多余脂肪的作用，故又称之为减肥生菜。因其茎叶中含有莴苣素，故味微苦，具有清热消炎、镇痛催眠、降低胆固醇、辅助治疗神经性衰弱等功效。其所含甘露醇等成分，具有利尿和促进血液循环的作用。

生菜的主要营养成分（每100 g可食部分含量）：热量54.3 kJ；蛋白质1.3 g，脂肪0.3 g，碳水化合物1.3 g，膳食纤维0.7 g；维生素A 133 μg，胡萝卜素0.8 μg，硫胺素0.03 mg，核黄素0.02 mg，烟酸0.4 mg，泛酸0.5 mg，维生素B$_6$ 0.05 mg，叶酸73 mg，维生素C 4 mg，维生素E 1.02 mg，维生素K 29 mg；钾（K）250 mg，钠（Na）147 mg，钙（Ca）34 mg，镁（Mg）29 mg，铁（Fe）1.3 mg，锌（Zn）0.27 mg，铜（Cu）0.08 mg，磷（P）27 mg，硒（Se）1.15 μg。

特别提示

食用生菜时，有以下注意事项：①生菜性质寒凉，尿频、胃寒的人应少吃。②尽量缩短烹调时间，以减少其所含维生素C的损失。

8. 芦荟

芦荟又称油葱，多年生草本植物。叶子大、长，披针形，边缘有黄色小齿，肉质肥厚。肉可食，汁液可入药。生长在地中海沿岸和热带地区，我国华南等地区也有。芦荟是集食用、药用、美容和观赏于一体的保健植物。芦荟含75种元素，与人体细胞所需物质几乎吻合，被人们称为"天然美容师""神奇植物"和"家庭药箱"。芦荟有500多种，不都是可食品种，应选正规市场售品。中医认为：芦荟性寒，味苦；归肝、胃、大肠经。芦荟中所含芦荟丁能杀菌消毒，促进伤口愈合。其所含的大黄素同样有杀菌抑菌作用；所含的烟酸和维生素B_6等，是苦味的健胃轻泻剂，有抗炎、修复胃黏膜和止痛作用，利于胃炎、胃溃疡的治疗，促进溃疡面的愈合；所含的铬元素具有胰岛素的作用，能调节体内的血糖代谢，是糖尿病患者理想的食物和药物；芦荟中的多糖具有免疫复活作用，可提高机体的抗病能力。在高血压、痛风、哮喘、癌症等慢性病的治疗中，使用芦荟可增强药物的治疗效果。

芦荟的主要营养成分（每100 g可食部分含量）：热量138.0 kJ；蛋白质1.5 g，脂肪0.12 g，碳水化合物4.9 g，膳食纤维5.6 g；维生素A 280 μg，硫胺素0.02 mg，核黄素0.01 mg，烟酸3.14 mg，泛酸0.5 mg，维生素B_6 0.03 mg，叶酸1.87 mg，生物素132 mg；钾（K）250 mg，钠（Na）147 mg，钙（Ca）34 mg，镁（Mg）29 mg，铁（Fe）1.3 mg，锌（Zn）0.27 mg，铜（Cu）0.08 mg，磷（P）27 mg，硒（Se）1.15 μg。

特别提示

①首次食用芦荟应防过敏，可做皮试，以免皮肤出现红肿、粗糙现象。②孕妇及经期女性严禁食用芦荟。③体质虚弱的小儿患者不要大量食用芦荟。

9. 甜菜

甜菜又称恭菜。藜科甜菜属，二年生草本植物。其原产于欧洲西部和南部沿海，从瑞典移植到西班牙，是热带甘蔗以外的一个主要糖来源。糖甜菜起源于地中海沿岸，野生种滨海甜菜是栽培甜菜的祖先。大约在公元1500年左右从阿拉伯国家传入中国。1906年糖用甜菜引进中国。甜菜的栽培种有糖用甜菜、叶用甜菜、根用甜菜、饲用甜菜。根圆锥状至纺锤状，多汁。茎直立，多少有分枝，具条棱及色条。基生叶矩圆形，长20～30 cm，宽10～15 cm，具长叶柄，上面皱缩不平，略有光泽，下面有粗壮凸出的叶脉，全缘或略呈波状，先端钝，基部楔形、截形或略呈心形；叶柄粗壮，下面凸，上面平或具槽；茎生叶互生，较小，卵形或披针状矩圆形，先端渐尖，基部渐狭入短柄。花 2 ~ 3 朵团集，果时花被基底部彼此合生；花被裂片条形或狭矩圆形，果时变为革质并向内拱曲。胞果下部陷在硬化的花被内，上部稍肉质。种子双凸镜形，直径 2 ~ 3 mm，红褐色，有光泽；胚环形，苍白色；胚乳粉状，白色。花期 5 ~ 6 个月，果期 7 个月。

甜菜根中含有碘的成分，对预防甲状腺肿以及防治动脉粥样硬化都有一定疗效。甜菜根的块根及叶子含有一种甜菜碱成分，是其他蔬菜所未有的，它具有和胆碱、卵磷脂生化药理功能，是新陈代谢的有效调节剂，能加速人体对蛋白的吸收和改善肝的功能。甜菜根中还含有一种皂角苷类物质，它可将肠内的胆固醇结合成不易吸收的混合物质而排出。甜菜根中含有丰富的镁元素，有调节软化血管的硬化强度和阻止血管中形成血栓，对治疗高血压有重要作用。甜菜根中还含有大量的纤维素和果胶成分。据研究发现，这两种物质具有抗胃溃疡病的功能。在医疗实践中证实，甜菜还有下泻功能，可消除腹中过多水分，缓解腹胀。由于其含有铁、铜、锰等元素，还能治疗贫血等病。

甜菜很容易消化，有助于提高食欲，还能缓解头痛。甜菜还有预防感冒和贫血的作用。凉拌甜菜根工艺简单，将甜菜去皮切条后可自由调味。甜菜根汁液中含有丰富的硝酸盐物质，具有降低血压和预防老年痴呆等功效。此外，甜菜通过渗出法提糖和用碳酸法澄清，可直接生产白糖，但不生产原糖。甜菜的主要做法如下：①甜菜可以煎炒、凉拌、腌制食用。用流水冲洗甜菜，但不要搓伤。细细刮洗，将洗好的整个连皮烹制，将根留 2.5 ~ 5 cm长。根据甜菜的大小不同，蒸煮时间需 30 ~ 60 min 不等。煮熟的甜菜皮易剥落。②用烤箱烘烤可以保存甜菜的味道和色泽。用刀或叉接触甜菜，会使甜菜"淌汁"并且在烹制时褪色。③碱性调味料，像苏打会使甜菜变成紫色。④加点柠檬汁或醋有助于保持甜菜的颜色。⑤盐会使甜菜变白，所以只能在烹制的最后时刻放盐。

甜菜的主要营养成分（每 100 g 可食部分含量）：热量 80 kJ；蛋白质 1.8 g，脂肪 0.1 g，碳水化合物 4 g，膳食纤维 1.3 g，灰分 2 g；维生素 A 610 μg，硫胺素 0.1 mg，核黄素 0.22 mg，烟酸 0.4 mg，维生素 C 30 mg；钾（K）547 mg，钠（Na）201 mg，钙（Ca）117 mg，镁（Mg）72 mg，铁（Fe）3.3 mg，锌（Zn）0.38 mg，铜（Cu）0.19 mg，磷（P）40 mg。

10. 叶菾菜

叶菾菜又称莙荙菜、叶甜菜、牛皮菜、厚皮菜、光菜，以嫩叶为菜用的甜菜栽培种，二年生草本植物，叶菾菜为藜科甜菜属。按叶柄的颜色可分为白梗、青梗和红梗 3 种类型。叶菾菜是"普通甜菜"的变种，是经长期人工选择演变而成的一种叶用甜菜。《嘉祐本草》载："牛皮菜补中下气，理脾气，去头风，利五脏。"茎叶有清热解毒，行淤止血的作用；治麻疹透发不快，热毒下痢，闭经淋浊，痈肿伤折。根与种子入药，有解风热毒，止血生肌之效。一般人群均可食用。脾虚泄泻者慎用。每餐 50 ~ 80 g。

叶莴菜的主要营养成分（每100 g可食部分含量）：热量79 kJ；蛋白质1.38 g，脂肪0.1 g，碳水化合物0.95 g，膳食纤维2.87 g；胡萝卜素2.14 μg，硫胺素0.05 mg，核黄素0.11 mg，维生素C 45 mg；钾（K）164 mg，钙（Ca）75.5 mg，镁（Mg）63.1 mg，铁（Fe）1.03 mg，锰（Mn）0.15 mg，锌（Zn）0.24 mg，磷（P）33.6 mg，硒（Se）0.2 μg。

11. 茼蒿

茼蒿又称蒿子秆、蓬蒿、蒿菜、菊花菜、茼笋、茼莴菜、春菊，一年生或二年生草本植物，原产于地中海地区。茼蒿的品种依叶片大小，分为叶茼蒿和小叶茼蒿两类。叶肉厚，根出叶无叶柄，叶互生，长形羽状分裂，裂片呈倒披针形，叶缘锯齿状或有深、浅不等的缺口。头状花序，舌状花，花黄色，瘦果，褐色。营养生长期高20～30 cm，春季抽薹开花，茎高60～90 cm。茎直立，圆形，绿色，有蒿味。光滑无毛或几光滑无毛，通常自中上部分枝。基生叶花期枯萎，中下部茎叶倒卵形至长椭圆形，长8～10 cm，花果期6～8月。茼蒿属浅根性蔬菜，须根多。茼蒿含有丰富的蛋白质、粗纤维、胡萝卜素、维生素C等成分。其胡萝卜素的含量高于一般蔬菜，是黄瓜、茄子的15～30倍。茎叶嫩时可食，亦可入药。茼蒿中含有特殊香味的挥发油，有助于宽中理气、消食开胃、增加食欲，并且其所含粗纤维有助肠道蠕动，促进排便，达到通腑利肠的目的。茼蒿性味甘平，可以养心安神，润肺补肝，稳定情绪，防止记忆力减退。此外，茼蒿气味芬芳，可以消痰开郁，避秽化浊。茼蒿中含有多种氨基酸、脂肪、蛋白质及较多的钠、钾等矿物盐，能调节体内水分代谢，通利小便，消除水肿；茼蒿含有一种挥发性的精油，以及胆碱等物质，具有降血压、补脑的作用。中医认为：茼蒿具有治疗热毒上攻所致的咽喉肿痛、风火相煽所致的目赤肿痛等功效，还可治疗湿疹、皮肤瘙痒、高血压头痛、眩晕、失眠及动脉硬化、冠心病等病症。据中国古药书载："茼蒿性味甘、辛、平，无毒，有安心气、养脾胃、消痰饮、利肠胃之功效"。

茼蒿的主要营养成分（每100 g可食部分含量）：蛋白质0.8 g，脂肪0.3 g，碳水化合物1.9 g，膳食纤维0.6 g，水分95.8 g，灰分0.9 g；胡萝卜素0.28～1.51 μg，硫胺素0.01 mg，核黄素0.02 mg，烟酸0.2 mg，维生素C 2 mg；钾（K）207 mg，钠（Na）172 mg，钙（Ca）33 mg，镁（Mg）19.6 mg，铁（Fe）0.8 mg，磷（P）18 mg。此外，还含有丝氨酸、天门冬素、苏氨酸、丙氨酸等。

特别提示

茼蒿辛香滑利，建议每餐食用量50～100 g，腹泻者不宜多食。茼蒿与肉、蛋等荤菜共炒，可提高其维生素A的利用率。茼蒿中的芳香精油遇热易挥发，这样会减弱茼蒿的健胃作用，所以烹调时应注意旺火快炒。

12. 苦苣

苦苣为菊科菊苣属一二年生草本植物，嫩叶可食。每 100 g 嫩叶含水分 95.1 g、蛋白质 1.2 g、钙 77 mg 及维生素等营养物质，适宜生食、煮食或做汤。直立，单生，高 40 ~ 150 cm，有纵条棱或条纹，不分枝或上部有短的伞房花序状或总状花序式分枝，全部茎枝光滑无毛，或上部花序分枝及花序梗被头状具柄的腺毛。基生叶羽状深裂，全形长椭圆形或倒披针形，或大头羽状深裂，全形倒披针形，或基生叶不裂，椭圆形、椭圆状戟形、三角形或三角状戟形、圆形，全部基生叶基部渐狭成长或短翼柄；中下部茎叶羽状深裂或大头。状羽状深裂，全形椭圆形或倒披针形，长 3 ~ 12 cm，宽 2 ~ 7 cm，基部急狭成翼柄，翼狭窄或宽大，向柄基且逐渐加宽，柄基圆耳状抱茎，顶裂片与侧裂片等大或较大或大，宽三角形、戟状宽三角形、卵状心形，侧生裂片 1 ~ 5 对，椭圆形，常下弯，全部裂片顶端急尖或渐尖，下部茎叶或接花序分枝下方的叶与中下部茎叶同型并等样分裂或不分裂而披针形或线状披针形，且顶端长渐尖，下部宽大，基部半抱茎；全部叶或裂片边缘、抱茎小耳边缘可能有大小不等的急尖锯齿或大锯齿，也可能有上部及接花序分枝处的叶，边缘大部全缘或上半部边缘全缘，顶端急尖或渐尖，两面光滑毛，质地薄。中医认为：苦苣性寒，味苦，无毒，有消炎解毒的作用。适用于阑尾炎、肠炎、子宫颈炎、乳腺炎、扁桃体炎、咽喉炎、急性黄疸性肝炎、细菌性痢疾等症。可防治癌症、利胆保肝、抗胃溃疡；外用可治疗疖肿，有利于伤口愈合，减轻疼痛，尤其是对肝病有一定疗效。由于苦苣中的铁元素含量高，可预防贫血和促进儿童生长发育。食用苦苣菜有助于促进人体内抗体的合成，增强机体免疫力长期食用能提高人体免疫力，预防疾病，促进大脑机能。

苦苣主要营养成分（每 100 g 可食部分含量）：蛋白质 1.8 g，脂肪 0.3 g，碳水化合物 4.0 g，膳食纤维 5.8 g，水分 95.1 g；胡萝卜素 3.22 μg，核黄素 0.2 mg，维生素 C 88 mg；钙（Ca）120 mg，磷（P）52 mg。此外，还含有锌、铜、铁、锰等微量元素，维生素 B_1、B_3，以及腊醇、胆碱、酒石酸、苦味素等物质。苦苣嫩叶中氨基酸种类齐全，且各种氨基酸之间比例适当。

13. 荆芥

荆芥又称香荆荠、线荠、四棱杆蒿、假苏，唇形科荆芥属多年生植物。其产于新疆、甘肃、陕西、河南、山西、山东、湖北、贵州、四川及云南等地。荆芥含挥发油 1.8%。挥发油的主要成分是：右旋薄荷酮、消旋薄荷酮、右旋柠檬酸、α- 蒎烯、莰烯、β- 蒎烯、3- 辛酮、对聚伞花烯、3- 辛醇、1- 辛烯 -3 醇、异薄荷酮、1- 异薄荷酮、3- 甲基环己酮、β- 榄香烯、石竹烯、β- 绿草烯、胡薄荷酮、异胡薄荷酮、1- 胡薄荷酮、胡椒酮、胡椒碱、烯酮。荆芥穗中可分离出荆芥苷、荆芥醇、荆芥二醇及芥黄素 -7-0- 葡糖糖苷、橙皮苷、香叶本素、橙皮素等黄酮类物质。荆芥可在煲汤或煮食放入，可对一些病症起到预防治疗的作用。荆芥味平，性温，无毒，清香气浓。功能主治解表散风，透疹。用于感冒、头痛、麻疹不透、疮疖初起。入药用其干燥茎叶和花穗。鲜嫩芽用于小儿镇静最佳，荆芥叶黄绿色，茎方形微带紫色，横切面黄白色，穗子稍黑紫黄绿色。荆芥有强烈香气，主要以鲜嫩的茎叶供作蔬菜食用，但以凉拌为多。一般将嫩尖作夏季调味料，是一种经济效益高、很有发展前途的无公害、保健型辛香蔬菜。因荆芥中主要成分为土荆芥油，油中主要成分为驱蛔素、对聚伞花素及其他萜类物质。驱蛔素为萜烯的过氧化物，在常压下加热或与酸处理易致爆炸，与水共煮，则逐渐分解。超量内服中毒后，可刺激消化道黏膜，对呼吸系统先兴奋后麻痹，严重时可出现可出现对肾脏有损害，并毒害视神经和听神经，同时抑制血管运动中枢及心肌。不良反应主要表现为恶心、呕吐、头晕、腹痛、视力障碍、感觉异常、幻觉、黄疸、腰痛、血尿、蛋白尿、管型尿，严重时可出现谵妄、惊厥、瘫痪、血压下降、昏迷、呼吸中枢麻痹而死。如能恢复，可能遗留永久性的听力、视力障碍以及轻度瘫痪、多发性神经炎。

荆芥的主要营养成分（每 100 g 可食部分含量）：热量 54 kJ；蛋白质 1.30 g，脂肪 3.50 g，碳水化合物总量 6.10 g，糖分 2.5 g，膳食纤维 1.80 g；另含有丰富的维生素和矿物质。

特别提示

①表虚自汗、阴虚头痛者忌服荆芥。②血虚寒热而不因于风湿风寒者勿用荆芥；阴虚火炎面赤，因而头痛者，慎勿误食荆芥。③凡服荆芥风药，忌食鱼。

14. 蕹菜

蕹菜又称蘕菜、藤藤菜、竹叶菜、通菜，旋花科，一年生或多年生草本植物的茎叶。其原产于我国热带多雨地区，分布于热带亚洲各地。蕹菜以嫩梢嫩叶供食，品质优美，营养丰富，是一种高产优质抗灾稳产的优良绿叶菜。蕹菜属蔓生植物，全株光滑，根系分布浅，为须根系，再生能力强。茎蔓性，茎粗 1 ~ 2 cm，圆形中空，有节，每节除腋芽外，还可长出不定根，柔软，绿色或淡紫色。蕹菜含丰富的维生素与矿物质元素，它所含有的钙、钾、维生素C、胡萝卜素、核黄素比一般蔬菜高一至数倍。其嫩梢中蛋白质含量丰富，是数量相等的番茄的 5 倍，钙含量比西红柿高 12 倍，并含有较多的胡萝卜素。蕹菜中粗纤维含量极为丰富，由纤维素、木质素和果胶等组成，可增进肠道蠕动，加速排便，对于防治便秘及减少肠道癌变有积极的作用。蕹菜是碱性食物，可降低肠道的酸度，具有预防肠道内菌群失调、防癌、调节肠胃功能和减肥的作用。其含有较多叶绿素，有"绿色精灵"之称，可洁齿防龋除口臭，健美皮肤。蕹菜也是一种比较好的饲料。中医学认为：蕹菜性味甘咸、寒滑；具有清热、解毒、凉血、利尿作用，对热痢、痔疮、便秘、便血、虫咬皮炎及湿疹，都有一定的食疗作用。内服解饮食之毒，外敷治骨折、腹水及无名中毒。其中紫色的蕹菜还含有胰岛素样成分，有利于糖尿病患者。

蕹菜的主要营养成分（每100 g可食部分含量）：热量84 kJ；蛋白质2.2 g，脂肪0.3 g，碳水化合物2.2 g，膳食纤维1.4 g，水分92.9 g；胡萝卜素520 μg，维生素A 253 μg，硫胺素0.03 mg，核黄素0.08 mg，烟酸0.8 mg，维生素E 1.09 mg；钾（K）243 mg，钠（Na）94.3 mg，钙（Ca）99 mg，镁（Mg）29 mg，铁（Fe）2.3 mg，锰（Mn）0.67 mg，锌（Zn）0.39 mg，铜（Cu）0.1 mg，磷（P）38 mg，硒（Se）1.2 μg。

特别提示

蕹菜不耐久放，购买时以色正，鲜嫩，茎条均匀，无枯黄叶，无病斑，无须根者为优。蕹菜性寒，脾胃虚寒，大便溏泻等不宜多用。蕹菜和蛋搭配可以护眼、防癌、抗老；蕹菜和橄榄油搭配可防止老化；蕹菜和鸡肉配伍可以降低胆固醇的吸收。谨记蕹菜和酸奶不能搭配，影响钙质的吸收。蕹菜植酸含量多，在食用时应先在开水中焯一下，除去部分植酸。

15. 油麦菜

油麦菜又称莜麦菜、苦菜，属菊科莴苣属植物。油麦菜的营养价值略高于生菜，而远远优于莴笋。例如，同莴笋相比，其蛋白质含量高40%，胡萝卜素高1.4倍，钙高2倍，铁高33%，硒高1.8倍。油麦菜低热量、高营养，营养价值略高于生菜而远远优于莴笋，有降低胆固醇、清燥润肺等功效。油麦菜含有大量维生素 B_1、B_2 和大量钙、铁、蛋白质、脂肪等营养成分，是生食蔬菜中的上品，有"凤尾"之称。油麦菜具有降低胆固醇、治疗神经衰弱、清燥润肺、化痰止咳等功效，是一种低热量、高营养的蔬菜。可做油麦菜蛋花汤、凉瓜炒油麦菜、蒜蓉油麦菜等。

油麦菜的主要营养成分（每100 g可食部分含量）：热量63 kJ；蛋白质1.40 g，脂肪0.40 g，碳水化合物1.50 g，膳食纤维0.60 g，水分95.70 g；胡萝卜素360 μg，维生素A 60 μg，核黄素0.10 mg，烟酸0.20 mg，维生素C 20.20 mg；钾（K）100 mg，钠（Na）80 mg，钙（Ca）70 mg，镁（Mg）29 mg，铁（Fe）1.2 mg，锰（Mn）0.79 mg，锌（Zn）0.43 mg，铜（Cu）0.08 mg，磷（P）31 mg，硒（Se）1.55 μg。

特别提示

油麦菜适宜有多痰，痰黏稠，咳嗽等症状的人群和易出现头晕、乏力、易倦、耳鸣、眼花，皮肤黏膜及指甲等颜色苍白，体力活动后感觉气促、骨质疏松、心悸症状的人群。胃炎，泌尿系统疾病，性质寒凉，尿频、胃寒的患者应少吃。

16. 小茴香

小茴香又称懐香、蘹香子、茴香子、土茴香、野茴香、谷茴香、谷香、香子，伞形科植物茴香的干燥成熟果实。小茴香的主要成分是蛋白质、脂肪、膳食纤维、茴香脑、小茴香酮、茴香醛等。其香气主要来自茴香脑、茴香醛等香味物质。茴香果实中含茴香油2.8%，茴香脑50%~60%，α-茴香酮18%~20%，甲基胡椒粉10%及α-蒎烯双聚戊烯、茴香醛、莰烯等。胚乳中含脂肪油约15%，蛋白质、淀粉糖类及黏液质等约85%。小茴香所含的茴香油能刺激胃肠神经血管，促进消化液分泌，增加胃肠蠕动，排除积存的气体，所以有健胃、行气的功效；有时胃肠蠕动在兴奋后又会降低，因而其有助于缓解痉挛、减轻疼痛。中医认为：小茴香属性热；具有散寒止痛，理气和胃，温肝肾的功效；可治疗胃溃疡、镇痛、起到性激素样作用等。茴香油中的茴香醚有抗菌的作用，对大肠杆菌、痢疾杆菌等都有很好的抑制作用，可以预防多种感染性腹泻，促进炎症及溃疡的痊愈，活血，利气，止痛。小茴香用于胸胁脘腹疼痛等症状的治疗，包括：产后瘀阻、跌扑肿痛、寒疝腹痛、睾丸偏坠、痛经、少腹冷痛、脘腹胀痛、食少吐泻、睾丸鞘膜积液。盐小茴香可暖肾、散寒、止痛。种子热水冲泡，可增加产妇的奶水，刺激胃肠神经血管，促进唾液和胃液分泌，起到增进食欲、帮助消化的作用。小茴香适合脾胃虚寒、肠绞痛、痛经患者进行食疗，食用方法为：取小茴香少许，炒后煎汤去渣，然后加大米，煮成米粥食用。

小茴香的主要营养成分（每100 g可食部分含量）：热量87.8 kJ；蛋白质2.3 g，脂肪0.3 g，碳水化合物2.2 g；胡萝卜素2.61 μg，硫胺素0.05 mg，核黄素0.12 mg，烟酸0.7 mg，维生素C 28 mg；钙（Ca）150 mg，铁（Fe）1.2 mg，磷（P）3.4 mg。

特别提示

①对小茴香过敏者不宜食用。②阴虚火旺者禁食。③《本草汇言》记载："倘胃、肾多火，得热即呕，得热即痛，得热即胀诸证，与阳道数举、精滑梦遗者，宜斟酌用也。"④《本草述》载："若小肠、膀胱并胃腑之证患于热者，投之反增其疾也。"⑤《得配本草》记载："肺、胃有热及热毒盛者禁用。"

17. 木耳菜

木耳菜原名落葵，又称蔠葵、繁露、藤菜、臙脂豆、潺菜、豆腐菜、紫葵、胭脂菜、蓠芭菜、染绛子、紫角叶，在新加坡、马来西亚、泰国一带被称作"帝皇苗""帝王苗"。落葵属落葵科，一年生蔓生草本植物。木耳菜以幼苗、嫩梢或嫩叶供食，质地柔嫩软滑，营养价值高，可作汤菜、爆炒、烫食、凉拌等。其味清香，咀嚼时如吃木耳一般清脆爽口，故名木耳菜。其在南北方普遍栽培，在南方热带地区可多年生栽培，在北方多采用一年生栽培。木耳菜不但美味而且营养素含量极其丰富，叶内钙、铁等元素含量甚高，富含维生素A、维生素C、B族维生素和蛋白质，而且热量低、脂肪少，经常食用有降血压、益肝、清热凉血、利尿、防止便秘等功效，极适宜老年人食用。同时木耳菜菜叶中富含一种黏液，对抗癌防癌有很好的作用。中医认为：木耳菜味甘，酸，性寒，归心、肝、脾、大肠、小肠经；具有清热、解毒、滑肠、润燥、凉血、生肌的功效；可用于治疗便秘、痢疾、疖肿、皮肤炎症等病。全草供药用，为缓泻剂，有滑肠、散热、利大小便的功效；花汁有清血解毒作用，能解痘毒，外敷治痈毒及乳头破裂。果汁可作无害的食品着色剂。

木耳菜的主要营养成分（每 100 g 可食部分含量）：热量 83.6 kJ；蛋白质 1.6 g，脂肪 0.30 g，碳水化合物 2.8 g，膳食纤维 1.50 g；维生素 A 337 μg，胡萝卜素 1 μg，硫胺素 0.06 mg，核黄素 0.06 mg，烟酸 0.60 mg，维生素 C 34 mg，维生素 E 1.66 mg；钾（K）140 mg，钠（Na）47.2 mg，钙（Ca）166 mg，镁（Mg）62 mg，铁（Fe）3.2 mg，锰（Mn）0.43 mg，锌（Zn）0.32 mg，铜（Cu）0.07 mg，磷（P）42 mg，硒（Se）2.6 μg。此外，木耳菜还含有葡萄糖、黏多糖、半乳糖、有机酸等。

特别提示

食用木耳菜时，有以下注意事项：①高血压、肝病、便秘患者可以多食，极适宜老年人食用。②孕妇及脾胃虚寒者慎食。③木耳菜适宜素炒，要用旺火快炒，炒的时间长容易出黏液；不能和酱油同时食用。

18. 苦菜

苦菜又称败酱草、天香菜、茶苦荬、甘马菜、老鹳菜、无香菜、女郎花、鹿肠马草等，菊科植物苦定菜的嫩叶。其为药食兼具多年生草本植物，味感甘中略带苦，可炒食或凉拌。中医认为：苦菜具有清热解毒、凉血、止痢等功效；主治痢疾、黄疸、血淋、痔瘘等病症。西医认为，苦菜可防治贫血，消暑保健；清热解毒，杀菌消炎；防治癌症。

苦菜的主要营养成分（每 100 g 可食部分含量）：热量 63 kJ；蛋白质 2.8 g，脂肪 0.60 g，碳水化合物 4.60 g，膳食纤维 5.4 g；胡萝卜素 3.22 μg，硫胺素 0.09 mg，核黄素 0.11 mg，烟酸 0.6 mg，维生素 C 19 mg，维生素 E 2.93 mg；钾（K）180 mg，钙（Ca）66 mg，铁（Fe）9.4 mg，锌（Zn）0.86 mg，磷（P）41 mg。还含有 17 种氨基酸，其中精氨酸、组氨酸、谷氨酸含量最高，占氨基酸总量的 43%。此外，还有蒲公英自醇、甘露醇、蜡醇、胆碱、酒石酸等多种成分。

特别提示

苦菜凉拌时先将苦菜择好洗净，过水轻焯控干晾凉，姜蒜切末，加入盐、鸡精、香油、白糖、米醋、辣椒油少许，搅拌均匀后装盘即可。有抗菌、解热、消炎、明目等作用。

19. 雪里蕻

雪里蕻又称九头芥、烧菜、排菜、雪菜、芥、大芥、黄芥、皱叶芥，十字花科芸苔属一年生或二年生草本。其是中国著名的特产蔬菜，原产于中国，各地均有栽培，是芥菜的一种，欧美各国极少栽培。雪里蕻含有大量的维生素 C，这是一种活性很强的还原物质，参与机体重要的氧化还原过程，能增加大脑中氧含量，激发大脑对氧的利用，有醒脑提神，解除疲劳的作用。雪里蕻有解毒之功，能抗感染和预防疾病的发生，抑制细菌毒素的毒性，促进伤口愈合，可用来辅助治疗感染性疾病。雪里蕻腌制后有一种特殊鲜味和香味，能增强胃、肠消化功能，增进食欲，可用来开胃，帮助消化。明目利膈、宽肠通便。雪里蕻组织较粗硬，含有胡萝卜素和大量食用纤维素，故有明目与宽肠通便作用，可防治便秘，尤宜于老年人及习惯性便秘者食用。雪里蕻还是减肥的绿色食物代表。其可促进排出积存废弃物，净化身体使之清爽干净。其在排除体内积存废弃物与毒素的同时，还能够补充维生素和矿物质，激发体内原有动力，促进消化吸收，使排出规律化。对提高减肥速度有很好的效果，还兼具抗老化的功效。雪里蕻所含的维生素 C 与铅结合生成难溶于水的物质，从而随粪便排出体外，从而具有排铅功能。中医认为：雪里蕻具有解毒消肿、开胃消食、温中利气等功效，主治疮痈肿痛，胸膈满闷，咳嗽痰多、耳目失聪、牙龈肿烂、便秘等病症。

雪里蕻的主要营养成分（每 100 g 可食部分含量）：热量 129.8 kJ；蛋白质 2.8 g，脂肪 0.60 g，碳水化合物 3.6 g，膳食纤维 0.60 g，水分 91.5 g；硫胺素 0.07 mg，核黄素 0.06 mg，烟酸 0.7 mg，抗坏血酸 83 mg；钙（Ca）23.9 mg，铁（Fe）3.4 mg，磷（P）64 mg。此外，雪里蕻还富含维生素 A 和维生素 C，烹制后随着水分减少，维生素 A 和维生素 C 的密度还会增加。

特别提示

热性咳嗽患者、疮疖目疾、痔疮、便血及内热偏盛者不宜食雪里蕻，高血压、血管硬化者应少食。另外，雪里蕻含大量粗纤维，不易消化，因小儿消化功能不全，故不宜多食。

20. 上海青

上海青又叫上海白菜、苏州青、青江菜、青姜菜、小棠菜、青梗白菜、青江白菜、油菜、汤匙菜、瓢菜、瓶菜、汤勺菜、青江菜，是上海一带的华东地区最常见的小白菜品种，江浙一带又称其为青菜或小青菜。上海青是一种小白菜，叶少茎多，菜茎白的像葫芦瓢，因此，上海青也有叫作瓢儿白的。上海青叶片椭圆形，叶柄肥厚，青绿色，株型束腰，美观整齐，纤维细，味甜口感好。上海青每一片叶都是碧绿，每一片叶在生期都完成了叶绿素的光合作用。在亚热带及温带都有分布，在中国到处都有该物种的影子。

上海青的主要营养成分（每 100 g 可食部分含量）：热量 63 kJ；蛋白质 1.30 g，脂肪 0.40 g，碳水化合物 2.30 g，膳食纤维 0.60 g；胡萝卜素 1.49 mg，硫胺素 0.03 mg，核黄素 0.08 mg，维生素 C 40 mg；钙（Ca）50 mg，铁（Fe）1.2 mg，磷（P）32 mg。

21. 苋菜

苋菜为双子叶植物纲石竹目苋科苋属一年生草本植物，原名苋，又名雁来红、老少年、老来少、三色苋、亦称为鳬葵、蟹菜、荇菜、荅菜，还有些地方称其为红蘑虎、云香菜、云天菜、玉米菜、寒菜、人青等。苋菜一般高 80 ~ 150 cm；茎粗壮，绿色或红色，常分枝，幼时有毛或无毛。苋菜叶片卵形、菱状卵形或披针形，长 4 ~ 10 cm，宽 2 ~ 7 cm，绿色或常成红色、紫色或黄色，或部分绿色加杂其他颜色，顶端圆钝或尖凹，具凸尖，基部楔形，全缘或波状缘，无毛；叶柄长 2 ~ 6 cm，绿色或红色。花簇腋生，直到下部叶，或同时有顶生花簇，成下垂的穗状花序，花簇球形，直径 5 ~ 15 mm，雄花和雌花混生；苞片及小苞片卵状披针形，长 2.5 ~ 3 mm，透明，顶端有长芒尖，背面有绿色或红色隆起中脉；苋菜花被片矩圆形，长 3 ~ 4 mm，绿色或黄绿色，顶端有长芒尖，背面有绿色或紫色隆起中脉；雄蕊比花被片长或短。胞果卵状矩圆形，长 2 ~ 2.5 mm，环状横裂，包裹在宿存花被片内。苋菜的种子近圆形或倒卵形，直径约 1 mm，黑色或黑棕色，边缘钝。花期 5 ~ 8 月，果期 7 ~ 9 月。苋菜喜温暖，较耐热，生长适温 23 ~ 27℃，20℃以下生长缓慢，10℃以下种子发芽困难。要求土壤湿润，但不耐涝，对空气湿度要求不严。属短日性蔬菜，在高温短日照条件下，易抽薹开花。在气温适宜，日照较长的春季栽培，抽薹迟，品质柔嫩，产量高。苋菜茎叶作为蔬菜食用；叶杂有各种颜色者供观赏；根、果实及全草入药，有明目、利大小便、去寒热的功效。中医认为：苋菜性凉，味微甘；入肺、大肠经；能补气、清热、明目、滑胎、利大小肠，且对牙齿和骨骼的生长可起到促进作用，并能维持正常的心肌活动，防止肌肉痉挛。其还具有促进凝血、增加血红蛋白含量并提高携氧能力、促进造血等功能；也可以减肥清身，促进排毒，防止便秘。

苋菜的主要营养成分（每 100 g 可食部分含量）：热量 63 kJ；蛋白质 1.8 g，脂肪 0.30 g，碳水化合物 5.4 g，膳食纤维 0.80 g，水分 90.1 g，灰分 1.6 g；胡萝卜素 1950 mg，硫胺素 0.04 mg，核黄素 0.16 mg，烟酸 1.1 mg，维生素 C 28 mg；钾（K）577 mg，钠（Na）23 mg，钙（Ca）180 mg，镁（Mg）87.7 mg，铁（Fe）3.4 mg，氯（Cl）160 mg，磷（P）46 mg，硒（Se）1.55 μg。

22. 塔菜

塔菜又称菊花菜，十字花科芸薹属多年生宿根草本植物，在贵州、江苏、湖南等地有野生种，现我国南北各地均有少量栽培。塔菜是南方人的说法，就是北京人说的菊花菜，是上海及周边地区特有的一种冬季时令蔬菜，上海人称其塌棵菜。植株直立，茎半木质化，稍被细毛，株高 30 ~ 100 cm，分枝性强，叶腋抽生侧枝。单叶互生，卵圆形或长椭圆形，叶长 2 ~ 6 cm，宽 1 ~ 2.5 cm，叶缘具粗锯齿或二回羽状深裂，叶表面绿色，背面淡绿色，先端短尖，叶脉上具稀疏的细毛，叶基稍收缩成叶柄，叶柄扁圆形，具窄翼，绿色或淡紫色。舌状花和管状花同生于一个花序，黄色，典型的菊科头状花序，着生于枝顶，花序直径 0.6 ~ 1 cm，花梗长 0.5 cm。总苞半球形，外层苞片较内层苞片短一半，狭椭圆形，内层苞片卵圆形，先端钝圆。主侧枝各花序聚集成圆锥形，花期为 9 ~ 11 月。果实为瘦果，12月成熟，种子细小，千粒重1.6 g左右。以嫩茎叶供食用，具有特殊的浓郁菊花芳香味，风味独特，稍甜，凉爽清口，食之清凉。塔菜菜茎叶性苦、辛、凉，有清热解毒、凉血、降血压、调中开胃等功效。

塔菜的主要营养成分（每100 g可食部分含量）：蛋白质4.33 g，脂肪0.34 g，碳水化合物0.4 g，膳食纤维1.13 g；维生素C 13.0 mg；钙（Ca）113.1 mg，铁（Fe）1.68 mg，锌（Zn）0.62 mg。此外，塔菜富含蛋白质、脂肪、维生素等，并含有黄酮类和挥发油等。塔菜中还含有总酸0.09 g、氨基酸总量3.74 g等多种营养成分。

第四节 花菜类

1. 金针菜

金针菜又称有忘忧草、黄花菜、宜男草、疗愁、鹿箭等，又因为其花蕾和花蕊带有柠檬色，外国人称为"柠檬萱草"，百合科多年生宿根草本植物，日常食用的是金针菜未开放的花蕾经蒸制后晒干的制品。其原产于亚洲，中国南北各地均栽培。植株一般较高大，根近肉质，中下部常有纺锤状膨大。叶7~20枚，长50~130 cm，宽6~25 mm。花葶长短不一，一般稍长于叶，基部三棱形，上部多少圆柱形，有分枝；苞片披针形，下面的长可达3~10 cm，自下向上渐短，宽3~6 mm；花梗较短，通常长不到1 cm；花多朵，最多可达100朵以上；花被淡黄色，有时在花蕾时顶端带黑紫色；花被管长3~5 cm，花被裂片长6~12 cm，内三片宽2~3 cm。蒴果钝三棱状椭圆形，长3~5 cm。种子20多个，黑色，有棱，从开花到种子成熟需40~60天。花果期5~9月。黄花菜含有丰富的卵磷脂，这种物质是机体中许多细胞，特别是大脑细胞的组成成分，对增强和改善大脑功能有重要作用，同时能清除动脉内的沉积物，故黄花菜有较好的健脑、抗衰功效，对注意力不集中、记忆力减退、脑动脉阻塞等症状有特殊疗效，故人们称之为"健脑菜"。常吃黄花菜还能滋润皮肤，增强皮肤的韧性和弹力，可使皮肤细嫩饱满、润滑柔软、皱褶减少、色斑消退、增添美容。黄花菜还有抗菌免疫功能，具有中轻度的消炎解毒功效，并在防止病菌传染方面有一定的作用。黄花菜能显著降低血清胆固醇的含量，有利于高血压患者的康复，可作为高血压患者的保健蔬菜。黄花菜中还含有能抑制癌细胞生长的有效成分，其丰富的粗纤维能促进大便的排泄，因此可作为防治肠道癌瘤的食品。中医认为：黄花菜性味甘凉，有止血、消炎、清热、利湿、消食、明目、安神等功效；对吐血、大便带血、小便不通、失眠、乳汁不下等有疗效，可作为病后或产后的调补品。

黄花菜的主要营养成分（每100 g可食部分含量）：蛋白质14.1 g，脂肪0.4 g，碳水化合物60.1 g；胡萝卜素3.44 μg，核黄素0.14 mg，硫胺素0.3 mg，烟酸4.1 mg；钙463 mg，磷173 mg，铁16.5 mg等。其中碳水化合物、蛋白质、脂肪3大营养物质分别占到60%、14%、2%，此外，黄花菜磷的含量高于其他蔬菜。

特别提示

①黄花菜是近于湿热的食物，故疮疡损伤、胃肠不和的患者，应少吃为好；平素痰多，尤其是哮喘病者，不宜食用。②黄花菜鲜花中含有秋水仙碱，在人体内可转化为二氧秋水仙碱而使人中毒，应将鲜黄花菜经60℃以上高温处理，或用凉水浸泡，吃时用沸水焯的时间稍长一些，以免中毒；长时间干制也可破坏秋水仙碱。

2. 菜花

菜花又称花菜、花椰菜，分白、绿两种，绿的又称西蓝花、青花菜。其是从甘蓝演化而来，原产于欧洲地中海沿岸。它营养丰富，在《时代》杂志推荐的十大健康食品中位居第四。中医认为：菜花性平，味甘；归肾、脾、胃经。菜花中含多种吲哚类衍生物，可提高肝脏的芳羟化酶的活性，增强分解致癌物质的能力。因此，菜花被科学家列为抗癌食品之一，在防治胃癌、直肠癌及乳腺癌方面效果尤佳。菜花不但给胃癌患者补充一定量的硒和维生素C，还提供丰富的胡萝卜素，起到一定的阻止癌前病变细胞形成，抑制癌肿生长的作用。据国外研究报道，在众多蔬菜水果中，菜花、大白菜的抗癌效果最好。

菜花的主要营养成分（每100 g可食部分含量）：热量112.5 kJ；蛋白质2.1 g，脂肪0.4 g，碳水化合物3.8 g，膳食纤维1.1 g；维生素A 5 μg，胡萝卜素0.06 μg，硫胺素0.06 mg，核黄素0.06 mg，烟酸0.03 mg，维生素C 88 mg，维生素E 0.2 mg，维生素K 17 mg；钾（K）316 mg，钠（Na）30.3 mg，钙（Ca）41 mg，镁（Mg）18 mg，铁（Fe）0.8 mg，锌（Zn）0.2 mg，磷（P）57 mg，硒（Se）0.73 μg。

特别提示

食用菜花时，需要注意以下问题：①菜花烹调时烧、煮和加盐的时间不宜过长，以免丧失其防癌、抗癌成分。②菜花中含少量致甲状腺肿的物质，不要过量食用，每餐不超过70 g。③孕妇应多吃菜花。菜花中含有一种叫作SOS的物质，可以稳定孕妇的血压，缓解焦虑。所含的维生素C可增强其免疫力，保证胎儿不受病菌感染，还可促进铁的吸收。菜花中的叶酸可保护胎儿不受脊髓分裂、脑积水、无脑等神经系统畸形之害，对胎儿正常发育有重要作用。

3. 菊花

菊花的植物分类学中是菊科、菊属的多年生宿根草本植物。菊花为多年生草本，高

60 ~ 150 cm。茎直立，分枝或不分枝，被柔毛。叶互生，有短柄，叶片卵形至披针形，长 5 ~ 15 cm，羽状浅裂或半裂，基部楔形，下面被白色短柔毛，边缘有粗大锯齿或深裂，基部楔形，有柄。头状花序单生或数个集生于茎枝顶端，直径 2.5 ~ 20 cm，大小不一，单个或数个集生于茎枝顶端；因品种不同，差别很大。花期 9 ~ 11 月。雄蕊、雌蕊和果实多不发育。菊花为短日照植物，在短日照下能提早开花。喜阳光，忌荫蔽，较耐旱，怕涝。喜温暖湿润气候，但亦能耐寒，严冬季节根茎能在地下越冬。花能经受微霜，但幼苗生长和分枝孕蕾期需较高的气温。最适生长温度为 20℃ 左右。菊花的适应性很强，喜凉，较耐寒，生长适温 18 ~ 21℃，最高 32℃，最低 10℃，地下根茎耐低温极限一般为 –10℃。花期最低夜温 17℃，开花期（中、后）可降至 15 ~ 13℃。喜充足阳光，但也稍耐阴。较耐干，最忌积涝。菊花遍布中国城乡各地。8 世纪前后，作为观赏的菊花由中国传至日本被推崇为日本国徽的图样。17 世纪末叶荷兰商人将中国菊花引入欧洲，18 世纪传入法国，19 世纪中期引入北美。此后中国菊花遍及全球。菊花既能食用，又能入药治病，久服或饮菊花茶能令人长寿。宋代诗人苏辙称其："南阳白菊有奇功，潭上居人多老翁。"菊花可以做成精美的佳肴。"菊花肉"是经过长期摸索制作成的一种菊菜，它由一块块用蔗糖熬浆炮制的白嫩猪肉加工制成，玲珑剔透，有如白玉。每块之上黏上几丝菊瓣，饱饮油脂糖甜，观其金黄色泽，吃到口里荤中有素，素中有荤，香甜不腻，实为名菜。还有菊花鱼球、油炸菊叶、菊花鱼片粥、菊花羹、菊酒、菊茶等，这些菊餐不但色香味俱佳，而且营养丰富。而凉拌菊花更是清淡味美，别有风味。

4. 西蓝花

西蓝花又名青花菜，属十字花科芸薹属甘蓝种，1 ~ 2 年生草本植物。其长势强健，耐热性和抗寒性都较强。植株高大，根据不同品种叶片生长 20 片左右抽出花茎，顶端群生花蕾。紧密群集成花球状，形状为半球型，花蕾青绿色，故称青花菜。叶色蓝绿互生，逐渐转为深蓝绿，蜡质层增厚。叶柄狭长，叶形有阔叶和长叶两种。根茎粗大表皮薄，中间髓腔含水量大、鲜嫩，根系发达。西蓝花对光照的要求并不十分严格，但在生长过程中喜欢充足的光照。在 5 ~ 20℃ 范围内，温度越高，西蓝花的生长发育越快。西蓝花在整个生长过程中需水量较大，尤其是叶片旺盛生长和花球形成期更不能缺水，即使是短期干旱，也会降低产量。西蓝花营养丰富，含蛋白质、糖、脂肪、维生素和胡萝卜素，营养成分位居同类蔬菜之首，被誉为"蔬菜皇冠"。西蓝花原产于地中海东部沿岸地区，光绪年间传入我国。目前其在我国南北方均有栽培，已成为日常主要蔬菜之一。西蓝花的平均营养价值及防病作用在众蔬菜中名列第一，西蓝花中的营养成分，不仅含量高，而且十分全面，主要包括蛋白质、碳水化合物、脂肪、矿物质、维生素 C 和胡萝卜素等。据分析，每 100 g 新鲜西蓝花的花球中，含蛋白质 3.6 g，是菜花的 3 倍、番茄的 4 倍。此外，维生素 A 含量比白菜高 100 多倍，西蓝花中矿物质成也很全面，钙、磷、铁、钾、锌、锰等含量都很丰富，与同属于十字花科的白菜花相当。西蓝花性凉、味甘，可补肾填精、健脑壮骨、补脾和胃，增强免疫力，清热解渴，抗衰老，降血压血脂，促进肠胃蠕动，提高记忆力。西蓝花主治久病体虚、肢体痿软、耳鸣健忘、脾胃虚弱、小儿发育迟缓等病症。最值得一提的是，西蓝花具有一定的防癌抗癌的功效。尤其是在防治胃癌、乳腺癌方面效果尤佳。研究表明，患胃癌时人体血清硒的水平明显下降，胃液中的维生素 C 的浓度也显著低于正常人，而西蓝花不但能给人补充一定量的硒和维生素 C，同时也能供给丰富的胡萝卜素，起到阻止癌前病变细胞形成的作用，抑制癌肿生长。据国外营养学家研究，西蓝花内还有多种吲哚衍生物，此化合物有降低人体内雌激素水平的作用，可预防乳腺癌的发生。此外，研究表明，西蓝花中预防癌症最重要的成分是"萝卜硫素"，这种物质有提高致癌物解毒酶活性的作用，并帮助癌变细胞修复为正常细胞。除了抗癌以外，西蓝花还含有丰富的抗坏血酸，能增强肝脏的解毒能力，提高机体免疫力。而其中一定量的类黄酮物质，则对高血压、心脏病有调节和预防的功用。同时，西蓝花属于高纤维蔬菜，能有效降低肠胃对葡萄糖的吸收，进而降低血糖，有效控制糖尿病的病情。

西蓝花主要营养成分（每 100 g 可食部分含量）：热量 137.94 kJ；蛋白质 4.10 g，脂肪 0.6 g，碳水化合物 4.30 g，膳食纤维 1.60 g；维生素 A 12.2 μg，胡萝卜素 0.7 μg，硫胺素 0.09 mg，核黄素 0.13 mg，烟酸 0.9 mg，维生素 C 51.0 mg，维生素 E 0.91 mg；钾（K）17 mg，钠（Na）18.8 mg，钙（Ca）67 mg，镁（Mg）17 mg，铁（Fe）1.0 mg，锰（Mn）0.24 mg，锌（Zn）0.78 mg，铜（Cu）0.03 mg，磷（P）72 mg，硒（Se）0.7 μg。

第五节　瓜类

1. 黄瓜

黄瓜又称王瓜、胡瓜、青瓜，葫芦科黄瓜属植物的果实，在中国各地普遍栽培。黄瓜喜温暖，不耐寒冷，为主要的温室蔬菜之一。黄瓜根系分布浅，再生能力较弱。一年生蔓生或攀缘草本，茎蔓性，叶掌状，大而薄，叶缘有细锯齿。花通常为单性，雌雄同株。果实为瓠果，嫩果颜色由乳白至深绿。果面光滑或具白、褐或黑色的瘤刺，种子扁平，长椭圆形，种皮浅黄色。黄瓜含有维生素和人体所必需的多糖和氨基酸，特别是丰富的维生素 E，可起到延年益寿、抗衰老的作用，是一种可以美容的瓜菜，被称为"厨房里的美容剂"。其含有的维生素 B_1，对改善大脑和神经系统功能有利，能安神定志。黄瓜中所含的葡萄糖苷、果糖等不参与通常的糖代谢，有降血糖的作用。黄瓜把儿中含有较多的苦味素，苦味成分为葫芦素 C，具有提高人体免疫功能的作用，可达到抗肿瘤的目的。此外，该物质还可治疗慢性肝炎。黄瓜中所含的丙氨酸、精氨酸和谷胺酰胺对肝脏患者，特别是对酒精肝硬化患者有一定辅助治疗作用，可防酒精中毒。黄瓜中所含的丙醇二酸，可抑制糖类物质转变为脂肪。此外，黄瓜中的纤维素对促进人体肠道内腐败物质的排除，以及降低胆固醇有一定作用，能强身健体。鲜黄瓜中含的黄瓜酶，生物活性强，能促进机体新陈代谢，改善血液循环。中医认为：黄瓜味甘而平，性凉；归肺、脾、胃经；有清热解毒、生津止渴、利水、利尿的功效；主治烦渴、咽喉肿痛、火眼及烫伤，适宜热病患者、肥胖、高血压、高血脂、水肿、癌症、嗜酒者多食；并且是糖尿病患者首选的食品之一。但是脾胃虚弱、腹痛腹泻、肺寒咳嗽者都应少吃。因黄瓜性凉，故胃寒患者食之易致腹痛泄泻。

黄瓜的主要营养成分（每 100 g 可食部分含量）：热量 62.76 kJ；蛋白质 0.65 g，脂肪 0.11 g，碳水化合物 3.63 g，膳食纤维 0.5 g，水分 95.23 g；维生素 A 5 μg，硫胺素 0.027 mg，核黄素 0.033 mg，烟酸 0.098 mg，维生素 C 2.8 mg，维生素 E 0.03 mg，维生素 K 16.4 μg，叶酸 7 μg；钾（K）147 mg，钠（Na）2 mg，钙（Ca）16 mg，镁（Mg）13 mg，铁（Fe）0.28 mg，锌（Zn）0.2 mg，铜（Cu）0.03 mg，磷（P）72 mg，硒（Se）0.7 μg。

特别提示

黄瓜皮中含有 3 倍于果肉的维生素 A。因此，吃黄瓜的时候，最好带皮吃。当水果生吃时，不宜过多。黄瓜尾部含有较多的苦味素。苦味素有抗癌的作用。所以不要把黄瓜尾部全部丢掉。有肝病、心血管病、肠胃病及高血压的患者都不要吃腌黄瓜。

2. 苦瓜

苦瓜又称锦荔枝、癞葡萄、癞蛤蟆、凉瓜等，葫芦科植物的果实，为一年生攀缘草本。果实含有一种糖苷，具有特殊的苦味。根系比较发达，侧根多，茎为蔓生，五棱，浓绿色，被茸毛。叶为互生，掌状深裂，绿色，叶背淡绿色，叶脉放射状，具五条放射叶脉。花为单性同株。植株一般先发生雄花，后发生雌花，单生。果实为浆果，表面有许多不规则的瘤状突起，果实的形状有纺锤形、短圆锤形、长圆锤形等。表皮有青绿色、绿白色与白色，成熟时黄色。苦瓜的种子较大，扁平，呈龟甲状，淡黄色，种皮较厚，表面有花纹。苦瓜含有蛋白质、脂肪、钙、磷、铁、胡萝卜素、多种矿物质和维生素。苦瓜中维生素 C 和维生素 B_1 的含量高于一般蔬菜。国外科学家发现，苦瓜中含有一种或一种以上具有抗癌生活理性的蛋白质。苦瓜中的苦瓜苷和苦味素能增进食欲，健脾开胃；所含的生物碱类物质奎宁，有利尿活血、消炎退热、清心明目的功效，奎宁是一种能激活免疫细胞的活性蛋白，可将癌细胞或其他不正常的细胞杀掉。苦瓜汁含有某种蛋白成分，能加强巨噬细胞的能力，临床上对淋巴肉瘤和白血病有效；从苦瓜籽中提炼出的胰蛋白酶抑制剂，可以抑制癌细胞所分泌出来的蛋白酶，阻止恶性肿瘤生长。苦瓜的新鲜汁液，含有苦瓜苷和类似胰岛素的物质，具有良好的降血糖作用，是糖尿病患者的理想食品。中医认为：苦瓜性寒味苦，入心、肺、胃经，具有清暑解渴、降血压、降血脂、养颜美容、促进新陈代谢等功能。夏季应多食粗纤维食物如苦瓜、胡萝卜等，同时注意多饮水。

苦瓜的主要营养成分（每 100 g 可食部分含量）：热量 79 kJ；蛋白质 1 g，脂肪 0.1 g，碳水化合物 3.5 g，膳食纤维 1.4 g，水分 93.40 g，灰分 0.6 g；胡萝卜素 100 μg，维生素 A 17 μg，硫胺素 0.03 mg，核黄素 0.03 mg，烟酸 0.4 mg，维生素 C 56 mg，维生素 E 0.85 mg；钾（K）256 mg，钠（Na）2.5 mg，钙（Ca）14 mg，镁（Mg）18 mg，铁（Fe）0.7 mg，锰（Mn）0.16 g，锌（Zn）0.36 mg，铜（Cu）0.06 mg，磷（P）35 mg，硒（Se）0.36 μg。此外，其还含有降低血糖作用的苦瓜苷等。

特别提示

苦瓜中含草酸较多，应先开水焯一下，再做菜，以免和食物中的钙形成沉淀草酸钙，影响钙的吸收。不要为了减少苦味而将切好的苦瓜长时间泡水，养分容易流失；苦瓜籽有毒，食用时将苦瓜瓤带籽去掉但不要去皮。变黄的苦瓜不要食用。此外，苦瓜中含有奎宁，可能会导致流产，所以孕妇应忌食苦瓜。妇女经期亦不宜吃苦瓜。

3. 瓠瓜

瓠瓜又称瓠子、葫芦、扁蒲、腰舟，植物瓠瓜的果实，葫芦科葫芦属一年生蔓性草本，以幼嫩果实供食用，原产于印度和热带非洲。瓠瓜根系浅，侧根较发达，水平伸展。茎为蔓性，长可达 3～4 m，分枝性强。单叶，互生，叶片呈心形，上面有茸毛。雌雄同株异花。有时也产生两性花，但所结的果实常为畸形果，无食用价值。花白色，多在夜间以及阳光微弱的傍晚或清晨开放，故有别名"夜开花"。雄花多生在主蔓的中、下部，雌花则多生在主蔓的上部。侧蔓从第 1～2 节起就可着生雌花，故以侧蔓结果为主。瓠瓜能增强机体免疫功能。瓠瓜含有蛋白质及多种矿物质元素，有助于增强机体免疫功能。同时，瓠瓜中含有丰富的维生素 C，能提高机体抗病毒能力。从瓠瓜中分离出两种胰蛋白酶抑制剂，对胰蛋白酶有抑制作用，从而起到降糖的效果。胡萝卜素在瓠瓜中含量较多，食后可阻止人体致癌物质的合成，从而减少癌细胞的形成，降低人体癌症的发病率。中医认为：瓠瓜性平，味甘淡；入肺、脾、肾经；具有利水消肿，止渴除烦，通淋散结的功效；主治水肿腹水、烦热口渴、疮毒、黄疸、淋病、痈肿等病症。

瓠瓜的主要营养成分（每 100 g 可食部分含量）：蛋白质 0.6 g，脂肪 0.1 g，碳水化合物 3.1 g，膳食纤维 0.8 g；胡萝卜素 40 μg，硫胺素 0.02 mg，核黄素 0.03 mg，烟酸 0.4 mg，维生素 C 12 mg；钾（K）87 mg，钠（Na）0.6 mg，钙（Ca）16 mg，镁（Mg）7 mg，铁（Fe）0.4 mg，锌（Zn）0.14 mg，硒（Se）0.49 μg。

一般人群均可食用瓠瓜，特别适合免疫力低下、高血糖、癌症患者。脾胃虚寒泄泻者忌多食瓠瓜。

4. 笋瓜

笋瓜又称印度南瓜、玉瓜、北瓜、西葫芦等，葫芦科南瓜属，一年生蔓性草本植物笋瓜的果实，以获取嫩瓜或种子为栽培目的。笋瓜起源于秘鲁南部、南美洲的玻利维亚、智利及阿根廷等国，已传播到世界各地。中国的笋瓜可能由印度引入。其根系发达，主根入土深达 2 m 左右，生长迅速。茎为菱形。叶软有毛，圆形或心脏形，缺裂极浅或无，无白色斑点。雌雄花同株异花，异花授粉，虫媒花。花色鲜黄或黄色。花冠裂片柔软，向外下垂，萼片狭长，花蕾开放先端臧截形。果梗短，圆筒形，基部不膨大。果实表面平滑，成熟果实无香气，含糖量较少。种皮边缘色泽与中部同，种脐歪斜，种子较大。笋瓜的品种依皮色分为白皮、黄皮及花皮，按大小分为大笋瓜及小笋瓜。长江流域常用的品种有南京的大白皮笋瓜、小白皮笋瓜、大黄皮笋瓜，安徽的白笋瓜、黄皮笋瓜、花皮笋瓜，淮安的北瓜。笋瓜可调理肠胃，补中益气，用于脾胃虚弱症或肠胃有热所致的食欲不佳等。笋瓜中含有的葫芦巴碱和丙醇二酸，在人体内有助于糖分转化成脂肪，具有轻身减肥的作用。笋瓜具有润侯止喘的功效，对治疗支气管炎、哮喘等病症均有很好的效果。中医认为：笋瓜具有清热利尿、除烦止渴、润肺止咳、消肿散结的功能，可用于辅助治疗水肿腹胀、烦渴、疮毒以及肾炎、肝硬化腹水等症。笋瓜含有一种干扰素的诱生剂，可刺激机体产生干扰素，提高免疫力，发挥抗病毒和肿瘤的作用。笋瓜富含水分，有润泽肌肤的作用。

笋瓜的主要营养成分（每 100 g 可食部分含量）：热量 50 kJ；蛋白质 0.5 ~ 0.8 g，碳水化合物 2 ~ 3.9 g，膳食纤维 0.7 g，水分 94.4 ~ 96.7 g；维生素 A 17 μg，胡萝卜素 100 μg，硫胺素 0.04 mg，核黄素 0.02 mg，维生素 C 5 mg，维生素 E 0.29 mg；钾（K）96 mg，钙（Ca）14 mg，镁（Mg）7 mg，铁（Fe）0.6 mg，锰（Mn）0.05 g，锌（Zn）0.09 mg，铜（Cu）0.03 mg，磷（P）27 mg。

笋瓜适宜有头晕、乏力、易倦、耳鸣、眼花、皮肤黏膜及指甲等颜色苍白，以及体力活动后感觉气促、心悸等症状的人群。

5. 菜瓜

菜瓜称为生瓜、羊角瓜、蛇甜瓜，葫芦科甜瓜属甜瓜种中适于酱渍的变种，分布于中东、南亚及中国。果实棒状，浅绿色，表面光滑，常弯曲，长 30 ~ 100 cm，果肉致密，绿白。以嫩瓜加工腌制为主，可炒食，也可凉拌及生食，如华南的蛇形甜瓜、新疆的毛菜瓜、杭州青菜瓜。植物学特征、生物特性及栽培技术等均与薄皮甜瓜相近。菜瓜为葫芦科植物越瓜的果实，为一年生攀缘或匍匐状草本。茎有棱角，被有多数刺毛，叶互生，叶片为卵圆形或肾形，宽与长略相等。果肉质，长圆筒形，外皮光滑，有纵长线条，绿白色或淡绿色。果肉白色或淡绿色，汁多、质脆。其生于温热带，我国各地多有栽培，为一般大众蔬菜瓜果。菜瓜瓜肉清甜，是夏季极佳的消暑蔬菜。它含丰富的矿物质钙、磷、铁，还含糖、柠檬酸和少量的维生素 A 原、B 族维生素、维生素 C 等。在炎夏酷暑之季，最适宜用菜瓜凉拌食用。中医认为：菜瓜性寒、味甘，归肠、胃经；具有清热、利尿、解渴、除烦、涤胃、清暑、益气等功效；主治烦热口渴、小便不利、解酒毒、敷疮疔。

菜瓜的主要营养成分（每 100 g 可食部分含量）：热量 62.7 kJ；蛋白质 0.7 g，碳水化合物 2.9 g；胡萝卜素 0.02 mg，硫胺素 0.02 mg，核黄素 0.03 mg，烟酸 0.2 mg，维生素 C 6 mg；钙（Ca）24 mg，铁（Fe）0.2 mg，磷（P）11 mg。

特别提示

一般人都可食用。适宜夏天气候炎热、心烦气躁、闷热不舒、热病口干作渴、小便不利之人食用；菜瓜性寒，平素脾胃气虚、腹泻便溏、胃寒疼痛之人忌食生冷菜瓜；女子月经来潮期间和有寒性痛经者忌食生菜瓜。以嫩瓜加工腌制为主，也可炒食，不宜生食。

6. 白瓜

白瓜又称稍瓜、生瓜、越瓜、酥瓜等，属葫芦科，甜瓜的一个变种。白瓜外皮光滑，有纵长线条，汁多、质脆，可生吃也可做菜。白瓜为大众经常食用的蔬菜，有非常高的药用价值。中医认为：白瓜性寒，味甘；归胃、大肠经；具有利小便，解热毒之功效；闷热不舒时宜食，热病口干烦渴，小便不利者宜食。

白瓜的主要营养成分（每 100 g 可食部分含量）：热量 62.7 kJ；蛋白质 0.9 g，碳水化合物 1.7 g，膳食纤维 0.9 g；胡萝卜素 300 μg，维生素 A 96.2 μg，核黄素 0.04 mg，烟酸 0.1 mg，维生素 C 16 mg，维生素 E 0.2 mg；钾（K）70 mg，钠（Na）1 mg，镁（Mg）8 mg，铁（Fe）0.1 mg，锰（Mn）0.11 g，锌（Zn）0.04 mg，铜（Cu）0.01 mg，磷（P）11 mg，硒（Se）1.1 μg。

特别提示

白瓜性寒，脾胃气虚、腹泻便溏、胃寒疼痛者忌食生冷白瓜；女子月经来潮期间和寒性痛经者忌食生白瓜。

7. 木瓜

木瓜称榠楂、木李，木瓜树结出的果实，可食用也可药用，用途广泛。木瓜有两大类，蔷薇科木瓜（《本草纲目》明确记载的药用和食用）和热带水果木瓜或者番木瓜（于 17 世纪引进，《本草纲目》无记载），简称光皮木瓜与热带水果番木瓜。番木瓜是食用的，光皮木瓜是药用的。番木瓜主要产于云南、广西；光皮药用木瓜产于安徽、山东、河南等地。本草纲目记载：木瓜可种可接，可以枝压。其叶光而厚，其实如小瓜而有鼻。津润味不木者为木瓜。圆小于木瓜，味木而酢涩者为木桃。中医认为：木瓜甘平而温，具有清心润肺、健胃益脾，清暑消渴，疏肝化瘀等功效。有研究表明，木瓜对防治腿脚扭伤有较好的效果。木瓜富含胡萝卜素，维生素 A、维生素 C；有保护皮肤的功效，恢复皮肤弹性。因此，木瓜有助于除去黑头粉刺，消除无活力的皮肤弹性；有利于延缓衰老，对减肥很有帮助。木瓜的营养丰富，其内含有木瓜酶促进乳腺激素分泌，但不等于可以丰胸。木瓜色香味俱佳，有"岭南果王"之称。无论作水果之用还是煲汤，都是清心润肺佳品。木瓜果实味涩，水煮或浸渍糖液中供食用；入药有解酒、去痰、顺气、止痢之效。木瓜乳状汁液中含有的木瓜酵素 – 木瓜蛋白酶，其化学性质和胃蛋白酶类似，是一种高效的蛋白消化酶，可以消化相当于自身重量 35 ~ 100 倍的食物。一般人群均可食用。

木瓜的主要营养成分（每 100 g 可食部分含量）：热量 104.5 kJ；蛋白质 0.7 g，脂肪 0.1 g，碳水化合物 5.3 g；胡萝卜素 30 μg，硫胺素 0.02 mg，核黄素 0.04 mg，维生素 C 14 mg；钙（Ca）5.3 mg，铁（Fe）0.7 mg，磷（P）21 mg。此外，木瓜还含有番木瓜碱、木瓜蛋白酶、木瓜凝乳酶、番茄烃、维生素 B、维生素 C、维生素 E、糖分、蛋白质、脂肪、胡萝卜素、隐黄素、蝴蝶梅黄素、隐黄素环氧化物等。蔷薇科木瓜含齐敦果酸、木瓜酚、皂苷、苹果酸、酒石酸、柠檬酸、维生素 C、黄酮类、鞣质，种子含氢氰酸。

特别提示

①适宜食用木瓜的人群包括：慢性萎缩性胃炎患者、缺奶的产妇、风湿筋骨痛、跌打扭挫伤患者、消化不良、肥胖患者等。②不适宜食用木瓜的人群：孕妇、过敏体质人士。③治病多采用宣木瓜，也就是北方木瓜，又称皱皮木瓜的，不宜鲜食；食用木瓜是产于南方的番木瓜，可以生吃，也可作为蔬菜和肉类一起炖煮。

8. 瓢瓜

瓢瓜称葫芦，因老熟后外形可制成瓢而得名。其为葫芦科，一年生攀缘草本。全株苍绿色，被软毛，卷须分枝。叶互生，叶片心状卵圆形或肾状卵圆形，长宽各约 10 ~ 40 cm，稍有角裂或 3 浅裂，先端钝尖，边缘有短齿，基部心形，有长叶柄，顶端具腺齿 2 枚。全国大部分地区均有栽培，常被称作"夜开花"，幼嫩时可做菜。中医认为：葫芦瓜性寒，味甘，入肺、胃、肾经；具有清热利尿、除烦止渴、润肺止咳、消肿散结的功能；主治水肿腹水、烦热口渴、疮毒、黄疸、淋病、痈肿等病症；可用于辅助治疗水肿腹胀、烦热、口渴、黄疸、疮毒以及肾炎、肝硬化腹水等症。此外，其有润肌肤的优点，能抗病毒并防癌。瓢瓜含有蛋白质及多种矿物质，有助于增强机体免疫功能。同时，瓢瓜中含有丰富的维生素 C，能促进抗体的合成，提高机体抗病毒能力。从瓢瓜中能分离出两种胰蛋白酶抑制剂，对胰蛋白酶有抑制作用，从而起到降糖的效果。瓢瓜中胡萝卜素的含量较多，食后可阻止人体致癌物质的合成，从而减少癌细胞的形成，降低人体癌症的发病率，从而起到防癌抗癌的作用。一般人群均可食用。特别适合免疫力低下、高血糖、癌症患者多食。

瓢瓜的主要营养成分（每 100 g 可食部分含量）：热量 75.2 kJ；蛋白质 0.6 g，碳水化合物 3.8 g，膳食纤维 1.4 g；胡萝卜素 70 μg，硫胺素 0.03 mg，核黄素 0.04 mg，烟酸 1.0 mg，维生素 C 27 mg；钙（Ca）31 mg，铁（Fe）0.6 mg，磷（P）31 mg。

特别提示

食用瓢瓜时，需注意以下问题：①瓢瓜栽培时因土壤或光照等原因，可能含有醣苷结构化合物，食后容易中毒，烹饪前可舔尝，如有苦味，应弃而不用。②瓢瓜的食用法有炒、烩、做汤、制馅等，如辣炒葫芦条、葫芦烧肉块、葫芦汤等。③烹调时不宜煮太烂，否则营养损失多。④苦瓢瓜因含有过量的葫芦苷等苦素有毒物质，食后易出现呕吐、腹泻和痉挛等症状，应在烹饪之前先尝后再决定是否弃之不要。

9. 南瓜

南瓜又称倭瓜、番瓜、麦瓜、饭瓜等，葫芦科南瓜属一年生蔓生草本植物的果实。南瓜很早就传入我国，已在全国广泛种植和食用。其根系发达，在匍匐茎节上，常发生不定根，可深入土中起固定和吸收水分与营养的作用。叶柄粗壮，被短刚毛。叶片宽卵形或卵圆形，质稍柔软，上面密被黄白色刚毛和茸毛，常有白斑，叶脉隆起。雌雄同株。南瓜果实有圆、扁圆、长圆、纺锤形或葫芦形，先端多凹陷，表面光滑或有瘤状突起和纵沟，成熟后有白霜。种皮灰白色或茶褐色，边缘明显粗糙。南瓜含有淀粉、蛋白质、胡萝卜素、维生素 B、维生素 C 和钙、磷等成分，营养丰富，胡萝卜素和维生素 C，可以健脾，预防胃炎，防治夜盲症，护肝，使皮肤变得细嫩，并有中和致癌物质的作用。南瓜等黄色果蔬还富含维生素 A 和 D；维生素 A 能保护胃肠黏膜，防止胃炎、胃溃疡等疾患发生；维生素 D 有促进钙、磷两种矿物元素吸收的作用，进而收到壮骨强筋之功，对于儿童佝偻病、青少年近视、中老年骨质疏松症等常见病有一定预防之效。食南瓜子还有缓解前列腺肥大（南瓜子可治前列腺肥大）症状、预防前列腺癌、防治动脉硬化与胃粘膜溃疡、化结石作用。南瓜分泌的汁可以促进肠胃蠕动，帮助食物消化，同时其中的果胶可以让人免受粗糙食品的刺激，有保护我们的胃肠道黏膜和减肥的作用。因为南瓜可以消除致癌物质亚硝酸的突变作用，故其可以使肝、肾功能得到恢复以及再生的能力。南瓜中还有一种名为"钴"的微量元素，食用后有补血作用。钴是胰岛细胞合成胰岛素的必需元素。南瓜中钴含量丰富，在各类蔬菜中居首位。常吃南瓜，有助于胰岛素水平的调节，降低血糖，从而预防糖尿病。南瓜含有丰富的维生素 A、B、C 及矿物质，还含有人体必需的 8 种氨基酸和儿童必需的组氨酸、可溶性纤维、叶黄素和磷、钾、钙、镁、锌、硅等矿物质元素。近代营养学和医学研究结果表明，多食南瓜可有效防治高血压、糖尿病及肝脏病变，提高人体免疫能力。南瓜中含有丰富的锌，参与人体内核酸、蛋白质的合成，是肾上腺皮质激素固有成分，为人体生长发育的重要物质。中医认为：南瓜性温，味甘、无毒；入脾、胃二经；有润肺益气、化痰排脓、驱虫解毒、疗肺痈便秘、滋润毛囊壁、美容抗痘等功效。主治久病气虚、脾胃虚弱、气短倦怠、便溏、糖尿病、蛔虫等病症。

南瓜的主要营养成分（每 100 g 可食部分含量）：热量 92.05 kJ；蛋白质 0.7 g，脂肪 0.1 g，碳水化合物 4.5 g，膳食纤维 0.8 g；维生素 A 148 mg，胡萝卜素 890 μg，硫胺素 0.03 mg，核黄素 0.04 mg，烟酸 0.4 mg，维生素 C 8 mg，维生素 E 0.36 mg，泛酸 0.5 mg，叶酸 80 mg；钾（K）287 mg，钠（Na）0.8 mg，钙（Ca）14 mg，镁（Mg）8 mg，铁（Fe）0.4 mg，锌（Zn）0.14 mg，铜（Cu）0.03 mg，磷（P）24 mg。

特别提示

南瓜多吃会助长湿热，尤其皮肤患有疮毒易风痒、黄疸和脚气病患者皆不宜多量食用。糖尿病患者应优先选择嫩南瓜。如果想用南瓜当主食，每天不要超过一顿主食的量。

10. 丝瓜

丝瓜又称水瓜、天丝瓜、绵瓜、布瓜、天吊瓜、纯阳瓜、天络丝等，为葫芦科攀缘草本植物丝瓜的果实。其根系强大，茎蔓性，五棱，绿色，主蔓和侧蔓生长都繁茂，茎节具分枝卷须，易生不定根。单叶互生，有长柄，叶片掌状心脏形，边缘有波状浅齿，两面均光滑无毛。叶柄粗糙，具有不明显的沟，近无毛。雌雄同株，雄花为总状花序，先开，雌花单生，有长柄，花冠黄色。瓠果长圆柱形，下垂。丝瓜营养丰富，药用价值很高，全身都可入药。含蛋白质、脂肪、碳水化合物、钙、磷、铁及维生素 B_1、维生素 C，还含有皂苷、植物黏液、木糖胶、丝瓜苦味质、瓜氨酸等。根、藤、叶均有止咳祛痰、活血通络及抵抗细菌的作用。鲜丝瓜的叶可擦治顽癣；其花微苦、寒，可清热解毒，用于肺热咳、咽痛鼻炎、痔疮等的辅助治疗；瓜子有清热化痰、润燥、解毒作用；丝络类似人的经络，可引导人体经络，使之通畅，气血通顺，调节月经。丝瓜也是美容佳品。中医认为：丝瓜性味甘平，无毒；有清热化痰、安胎、引乳、通络凉血、解毒、消炎杀虫的作用，可以解暑祛风，并具有消雀斑去除皱纹等美容的功效。

丝瓜的主要营养成分（每 100 g 可食部分含量）：热量 87.86 kJ；蛋白质 1 g，脂肪 0.2 g，碳水化合物 4.2 g，膳食纤维 0.6 g，维生素 A 15 μg，胡萝卜素 90 μg，硫胺素 0.02 mg，核黄素 0.04 mg，烟酸 0.4 mg，维生素 C 5 mg，维生素 E 0.22 mg，泛酸 0.2 mg，叶酸 92 μg；钾（K）115 mg，钠（Na）2.6 mg，钙（Ca）14 mg，镁（Mg）11 mg，铁（Fe）0.4 mg，锰（Mn）0.06 g，锌（Zn）0.21 mg，铜（Cu）0.06 mg，磷（P）29 mg。

丝瓜性寒滑，多吃易泄泻。丝瓜不宜生吃。丝瓜汁水丰富，宜现切现做，以免营养成分随汁水流走。烹制丝瓜时应注意尽量保持清淡，油要少用，可勾稀芡，用味精或胡椒粉提味，这样才能显示丝瓜香嫩爽口的特点。

11. 冬瓜

冬瓜又称别名白瓜、枕瓜、白冬瓜、濮瓜、大冬瓜，被子植物门、双子叶植物纲葫芦目葫芦科冬瓜属一年生草本植物的果实。冬瓜根系强大，须根发达。茎蔓生，五棱，绿色，密被茸毛。茎上有卷须，能爬蔓，叶子大，开黄花。果实为瓠果。冬瓜营养价值高，不含脂肪，碳水化合物含量少，热量低，属清淡性食物，在增进形体健美方面有重要作用。冬瓜中含有多种维生素和人体必需的矿物质元素，可调节人体代谢平衡。冬瓜有抗衰老和养颜的作用，常食之可使皮肤洁白如玉，润泽光滑。冬瓜是减肥佳品，可养胃生津，所含有一种叫作丙醇二酸的物质，能有效地抑制糖类转化为脂肪，促使体内淀粉糖转化为热量。冬瓜的皮、肉、瓤、藤、叶皆可入药，其皮可利尿消肿；其瓤可生津止渴，清热解毒，治糖尿病效果甚佳，也可用于治疗夏天的热疮肿毒；其叶可清热解毒，治疟，泄泻，恶疮；其藤洗净捣烂外敷，可治水火烫伤、痔疮、脱肛等症。中医认为：冬瓜性寒而味甘，有利尿消肿、清热解毒、清胃降火及消炎之功效；对于动脉硬化、冠心病、高血压、水肿腹胀等疾病有良好的辅助治疗作用。

冬瓜的主要营养成分（每100 g可食部分含量）：热量46 kJ；蛋白质0.4 g，脂肪0.2 g，碳水化合物1.9 g，膳食纤维0.7 g；维生素A 13 μg，胡萝卜素10 μg，硫胺素0.01 mg，核黄素0.2 mg，烟酸0.3 mg，维生素C 18 mg，维生素E 0.08 mg，泛酸0.21 mg，叶酸26 μg；钾（K）136 mg，钠（Na）1.8 mg，钙（Ca）19 mg，镁（Mg）8 mg，铁（Fe）0.2 mg，锰（Mn）0.03 g，锌（Zn）0.97 mg，铜（Cu）0.07 mg，磷（P）13 mg，硒（Se）0.3 μg。

食用时带皮煮汤效果更好。因冬瓜性寒，故久病及阳虚肢冷者忌食；脾胃虚寒易泄泻者宜少食。

12. 佛手瓜

佛手瓜又称隼人瓜、安南瓜、寿瓜、梨瓜、棒瓜、瓦瓜、佛掌瓜、合掌瓜、拳头瓜、香橼瓜、肴梨、菜肴梨、香芋瓜、土儿瓜、虎儿瓜、洋丝瓜、福寿瓜、天地瓜、万年瓜等，为葫芦科佛手瓜属植物的果实。其原产于墨西哥、中美洲和西印度群岛，1915年传入中国，在中国江南一带都有种植，以云南、浙江、福建、广东、台湾最多，清脆，含有丰富营养。佛手瓜既可做菜，又能当水果生吃，加上瓜形如两掌合十，有佛教祝福之意，深受人们喜爱，主要食用果实，另外其嫩蔓及根茎也可食用。其嫩瓜清脆多汁，味美可口。据测定分析，它富含维生素、氨基酸及矿物质元素。佛手瓜的糖类和脂肪含量较低，蛋白质和粗纤维含量较高，高蛋白、低脂肪、低热量是其特性，具有良好的保健价值，可预防心血管方面的疾病。佛手瓜含有丰富的氨基酸，且种类齐全，配比合理，并且在其所含的各种氨基酸中谷氨酸含量最高。谷氨酸具有健脑作用，能促进脑细胞的呼吸，有利于脑组织中氨的排除，有防癫痫、降血压等作用。谷氨酸与钠离子结合形成谷氨酸钠（味精主要成分），所以其味道鲜美。佛手瓜还含有丰富的矿物质元素，如钾、钠、钙、镁、锌、磷、铁、锰、铜等。其含钙量比黄瓜、冬瓜、西葫芦高 2 倍，含铁量是南瓜的 4 倍，黄瓜的 12 倍。钙、铁对人体健康的作用，已普遍被人们所重视。尤为可贵的是佛手瓜含钾量特别高，每 100 g 鲜瓜含钾 340.4 mg，是其他蔬菜无法相比的。钾是人体生理活性十分活跃的离子，能利尿排钠、扩张血管、降低血压。此外，佛手瓜含锌量亦较高。锌对人的智力发育、减缓老年人视力衰退等有明显作用，对因缺锌引起的儿童智力发育不良，男女不育症，尤其对男性性功能衰退等有一定疗效。因此，佛手瓜有 "保健蔬菜" 之称。中医认为：佛手瓜性凉味甘，归肺、胃、脾经；具有祛风解热、健脾开胃、理气和中等功效；主治风热犯肺、头痛、咽干、咳嗽、脾胃湿热诸证。

佛手瓜的主要营养成分（每 100 g 可食部分含量）：蛋白质 0.9 ~ 1.2 g，碳水化合物 2.6 ~ 7.7 g，水分 90 ~ 92 g；胡萝卜素 20 μg，核黄素 0.1 mg，烟酸 0.4 mg，维生素 C 12 ~ 22 mg；钾（K）340.4 mg，钠（Na）10 mg，钙（Ca）500 mg，镁（Mg）7 mg，铁（Fe）40 mg，锌（Zn）8.35 μg，铜（Cu）0.03 mg，磷（P）320 mg，硒（Se）2.3 μg。此外，佛手瓜还含有叶酸、泛酸、烟酸等营养物质。

第六节　茄果类

1. 茄子

茄子又称昆仑瓜、矮瓜，俗称落苏，茄科一年生草本植物（在热带为多年生灌木）的果实。其外观呈圆形、扁圆形、卵形或长条形，紫、绿或白色。茄子原产于印度，在中国普遍栽培，是为数不多的紫色蔬菜之一。茄子不仅味美价廉，而且营养丰富。茄子皮中含有丰富的维生素 E 和烟碱，是许多蔬菜望尘莫及的。紫茄子中富含维生素 P，可增强人体细胞间的黏着力，增强微细血管的韧性，并可软化微细血管，防止小血管出血、硬化和破裂，对高血压、动脉硬化、咯血、紫癜（皮下出血、瘀血）及坏血病均有一定防治作用。中医认为：茄子性凉，味甘；归胃、肠经。茄子属凉性食物，夏天食用有助于清热解暑，对于容易长痱子、生痤疮的患者尤为适用。

茄子的主要营养成分（每100 g可食部分含量）：热量87.8 kJ；蛋白质1.1 g，脂肪0.2 g，碳水化合物3.6 g，膳食纤维1.3 g；维生素A 63 μg，胡萝卜素50 μg，硫胺素0.02 mg，核黄素0.04 mg，烟酸0.6 mg，泛酸0.6 mg，维生素B$_6$ 0.06 mg，叶酸19 mg，维生素C 8 mg，维生素E 1.13 mg；钾（K）142 mg，钠（Na）11.3 mg，钙（Ca）32 mg，镁（Mg）13 mg，铁（Fe）0.5 mg，锌（Zn）0.23 mg，铜（Cu）0.1 mg，磷（P）19 mg，硒（Se）0.48 μg；胡萝卜素0.05 mg，维生素B$_5$ 0.6 mg，维生素B$_9$ 19 mg。

特别提示

食用茄子时，有以下注意事项：①烹调茄子时不用大火油炸，降低温度，减少吸油量，就可以较好地保留茄子的营养成分。②炒茄子时适量加些醋或与西红柿共炒，则有利于保留其中的维生素C和多酚类物质。③油炸茄子会使其中的维生素P大量损失，若挂糊上浆后再炸就可减少这种损失。

2. 番茄

番茄又称西红柿、洋柿子，为一年生草本植物番茄的果实。浆果，外观呈球形或扁圆形，有红、黄、绿、紫等色。其颜色鲜艳，柔软多汁，营养丰富，既可做菜，又可当水果。番茄可生吃，又可熟食，还可加工成番茄酱、番茄汁等制品。中医认为：番茄性微寒，味甘、酸，归心、肺、胃经；具有润肺生津、健胃消食、养阴凉血、增进食欲的功效。番茄中含有一种对心血管有很好保护作用的物质——番茄红素。它是一种很强的抗氧化剂，能消除自由基，保护细胞，增强免疫力，阻止癌变进程，并减少心脏病的发作。黄色番茄中番茄红素含量很少，仅为0.3 mg/100 g，红色的含量较高，一般为2～3 mg/100 g，最高可达20 mg/100 g。一般来说，番茄颜色越红，其含量越高。未成熟的青色番茄含量较低。番茄中的谷胱甘肽是一种很好的抗癌、抗衰老物质，经常食用可有效减少患癌症的概率。它还可以抑制黑色素的形成，有利于沉着的色素减退或消失，因而具有美容的作用。番茄中富含的烟酸（维生素B$_3$）能有效维持胃液的正常分泌，还可促进红细胞的形成，有利于保护心管壁的弹性。番茄中的维生素C能降低毛细血管的通透性，防止其破裂，有效预防血管硬化。

番茄的主要营养成分（每100 g可食部分含量）：热量62.7 kJ；蛋白质0.9 g，脂肪0.2 g，碳水化合物3.54 g，膳食纤维0.5 g；维生素A 92 μg，胡萝卜素370 μg，硫胺素0.03 mg，核黄素0.03 mg，烟酸0.6 mg，泛酸0.17 mg，维生素B$_6$（吡哆素）0.06 mg，叶酸22 mg，维生素C 8 mg，维生素E 0.57 mg，维生素K 0.6 mg；钾（K）191 mg，钠（Na）5 mg，钙（Ca）10 mg，镁（Mg）9 mg，铁（Fe）0.8 mg，锌（Zn）0.13 mg，铜（Cu）0.06 mg，磷（P）24 mg，硒（Se）0.15 μg。

①未成熟的西红柿不宜食用。②患急性肠胃炎、急性细菌性痢疾的患者不宜食用。③脾胃虚寒者不宜多食。④用西红柿做菜时应盖严锅盖，并适量加点醋，可保护西红柿中的番茄红素不被氧气破坏。

3. 青椒

青椒又称灯笼椒、柿子椒、甜椒、大椒、菜椒，为茄科辣椒属多年生或一年生草本植物的果实，和红色辣椒通称为辣椒。根系发达，再生力较强，茎直立。基部木质化，较坚韧。分支少，单叶互生，全缘，卵圆形，先端渐尖，叶面光滑。花小，白色或绿白花。由于它青葱优美，有各种变异品种，有黄色、绿色、红色等。青椒果实大，辣味淡，甚至不辣，果肉极厚，含水分多，一般作蔬菜用而不作调味品用。青椒果肉厚而脆嫩，维生素C含量丰富，比番茄的多几倍。其所含的维生素C和维生素K，可以防治坏血病，对牙龈出血、贫血和血管脆弱有辅助治疗作用。青椒的有效成分辣椒素是一种抗氧化物质，它可阻止有关细胞的新陈代谢，从而终止细胞组织的癌变过程，降低癌症细胞的发生率，还能够促进脂肪的新陈代谢，防止体内脂肪积存，有利于降脂减肥防病。辛味青椒强烈的香辣味能刺激唾液和胃液的分泌，增加食欲，促进肠道蠕动，帮助消化，防止便秘。中医认为：辣椒味辛，性热；入心、脾经；有温中散寒、开胃消食的功效；主治寒滞腹痛、呕吐、泻痢、冻疮、脾胃虚寒、伤风感冒等症。青椒能增强人的体力，缓解因工作、生活压力造成的疲劳。它还可以防治坏血病，对牙龈出血、贫血、血管脆弱有辅助治疗作用。一般人吃了带有辛味的青椒之后，都会感到心跳动加速、皮肤血管扩张，令人觉得热乎乎的，所以中医对它的看法和辣椒一样，有温中下气、散寒除湿的说法。

青椒的主要营养成分（每100 g可食部分含量）：热量133.89 kJ；蛋白质1.3 g，脂肪0.4 g，碳水化合物8.9 g，膳食纤维3.2 g；维生素A 232 μg，胡萝卜素1.39 mg，硫胺素0.03 mg，核黄素0.02 mg，烟酸0.8 mg，泛酸0.3 mg，叶酸0.26 μg，维生素C 144 mg，维生素E 0.44 mg；钾（K）222 mg，钠（Na）2.6 mg，钙（Ca）37 mg，镁（Mg）16 mg，铁（Fe）1.4 mg，锰（Mn）0.18 g，锌（Zn）0.3 mg，铜（Cu）0.11 mg，磷（P）95 mg，硒（Se）1.9 μg。

青椒与黄瓜同食，会影响人体对维生素C的吸收，降低其营养价值。青椒与苦瓜同食，可以使人体吸收的营养更全面，而且还有美容养颜、瘦身健体的效果。青椒与蕹菜同食，有降低血压、止痛消炎的作用。青椒与肉类同食，可以促进人体对营养的消化和吸收。青椒与鳝鱼同食，不但开胃爽口，还可以降低血糖。痔疮、溃疡、食道炎、咳喘、咽喉肿痛患者应少食。青椒宜生吃，以保留其更多的营养成分。

4. 辣椒

辣椒又称秦椒、番椒、海椒，俗称辣子，茄科，一年生（在热带为多年生）草本植物辣椒的果实。浆果，未熟时为绿色，成熟后一般为红色或橙黄色。其原产于中美洲热带地区。15 世纪哥伦布发现美洲大陆后把当地的辣椒带回欧洲，之后传到世界其他地方。中国于明代传入，现已普遍栽培。辣椒既可鲜食，又可晒干了再食用；既可单独做菜，又是一种重要的调味品。辣椒的品种很多，是一种颇受人们喜爱的大众菜。辣椒营养丰富，含有蛋白质、脂肪、碳水化合物、多种维生素和矿物质元素。中医认为：辣椒性热，味辛；归心、脾经；具有温中散寒、开胃消食、增进食欲、减肥美容等功效；可以辅助治疗咳嗽、感冒等症。现代营养学和现代医学研究结果显示：辣椒作为调味品，不仅可以改善菜肴的风味，增进食欲，而且还可为人体提供多种必需的营养素。同时，辣椒还有一定的食疗价值。辣椒中丰富的维生素 C 可以降低胆固醇，有助于防治心脏病和冠状动脉硬化；辣椒可以加速血液循环，对改善怕冷、冻伤、血管痉挛性头痛等病症有益；辣椒可以促进人体激素的分泌；有一定的护肤美容功效；华盛顿大学的一项研究发现，辣椒可降低帕金森病发生的风险。

辣椒的主要营养成分（每 100 g 可食部分含量）：热量 121.1 kJ；蛋白质 2 g，脂肪 0.5 g，碳水化合物 4.2 g，膳食纤维 2.3 g；维生素 A 23 μg，胡萝卜素 730 μg，硫胺素 0.04 mg，核黄素 0.03 mg，烟酸 0.03 mg，泛酸 3.7 mg，维生素 B_6（吡哆素）1 mg，叶酸 41 μg，维生素 C 62 mg，维生素 E 185 mg，维生素 K 27 μg；钾（K）300 mg，钠（Na）2.1 mg，钙（Ca）11 mg，镁（Mg）15 mg，铁（Fe）0.6 mg，锌（Zn）0.1 mg，铜（Cu）0.11 mg，磷（P）36 mg，硒（Se）0.62 μg。

特别提示

①辣椒是大辛之品，阴虚火旺者，高血压及肺结核、便秘、痔疮患者应慎食。②手脚容易发凉、贫血的人可适当多食辣椒，但患有胃溃疡、食道炎、结肠炎的人应少食。③吃辣椒时可佐以甜和酸的食物，甜能遮盖辣味，酸能中和碱性的辣椒素；还可以滋阴、降燥、泻热的食物来搭配，如苦瓜、黄瓜、丝瓜、鸭肉、鲫鱼等。

5. 朝天椒

朝天椒又名小辣椒、望天椒，为辣椒变种，属茄科辣椒属多年生半木质性植物，常作一年生栽培；其株高 30 ~ 60 cm，分枝多、茎直立、单叶互生；花白色，开花期 5 ~ 7 月，果实簇生于枝端，风味同青椒。全草入药，根茎性温、味甘，能祛风散寒，舒筋活络并有杀虫、止痒功效。我国南北均有栽培，群众中常作为盆景栽培。在众多辣椒之中，唯遵义朝天椒最为著名。朝天椒是对椒果朝天（朝上或斜朝上）生长这一类群辣椒的统称，是按果实着生状态分类的，包括植物分类学上辣椒栽培种 5 个变种中的 4 个变种，包括：簇生椒、圆锥椒（小果型）、长辣椒（短指形）、樱桃椒。朝天椒椒果均较小，因而又称为小辣椒。朝天椒的特点是椒果小、辣度高、易干制，与羊角椒、线椒构成我国三大干椒品种系列。在全国干椒栽培面积中，朝天椒已跃居首位。朝天椒所含辣椒素可刺激大脑释放内啡肽，缓解疼痛感，可加快新陈代谢，令人保持身材苗条；还可降低胆固醇、低密度脂蛋白、甘油三酸酯含量，促进血液循环，预防心脏病和中风等病症。此外，朝天椒内含有辣椒碱及粗纤维，能刺激唾液及胃液分泌，能健脾胃，促进食欲，祛除胃寒病；对预防感冒、动脉硬化、夜盲症和坏血病有显著作用。朝天椒的营养价值主要有：①减肥。辣椒素可刺激大脑释放内啡肽，缓解疼痛感可加快新陈代谢，令人保持身材苗条。②祛压降脂。可降低胆固醇、低密度脂蛋白、甘油三酸酯含量，促进血液循环，预防心脏病和中风等病症。③健脾消食。朝天椒内含有辣椒碱及粗纤维，能刺激唾液及胃液分泌，能健脾胃，促进食欲。④其他功效。朝天椒祛除胃寒病，并对预防感冒、动脉硬化、夜盲症和坏血病有显著作用。

朝天椒的主要营养成分（每100 g可食部分含量）：热量212 kJ；蛋白质1.5 g，脂肪1.2 g，碳水化合物52.7 g，膳食纤维41.7 g；硫胺素0.53 mg，核黄素0.16 mg，烟酸1.2 mg，维生素E 8.76 mg；钾（K）1.85 mg，钠（Na）4 mg，钙（Ca）12 mg，镁（Mg）131 mg，铁（Fe）6 mg，锰（Mn）11.7 mg，锌（Zn）8.21 mg，铜（Cu）0.61 mg，磷（P）298 mg。

特别提示

患有肺结核、支气管扩张、咽喉炎、甲状腺功能亢进、溃疡病、食管炎、红斑狼疮、牙痛、干燥综合征、高血压病、癌症、目赤肿痛、口疮、更年期综合征等及表现出"阴虚火旺"的病症者不宜食用。此外，朝天椒容易诱发痔疮和疮疖等炎症，故患有痔疾和疖肿者不宜食用。

6. 香瓜茄

香瓜茄又名人参果、香艳茄、香瓜梨、香艳梨、香艳杧果、金参果、长寿果、紫香茄等。其原产于南美洲安第斯山北麓，是一种茄科多年生蔬菜、水果兼观赏型草本植物。我国于20世纪80年代引入，经有关科研院（所）的试种研究，先后在各地示范种植，已取得一定成绩。香瓜茄株高60～50 cm，茎基部木质化，茎节上易发生不定根。基部叶椭圆形，上部叶形如番茄，叶片生有绒毛。浆果，卵圆形或圆锥形，成熟时果皮淡黄色，有些品种有紫色的条形斑纹，果肉浅乳黄色。种子浅黄色，似茄子种子，使用年限为2年。香瓜茄不耐寒，也不耐高温。植株生长的适温为白天20～25℃，夜间8～15℃。坐果适温为20℃，温度高于25℃或低于10℃时易落花落果，0℃时易发生冻害。果实成熟时期要求光照充足，否则成熟期延长，果实香味淡。香瓜茄喜弱酸或中性土壤。香瓜茄中的钼可以控制癌细胞分裂，钴可以预防心血管栓塞。其成熟果实芳香多汁，具有香瓜与茄子的味道。香瓜茄的含糖量低，可以生食，未成熟的果实可以凉拌或炒食。"茄瓜一人参果"可食率达 95% 以上，具有低糖、高蛋白和富含多种维生素、氨基酸以及微量元素的特点。

香瓜茄的主要营养成分（每 100 g 可食部分含量）：热量 71 kJ；蛋白质 1.9 g，脂肪 0.1 g，碳水化合物 3.1 g，膳食纤维 1.4 g，胡萝卜素 900 μg，硫胺素 0.25 mg，核黄素 20.7 mg，维生素 C 130 mg；钾（K）100 mg，钠（Na）7.1 mg，钙（Ca）13 mg，镁（Mg）11 mg，铁（Fe）0.2 mg，磷（P）7.0 mg。此外，香瓜茄中总氨基酸达 1818 mg，必需氨基酸 253 mg，均远比黄瓜、番茄、梨与苹果高；特别是其微量元素硒的含量分别是黄瓜、番茄、梨、苹果的 8.8、22、12、111 倍。

7. 圣女果

圣女果又称小西红柿、樱桃番茄、小柿子，为一年生草本植物，属茄科番茄属。圣女果根系发达，再生能力强，侧根发生多，大部分在土表 30 cm 的土层内。植株生长强健，有茎蔓自封顶的，品种较少；有无限生长的，株高 2 m 以上。圣女果叶为奇数羽状复叶，小叶多而细。果实鲜艳，有红、黄、绿等果色，单果重一般为 10 ~ 30 g，果实以圆球形为主；种子比普通番茄小，心形。密被茸毛，千粒重 1.2 ~ 1.5 kg。果实直径约 1 ~ 3 cm，鲜红色。圣女果的营养价值优于普通番茄的成分，其维生素含量是普通番茄的 1.7 倍。圣女果中含有谷光甘汰和番茄红素等特殊物质。这些物质可促进人体的生长发育，特别可促进小儿的生长发育，并且可增加人体抵抗力，延缓人的衰老。另外，番茄红素可保护人体不受香烟和汽车废气中致癌毒素的侵害，并可提高人体的防晒功能。近些年来，国外科学家发现，番茄制品中的番茄红素不但可防癌、抗癌，特别是可防前列腺癌，而且还可治疗前列腺癌。中医认为：圣女果具有生津止渴、健胃消食、清热解毒、凉血平肝，补血养血和增进食欲的功效；可治口渴，食欲不振等症。

圣女果的主要营养成分（每 100 g 可食部分含量）：热量 62.7 kJ；蛋白质 0.9 g，脂肪 0.2 g，碳水化合物 3.54 g，膳食纤维 0.5 g；维生素 A 92 μg，胡萝卜素 370 μg，硫胺素 0.03 mg，核黄素 0.03 mg，烟酸 0.6 mg，泛酸 0.17 mg，维生素 B_6 0.06 mg，叶酸 22 mg，维生素 C 8 mg，维生素 E 0.57 mg，维生素 K 0.6 mg；钾（K）191 mg，钠（Na）5 mg，钙（Ca）10 mg，镁（Mg）9 mg，铁（Fe）0.8 mg，锌（Zn）0.13 mg，铜（Cu）0.06 mg，磷（P）24 mg，硒（Se）0.15 μg。

8. 酸浆果

酸浆果又名洋菇娘、东北姑娘、锦灯笼、挂金灯、灯笼草、洛神珠、泡泡草等，北方称为菇莪儿、菇莪、姑娘儿，为茄科多年生草本植物。现有野生和人工栽培两种，可做水果生食或煮熟食用。原生植物酸浆为多年生草本，基部常匍匐生根。茎高约 40 ~ 80 cm，基部略带木质，分枝稀疏或不分枝，茎节不甚膨大，常被有柔毛，尤其以幼嫩部分较密。

叶长卵形至阔卵形、有时菱状卵形，顶端渐尖，基部不对称狭楔形、下延至叶柄，全缘而波状或者有粗牙齿、有时每边具少数不等大的三角形大牙齿，两面被有柔毛，花梗长6~16 mm，开花时直立，后来向下弯曲，密生柔毛而果时也不脱落；花萼阔钟状，长约6 mm，密生柔毛，萼齿三角形，边缘有硬毛；花冠辐状，白色，直径15~20 mm。果梗长约2~3，多少被宿存柔毛；浆果球状，橙红色，直径10~15 mm，柔软多汁。花期5~9月，果期6~10月。果实是珍稀新型水果，酸浆果实成熟后呈青黄色，果实味道香味浓郁，甜美清香，酸甜可口，口感清脆、回味爽甜，特别是霜后采收，口味更是鲜美宜人，是营养较丰富的水果蔬菜，是南北方人休闲时间乐于品尝的珍贵果品之一。经现代科学检测，酸浆果含有丰富的酸浆醇AB、酸浆果红素、生物碱、枸橼酸、胡萝卜素、酸浆果黄质、禾本甾醇、钝叶醇、环木菠萝烯醇、羊毛脂-8-3B-醇等，这些都是人类生长中不可多得的营养。酸浆果富含维生素C，对治疗再生障碍性贫血有一定疗效。

经中国人民解放军卫生检测中心化验提示，酸浆果含有十八种氨基酸和锌、硒、硅、锂、锗等二十一种微量元素和矿物质，还含有维生素A、B、C、D、E等八种维生素及胡萝卜素。其还含有不饱和脂肪酸，亚麻酸和百分之七十二的亚油酸，有大量的纤维素。酸浆果实中含有人体需要的多种营养成分，其中钙的含量是西红柿的73.1倍、胡萝卜的13.8倍，丰富的维生素C，其含量是西红柿的6.4倍、胡萝卜的5.4倍。果实含有6%~10%的干物质，其中糖（蔗糖、果糖和葡萄糖）的含量高达40%~50%，还有7%~12%酒石酸、2.5%~2.8%单宁酸、5%~9.22%果胶和7%~28%的维生素C。酸浆果性味苦寒，归肺经；酸浆果实具有清热解毒，消炎、利咽、化痰、镇咳、利尿、降压、强心、抑菌之功效；主治急性扁桃体炎、咽痛、音哑、痰热咳嗽，小便不利和水肿等病，外治天泡疮，湿疹。酸浆果全草均可入药，花萼可作定喘药；全株还可配制杀虫剂；用其与茶同饮能明目清脑、稳定血压、降低血脂，久服无头晕之忧，而且长期服用没有副作用、不产生依赖感。酸浆果的观赏价值也不容小小觑：酸浆成熟时挂满枝头，如同一串串灯笼，别具特色；植株清秀淡雅，盆栽于室内显得生机盎然，也能衬托出主人的高雅情致；花后逐渐扩大成灯笼状包裹果实，成熟时宛若一只只的灯笼吊挂在整株之上，又像是一顶顶喜庆的纬缦神奇地挂在树上。撕开纬缦，一个小小的"姑娘"安坐其中，恰如等待新郎归房的闲淑新娘，这位可爱的"新娘"就是酸浆果。酸浆果实呈球形，未成熟时，"纬缦"和"新娘"均为绿色。

酸浆果的主要营养成分（每100 g可食部分含量）：维生素E 2.20 mg；镁（Mg）11.42 mg，铁（Fe）0.627 mg，锰（Mn）0.113 g，锌（Zn）0.24 mg，铜（Cu）0.119 mg，磷（P）45.58 mg。此外，酸浆果还含有丰富的蛋白质、脂肪、碳水化合碳水化合物及多种维生素、酸浆果红素和矿物质等营养素。

第七节　葱姜蒜类

1. 大葱

大葱又称四季葱、和事菜，百合料，多年生草本植物葱的茎和叶。其原产于西伯利亚，中国栽培历史悠久。葱耐寒抗热，四季均可生长上市。在中国主要产于山东、河南、河北等省。根据葱的长短分为大葱和小葱（香葱）两类。大葱北方栽培较多，多用于煎炒烹炸；小葱南方栽培较多，多用生食或凉拌。大葱是大众喜爱并用得最多的调味品之一。古人云："八珍之奇，五味之异，非葱莫能达其美。"中国还有一句俗话："无葱不炒菜。"大葱能调和百味，故有"和事草"之美称。现代营养学认为：葱营养丰富，主要含有蛋白质、脂肪、碳水化合物、大蒜辣素、多种维生素和矿物质之素等。中医认为：葱性温，味辛；归肺、胃经。大葱不仅是重要的调味品，而且是一味重要的药材。葱全身都是药。其叶利五脏，消水肿；其茎（葱白）可通阳发汗；其汁可散瘀血、止痛、解毒；其根则可治便秘、消痔。因此，民间有多种用葱防病、治病的偏方。现代医学研究发现，葱有多种防病治病的功效。葱中的大蒜辣素有较强的杀菌作用，对痢疾杆菌、葡萄球菌、皮肤真菌都有一定的抑制作用，因此其对预防肠道、呼吸道疾病有一定疗效。

大葱的主要营养成分（每 100 g 可食部分含量）：热量 155 kJ；蛋白质 2.5 g，脂肪 0.3 g，碳水化合物 7.2 g，膳食纤维 1.1 g；维生素 A 77 μg，胡萝卜素 460 μg，硫胺素 0.04 mg，烟酸 0.5 mg，维生素 C 14 mg；钙（Ca）54 mg，铁（Fe）2.2 mg，磷（P）61 mg，硒（Se）0.36 μg。

2. 香葱

香葱又称细香葱、分葱、北葱、火葱。其为百合科，葱属植物，鳞茎聚生，矩圆状卵形、狭卵形或卵状圆柱形；鳞茎外皮红褐色、紫红色、黄红色至黄白色，膜质或薄革质，不破裂。叶为中空的圆筒状，向顶端渐尖，深绿色，常略带白粉。植株小，叶极细，质地柔嫩，味清香，微辣，主要用于调味。香葱原产于亚洲西部，在我国南方较为广泛地栽培，欧洲和亚洲的一些地区也有栽培。香葱还有刺激机体消化液分泌的作用，能够健脾开胃、增进食欲。香葱可中和食物的异味。例如，动物性食品一般都存在腥味物质，尤其是水产品的气味突出，随着食物新鲜度的降低而增强，这些异味物质不仅使人反胃，而且食用后会对人体健康产生危害。烹调时可根据原料的异味程度，综合采用加入香葱、大蒜等调料，以达到去腥臭味之目的。

香葱的主要营养成分（每100 g可食部分含量）：热量142.1 kJ；蛋白质1.6 g，脂肪0.40 g，碳水化合物4.90 g，膳食纤维1.4 g；维生素A 140 μg，胡萝卜素840 μg，硫胺素0.05 mg，核黄素0.06 mg，烟酸0.40 mg，维生素C 21 mg，维生素E 0.49 mg；钾（K）143 mg，钠（Na）10.4 mg，钙（Ca）72 mg，镁（Mg）18 mg，铁（Fe）1.30 mg，锰（Mn）0.16 g，锌（Zn）0.35 mg，铜（Cu）0.06 mg，磷（P）26 mg，硒（Se）1.06 μg。

3. 洋葱

洋葱又称球葱、圆葱、玉葱、葱头、荷兰葱、皮牙子，百合科葱属的鳞茎。其原产于中亚西亚，近代才传入我国。洋葱为二年或多年生草本，弦状根，叶身暗绿色圆筒状，中空，腹部有明显凹沟，表面有蜡质，叶鞘肥厚呈鳞片状，密集于短缩茎的周围，在炎热干旱季节来临前，地上部分枯萎，地下形成肥大的鳞茎（俗称葱头）。鳞茎多为圆球形，按色泽可分紫红皮、黄皮和绿白皮。洋葱是一种集营养、医疗、保健于一体的特色蔬菜，享有"菜中皇后"之美称。现代医学研究结果表明：①洋葱中含有丰富的有机硫化物，具有降低胆固醇和血脂的作用，可抑制高脂肪食物引起的血胆固醇和血脂升高，并使纤维蛋白溶解活性下降，预防动脉粥样硬化，消散血管中的瘀血块。②洋葱中含有的大蒜素，对金黄色葡萄球菌、链球菌等具有杀灭和抑制作用。③其所含的前列腺素A，是一种较强的血管扩张剂，具有扩张外周动脉、降低血液黏稠度、降低外周血管阻力和冠状动脉阻力、增加血流量的功效，从而起到降低血压、预防冠心病的作用。④洋葱含有一种名为"栎皮黄素"的物质，是目前所知最有效的抗癌物质之一，它可抑制人体内生物化学机制出现变异及多种致癌物质的活性，从而起到防癌抗癌的作用。⑤其所含的微量矿物质元素硒，是目前公认的"抗癌之王"和强抗氧化剂，能够起到防癌、抗癌和抗衰老的作用；所含的甲苯磺丁脲，具有降低血糖的作用，经常食用对防治糖尿病有益。⑥洋葱所含的一种辛辣成分，可刺激人体合成谷胱甘肽（一种肝脏中最有效的抗氧化剂，可提高肝脏的解毒能力，加速排解致癌物质）。⑦洋葱富含维生素等营养物质，使皮肤光洁、红润而富有弹性，防老年斑等具美容作用。中医认为：洋葱性温，味辛，归心脾胃经；具有清热化痰、解毒杀虫、开胃化湿、平肝润肠、利尿、发汗、抑菌防腐、预防感冒、预防骨质疏松、缓解百日咳的症状等功效，常吃洋葱对风湿性关节炎，对不明原因的四肢关节疼痛有缓解作用；可提高胃肠道的张力，增加肠道分泌物，对肠道胀气起到辅助治疗作用。

洋葱的主要营养成分（每100 g可食部分含量）：热量163 kJ；蛋白质1.1 g，脂肪0.9 g，碳水化合物3.5 g，膳食纤维0.9 g；维生素A 3 μg，胡萝卜素16 μg，硫胺素0.03 mg，核黄素0.03 mg，烟酸0.5 mg，维生素B$_6$ 0.16 mg，叶酸（B$_9$）16 μg，维生素C 8 mg，维生素E 0.14 mg；钾（K）138 mg，钠（Na）4.4 mg，钙（Ca）24 mg，镁（Mg）15 mg，铁（Fe）0.6 mg，锰（Mn）23 mg，锌（Zn）0.23 mg，铜（Cu）4.4 mg，磷（P）39 mg，硒（Se）0.92 μg。

4. 姜

姜又称生姜、鲜姜，姜科植物姜的根茎，一种芳香性辛辣食品。中医认为：姜性温，味辛；归肺、胃、脾经；具有发汗、解表、散寒温中、温肺止咳、暖胃止吐、解毒等功效。因姜为温性食物，在烹饪寒性鱼蟹时应适量多放些，既可去除腥味，又可缓解其寒性，增进食欲，利于消化。姜自古以来就是药食两用的佳品。民间有谚语："冬吃萝卜夏吃姜，不劳医生开药方。""冬吃生姜夏吃蒜，有病不用背药罐。""家备小姜，有病不慌。"还有俗话说："饭不香，吃生姜。"我国的一些历史名人也对姜情有独钟。孔子就很懂得生姜的养生功效。据《论语》记载："孔子不撤姜食，不多食。"明代著名医学家李时珍在《本草纲目》中说："姜可蔬，可和，可果，可药。"可蔬，是指嫩姜质地脆嫩，辣味不烈，可腌制成卤菜食用，开胃生津；可和，是说姜可作调味料，为烹饪菜和烧汤时必不可少的调料，能去除肉鱼的腥味，并可起到增香和提味的作用；可果，说明姜可加工多种小食品，如姜糖、蜜饯等，具有开胃健脾、清除口腔异味的作用；可药，则说明姜具有一定的药用价值。

姜的主要食疗功效为：①姜中所含的姜辣素能刺激舌头上的味觉神经和胃黏膜的感受器，增强胃肠蠕动，促进消化液的分泌，增强消化功能，从而起到开胃健脾、增进食欲、促进消化的作用。②姜中所含的姜醇、姜磷酚、水芹烯、柠檬醛等拔发性油成分，在夏季具有兴奋、排汗、降温、提神等作用；还可缓解疲劳、乏力、压食、失眠、腹胀、腹疼等症状；对杀灭沙门氏菌及口腔、肠道致病菌有明显效果。③姜能抑制前列腺素的合成，减少血小板的凝集，通过改善大脑供血状况，起到防止头晕的作用。另据研究结果显示，在姜的提取物中有一种与阿斯匹林相似的成分，甚至凝血的作用超过阿司匹林。再加上姜的降低血液中胆固醇的作用，经常食用生姜就成为预防心肌梗死、脑梗死的一个十分有效的方法。④国外一次研究结果证实，生姜能促进胆汁的分泌，能增强胰腺的功能，因而能促进脂肪的消化。⑤姜中所含的姜黄素是一种抗氧化功能较强的物质，有一定的抗癌作用。⑥姜能增强食管底部括约肌的收缩功能，可阻止胃酸反流到食管中。因此，胃病泛酸者可适量多食用姜。

姜的主要营养成分（每100 g可食部分含量）：热量276 kJ；膳食纤维2.2 g，水分93.40 g，灰分0.6 g；维生素A 30 μg，胡萝卜素170 μg，硫胺素0.01 mg，核黄素0.03 mg，烟酸0.4 mg，泛酸0.6 mg，维生素B_6 0.13 mg，叶酸0.13 mg，维生素C 5 mg，维生素E 0.2 mg；钾（K）387 mg，钠（Na）28.2 mg，钙（Ca）46 mg，镁（Mg）44 mg，铁（Fe）2.1 mg，锌（Zn）0.34 mg，铜（Cu）0.1 mg，磷（P）42 mg，硒（Se）0.56 μg。

特别提示

食用姜时，应注意以下问题：①姜虽然有以上多种营养及生理功能，但是也不可过多食用。否则，会引起口干、咽疼和便秘。②凡属阴虚火旺、内热目赤或患有肺炎、肺脓肿、肺结核、胃溃疡、胆囊炎、痔疮者，都不宜多食姜。③生姜红糖水只适用于风寒感冒或淋雨后胃寒、发热的患者；不能用于暑热感冒、风热感冒患者，更不能用于中暑者。④那种"烂姜不烂味"的说法是错误的。这是因为，腐烂的生姜中产生了一种毒素——黄樟素。吃了黄樟素不仅会引起呕吐、精神错乱、痉挛，甚至休克等症，而且其还是一种公认的致癌物质。它的毒性很强，即使是少量，也会使肝细胞中毒、坏死，从而诱发肝癌和食道癌等病症。

5. 蒜

蒜又称蒜头、大蒜、胡蒜等，百合科草本植物大蒜的鳞茎。大蒜分紫皮的和白皮的两种，前者比后者要更辣一些，因此其营养价值就更高一些。大蒜营养丰富，不仅含有丰富的蛋白质、脂肪、碳水化合物、多种维生素和矿物质元素，而且还含有具有生理功能的植物活性物质。因此，其是最常用的重要调味品。在烹饪时使用大蒜，不仅可以增香提味，而且还具有杀菌解毒等多种食疗价值。中医认为：大蒜性温，味辛；归脾，胃、肺经；具有除湿、避阴邪、下气温中、消谷化肉、破恶血、祛冷积、除风、解毒、散痛、杀虫等多种功效，对治疗腹泻、呕吐、水肿、百日咳等病有一定效果。现代医学研究发现，大蒜具有以下多种食疗功效：

（1）抗菌消毒作用。大蒜中含有的蒜氨酸和蒜酶两种成分，在大蒜磷茎中是各自独立存在的，当大蒜被捣碎或食入胃中后，二者相互接触，在蒜酶的作用下，使蒜氨酸分解生成挥发性的大蒜辣素。大蒜辣素是一种油状液体，重于水、有香味，具有很强的杀菌能力。大蒜辣素的主要成分是硫化二丙烯，还有少量的二硫化丙烯、二硫化三丙烯。它在人体内能与致病菌中胱氨酸发生化学反应生成结晶状沉淀，从而破坏了菌体中的硫氨基化合物的 SH 基，危及了细菌的代谢过程，使之不能正常地繁殖和生长，走向死亡。大蒜辣素对葡萄球菌、肺炎双球菌、白喉杆菌、痢疾杆菌、大肠杆菌、伤寒杆菌、白色念珠菌等细菌都有明显的杀灭和抑制作用。因此，大蒜就有了"地里长的青霉素"和"天然广谱抗生素"的称谓。

（2）解毒作用。大蒜中的辛辣成分能刺激人体合成谷胱甘肽。后者是肝脏中最有效的抗氧化剂，可帮助肝脏提高其解毒能力，有利于其排除致癌物质等有毒成分。

（3）抗癌防癌作用。大蒜中一种名为"亚力新"的氨基酸，能抑制和消灭癌细胞。大蒜中的有机硫化物和微量元素硒、锗有较强的抗癌作用。它们能破坏癌细胞中遗传载体的结构，抑制其分裂繁殖。同时，它们还能阻断人体对致癌物质亚硝胺的合成和吸收，并能刺激人体产生抗癌的干扰素。另外，大蒜中的脂溶性挥发油，激活人体中的巨噬细胞，增强其对有害异物的吞噬能力。有调查资料显示，经常食用以大蒜为主的葱属蔬菜的人，其癌症发病率比不吃的人低 40%，每月食用一次以上的人罹患大肠癌的风险只有不吃的人的 50%。另据中美联合调查组的一次较大规模的流行病学调查，将 540 名胃癌患者与 113 名正常人比较研究，发现常食用葱蒜类食物的人群的胃癌发病率比不吃或少吃的人群要低 50%。该调查组在夏威夷、希腊及中国东北地区的调查也得到了类似的结果。另有研究资料显示，对已患胃癌、食管癌、鼻咽癌、肺癌的患者，可以每日生食大蒜 15 g（分三次）配合术后放疗化疗，则可有效防止癌症的转移；大蒜中的硫化物可消除人体内的类固醇激素，以免其促进癌肿的生长；大蒜中的含硫氨基酸可帮助人体合成谷胱甘肽，以抑制乳腺癌、食管癌、胃癌、前列腺癌和皮肤癌；大蒜还能帮助人体合成谷胱甘肽 –S– 转氨酶的酶，以利人体排除致癌物质。

（4）预防动脉硬化和冠心病。大蒜辣素有抑制血小板凝聚、增强纤维酶活性、阻止血栓形成的作用。据临床研究结果，服用大蒜辣素治疗脑栓塞的总有效率达 90% 左右；高血压患者服用大蒜制剂 12 ~ 14 周后，其舒张压明显降低，收缩压也有所下降。另据英国的一项研究显示，大蒜可溶解人体内的瘀血，可治疗冠状动脉栓塞等症。德国的一项研究结果也表明，大蒜提取物可有效减少动脉内皮细胞上早期微小斑块（脂肪堆积物）的形成，还可在一定程度上溶解已经形成的微小斑块。另有研究资料显示，大蒜可促使人体合成谷胱甘肽，以增加谷胱甘肽的含量。当谷胱甘肽含量增加时，体内的高半胱酸的含量就会下降。高半胱氨酸是新一代胆固醇，是人体中的一种毒素。它不但是比低密度脂蛋白胆固醇更危险的心脏病的诱发剂，而且它还与老年痴呆、糖尿病、癌症、中风等多种疾病有关。动物实验结果表明，大蒜是降低高半胱氨酸的最佳食品。另有资料显示，大蒜素和乙醇（俗称酒精）发生化学反应，生成一种叫大蒜素 N 的物质。这种物质具有抗血小板凝结的功效，不仅能有效防止心脏血管疾病的发生，而且对治疗因脑栓塞引起的身体瘫痪也有一定疗效。

（5）其他保健作用：①将大蒜和维生素 B_1 放在一起就会发生化学反应，生成一种大脑活动时所需能量离不开的物质——蒜胺。蒜胺还能增强维生素 B_1 的生理功能。维生素 B_1 是参与葡萄糖转化为能量过程中的重要物质，所以大蒜有一定的补脑作用。在吃肉时应该适量吃一些大蒜，这是因为在动物肉食中，尤其是在瘦肉中含有丰富的维生素 B_1，但是维生素 B_1 在人体内停留的时间很短，会随小便排出体外，吸收率低。如果在吃肉食时吃点大蒜，肉中的维生素 B_1 就能和大蒜中的大蒜素结合，使维生素 B_1 由水溶性的变成脂溶性的，从而延长了它在人体内的停留时间，提高了人体的吸收率。②最新研究发现，大蒜能抑制、减轻重金属铅及放射生物质对人体的损害。③德国的一项研究发现，大蒜可以有效抗疲劳。适量食用大蒜后，使人不易疲劳，不易发怒，且自信心增强。④大蒜具有美容功效。印度的一项调查研究结果显示，大蒜具有除皱、祛痘、消除女性妊娠皱纹、强健指甲、防银屑病等功效。⑤在蛀虫叮咬、脚气病发作时，抹上大蒜泥，既可止痒，又可杀菌，以防止感染。从以上所述可知，大蒜不仅是一可或缺的重要调味品，而且还是一种具有多种食疗（或外用）的生理功能的特殊保健食品。因此，现在有许多科学家呼吁，人们应该认识它的保健功能。

大蒜的主要营养成分（每100 g可食部分含量）：热量569 kJ；蛋白质5 g，脂肪0.1 g，碳水化合物22.1 g；维生素A 5 μg，胡萝卜素30 μg，硫胺素0.19 mg，核黄素0.06 mg，烟酸0.55 mg，泛酸0.7 mg，吡哆素1.5 mg，叶酸92 mg，维生素C 10 mg，维生素E 0.5 mg；钾（K）538 mg，钠（Na）17.6 mg，钙（Ca）4 mg，镁（Mg）21 mg，铁（Fe）1 mg，锌（Zn）1.06 mg，铜（Cu）0.22 mg，磷（P）138 mg，锗（Ge）73.4 μg、硒（Se）3.06 μg。此外，大蒜还有超氧化歧化酶（SOD）等物质。

特别提示

①大蒜虽好，但也要适量食用，而且要因人而异。若过量食用，则会上火、耗血、有碍视力（大蒜有百益而独害目）。②阴虚火旺者应慎食，腹泻时不要食用，否则会加重病情。③吃过大蒜后口里产生蒜臭味，可以吃花生，细嚼茶叶，口含一块糖或口香糖等来消除异味。

6. 蒜薹

蒜薹又称蒜毫，指从抽薹大蒜中抽出的花茎，是人们喜欢吃的蔬菜之一，常被误写作"蒜苔"。蒜薹在中国分布广泛，南北各地均有种植，是我国目前蔬菜冷藏业中储量最大、储期最长的蔬菜品种之一。蒜薹中含有丰富的维生素C，具有明显的降血脂及预防冠心病和动脉硬化的作用，并可防止血栓的形成。它能保护肝脏，诱导肝细胞脱毒酶的活性，可以阻断亚硝胺致癌物质的合成，从而预防癌症的发生。蒜薹是很好的功能保健蔬菜，具有多种有益健康的物质：①含有辣素，其杀菌能力可达到青霉素的十分之一，对病原菌和寄生虫都有良好的杀灭作用，可以起到预防流感，防止伤口感染和驱虫的功效。②含有大蒜素、大蒜新素，可以抑制金黄色葡萄球菌、链球菌、痢疾杆菌、大肠杆菌、霍乱弧菌等细菌的生长繁殖。③外皮含有丰富的纤维素，可刺激大肠排便，调治便秘。多食用蒜薹，能预防痔疮的发生，降低痔疮的复发次数，并对轻中度痔疮有一定的治疗效果。此外，蒜薹还可防治预防冠心病、动脉硬化、降脂等作用。一般人均可食用。

蒜薹的主要营养成分（每100 g可食部分含量）：热量61 kJ；蛋白质2 g，脂肪0.1 g，碳水化合物15.4 g，膳食纤维2.5 g；维生素A 80 μg，胡萝卜素480 μg，硫胺素0.04 mg，核黄素0.07 mg，烟酸0.2 mg，维生素C 1.0 mg，维生素E 1.04 mg；钾（K）161 mg，钠（Na）3.8 mg，钙（Ca）19 mg，镁（Mg）28 mg，铁（Fe）4.2 mg，锰（Mn）0.32 g，锌（Zn）1.04 mg，铜（Cu）0.03 mg，磷（P）19 mg，硒（Se）2.17 μg。

7. 蒜苗

蒜苗又称蒜梗。大蒜幼苗发育到一定时期的青苗，具有蒜的香辣味道，以其柔嫩的蒜叶和叶鞘供食用。据《本草纲目》记载，蒜苗具有祛寒、散肿痛、杀毒气、健脾胃等功能。蒜苗含有丰富的维生素C及蛋白质、胡萝卜素、硫胺素、核黄素等营养成分。蒜苗对于心脑血管有一定的保护作用，可预防血栓的形成，同时还能保护肝脏。其在各地都能生长，而且产量高品质好，如山东临沂等地大规模种植，经济效益可观。蒜苗含有辣素，其杀菌能力可达到青霉素的十分之一，对病原菌和寄生虫都有良好的杀灭作用，可以起到预防流感、防止伤口感染、治疗感染性疾病和驱虫的功效。同时，其可诱导肝细胞脱毒酶的活性，阻断亚硝胺致癌物质的合成，对预防癌症有一定的作用。

蒜苗的主要营养成分（每100 g可食部分含量）：热量192 kJ；蛋白质1.2 g，脂肪0.4 g，碳水化合物8 g，膳食纤维1.8 g；维生素A 47 mg，胡萝卜素280 mg，硫胺素0.11 mg，核黄素0.08 mg，烟酸0.5 mg，维生素C 35 mg，维生素E 0.81 mg；钾（K）226 mg，钠（Na）5.1 mg，钙（Ca）29 mg，镁（Mg）18 mg，铁（Fe）1.4 mg，锰（Mn）0.17 g，锌（Zn）0.46 mg，铜（Cu）0.05 mg，磷（P）44 mg，硒（Se）1.24 μg。

8. 蒜黄

蒜黄为大蒜幼苗，百合科葱属，利用大蒜鳞茎在黑暗条件和适当温度下进行软化栽培而成。其在中国各地均有种植，是人们普遍种植和喜食的蔬菜。无土栽培的蒜黄，不喷洒任何农药和肥料，可以直接清洗食用。清洗可以去除蒜黄表面残留的有害微生物；残洁清水呈碱性，可促进呈酸性的农药降解。洗蒜黄时，千万注意不要把蒜黄蒂摘掉，去蒂的蒜黄若放在水中浸泡，残留农药可能会进入其内部，食入后对健康不利。蒜黄是冬季大蒜在温室中栽培而成。品质好的蒜黄应柔软细嫩，植株肥壮，叶蜡黄色，叶尖稍带浅紫色，基部嫩白，叶尖不烂、不干，富有清香味，辣味不浓。蒜黄色泽艳丽，香味浓郁，鲜嫩可口，营养丰富，是深受大众喜爱的开胃健身蔬菜，一般人群均可食用。蒜黄中含有的大蒜素具有杀菌防腐作用，经常食用可以减少体内病菌感染，其所含有的配糖体有降脂抗凝结和增强纤维蛋白溶解酯活性的作用，可有效防治心脏病、预防和治疗冠状动脉血栓，蒜汁还能降低糖尿病血糖。脂溶性挥发油的有效成分可以激活巨噬细胞功能，促进干扰素产生，增强身体的免疫力，经常食用有抗癌防癌作用。蒜黄中的微量元素硒可以抗衰老，保护细胞膜结构功能，是具有杀菌、抗癌、降低血脂、抗衰老等作用的天然保健食品。但是蒜黄食多易上火，不宜经常食用。

蒜黄的主要营养成分（每100 g可食部分含量）：热量21 kJ；蛋白质2.50 g，脂肪0.2 g，碳水化合物3.80 g，膳食纤维1.40 g；维生素A 47 μg，胡萝卜素280 μg，硫胺素0.05 mg，核黄素0.07 mg，烟酸0.60 mg，维生素C 18 mg，维生素E 0.52 mg；钾（K）168 mg，钠（Na）7.80 mg，钙（Ca）24 mg，镁（Mg）16 mg，铁（Fe）1.30 mg，锰（Mn）0.25 mg，锌（Zn）0.33 mg，铜（Cu）0.09 mg，磷（P）58 mg，硒（Se）0.79 μg。

9. 韭菜

韭菜为百合科多年生宿根草本植物。叶子细长而扁，碧绿色，花白色。其是常见蔬菜，味道浓郁，做菜、做馅均很提味。中医认为：韭菜性温，味辛；归肝、胃、肾经。其叶、根、籽均可入药，具有温中开胃、行气和血、补肾助阳、调和肝腑之功效，可辅助治疗阳痿、白带、腹泻、腰膝酸痛等症。其叶与根有散瘀活血、助肝通络等功效，用于辅助治疗跌打损伤、噎嗝反胃、肠炎、吐血、胸痛等症。但其叶行散之力较强，以其汁液散瘀血为好；其根下行之力胜于叶，可用于治汗。其籽有助阳、补肾、暖腰膝的作用，用于辅助治疗阳痿、遗精、多尿等症。韭菜含挥发性的精油和含硫化合物，具有增进食欲和降低血脂的作用，对高血压、高血脂、冠心病有一定疗效。含硫化合物还有一定的杀菌消炎作用。蒜氨酸是韭菜、大蒜独特气味的来源成分，这种物质在蒜氨酸酶（即蒜酶）的催化下，转化为大蒜素。之后大蒜素和维生素 B 结合生成蒜硫胺素。后者具有与维生素相同的生理作用，而在小肠内的吸收及其向身体各组织内的转移速度都高于维生素 B_3。由于蒜硫胺素能够加快乳酸（引起疲劳的物质）的分解，因此韭菜具有抗疲劳、促进体力恢复的作用。春宜吃韭。按照中医"四季侧重"的养生原则，春季补五脏以养肝为先，而韭菜正是温补肝肾之物。民间自古有"春初早韭"之说。韭菜性温，最宜助人体之阳气。春季常吃韭菜可增强人体脾胃之气。初春的韭菜品质最佳，晚秋的次之，夏季的最差。故有"春宜吃韭"的说法。

韭菜的主要营养成分（每 100 g 可食部分含量）：热量 66.9 kJ；蛋白质 2.4 g，脂肪 0.4 g，碳水化合物 0.3，膳食纤维 1.4 g；维生素 A 1332 μg，胡萝卜素 7.99 μg，硫胺素 0.06 mg，核黄素 0.09 mg，烟酸 0.8 mg，泛酸 0.6 mg，维生素 B_6 0.16 mg，维生素 C 15 mg，维生素 E 2.6 mg，维生素 K 180 mg；钾（K）290 mg，钠（Na）2.7 mg，钙（Ca）42 mg，镁（Mg）25 mg，铁（Fe）1.6 mg，锌（Zn）0.31 mg，铜（Cu）0.08 mg，磷（P）38 mg，硒（Se）1.36 μg。

特别提示

食用韭菜时，应注意以下问题：①韭菜多食宜上火，且不宜消化，因此阴虚火旺、有眼疾和胃肠虚弱者不宜多食。②韭菜性温味辛，多食可引起皮肤疮毒、口臭和目眩。

10. 韭苔

韭苔又称韭菜花。韭菜生长到一定阶段时在中央部分长出的细长的茎，顶上开花结实，嫩的可以当菜吃。韭苔富含钙、磷、铁、胡萝卜素、核黄素、抗坏血酸等有益健康的成分。韭苔食之能生津开胃，增强食欲，促进消化。一般人群均可食用，适合于风寒感冒、夜盲症、阳痿、遗精、早泄、噎膈、反胃、肝病、腰膝痛、尿频、白带多、胸胁痛等症患者。

韭苔主要营养成分（每100 g可食部分含量）：热量133 kJ；蛋白质2.2 g，脂肪0.1 g，碳水化合物5.9 g，膳食纤维1.9 g；维生素A 80 μg，胡萝卜素0.5 μg，硫胺素0.04 mg，核黄素0.07 mg，烟酸0.9 mg，泛酸0.2 mg，维生素C 14 mg，维生素E 0.96 mg；钾（K）121 mg，钠（Na）1 mg，钙（Ca）38 mg，镁（Mg）22 mg，铁（Fe）4.2 mg，锰（Mn）0.18 g，锌（Zn）1.34 mg，铜（Cu）0.10 mg，磷（P）57 mg，硒（Se）2.28 μg。

11. 韭黄

韭黄又称韭芽、黄韭芽、黄韭，俗称韭菜白，是韭菜经软化栽培变黄的产品。韭菜隔绝光线，完全在黑暗中生长，因无阳光供给，不能进行光合作用，合成叶绿素，就会变成黄色，称之为"韭黄"，属百合科多年生草本植物，以种子和叶等入药，全国各地均有分布。韭黄性温，味辛，具健胃、提神、止汗固涩、补肾助阳、固精等功效，故可用于治疗阳痿、遗精、早泄等病症。韭黄含有挥发性精油及硫化物等特殊成分，散发出一种独特的辛香气味，有助于疏调肝气，增进食欲，增强消化功能，适用于跌打损伤、反胃、肠炎、吐血、胸痛等症。韭黄含有大量维生素和粗纤维，可以把消化道中的头发、沙砾、金属屑甚至针包裹起来，随大便排出体外，有"洗肠草"之称，治疗便秘，预防肠癌。

韭黄的主要营养成分（每100 g可食部分含量）：热量92 kJ；蛋白质2.30 g，脂肪0.20 g，碳水化合物3.9 g，膳食纤维1.2 g；维生素A 43 μg，胡萝卜素260 μg，硫胺素0.03 mg，核黄素0.05 mg，烟酸0.70 mg，维生素C 15 mg，维生素E 0.34 mg；钾（K）912 mg，钠（Na）6.9 mg，钙（Ca）25 mg，镁（Mg）12 mg，铁（Fe）1.7 mg，锰（Mn）0.17 g，锌（Zn）0.33 mg，铜（Cu）0.10 mg，磷（P）48 mg，硒（Se）0.76 μg。

特别提示

①韭黄适宜便秘、产后乳汁不足女性、寒性体质等人群食用。②多食韭黄会上火且不易消化，因此阴虚火旺、有眼病和胃肠虚弱的人不宜多食。

第八节　豆果类

1. 扁豆角

扁豆角又称藊豆、火镰扁豆、藤豆、沿篱豆、鹊豆、查豆、月亮菜、眉豆，豆科扁豆属多年生缠绕藤本植物。其种类很多，如白扁豆、紫扁豆、油豆、四季豆、蛇豆。嫩荚作蔬食，白花和白色种子入药，有利于暑湿邪气的祛除、健脾止泻之效，同时扁豆还有显著的消退肿瘤的作用。中医认为：扁豆味甘、性平；归脾、胃经；有健脾、和中、益气、化湿、消暑之功效；主治脾虚兼湿、食少便溏、湿浊下注、妇女带下过多、暑湿伤中、吐泻转筋等症。扁豆又可解毒，比如解酒毒，多与葛花、白豆蔻同用。

扁豆的主要营养成分（每100 g可食部分含量）：热量155 kJ；蛋白质2.7 g，脂肪0.2 g，碳水化合物8.2 g，膳食纤维2.1 g；维生素A 25 μg，胡萝卜素150 μg，硫胺素0.04 mg，核黄素0.07 mg，烟酸0.9 mg，叶酸49.6 μg，维生素C 13 mg，维生素E 0.24 mg；钾（K）178 mg，钠（Na）3.8 mg，钙（Ca）38 mg，镁（Mg）34 mg，铁（Fe）1.9 mg，锰（Mn）0.34 g，锌（Zn）0.72 mg，铜（Cu）0.12 mg，磷（P）54 mg，硒（Se）0.94 μg。

特别提示

①扁豆特别适宜脾虚便溏、饮食减少、慢性久泄，以及妇女脾虚带下、小儿疳积（单纯性消化不良）者食用；同时适宜夏季感冒挟湿、急性胃肠炎、消化不良、暑热头痛头昏、恶心、烦躁、口渴欲饮、心腹疼痛、饮食不香之人服食；尤其适宜癌症患者服食。②患寒热病者，平素体寒者及患疟者忌食。③扁豆无论单独清炒，或是和肉类同炖，还是焯熟后凉拌都符合人们的口味。比如青红椒烧扁豆、扁豆焖面、酱香扁豆丝、凉拌甘蓝扁豆丝等。一般人群均可食用。

2. 豇豆角

豇豆角又称豇豆，豆科一年生草本植物的嫩豆荚，是夏天盛产的蔬菜，含有多种维生素和矿物质等。嫩豆荚肉质肥厚，炒食脆嫩，也可烫后凉拌或腌泡；豆荚长而像管状，质脆而身软，常见有白豆角和青豆角两种。豇豆除了有健脾、和胃的作用外，最重要的是能够补肾。李时珍曾称赞它能够"理中益气，补肾健胃，和五脏，调营卫，生精髓"。所谓"营卫"，就是中医所说的营卫二气，两者调和，可充分保证人的睡眠质量。此外，多吃豇豆还能治疗呕吐、打嗝等不适。小孩食积、气胀的时候，用生豇豆适量，细嚼后咽下，可以起到一定的缓解作用。中医认为：豇豆性甘、味淡、微温，归脾、胃经；可化湿而不燥烈，健脾而不滞腻，为脾虚湿停常用之品；有调和脏腑、安养精神、益气健脾、消暑化湿和利水消肿的功效；主治脾虚兼湿、食少便溏、湿浊下注、妇女带下过多，还可用于暑湿伤中、吐泻转筋等证。

特别提示

豇豆角一定要焯熟，以防止中毒。因为它含有有害的溶血素和毒蛋白，这两种物质对胃肠黏膜有较强的刺激作用，并对细胞有破坏和溶血作用，严重的还会出现出血性炎症。中毒后患者可有上腹痛、饱胀、恶心、呕吐、腹泻等；重者可有呕血、四肢麻木等症状。这两种中毒物质不耐热，经充分加热后，就可将有毒物质破坏。预防豆角中毒的主要方法是把豆角彻底炒煮、熟后，再食用。在选购豆角时，一般以豆条粗细均匀、色泽鲜艳、透明有光泽、籽粒饱满的为佳，而有裂口、皮皱的、条过细无子、表皮有虫痕的豆角则不宜购买。适宜食用豇豆角的人群：①妇女多白带者，皮肤瘙痒者，急性肠炎者更适合食用。②同时适宜癌症、急性肠胃炎、食欲不振者食用。腹胀者不适宜食用豇豆角。豇豆角使人头脑宁静，调理消化系统，消除胸膈胀满，可防治急性肠胃炎、呕吐腹泻。

豇豆角的主要营养成分（每100 g可食部分含量）：热量79 kJ；蛋白质2.2 g，脂肪0.20 g，碳水化合物7.40 g，膳食纤维2.60 g；维生素A 97 μg，胡萝卜素40 μg，硫胺素0.06 mg，核黄素0.04 mg，烟酸0.9 mg，维生素C 39 mg，维生素E 2.38 mg；钾（K）192 mg，钠（Na）9.50 mg，钙（Ca）26 mg，镁（Mg）28 mg，铁（Fe）0.80 mg，锰（Mn）0.78 mg，锌（Zn）0.60 mg，铜（Cu）0.10 mg，磷（P）40 mg，硒（Se）1.60 μg。

3. 菜豆

菜豆又称四季豆、架豆、芸豆、刀豆、扁豆、玉豆、去豆等，豆科菜豆属一年生缠曼或直立草本植物菜豆的半成熟的果实。菜豆荚是餐桌上的常见蔬菜之一，无论单独清炒，或是和肉类同炖，还是焯熟后凉拌，都很符合人们的口味。但是该蔬菜有小毒，应用清水（或加盐水）浸泡二十分钟后再烹调食用，烹调时须熟透再食用。菜豆荚多在夏秋季节食用，对由脾胃虚弱导致的食欲不振、腹泻、呕吐、女性白带等症起到一定的治疗效果。糖尿病患者由于脾胃虚弱，经常感到口干舌燥，平时最好多吃此豆。女性可以将此豆炒熟成末，每次6~12 g，用糯米酒或温水送服，能够缓解白带多的症状。中医认为：菜豆性味甘、淡，微温，归脾、胃经。《本草纲目》记载菜豆："止泄泻消暑、暖脾胃、除湿热、止消渴。"故菜豆化湿而不燥烈，健脾而不滞腻，为脾虚湿停常用之品，有调和脏腑、安养精神、益气健脾、消暑化湿和利水消肿的功效；主治脾虚兼湿、食少便溏、湿浊下注、妇女带下过多，还可用于暑湿伤中、吐泻转筋等症。现代研究发现，菜豆还有抗乙肝病毒的作用。其鲜嫩荚既可作蔬菜食用，也可脱水或制罐头。

菜豆的主要营养成分（每100 g可食部分含量）：热量117 kJ；蛋白质2 g，脂肪0.4 g，碳水化合物5.7 g，膳食纤维1.5 g，水分91.30 g，灰分0.6 g；维生素A 35 μg，胡萝卜素210 μg，硫胺素0.04 mg，核黄素0.07 mg，烟酸0.4 mg，维生素C 6 mg，维生素E 1.24 mg；钾（K）123 mg，钠（Na）8.6 mg，钙（Ca）42 mg，镁（Mg）27 mg，铁（Fe）1.5 mg，锰（Mn）0.18 g，锌（Zn）0.23 mg，铜（Cu）0.11 mg，磷（P）51 mg，碘（I）4.7 mg，硒（Se）0.43 μg。

4. 龙豆角

龙豆角又称蛇瓜、蛇豆，葫芦科括搂属一年生攀缘性草本植物龙豆的未成熟果实。其原产于印度，是一种新型的蔬菜品种，味甜。龙豆角营养丰富，质地脆嫩，剥皮后可以炒食，亦可作汤，其味道似黄瓜，又像丝瓜。嫩蛇豆可切片素炒或做汤。生吃时皮有特殊臭味，肉无臭味，但煮熟后臭味消失，清香可口，别具风味。龙豆角以嫩果实为蔬，但嫩叶和嫩茎也可食。嫩瓜含丰富的碳水化合物、维生素和矿物质，肉质松软，有一种轻微的臭味，但是煮熟以后则变为香味，微甘甜。龙豆角能清热化痰、润肺滑肠。龙豆角少有病虫危害，可成为无公害蔬菜，具有一定的市场潜力。没有食用过的人会觉其有一股腥味，不敢购买，但一经尝食后就会认可。中医认为：龙豆角性寒，味甘，微苦；入肺、胃、肝、大肠经。龙豆角可清热生津、清湿热、杀虫；治热病热邪伤津证，如口干舌燥、烦渴、多饮、多尿、消渴、黄疸。同时，其可以祛脂降压，提高免疫力，疗头痛头晕，健脑，壮骨。

龙豆角的主要营养成分（每 100 g 可食部分含量）：热量 62.7 kJ；蛋白质 1.5 g，脂肪 0.1 g，碳水化合物 3.9 g，膳食纤维 2 g，水分 91.4 g，灰分 0.6 g；维生素 A 3 μg，胡萝卜素 μg，硫胺素 0.1 mg，核黄素 0.03 mg，烟酸 0.1 mg，维生素 C 4 mg；钾（K）763 mg，钠（Na）2.2 mg，钙（Ca）191 mg，镁（Mg）47 mg，铁（Fe）1.2 mg，锰（Mn）0.16 g，锌（Zn）0.42 mg，铜（Cu）0.04 mg，磷（P）14 mg，硒（Se）0.3 μg。另外，其果含糖蛋白，花含谷氨酸、天冬氨酸、精氨酸、天冬酰胺、赖氨酸、丙氨酸等。种子含油29.1%、油含石榴酸 42.8%。

5. 眉豆

眉豆又名饭豇豆、米豆、饭豆、甘豆、白豆等，属于干豆类及制品，豆科植物扁豆种子。眉豆是一年生缠绕草本，高 20 ~ 40 cm，三出复叶，顶生小叶，卵状菱形，两侧小叶斜卵形，先端短尖，边全缘或近全缘。总状花序腋生，具长柄；花间通常有垫状腺体；萼钟形，浅绿色，萼齿披针形，上面两萼齿常合生；花瓣大大地伸出萼外；雄蕊两束。荚果长 7 ~ 15 厘米，种子颜色不一。花期 7 ~ 8 月，果熟期 9 月。眉豆外观呈球形或扁圆，比黄豆略大，也有状如腰果的。分布于中国河北、江苏、四川、云南等省，越南亦有产品。眉豆是粤人所习称，李时珍称"此豆可菜、可果、可谷，备用最好，乃豆中之上品"。眉豆的营养成分相当丰富，一般人群均可食用，特别适宜脾虚便溏、饮食减少、慢性久泄，以及妇女脾虚带下、小儿疳积（单纯性消化不良）者食用；同时适宜夏季感冒挟湿、急性胃肠炎、消化不良、暑热头痛头昏、恶心、烦躁、口渴欲饮、心腹疼痛、饮食不香之人服食；尤其适宜癌症患者服食。但是患寒热病者，平素体寒者，患疟者不可食。

眉豆的主要营养成分（每 100 g 干品可食部分含量）：热量 79 kJ；蛋白质 22.7 g，脂肪 1.8 g，碳水化合物 57 g；泛酸 1232 μg；钙（Ca）46 mg，铁（Fe）1 mg，锌（Zn）0.36 mg，铜（Cu）2.44 mg，磷（P）52 mg。此外，眉豆中还含有胰蛋白酶抑制物、淀粉酶抑制物、豆甾醇、磷脂、蔗糖、棉籽糖、水苏糖、葡萄糖、半乳糖、果糖、淀粉、氰苷、酪氨酸酶等。眉豆荚含有哌啶酸 -2 及含蛋白质、维生素 B_1、维生素 C、胡萝卜素，并含蔗糖、葡萄糖、水苏糖、麦芽糖及棉籽糖；另含 1- 哌可酸及具有毒性的植物凝集素。

6. 青豌豆

青豌豆又称雪豆、寒豆、青豆、青斑豆、麻豆、麦豆等，豆科，豌豆属，一年生或越年生攀缘性草本。以嫩豆粒作蔬菜食用的豌豆，是蔬菜类食物中蛋白质含量较高的种类。青豌豆起源于亚洲西部、地中海地区等，适应性强，为半耐寒性植物，苗期能耐 –7℃的低温。豌豆茎高 90～180 cm，全体无毛。叶互生，偶数羽状复叶，小叶 1～3 对，顶端 1～2 对小叶退化成卷须，可相互缠卷或攀缘。小叶长圆形至卵圆形，长 3～5 cm，宽 1～2 cm，全缘；托叶叶状，卵形，基部耳状包围叶柄。花腋生，单花或 2～5 朵排列成总状花序；蝶形花，花瓣白色或紫红色；花柱扁，内侧有须毛。荚果扁柱状，长 5～10 cm，内有坚韧纸质衬皮；种子圆形，每荚结 5～10 粒籽，青绿色。其根部有根瘤菌，能固定空气中的氮素供生长需要。全国各地普遍栽培。青豌豆的生理功能包括：①富含赖氨酸，其是人体需要的一种必需氨基酸，能促进人体发育、增强免疫功能，并有提高中枢神经组织功能的作用。②含有优质蛋白质，可以提高机体的抗病能力和康复能力，增强机体免疫功能。③富含维生素 C 和能分解体内亚硝胺的酶，这两种物质具有抗癌防癌的作用。④富含 β– 胡萝卜素，食用该物质后可在体内转化为维生素 A，有润肤的作用。⑤含有大量的维生素 B_1，其能够防止精神焦虑症，因此被称为“精神维生素”。⑥含有大量的镁以及叶绿素，有助于体内毒素排出，保护肝脏。⑦含铜、铬等微量元素较多，铜有利于造血以及骨骼和大脑的发育；铬有利于糖和脂肪的代谢，能维持胰岛素的正常功能。另外，豌豆中的胆碱、蛋氨酸有助于防止动脉硬化；高纤维含量容易使人产生饱足感，可起到减肥的作用；含有的水溶性纤维有助于减少血液胆固醇含量和血糖含量，其所含不溶性纤维有助于预防痔疮等。中医认为：青豌豆具有益中气、止泻痢、利小便、消痈肿、解乳石毒之功效；主治脚气、痈肿、乳汁不通、脾胃不适、呃逆呕吐、心腹胀痛、口渴泻痢等病症。

青豌豆的主要营养成分（每 100 g 可食部分含量）：热量 105 kJ；蛋白质 7.4 g，脂肪 0.3 g，碳水化合物 21.2 g，膳食纤维 3 g；维生素 A 37 μg，胡萝卜素 220 μg，硫胺素 0.43 mg，核黄素 0.09 mg，烟酸 2.3 mg，叶酸 82.6 μg，维生素 C 14 mg，维生素 E 1.21 mg；钾（K）332 mg，钠（Na）1.2 mg，钙（Ca）21 mg，镁（Mg）43 mg，铁（Fe）1.7 mg，锰（Mn）0.65 g，锌（Zn）1.29 mg，铜（Cu）0.22 mg，磷（P）127 mg，碘（I）0.9 μg，硒（Se）1.74 μg。

特别提示

青豌豆宜与高钙蔬菜、玉米等搭配食用；每餐食用不超过 100 g，以防腹胀。

7. 青蚕豆

青蚕豆又称胡豆、佛豆、胡豆、川豆、倭豆、罗汉豆、兰花豆，指以青绿色嫩蚕豆粒作蔬菜食用的蚕豆。其蛋白质、碳水化合物含量高，具有饱腹作用，可代替主食。青蚕豆为豆科，野豌豆属，越年生或一年生草本植物，高 30～80 cm。其茎直立，不分枝，无毛。偶数羽状复叶；托叶大，半箭头状，边缘白色膜质，具疏锯齿，无毛；小叶 2～6 枚，叶片椭圆形或广椭圆形至长形，长 4～8 cm，宽 2.5～4 cm，先端圆形或钝，具细尖，基部楔形，全缘。总状花序腋生或单生；花梗极短；萼钟状，膜质，长约 1.3 cm，5 裂，裂片披针形，花冠蝶形，白色，具红紫色斑纹，旗瓣倒卵形，先端钝，向基部渐狭，翼瓣椭圆形，先端圆，基部作耳状三角形，龙骨瓣三角状半圆形；子房无柄，无毛。荚果长圆形，肥厚，长 5～10 cm，宽约 2 cm。种子 2～4 粒，椭圆形，略扁平，种脐长。花期 3～4 月，果期 6～7 月。有根瘤菌与其共生固氮供生长需要，土壤缺硼，则易妨碍根瘤菌的繁殖，使植株生育不良。青蚕豆的生理功能包括：①可健脑。蚕豆中含有调节大脑和神经组织的重要成分钙、锌、锰、磷脂等，并含有丰富的胆碱，有增强记忆力的健脑作用。②降低胆固醇。蚕豆皮中的粗纤维有降低胆固醇、促进肠蠕动的作用。③预防心血管疾病。蚕豆中的蛋白质含量丰富，且不含胆固醇，可以提高食品营养价值，预防心血管疾病。④延缓动脉硬化。青蚕豆中的维生素 C 可以延缓动脉硬化。⑤促进骨骼生长。蚕豆中的钙，有利于骨骼对钙的吸收与钙化，能促进人体骨骼的生长发育。⑥防癌抗癌。蚕豆也是抗癌食品之一，对预防肠癌有一定作用。中医认为：蚕豆味甘、性平，入脾、胃经；可补中益气，健脾益胃，清热利湿，止血降压，涩精止带；主治中气不足、倦怠少食、高血压、咯血、妇女带下等病症。种子皮利尿渗湿。此外，煮青豌豆稀饭能和胃、润肠通便，对习惯性便秘有良效。

青豌豆的主要营养成分（每 100 g 干品可食部分含量）：热量 335 kJ；蛋白质 21.6 g，脂肪 3.1 g，碳水化合物 59.8 g，膳食纤维 3.1 g；维生素 A 52 μg，胡萝卜素 310 μg，硫胺素 0.37 mg，核黄素 0.10 mg，烟酸 1.50 mg，泛酸 0.48 mg，叶酸 260 μg，维生素 C 16 mg，维生素 E 0.83 mg，维生素 K 13 μg；钾（K）391 mg，钠（Na）4.0 mg，钙（Ca）16 mg，镁（Mg）46 mg，铁（Fe）3.5 mg，锰（Mn）0.55 g，锌（Zn）1.37 mg，铜（Cu）0.39 mg，磷（P）200 mg，硒（Se）2.02 μg。

特别提示

食用青蚕豆时，应注意以下问题：①不可生食青蚕豆。②不宜与田螺同食青蚕豆，否则容易引发结肠癌。③过量食用青蚕豆会导致腹胀。④对蚕豆过敏的慎用。⑤膳食纤维含量高，不宜多吃。⑥青蚕豆不可与菠菜同用。⑦患有痔疮出血、消化不良、慢性结肠炎、尿毒症等不宜进食蚕豆。

8. 毛豆

毛豆又称菜用大豆、青毛豆、白毛豆，指以嫩豆粒作为蔬菜食用的新鲜连荚大豆，为豆科大豆属一年生草本植物大豆的未完全成熟的果实，因其豆荚生有细毛，故称之为毛豆。毛豆是高热能蔬菜，可饱腹。其形态特征：高 30～90 cm，茎粗壮、方菱形；蝶形花，腋生；荚果长矩形、扁平，长 5～6 cm，宽 0.8 cm，荚上密生细长毛；种子 2～4 粒、扁椭圆状或卵圆形，长 0.5～0.8 cm，外观呈绿色、淡绿色、黄色。毛豆喜温怕涝，较高的温度能增强其根瘤菌的固氮作用。

毛豆的生理功能：①毛豆中的脂肪含量高于其他种类的蔬菜，但其中多以不饱和脂肪酸为主，如人体必需的亚油酸和亚麻酸，这些物质可以改善脂肪代谢，降低人体中甘油三酯和胆固醇含量。②毛豆中的卵磷脂是大脑发育不可缺少的营养之一，可以改善大脑的记忆力和智力水平。天然卵磷脂能保持细胞年轻，溶化血管壁上的胆固醇，并能激活大脑及神经系统的活动，预防老年痴呆症。③毛豆中含有丰富的食物纤维，可以改善便秘，降低血压和胆固醇含量。④毛豆中的钾含量很高，在夏天食用可以弥补因高温出汗过多而导致的钾流失，并缓解由于钾的流失而引起的疲乏无力、食欲下降。⑤毛豆中的铁易于吸收，可以作为儿童补充铁的食物之一。⑥毛豆中含有黄酮类化合物，特别是大豆异黄酮，被称为天然植物雌激素，可以改善妇女更年期的不适，防治骨质疏松。⑦毛豆中含有能清除血管壁上脂肪的化合物，起到降血脂和降低血液中胆固醇的作用。⑧毛豆具有养颜润肤，有效改善食欲不振与全身倦怠的功效。⑨毛豆营养丰富均衡，含有有益的活性成分，经常食用，对女性保持苗条身材作用显著，并对高血脂、动脉粥样硬化、冠心病等疾病有预防和辅助治疗的作用。⑩毛豆的植物蛋白质含量高，可减少肉类摄入，有降低胆固醇的功能。⑪毛豆的钙含量高，易被吸收，老少皆宜。⑫毛豆所含皂素可抑制脂肪合成，阻止脂肪吸收，促进脂肪分解，不但可以预防肝脏功能障碍等疾病，而且有助于防止过分肥胖。中医认为：毛豆味甘，性平，入脾、大肠经；能除胃热，通瘀血，解药物之毒。

毛豆的主要营养成分（每 100 g 可食部分含量）：热量 123 kJ；蛋白质 13.10 g，脂肪 5 g，碳水化合物 10.50 g，膳食纤维 4 g；维生素 A 22 μg，胡萝卜素 130 μg，硫胺素 0.15 mg，核黄素 0.07 mg，烟酸 1.40 mg，维生素 C 27 mg，维生素 E 2.44 mg；钾（K）478 mg，钠（Na）3.90 mg，钙（Ca）135 mg，镁（Mg）70 mg，铁（Fe）3.50 mg，锰（Mn）1.20 g，锌（Zn）1.73 mg，铜（Cu）0.54 mg，磷（P）188 mg，硒（Se）2.48 μg。

特别提示

毛豆不可生食。

9. 荷兰豆

荷兰豆为豆科豌豆属一年生攀缘草本植物荷兰豆的嫩豆荚，以食用嫩豆荚为主的荚用豌豆。嫩荚质脆清香，营养价值很高。其直根系，侧根少，主要分布在 20 cm 土层内。茎矮生或蔓生，中空易折断。分枝性强，偶数羽状复叶，叶面略有蜡粉或白粉。花单生或对生于叶腋处，蝶形，白色、紫色或紫红色。荚果浓绿色或黄绿色，扁平，长矩形，宽 2～3 cm，长 8～10 cm。种子圆形、皱粒，千粒重 150～180 g。荷兰豆属半耐寒性植物，喜冷凉而湿润的气候，较耐寒，不耐热。种子在4℃下能缓慢发芽，但出苗率低，时间长。吸涨后的种子在15～18℃下4～6天即出苗，高于30℃不出苗。幼苗可耐－5℃的低温，生长期适温为12～20℃。豆荚充分长大后即可采收，采收过晚，内膜革质化，失去食用价值。荷兰豆含有较为丰富的膳食纤维，可以防止便秘，有清肠作用。其富含维生素C和能分解体内亚硝胺的酶，可以分解亚硝胺，具有抗癌防癌的作用；所含的止权酸、赤霉素和植物凝素等物质，具有抗菌消炎，增强新陈代谢的功能；富含的胡萝卜素等营养物质可使皮肤柔润光滑，能抑制黑色素的形成，有助于美容。中医认为：荷兰豆性平、味甘；具有和中下气、利小便、解疮毒等功效，能益脾和胃、生津止渴、除呃逆、止泻痢、解渴通乳、治便秘。

荷兰豆的主要营养成分（每100 g可食部分含量）：热量79 kJ；蛋白质4.4～10.3 g，脂肪0.1～0.6 g，碳水化合物14.4～29.8 g，膳食纤维1.4 g，水分70.1～78.3 g，灰分0.6 g；胡萝卜素0.15～0.33 mg，硫胺素0.54 mg，核黄素0.09 mg，烟酸2.8 mg，维生素C 14 mg；钙（Ca）17 mg，铁（Fe）0.6 mg，磷（P）90 mg。

10. 刀豆

刀豆又名挟剑豆，野刀板藤，葛豆，刀豆角，刀板豆，为豆科刀豆属的栽培亚种，一年生缠绕性草本植物，也是豆科植物刀豆的种子。秋、冬季采收成熟荚果，晒干，剥取种子备用；或秋季采摘嫩荚果鲜用。刀豆的干燥成熟种子，别名刀豆子，大刀豆。化妆品采用其干燥的种子。刀豆豆荚的形状像刀，所以取名刀豆。3月下种，藤蔓可长数米，叶子像豇豆的叶子，但比豇豆的叶子稍长些，稍大些。花期7～9月，果期10月。开紫色的花像飞蛾一样；结豆荚，豆荚有点儿像皂荚。刀豆种子呈扁卵形或扁肾形，长2～3.5 cm，宽1～2 cm，厚0.5～1.2 cm；表面淡红色至红紫色，微皱缩，略有光泽；边缘具眉状黑色种脐，长约2 cm，上有白色细纹3条；质硬，难破碎。种皮革质，内表面棕绿色而光亮；两个子叶，呈黄白色，油润。刀豆无臭，味淡，嚼之有豆腥味，于我国长江以南各省区间有栽培，在热带亚热带及非洲国家广布。中医认为：刀豆味甘，性平，无毒；具有温中下气、止呕逆、益肾的功效，可以有效治疗病后及虚寒性呃逆、呕吐、腹胀以及肾虚所致的腰痛等病症。此外，在食用刀豆时，虚寒呃逆及胃寒呕吐者，宜与生姜同食；肾虚腰痛者宜与猪腰子一同食用，效果显著。一般人群均可食用刀豆，尤适于肾虚腰痛、气滞呃逆、风温腰痛、小儿疝气等症患者食用。刀豆含有尿毒酶、血细胞凝集素、刀豆氨酸等；嫩荚中含有刀豆赤霉I和赤霉II等，有治疗肝性昏迷和抗癌的作用。刀豆具有很好的镇静作用，可以增强大脑皮质的抑制过程，使人神志清晰，精力充沛。刀豆可增强抗病能力，所含成分具有维持人体正常代谢功能，促进人体内多种酶的活性，从而增强抗体免疫力，提高人的抗病能力。刀豆所含刀豆赤霉素和刀豆血球凝集素能刺激淋巴细胞转变成淋巴母细胞，具有抗肿瘤作用。其所含的血球凝集素对因病毒或化学致癌剂处理后而得的变性细胞的毒性大于正常细胞的毒性，还可使部分肿瘤细胞重新恢复到正常细胞的生长状态。

刀豆的主要营养成分（每 100 g 可食部分含量）：热量 36 kJ；蛋白质 3.1 g，碳水化合物 5.2 g，膳食纤维 1.8 g；维生素 A 37 μg，胡萝卜素 0.6 μg，维生素 C 15 mg；钾（K）209 mg，钠（Na）8.5 mg，钙（Ca）49 mg，镁（Mg）29 mg，铁（Fe）4.6 mg，锌（Zn）0.84 mg，磷（P）57 mg，硒（Se）0.88 μg。

11. 四棱豆

四棱豆是豆科四棱豆属的一年生或多年生草本植物，别名四角豆，豆科蝶形花亚科四棱豆属草本植物，以嫩豆、块根、种子、嫩梢和叶为食，素有"热带大豆"之称，原产于热带，主要分布于东南亚及西非地区，我国的主要产地在云南、广西、广东、海南等省区。四棱豆为一年生或多年生攀缘草本。茎长 2～3 m 或更长，具块根。叶为具 3 小叶的羽状复叶；总状花序腋生，长 1～10 cm，有花 2～10 朵；总花梗长 5～15 cm；花萼绿色，钟状，长约 1.5 cm；子房具短柄，无毛，胚珠多颗，花柱长，弯曲，柱头顶生，柱头周围及下面被毛。荚果四棱状，长 10～25 cm，宽 2～3.5 cm，黄绿色或绿色，有时具红色斑点；种子 8～17 颗，呈白色、黄色、棕色、黑色或杂以各种颜色，近球形，直径 0.6～1 cm，光亮，边缘具假种皮；果期 10～11 月。四棱豆内含丰富的脂肪、膳食纤维，因富含蛋白质、维生素和多种矿物质，人称"绿色金子"。四棱豆含多种氨基酸，且氨基酸组成合理，其中赖氨酸含量比大豆还高，并含有丰富的脂肪、膳食纤维。它所含维生素 E、胡萝卜素、铁、钙、锌、磷、钾等成分的含量丰富，远远超过其他蔬菜，是补血、补钙等营养的极好来源，常食能治多种疾病，属保健型蔬菜。近年来四棱豆逐渐走入普通消费市场，受到人们青睐，成为蔬菜大家族中的"新贵"。四棱豆对冠心病、动脉硬化、脑血管硬化、习惯性流产、口腔炎症、泌尿系统炎症、眼疾等多种疾病均有良好的疗效。因此，有人称四棱豆为"21 世纪健康食品""奇迹植物"。同时，四棱豆中富含的维生素及多种营养元素，具有降压、美容、助消化等食用和药用价值，效作超出其他豆类和一般蔬菜，被誉为"豆中之王"。经常食用四棱豆可以防衰老、增强记忆力、减肥、美容、补血、补钙、补锌、预防骨质疏松等，用途极为广泛。此外，四棱豆口感细腻脆嫩，含有丰富的膳食纤维，有助消化，能改善胃肠功能。

四棱豆的主要营养成分（每 100 g 可食部分含量）：热量 86.1 kJ；蛋白质 23.4 g，脂肪 3.8 g，碳水化合物 58.1 g，膳食纤维 1.5 g；胡萝卜素 2.5 μg，维生素 A 10.7 μg，硫胺素 0.35 mg，核黄素 0.28 mg，烟酸 2.95 mg，维生素 E 19.21 mg；钾（K）686 mg，钠（Na）12 mg，钙（Ca）327 mg，镁（Mg）171 mg，铁（Fe）7.7 mg，锰（Mn）2.05 g，锌（Zn）2.45 mg，铜（Cu）1.14 mg，磷（P）354 mg，硒（Se）7.34 μg。

四棱豆含有胰蛋白酶和凝血素等有毒物质，所以不宜生食，以免中毒。

12. 秋葵

秋葵又称黄秋葵、羊角豆、咖啡黄葵、毛茄、黄蜀葵、洋辣椒等，锦葵科，秋葵属。其原产于非洲，20 世纪初由印度引入我国。近年来，秋葵在中国台湾、香港地区及日本和西方国家已成为热门畅销蔬菜，在非洲许多国家已成为运动员食用之首选蔬菜，更是老年人的保健食品。嫩果荚肉质柔嫩、润滑，风味独特，营养价值高，可炒食、煮食、凉拌、制罐及速冻加工等。秋葵幼果中还含有一种黏性物质，可助消化，治疗胃炎、胃溃疡，并可保护肝脏及增强人体耐力。其嫩叶也可食用；其花、种子和根对恶疮、痈疖有疗效，还有一定的抗癌作用。秋葵种子中含有较多的钾、钙、铁、锌、锰等矿物质，能提取油脂、蛋白质或作为咖啡的代用品。种子可榨油，黄秋葵油是一种高档植物油，它的营养成分和香味远远超过芝麻油和花生油。其含有铁、钙及糖类等多种营养成分，有预防贫血的效果；它分泌的黏蛋白有保护胃壁的作用，并促进胃液分泌，提高食欲，改善消化不良等症；其含有维生素 A，有益于视网膜健康、维护视力；对青壮年和运动员而言，秋葵可消除疲劳、迅速恢复体力。同时，秋葵嫩果中含有一种黏性液质及阿拉伯聚糖、半乳聚糖、鼠李聚糖、蛋白质、草酸钙等，经常食用可帮助消化、增强体力、保护肝脏、健胃整肠。黄秋葵富含有锌和硒等微量元素，能增强人体防癌抗癌，加上其含有丰富的维生素 C 和可溶性纤维，不仅对皮肤具有保健作用，且能使皮肤美白、细嫩。

秋葵的主要营养成分（每 100 g 可食部分含量）：热量 155 kJ；蛋白质 2 g，脂肪 0.1 g，碳水化合物 11 g，膳食纤维 3.9 g，水分 86.2 g；维生素 A 52 μg，胡萝卜素 310 μg，硫胺素 0.05 mg，核黄素 0.09 mg，烟酸 1 mg，维生素 C 4 mg，维生素 E 2.1 mg；钾（K）95 mg，钠（Na）3.9 mg，钙（Ca）45 mg，镁（Mg）29 mg，铁（Fe）0.1 mg，锰（Mn）0.28 g，锌（Zn）0.23 mg，铜（Cu）0.07 mg，磷（P）65 mg，硒（Se）0.51 μg。

一般人群均可食用秋葵，尤其适合以下人群：胃炎、癌症、胃溃疡、贫血、消化不良者食用，特别是青壮年、运动员、护肤女士、男士更应该多吃。但是，秋葵属于性味偏寒凉的蔬菜，胃肠虚寒、功能不佳、经常腹泻的人不可多食。秋葵可凉拌、热炒、油炸、炖食，以及做色拉、汤菜，但在凉拌和炒食之前必须在沸水中烫三五分钟以去涩。

第九节　芽菜类

1. 黄豆芽

黄豆芽指黄豆经水浸泡后长出的幼芽，淡黄色，质嫩。黄豆经 3～4 天浸泡发芽，而黄豆芽既保留有黄豆的营养成分，蛋白质、脂肪含量基本不变，且还有许多新的营养素。黄豆中含有植酸，不易被吸收，又极易使人体产生胀气的物质（如棉籽糖等）急剧下降，甚至全部消失。在发芽过程中，黄豆中具有水解植酸作用的植酸酶活性不断升高，使植酸、植酸凝血素等成分下降幅度达 40%。并可提高铁、锌等矿物质元素的吸收利用。由于对人体有益的成分不断出现或增加，黄豆中更多的磷、锌等矿物质被释放出来。其维生素含量的变化最大，胡萝卜素增加 2～3 倍，维生素 B 增加 2～5 倍，烟酸增加 2.5 倍，叶酸成倍增加。最令人惊奇的是，其维生素 C 的含量从无到有。另外，在发芽 3～4 天的豆芽中，维生素 C、氨基酸的含量为最高，此时豆芽长度为 3～4 cm。如果再接着生长的话，维生素 C 的含量就会逐渐降低。豆芽发得越长，其有益成分损失就越多。医学专家研究发现，黄豆芽具有抗癌保健作用。黄豆芽中含有一种干扰素诱生剂，能诱发干扰素，可增加人体抗病毒、抗癌肿的能力。有学者在研究中发现，黄豆芽中含有一种酶，可阻碍致癌物质亚硝胺在体内的合成。有国外研究报告说，从黄豆中提取到一种蛋白酶，经动物实验表明，这种蛋白酶可以溶解癌变异细胞，起到预防和治疗癌症的作用。中医认为：黄豆芽性凉，味甘；入脾、大肠经。有清热利湿、消肿除痹、祛黑痣、治疣赘、润肌肤之功；对脾胃湿热、大便秘结、寻常疣、高血脂有食疗作用。

此外，黄豆芽还具有生理功能：①黄豆芽具有镇静、解除疲劳、抗病、美容的功效。②豆子在发芽过程中由于酶的作用，更多的钙、磷、铁、锌等矿物质元素被释放出来，增加其在人体内的利用率。黄豆发芽后，胡萝卜素可增加 1～2 倍，维生素 B 增加 2～4 倍，烟酸增加 2 倍多，叶酸成倍增加。③春天是维生素 B 缺乏症的多发季节，此时经常食用黄豆芽可以有效防治维生素 B 缺乏症。④黄豆芽可以减少体内乳酸的堆积，有效地缓解神经衰弱症状，清除疲劳。⑤黄豆芽中含有一种干扰素优生剂，能诱发干扰素的生成，增强体内抗病毒的能力，黄豆芽还有抗癌作用，特别对吸烟一族来说，经常食用豆芽，可减少肺癌的发生风险。⑥黄豆芽可以营养毛细血管，防止小动脉硬化，防治老年高血压。⑦黄豆芽也是美容食品，常吃黄豆芽能滋养毛发，保持头发乌黑光亮，还可以滋润皮肤，对面部黑斑有较好的淡化作用。⑧经常食用黄豆芽可促进青少年的生长发育、预防贫血及营养不良。⑨黄豆中含有不被人体吸收，又有易引发腹胀的棉籽糖、水苏糖等寡糖，在发芽过程中会急剧下降以至全部消失，这就避免了食用后腹胀现象的发生。⑩黄豆芽中的叶绿素可以分解人体内的亚硝酸胺，因此，黄豆芽能预防直肠癌等多种消化道肿瘤。

黄豆芽的主要营养成分（每 100 g 可食部分含量）：热量 44 kJ；蛋白质 4.5 g，脂肪 1.6 g，碳水化合物 3 g，膳食纤维 1.5 g；维生素 A 5 μg，胡萝卜素 0.6 μg，硫胺素 0.04 mg，核黄素 0.07 mg，烟酸 0.6 mg，维生素 C 8 mg，维生素 E 0.8 mg；钾（K）160 mg，钠（Na）7.2 mg，钙（Ca）21 mg，镁（Mg）21 mg，铁（Fe）0.9 mg，锰（Mn）0.34 g，锌（Zn）0.54 mg，铜（Cu）0.14 mg，磷（P）74 mg，硒（Se）0.96 μg。

特别提示

①在发黄豆芽时，豆芽不宜生长得过长。②烹制黄豆芽时可加少量食醋，以减少维生素 B 的流失；烹制时宜用热油急炒，或沸水略汆，以免营养丢失。

2. 绿豆芽

绿豆芽指绿豆用水浸泡后长出的幼芽，白色，质嫩。食用豆芽菜是我国的传统饮食习惯，近年来逐渐成为健康饮食追求者的新时尚，豆芽菜中以绿豆芽最受大众喜爱。绿豆在发芽的过程中，会发生多种有益于人体的变化，部分蛋白质会分解成易被人体吸收的物质；易使人体产生气体的糖类物质完全消失，使得进食绿豆芽后不会像过量食用绿豆那样引起腹胀痛。而且，绿豆发芽后，会释放出更多的磷、锌等矿物质，维生素类物质的含量也会大大增加，其中维生素 B_2 增加了 2 ~ 4 倍，胡萝卜素增加了 2 ~ 3 倍，维生素 C 增加了 6%，叶酸和维生素 B_6 也有所增加。中医认为：绿豆芽性寒、味甘、淡；归大肠、肝经。经常食用绿豆芽可清热解毒、利尿除湿、解酒毒和热毒。所以绿豆芽是祛痰火、湿热的家常蔬菜。凡体质属痰火湿热、血压偏高或血脂偏高、多嗜烟酒及肥腻者，常吃绿豆芽可以起到清肠胃、解热毒、清洁牙齿的作用。研究发现，绿豆芽中含有蛋白质、脂肪、碳水化合物，多种维生素、纤维素、胡萝卜素，以及烟酸和磷、锌等矿物质，具有多种用途。豆芽中含有丰富的维生素 C，可治疗坏血病。据说在"二战"中，有军人因无意中吃了受潮发芽的绿豆，竟然治愈了困扰全军多日的坏血病。研究发现，豆芽中所含的维生素 C 主要集中在豆瓣中，且绿豆芽中维生素 C 的含量明显高于黄豆芽。绿豆芽长达 4 cm 时，维生素 C 的含量最高。因此，选购绿豆芽时，应选择芽长为 3 ~ 5 cm，（芽径为 1.7 ~ 2 mm）的为宜，这时绿豆芽中维生素 C 的含量处于较高水平，同时口感、外观等均处于最佳状态，其食用价值及营养价值均较高。绿豆芽中含有维生素 B_2，口腔溃疡的人很适合食用。绿豆芽中含有丰富的膳食纤维，是便秘患者的食疗菜品。它还有预防消化道癌症（食管癌、胃癌、直肠癌）的功效。常食绿豆芽可消除血管中胆固醇和脂质的堆积，有防治心血管病的作用。绿豆芽还可治疗尿频、尿路感染。

绿豆芽的主要营养成分（每 100 g 可食部分含量）：热量 18 kJ；蛋白质 2.1 g，脂肪 0.1 g，碳水化合物 2.1 g，膳食纤维 0.8 g；维生素 A 3 μg，胡萝卜素 0.3 μg，硫胺素 0.05 mg，核黄素 0.06 mg，烟酸 0.5 mg，维生素 C 6 mg，维生素 E 0.19 mg；钾（K）68 mg，钠（Na）4.4 mg，钙（Ca）9 mg，镁（Mg）18 mg，铁（Fe）0.6 mg，锰（Mn）0.1 g，锌（Zn）0.35 mg，铜（Cu）0.1 mg，磷（P）37 mg，硒（Se）0.5 μg。

特别提示

食用绿豆芽时，应注意以下问题：①绿豆芽是性寒凉的食物，吃多了容易损伤胃气；且含粗纤维较多，容易加快肠蠕动而引起腹泻。因此，患有慢性肠炎、慢性胃炎、消化不良的患者不能多吃。②食用绿豆芽时不需要去掉绿豆皮。中医称绿豆皮为绿豆衣，具有比绿豆更强的清热解毒作用。

3. 蚕豆芽

蚕豆芽指由蚕豆种子萌芽后，经过无土栽培方式培育的一种可供食用的小青苗。蚕豆又名胡豆、夏豆、罗汉豆、南豆、马齿豆、佛豆、川豆、倭豆，为一年生或越年生草本植物，属豆科。蚕豆芽有补铁、钙、锌的功效，味美可口，是火锅的理想配菜。传统医学认为，蚕豆及其制品味甘、性平，入脾、胃经；补中益气，健脾利湿，止血降压，涩精止带。主治中气不足、倦怠少食、高血压、咯血、衄血、妇女带下等病症。

蚕豆芽的主要营养成分（每 100 g 可食部分含量）：蛋白质 28.2 g，脂肪 0.8 g，碳水化合物 49 g；维生素 A 8 μg，胡萝卜素 0.51 μg，硫胺素 0.37 mg，核黄素 0.12 mg，烟酸 μg，泛酸 0.48 μg，叶酸 260 μg，维生素 C 16 mg，维生素 E 1.25 mg；钾（K）992 mg，钠（Na）2 mg，钙（Ca）49 mg，镁（Mg）113 mg，铁（Fe）4.4 mg，锌（Zn）2.84 mg，铜（Cu）0.64 mg，磷（P）339 mg，硒（Se）2.02 μg。

特别提示

①老人、考试期间学生、脑力工作者、高胆固醇、便秘者可以多食用蚕豆芽。②中焦虚寒者不宜食用蚕豆芽。③蚕豆含有致敏物质，有极少数过敏体质的人（男孩较多）吃了会产生不同程度的过敏、急性溶血等中毒症状，就是俗称的"蚕豆病"。这是因为身体缺乏某种酶类所致，是一种遗传缺陷。发生过蚕豆过敏者一定不要再吃蚕豆或蚕豆芽。④蚕豆性滞，不可生吃，应将生蚕豆多次浸泡或焯水后再进行烹制。⑤蚕豆及其制品不可多吃，以防胀肚伤脾胃。

4. 黑豆芽

黑豆芽为双子叶植物纲豆科、豆属，是一种口感鲜嫩营养丰富的芽菜。夏季在遮阴或凉爽的室内进行发芽，冬季在温室或室内进行发芽。黑豆芽菜生产周期短，10 天左右就可采收。所用黑小豆必须为新种，发芽率高于 90%。将挑选干净的种子放在 20℃的温水中泡 36 个小时，让种子吸足水分以利发芽。播种不用任何农肥，可采用吸水性较强的报纸放在苗盘内，用水将纸润湿后即可把种子均匀撒播盘中。每盘用种量在 0.25 kg 左右，然后将苗盘叠放好，一般 5 ~ 10 盘为一摞，最上层用湿麻袋保温。室温保持在 22℃左右，两三天就可长至 1 cm 左右。此时即可分开上架，每天喷水 3 次，以保持纸盘内湿润并不积水。在 20℃条件下，一个星期左右长度达 8 cm 长时即可采收。黑豆芽含有丰富的钙、磷、铁、钾等矿物质及多种维生素，含量比绿豆芽还高。一般在芽高 3 ~ 10 cm 时食用，此时两片真叶尚未展开，可炒、煲汤或凉拌及作火锅蔬菜，味道清香脆嫩，风味独特，口感极佳。

黑豆芽的主要营养成分（每 100 g 可食部分含量）：热量 183.92 kJ；蛋白质 4.5 g，脂肪 1.6 g，碳水化合物 4.5 g，膳食纤维 1.5 g；维生素 A 51 μg，硫胺素 0.04 mg，核黄素 0.07 mg，烟酸 0.6 mg，吡哆素 0.06 mg，叶酸 30 μg，维生素 C 8 mg，维生素 E 0.85 mg；钾（K）160 mg，钠（Na）7.2 mg，钙（Ca）21 mg，镁（Mg）21 mg，铁（Fe）0.9 mg，锰（Mn）0.324 mg，锌（Zn）0.54 mg，铜（Cu）0.14 mg，磷（P）74 mg，硒（Se）1 μg。

5. 花生芽

花生芽是一种食疗兼备的食品，它不但能够生吃，而且营养还特别丰富。花生芽的能量、蛋白质和粗脂肪含量居各种蔬菜之首，并富含维生素及钾、钙、铁、锌等矿物质和人体所需的各种氨基酸和微量元素，被誉为"万寿果芽"，也叫长寿芽。花生芽是一种食疗兼备的食品。花生芽的白藜芦醇含量比花生的要高 5 倍，堪比葡萄酒中的白藜芦醇含量。白藜芦醇具有抑制癌细胞、降血脂、防治心血管疾病、延缓衰老等作用，保健价值极高。花生芽还可以使花生中的蛋白质水解为氨基酸，易于人体吸收；油脂被转化为热量，脂肪含量大大降低，同时又提高了各种人体必需的微量元素利用率，建议减肥者可长期食用。花生芽吃法多样，热炒、凉拌、泡菜、涮火锅、都很美味，也可根据各人的喜好搭配食用。

花生芽的主要营养成分（每 100 g 可食部分含量）：热量 1255.64 kJ；蛋白质 12 g，脂肪 25.4 g，碳水化合物 13 g，膳食纤维 7.7 g；维生素 A 21 μg，胡萝卜素 100 μg，核黄素 0.04 mg，烟酸 14.1 mg，维生素 C 14 mg，维生素 E 2.93 mg；钾（K）390 mg，钠（Na）3.7 mg，钙（Ca）8 mg，镁（Mg）110 mg，铁（Fe）3.4 mg，锰（Mn）0.65 g，锌（Zn）1.79 mg，铜（Cu）0.68 mg，磷（P）250 mg，硒（Se）5 μg。

6. 苜蓿芽

苜蓿芽是一种低热量且营养丰富的天然碱性食物，碱性度高达 61.5，可帮助荤食者中和体内血液之酸性。苜蓿芽所含蛋白质是小麦的 1.5 倍，并含有矿物质（钙、镁、钾、铁、磷）、微量元素（硒、锌）、维生素、烟碱酸、泛酸、叶绿素及多种酵素等。苜蓿芽中含有多种营养成分，尤其含有丰富的膳食纤维，又仅有很少的糖类，热量非常低，所以是一种最佳的高纤低卡食物。正因为如此，许多想要减肥的民众都视苜蓿芽为自然、营养的食物，相信每天多吃除了可以达到减重目的，还能为身体带来健康。苜蓿芽热量低、味淡气平，水分充足，清凉爽口，纤维质丰富，老少咸宜，是上好的低热量和高纤保健食物。其可生食或凉拌生菜沙拉，或做三明治，或炒来吃。添加苜蓿芽的味增汤更是风味绝佳，且苜蓿芽久煮不烂，极适合当作火锅材料。不过，从营养学的角度来看，苜蓿芽所含的营养成分可说是多种却不充足，举例来说，每 100 g 的苜蓿芽，其所含的维生素 A 仅占每日建议摄取量的 2%，换句话说，如果要从苜蓿芽中摄取足够的维生素 A，每天要吃 5 kg 的苜蓿芽！另外，每 100 g 苜蓿芽所含的维生素 C，也仅占每日建议摄取量的 14%，腰豆芽却含有 65%，大约只吃 150 g 左右的腰豆芽就足以达到维生素 C 的每日建议量。再者，许多人觉得苜蓿芽中含有不少植物性蛋白质，其实，拥有最多植物性蛋白质的芽菜是黄豆芽，占了每日蛋白质建议摄取量的 21%，也比苜蓿芽高出 3.5 倍之多。所以，想要每天吃大量苜蓿芽来减重者需注意，苜蓿芽虽有较多纤维素，但它不是糖类、蛋白质与维生素等营养素的充分来源。如果把苜蓿芽当作三餐的主食，而没有考虑饮食均衡，不仅不会促进健康，久而久之，还会有营养不良的危险。苜蓿芽以生食为佳，有益身体健康，能使酸性血液转变为弱碱性。它含有高量的维生素 E，能防止促进老化的过氧化脂质产生，强化血管以及使血液循环更顺畅，具有防止老化、预防心脑血管疾病、美化肌肤之功效。

苜蓿芽的主要营养成分（每 100 g 可食部分含量）：蛋白质 4.5 g，脂肪 1.6 g，碳水化合物 4.5 g，膳食纤维 2 g，水分 93 g；维生素 C 4 mg；钾（K）300 mg，钠（Na）35 mg，铁（Fe）1.0 mg。

第十节　水生蔬菜

1. 莲藕

莲藕又称藕莲、荷梗、灵根，为荷花属睡莲科，荷花的地下茎。其原产于亚洲热带地区和大洋洲，在我国广泛分布。荷花既是经济植物，又是观赏植物。荷花全身都是宝，均可入药治病。莲藕富含淀粉、蛋白质、维生素 C、维生素 B_1 和钙、磷、铁等矿物质，易于消化，老少皆宜。生藕性寒，有清热除燥、凉血止血、散淤等功效；熟藕性温，有补心生血、滋养壮体和健脾胃等功效。中医认为：莲藕性偏凉，味甘、涩，归心、肺经；具有"补中养神、益气力"之功效。莲藕中的黏液蛋白和膳食纤维，能与人体内的胆酸盐、食物中的胆固醇、甘油三酯结合，使其从粪便中排出，从而减少脂类的吸收。藕段间的藕节含有 2% 左右的鞣质和天冬酰胺，其止血收敛作用强于鲜藕，还能解蟹毒。

莲藕的主要营养成分（每 100 g 可食部分含量）：热量 351.1 kJ；蛋白质 1.9 g，脂肪 0.1 g，碳水化合物 15.2 g，膳食纤维 1.2 g；维生素 A 3 μg，胡萝卜素 0.02 mg，硫胺素 0.11 mg，核黄素 0.04 mg，烟酸 0.4 mg，维生素 C 25 mg，维生素 E 0.73 mg，维生素 K 200 mg；钾（K）497 mg，钠（Na）44.2 mg，钙（Ca）19 mg，镁（Mg）19 mg，铁（Fe）1.4 mg，锌（Zn）0.23 mg，铜（Cu）0.11 mg，磷（P）51 mg，硒（Se）0.39 μg。

特别提示

食用莲藕时，应注意以下情况：①莲藕性偏凉，产妇应在生产 2 周以后再食用。②脾胃虚弱、消化不良、大便溏泄及肺病患者宜食用熟藕。③煮莲藕时忌用铁器，以免食物发黑。

2. 菱角

菱角又名腰菱、水栗、菱实，菱科菱属。其味甘、凉、无毒，是一年生草本水生植物菱的果实，菱角皮脆肉美，蒸煮后剥壳食用，亦可熬粥食。菱角含有丰富的蛋白质、不饱和脂肪酸及多种维生素和微量元素，具有利尿通乳，止渴，解酒毒的功效。其原产于欧洲，中国南方，尤其以长江下游太湖地区和珠江三角洲栽培最多。菱肉含淀粉 24%、蛋白质 3.6%、脂肪 0.5%，幼嫩时可当水果生食，老熟果可熟食或加工制成菱粉，风干制成风菱可贮藏以延长供应，菱叶可做青饲料或绿肥。菱角可健胃、止痢、抗癌，有助于治疗胃溃疡，痢疾，食道癌，乳腺癌，子宫颈癌。菱柄外用治皮肤多发性疣赘；菱壳烧灰外用治黄水疮，痔疮。菱角的果肉可食，嫩茎可作菜蔬，果有尖锐的角。菱角又叫菱，二角为菱，形似牛角；三角、四角为芰。其生长在湖泊中，落在泥中最易生长。菱角有野菱、家菱之分，均在 3 月生蔓延长。叶浮在水上扁而有尖，很是光滑，叶下有茎。5～6 月开小白花，在夜里开放，白天而合上，随月亮的圆缺而转移。它的果实有四种：没有角、两角、三角、四角。角中带刺，尖细而脆，长在角尖。根二型：着泥根铁丝状，着生于水底泥中；同化根，羽状细裂，裂片丝状，淡绿色或暗红褐色。茎圆柱形、细长或粗短。叶二型：浮水叶互生，聚生于茎端，在水面形成莲座状菱盘。生长在湖里，每年 8 月份左右成熟，菱角藤长绿叶子，叶子形状为菱形，故果实称菱角儿。茎为紫红色，开鲜艳的黄色小花。菱又称"水中落花生"，果实"菱角"为坚果，垂生于密叶下水中，必须全株拿起来倒翻，才可以看得见。秋后成熟，果实变硬，野生菱角如不采摘则渐渐从茎上脱落沉于水底，来年发芽。通常在进入 2 月春天后，就要设置育苗地，密集的培育种苗，到初夏 5 月底到 6 月初第一期水稻收成后，就将稻田整地筑地、筑埂，引水入田，移植菱角种苗。

菱角的主要营养成分（每 100 g 可食部分含量）：热量 409.64 kJ；蛋白质 4.5 g，脂肪 0.1 g，碳水化合物 21.4 g，膳食纤维 1.5 g；维生素 A 2 μg，胡萝卜素 10 μg，硫胺素 0.19 mg，核黄素 0.06 mg，烟酸 1.5 mg，维生素 C 13 mg；钾（K）437 mg，钠（Na）

5.8 mg，钙（Ca）7 mg，镁（Mg）49 mg，铁（Fe）0.6 mg，锰（Mn）0.38 g，锌（Zn）0.62 mg，铜（Cu）0.18 mg，磷（P）93 mg。

特别提示

菱角虽然药用价值很大，但食用时要注意不宜过量。此外，其不宜同猪肉同煮食用，易引起腹痛。

3. 茭白

茭白又名高瓜、菰笋、菰手、茭笋，高笋，禾本科菰属多年生宿根草本植物。其分为双季茭白和单季茭白（或分为一熟茭和两熟茭），双季茭白（两熟茭）产量较高，品质也好。古人称茭白为"菰"。在唐代以前，茭白被当作粮食作物栽培，它的种子叫菰米或雕胡，是"六谷"（稌、黍、稷、粱、麦、菰）之一。后来人们发现，有些菰因感染上黑粉菌而不抽穗，且植株毫无病象，茎部不断膨大，逐渐形成纺锤形的肉质茎，这就是现在食用的茭白。这样，人们就利用黑粉菌阻止茭白开花结果，繁殖这种有病在身的畸形植株作为蔬菜、可入药。世界上把茭白作为蔬菜栽培的，只有中国和越南。茭白在山东新泰白庄子被誉为三好之一（三好即茭白、春芽、野鸭蛋），自古流传至今。其多生长于长江湖地一带，适合淡水里生长。茭白株高 1.6～2 m，根为须根，在分蘖节和匍匐茎的各节上环生，长 20～70 cm，粗 2～3 mm，主要分布在地下 30 cm 土层中，根数多。茭白具有根状茎，地上茎可产生 2～3 次分蘖，形成蘖枝丛，秆直立，粗壮，基部有不定根。主茎和分蘖枝进入生殖生长后，基部如有茭白黑粉菌寄生，则不能正常生长，形成椭圆形或近圆形的肉质茎。叶片扁平，长披针形，长 30～100 cm，宽约 3 cm，先端芒状渐尖，基部微收或渐窄，一般上面和边缘粗糙，下面光滑，中脉在背面凸起。叶鞘长而肥厚，互相抱合形成"假茎"。花果期秋冬，圆锥花序大，长 30～60 cm，多分枝，上升或展开。颖果呈圆柱形。菰秆部未经真菌寄生的植株称野茭白，又称雄茭白、茭儿菜，在上海地区有野生。茭白属喜温性植物，生长适温 10～25℃，不耐寒冷和高温干旱。平原茭白味甘，性寒；归肝、脾经，入肺经。其具有解热毒、除烦渴、利二便的功能；用于治疗烦热，消渴、二便不通、黄疸、痢疾、热淋、目赤、乳汁不下、疮疡等疾病。其所含的豆甾醇能清除体内活性氧，抑制酪氨酸酶活性，从而阻止黑色素生成，它还能软化皮肤表面的角质层，使皮肤润滑细腻。

茭白的主要营养成分（每 100 g 可食部分含量）：热量 94 kJ；蛋白质 1.2 g，脂肪 0.2 g，碳水化合物 5.9 g，膳食纤维 1.9 g，水分 92.20 g，灰分 0.5 g；维生素 A 5 μg，胡萝卜素 305 μg，硫胺素 0.02 mg，核黄素 0.03 mg，烟酸 0.5 mg，维生素 C 5 mg，维生素 E 0.9 mg；钾（K）209 mg，钠（Na）5. mg，钙（Ca）14 mg，镁（Mg）18 mg，铁（Fe）0.4 mg，锰（Mn）0.49 g，锌（Zn）0.33 mg，铜（Cu）0.06 mg，磷（P）36 mg，硒（Se）0.45 μg。

特别提示

由于茭白含有较多的难溶性草酸钙，其钙质不容易被人体所吸收，不适宜阳痿、遗精者、脾虚胃寒、肾脏疾病、尿路结石或尿中草酸盐类结晶较多者、腹泻者食用。茭白性寒，能引发旧病，凡肠胃虚寒及疮疡化脓者勿食。茭白属于酸性食物，服用磺胺药时禁食。茭白里含有很多草酸，豆腐里含有较多氯化镁、硫酸钙，两者若同时进入人体，会生成不溶性的草酸钙，不但会造成钙质流失，还可能沉积成结石。

4. 荸荠

荸荠又名马蹄、水栗、地梨、荠米，是莎草科荸荠属植物荸荠的球茎。荸荠属浅水性宿根草本。称它马蹄仅指其外表，又因它是在泥中结果，所以有地栗之称。荸荠扁圆形，上面尖，表面光滑有光泽，荸荠皮色紫黑，肉质洁白，味甜多汁，清脆可口，有"地下雪梨"之美誉，北方人称为"江南人参"。其既可做水果吃，又可做蔬菜用，是大众喜爱的时令之品。荸荠营养丰富，含碳水化合物、脂肪、蛋白质、纤维素以及矿质元素。荸荠所含的磷是根茎类果菜中较高的，能促进人体生长发育和维持生理功能的需要，对牙齿骨骼的发育有很大好处，同时可促进体内的糖、脂肪、蛋白质三大物质的代谢，调节酸碱平衡。因此，荸荠适于儿童食用。荸荠不仅可以促进人体代谢，还具有一定的抑菌功效。英国学者在对荸荠的研究中发现一种"荸荠英"。这种物质对黄金色葡萄球菌、大肠杆菌、产气杆菌及绿脓杆菌均有一定的抑制作用，对降低血压也有一定效果。荸荠的水煎汤汁能利尿排淋，对于小便淋沥涩痛者有一定治疗作用，可作为尿路感染患者的食疗佳品。荸荠质嫩多津，可治疗口渴之症，对糖尿病有一定的辅助治疗作用。中医认为：荸荠味甘、微寒、滑，能清肺热，其又富含黏液质，有生津润肺、化痰利肠、通淋利尿、消痈解毒、凉血化湿、消食除胀的功效；主治热病消渴、黄疸、目赤、咽喉肿痛、小便赤热短少、外感风热、痞积等病证。荸荠既可清热生津，又可补充营养，最宜用于发烧的患者。

荸荠的主要营养成分（每100 g可食部分含量）：热量247 kJ；蛋白质1.0~1.52 g，脂肪0.1~0.2 g，碳水化合物14.2~21.8 g，膳食纤维0.6~1.1 g；维生素A 3 μg，胡萝卜素10~20 μg，硫胺素0.04 mg，核黄素0.02 mg，烟酸0.4~0.7 mg，维生素C 3 mg，维生素E 0.65 mg；钾（K）306 mg，钠（Na）15.7 mg，钙（Ca）5 mg，镁（Mg）12 mg，铁（Fe）0.5 mg，锰（Mn）0.11 g，锌（Zn）0.34 mg，铜（Cu）0.07 mg，磷（P）68 mg，硒（Se）0.7 μg。

5. 水芹

水芹又称水英、细本山芹菜、牛草、楚葵、刀芹、蜀芹、野芹菜等。伞形科、水芹菜属，多年水生宿根草本植物。其栽培于中国台湾、江西、广东、广西、云南、四川、贵州等地。水芹嫩茎及叶柄质鲜嫩，清香爽口，可生拌或炒食。水芹味甘辛，性凉，入肺、胃经，有清热解毒、养精益气、清洁血液、降低血压、宣肺利湿等功效，还可治小便淋痛、大便出血、黄疸、风火牙痛、疖腮等病证。水芹对血管硬化、神经衰弱、头痛脑涨、小儿软骨症等都有辅助治疗作用，还可治高血压或肝火上攻引起的头胀痛。水芹用于治疗高血压病、眩晕头痛、面红目赤、血淋、痈肿等症时可用水鲜芹 500 g，捣取汁，开水冲服，每日 1 剂；应用于大便出血时：水芹适量，洗净捣烂，取汁半碗，调红糖适量服；应用于疖腮时：鲜水芹适量，捣烂取汁，加酸醋服，外搽患处。

水芹的主要营养成分（每 100 g 可食部分含量）：热量 112.9 kJ；蛋白质 1.8 g，脂肪 0.24 g，碳水化合物 3.6 g，膳食纤维 1.0 g；胡萝卜素 100 µg，维生素 A 17 µg，硫胺素 0.03 mg，核黄素 0.03 mg，烟酸 0.4 mg，维生素 C 56 mg，维生素 E 0.85 mg；钾（K）256 mg，钠（Na）2.5 mg，钙（Ca）160 mg，铁（Fe）8.5 mg，磷（P）61 mg。此外，水芹还含有芸香苷、水芹素和槲皮素等对身体有益的物质。

特别提示

①一般人群均可食用水芹，特别适合高血压和动脉硬化的患者。②水芹性凉，味甘，故高血糖、缺铁性贫血患者、经期妇女、成年男性、脾胃虚寒者慎食；水芹菜性凉质滑，故脾胃虚寒、肠滑不固者食之慎食；水芹菜有降血压作用，故血压偏低者慎用；有生育计划的男性应注意适量少食。③野生水芹虽然香味独特，但是在自然环境中是钉螺、蚂蟥、血吸虫、水蛭等水生物的天然宿主，在食用前一定要进行高温蒸煮，以杀灭寄生虫卵防止病从口入。

6. 莼菜

莼菜又称蓴菜、马蹄菜、水葵、水荷叶、湖菜等，多年生水生宿根草本植物。根状茎具叶及匍匐枝，后者在节部生根，并生具叶枝条及其他匍匐枝。叶椭圆状矩圆形，长 3.5 ~ 6 cm，宽 5 ~ 10 cm，下面蓝绿色，两面无毛，从叶脉处皱缩；叶柄长 25 ~ 40 cm，其和花梗均有柔毛。花梗从叶腋中抽生，伸出水面开花，花较小，红色或绿色，为两性花。花直径 1 ~ 2 cm，暗紫色；花梗长 6 ~ 10 cm；萼片及花瓣条形，长 1 ~ 1.5 cm，先端圆钝；花药条形，约长 4 mm；心皮条形，具微柔毛。其坚果呈矩圆卵形，有 3 个或更多成熟心皮。花期 6 月，果期 10 ~ 11 月。莼菜的生理功能：①清热解毒。莼菜的黏液质含有多种营养物质及多缩戊糖，有较好的清热解毒。②杀菌消炎作用。莼菜黏液中含有多糖，对癌瘤毒的活化性有较强的抑制作用。③防癌抗癌功效。莼菜中含有丰富的维生素 B_{12}，是细胞生长分裂及维持神经细胞髓鞘完整所必需的成分，临床上可用于防治恶性贫血、巨幼细胞性贫血、肝炎及肝硬化等病症。莼菜中含有丰富的锌，为植物中的"锌王"，是小儿最佳的益智健体食品之一，可防治小儿多动症。莼菜含有一种酸性杂多糖，它不仅能够增加免疫器官——脾脏的重量，而且能明显地促进巨噬细胞吞噬异物，增强机体免疫功能。中医认为：莼菜为良药，其性寒味甘无毒，入肝、脾二经；具有清热解毒、利水消肿之功效，适用于高血压、痈疽疔疮、丹毒、急性黄疸型肝炎、多种癌症患者，尤其适于食管癌、胃癌等消化系统恶性肿瘤患者食用。

莼菜的主要营养成分（每 100 g 可食部分含量）：富含蛋白质、脂肪、糖类、钙、铁、磷、钾、钠、锌、硒和多种维生素以及人体必需的多种氨基酸。每 100 g 莼菜鲜嫩茎叶含蛋白质 1.4 g，粗纤维 0.5 g，碳水化合物 3.3 g；维生素 A 55 μg，胡萝卜素 330 μg，硫胺素 0.06 mg，维生素 C 89 mg；钾 21 mg，钙 49 mg，铁 22 mg，锰 0.63 mg，锌 2 mg，铜 2.33 mg，磷 18 mg。此外，莼菜中还含有多种氨基酸、维生素及矿物质。

特别提示

一般人皆可食用莼菜。因其滑软细嫩，特别适合老人、儿童及消化力弱的人食用。但是，莼菜性寒而滑，多食易伤脾胃，发冷气，损毛皮，故脾胃虚寒的人不宜多食。

7. 蒲菜

蒲菜俗称草芽，又称深蒲、蒲荔久、蒲笋、淮笋、蒲芽、蒲白、蒲儿根、蒲儿菜、香蒲、甘蒲、野茭白、象牙菜等，天南星科多年生植物香蒲的假茎，香蒲科，香蒲属。蒲菜现有 16 种，中国有 11 种，为水生缩根性挺水植物，分布于世界各地的沼泽及淡水湖泊中。中国山东、江苏、浙江、四川、湖南、陕西、甘肃、河北、云南、山西等地都有分布，以南方水乡最多。蒲菜产品洁白柔嫩，清香爽口，富含多种人体必需氨基酸和维生素，可炒食、烩制和做汤等，是一种风味独特的特种蔬菜，自古就深受人们的喜爱。按其食用部分的不同，大体可分为三类：一是由叶鞘抱合而成的假茎，名品有山东济南大明湖及江苏淮安勺湖的蒲菜；二是白长肥嫩的地下葡萄茎，名品有河南淮阳的陈州蒲菜及云南昆明、建水一带的香芽蒲菜；三是白嫩如茭白的短缩茎，名品有云南元谋的席草蒲菜。中医学认为，蒲菜味甘性凉，能清热利血、凉血；主治五脏心下邪气、口中烂臭、小便短少赤黄、乳痈、便秘、胃脘灼痛等症。久食蒲菜有轻身耐老、固齿明目聪耳之功；生吃有止消渴、补中气、和血脉之效。蒲菜清热除火：味苦，能清心泻火，清热除烦，能够消除血液中的热毒，适宜于容易上火的人士食用。蒲菜利尿消肿：能清除体内毒素和多余的水分，促进血液和水分新陈代谢，有利尿、消水肿作用。蒲菜可通便：其所含纤维素可以促进肠壁的蠕动，帮助消化，防止大便干燥，可以润滑肠道，刺激排便。蒲菜补血益气：其含铁，适宜肤色没有光华、失去红润、手脚冰冷的人群。

蒲菜的主要营养成分（每 100 g 可食部分含量）：蛋白质 1.2 g，脂肪 0.1 g，碳水化合物 2 g，膳食纤维 4 g；维生素 C 56 mg；钙（Ca）53 mg，磷（P）24 mg。此外，其还含有硫胺素、核黄素、维生素 E、胡萝卜素及谷氨酸等 18 种氨基酸。

特别提示

　　一般人群均可食用蒲菜，但其性凉，脾胃虚弱者不宜食用过多。因其对某些妇科病（孕妇劳热、胎动下血、消渴、口疮、热痢、淋病、白带、水肿、瘰病等）有辅助疗效，故亦适宜经产期妇女食用。

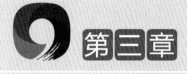

第三章

食用菌

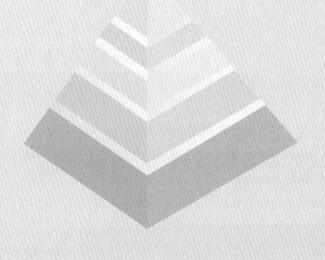

3

　　食用菌是可以食用的大型真菌的统称。人们食用的部分主要是其肉质或胶质的籽实体。食用菌属异养生物，分寄生、腐生、共生三种类型。常见的食用菌主要有草菇、香菇、平菇、金针菇、猴头菇、杏鲍菇、双孢菇、口蘑、黑木耳、银耳、羊肚菌、牛肝菌等。中国食用菌资源十分丰富。据估计，全世界大约有食用菌 600 多种，中国就有 350 多种，其中人工栽培成功的有 50 多种。目前，中国食用菌的产量占全世界的 70%，已成为第五大食物来源。中国人将食用菌作为食材的历史悠久，早在春秋时期就有食用菌鲜美可食的记述。成书于汉代的《神农本草经》中就记有茯苓、木耳的药用及食用价值。元代的《农桑辑要》（成书于 1273 年）《王桢农书》（成书于 1313 年）中，就分别记载了冬菇和香菇的栽培方法。食用菌味道鲜美、营养丰富。其中蛋白质的含量为其鲜重的 3% ~ 5%。在其所含多种氨基酸中，具有人体医疗保健作用的 8 种必需氨基酸均有。食用菌还含有多种维生素、矿物质元素等营养物质。除食用外，食用菌还有重要的医疗保健功效。在医疗工业中，食用菌的药用成分正越来越广泛地被开发利用。生产食用菌的主要原料来源广泛，大多数来源于工农业生产的下脚料，成本低且见效快，乡村、城市都可以生产，既可工厂化生产，又可家庭生产。现在，人们已经将食用菌视为 21 世纪人类获得蛋白质的主要来源之一。

第一节　担子菌类

　　担子菌门的真菌统称担子菌，主要特征为具有担子的产孢结构，以及外生的称为担孢子的有性孢子，是真菌中最高等的一门。其分布极为广泛，数量大、种类多，达 2 万余种，有可以食用的，有可以药用的，也有许多种类有毒，与人类的生活关系较大。它们与植物共生形成菌根，有利于植物的栽培和造林。许多大型担子菌是营养丰富的食用菌，如香菇、猴头、灵芝、竹荪、平菇等，具有滋补和药用价值。许多食用的担子菌含有多糖，能提高人体抑制肿瘤的能力以及排异作用，因此担子菌已成为筛选抗肿瘤药物的重要资源。另一方面，有害的担子菌如黑粉菌和锈菌，引起作物的黑穗病和锈病，造成严重的经济损失；有些担子菌能引起森林和园林植物的病害，许多大型的腐生真菌能引起木材腐烂，常造成较大的经济损失。子囊菌门与担子菌门在系统发育上有着密切的关系。担子菌门的真菌基本全为陆生品种，主要特征是由多细胞，有横隔膜的菌丝体组成，菌丝分为两种，初生菌丝体的细胞只有一个细胞核，次生菌丝体的细胞有两个核。两个核的次生菌丝体可以形成一种籽实体，称为担子果，经过有性繁殖过程，在担子上生成担孢子；也可以经过无性繁殖过程生成无性孢子或生芽繁殖。

1. 白灵菇

白灵菇又称翅鲍菇、百灵芝菇、克什米尔神菇、阿魏菇、阿威侧耳、雪山灵芝、鲍鱼菇，属真菌门担子菌纲伞菌目伞菌科蘑菇属，原产自新疆。过去白灵菇只生长在荒芜的戈壁滩，显示出几分神秘几分灵气，故又叫天山神菇。籽实体单生或丛生。菌盖初凸起，后渐平展，中央逐渐下陷呈歪漏斗状，白色，直径 6 ~ 13 cm，个别的更大，盖缘微内卷。菌肉白色，中间厚，边缘渐薄，在 0.3 ~ 6 cm 之间。菌褶密集，延生，淡黄白色至奶油色。菌柄偏生，粗 4 ~ 6 cm，长 3 ~ 8 cm，上粗下细或上下等粗，表面光滑，色白。孢子银白色。孢子无色，长方椭圆至椭圆形。白灵菇比一般菌类更浓密洁白，抗杂力强；籽实体丛生或单生，菇盖厚柄粗，质地脆嫩，白色褶纹，条顺直；成熟时菌盖顶呈内卷状，单朵鲜重 50 ~ 160 g，最大可达 400 g。传说直到成吉思汗征战经过戈壁滩，才看见了白灵菇，令其惊讶不已。然而，从此以后的数百年间，仅有为数不多的匆匆过客一睹其尊容，加上过度采摘和牲畜践踏，自然资源遭严重破坏，野生白灵菇逐年减少。野生白灵菇主要分布于新疆噶尔盆地荒漠区的伊犁、塔城和阿勒泰地区，其中阿勒泰地区青河县的白灵菇知名度最高。因野生白灵菇仅产于特定季节、产量少、采摘困难，现在市面上的白灵菇以人工培育为主。白灵菇栽培技术简易，生长周期短，适应性强、质嫩、味鲜、色泽洁白、营养价值高，很受市场欢迎。白灵菇是一种食用和药用价值都很高的珍稀食用菌，也是一种高蛋白、低脂肪的保健食品，是中老年和青少年补钙的理想之选。其菇体色泽洁白、肉质细腻、味道鲜美，营养丰富，开如灵芝，食如鲍鱼，味道鲜美，集食用保健于一身，被誉为食用菌家族中的最上等珍品。据科学测定，白灵菇不但氨基酸的含量高，其所含的精氨酸、赖氨酸，这些有利于智力发育的营养要素，比国际上称为智力菇的金针菇含量还要高。白灵菇含有真菌多糖和维生素等生理活性物质及多种矿物质，具有调节人体生理平衡，增强人体免疫功能的作用。其还有消积、杀虫、镇咳、消炎，以及防癌、抗癌、预防动脉硬化、降脂降压、抗衰老、保护肝脏、增强儿童发育等作用，并对腹部肿块、肝脾肿大、脘腹冷痛等也有一定的辅助治疗作用。白灵菇一般人皆可食用，尤适宜患胃病、伤寒、高血压、动脉硬化、儿童倭病、软骨病、中老年骨质疏松病等症人群。

白灵菇的主要营养成分（每 100 g 可食部分含量）：热量 155.1 kJ；蛋白质 2.84 g，脂肪 2.81 g，碳水化合物 1.13 g，膳食纤维 0.46 g。白灵菇富有含维生素 C，含量达 26.4 mg（一般平菇很少含维生素 C）；钾 258 mg、钙 5 mg、磷 85 mg、镁 14 mg、锌 0.61 mg。白灵菇含有 17 种氨基酸，氨基酸总量达 10.7%。人体必需的 8 种氨基酸品种齐全、含量丰富，占氨基酸总量的 35%。其中赖氨酸含量为 569 mg/100 g，为一般平菇的 28 倍；亮氨酸含 790.2 mg/100 g，为一般平菇的 2.6 倍；异亮氨酸 470.1 mg/100 g，为一般平菇的 2.5 倍，缬氨酸含 674.6 mg/100 g，为一般平菇的 2.9 倍；苏氨酸含 450.4 mg/100 g，为一般平菇的 2.2 倍，其他人体必需氨基酸含量也比一般平菇高 1.9 ~ 2.7 倍。

2. 草菇

草菇又称稻草菇、美味包脚菇、兰花菇、秆菇、麻菇、家生菇、南华菇、中国菇及小包脚菇，担子菌门，伞菌纲，伞菌目，光柄菇科，小包脚菇属。有史料为证，草菇起源于中国广东韶关的南华寺，原本是生长在南方腐烂禾草上的一种野生食用菌，由南华寺僧人首先采摘食用。300 年前中国已开始人工栽培，约在 20 世纪 30 年代由华侨传入世界各地，是一种重要的热带亚热带菇类，也是世界上三大栽培食用菌之一。草菇籽实体由菌盖、菌柄、菌褶、外膜、菌托等构成。外膜，又称包被、脚包，顶部灰黑色或灰白色，往下渐淡，基部白色，未成熟籽实体被包裹其间，随着籽实体增大，外膜遗留在菌柄基部而成菌托。菌柄，中生，顶部和菌盖相接，基部与菌托相连，圆柱形，直径 0.8 ~ 1.5 cm，长 3 ~ 8 cm，充分伸长时可达 8 cm 以上。菌盖，着生在菌柄之上，张开前钟形，展开后伞形，最后呈碟状，直径 5 ~ 12 cm，大者达 21 cm；鼠灰色，中央色较深，四周渐浅，具有放射状暗色纤毛，有时具有凸起三角形鳞片。菌褶位于菌盖腹面，由 280 ~ 450 个长短不一的片状菌褶相间地呈辐射状排列，与菌柄离生，每片菌褶由 3 层组织构成，最内层是菌髓，为松软斜生细胞，其间有相当大的胞隙；中间层是籽实基层，菌丝细胞密集面膨胀；外层是籽实层，由菌丝尖端细胞形成狭长侧丝，或膨大而成棒形担孢子及隔胞。籽实体未充分成熟时，菌褶白色，成熟过程中渐渐变为粉红色，最后呈深褐色。草菇营养丰富，味道鲜美，一般人群均可食用。草菇的维生素 C 含量高，能促进人体新陈代谢，提高机体免疫力，增强抗病能力。它还具有解毒作用，如铅、砷、苯进入人体时，可与其结合，形成抗坏血元，随小便排出。草菇的蛋白质中，人体 8 种必需氨基酸齐全、含量高，占氨基酸总量的 38.2%。草菇还含有一种异种蛋白物质，有消灭人体癌细胞的作用。其所含粗蛋白的含量超过香菇，其他营养成分与木质类食用菌也大体相当，同样具有抑制癌细胞生长的作用，特别是对消化道肿瘤有辅助治疗作用，能加强肝肾的活力。此外，它还能够减慢人体对碳水化合物的吸收，是糖尿病患者的良好食品。草菇可炒、熘、烩、烧、酿、蒸，或作种荤菜的配料，更适于做汤或素炒，但无论鲜品还是干品都不宜浸泡时间过长。中医认为：草菇性寒、味甘、微咸、无毒，能消食祛热，补脾益气，清暑热，滋阴壮阳，增加乳汁，防止坏血病，促进创伤愈合，护肝健胃，增强人体免疫力，是优良的食药兼用型的营养保健食品。草菇主治暑热烦渴、体质虚弱、头晕乏力、高血压等症，以及胃病，包括慢性胃炎、胃及十二指肠溃疡等。体质虚弱、营养不良、神经衰弱者，癌症患者，尤其是食道癌、贲门癌、胃癌患者，以及心血管疾病和糖尿病患者宜食草菇。因草菇性寒，平素脾胃虚寒之人忌食。中国草菇产量居世界之首，主要分布于华南地区。

草菇的主要营养成分（每 100 g 可食部分含量）：热量 106.1 kJ；蛋白质 2.7 g，脂肪 2.24 g，碳水化合物 4.3 g，膳食纤维 1.6 g，灰分 0.91 g；硫胺素 0.08 mg，核黄素 0.34 mg，烟酸 8 mg，维生素 C 207.7 mg，维生素 E 0.4 mg；钾（K）179 mg，钠（Na）

73 mg，钙（Ca）17 mg，镁（Mg）21 mg，铁（Fe）1.3 mg，锰（Mn）0.09 g，锌（Zn）0.6 mg，铜（Cu）0.4 mg，磷（P）33 mg，硒（Se）0.02 μg。

特别提示

因草菇性寒，平素脾胃虚寒之人忌食。

3. 茶树菇

茶树菇又称柱状田头菇、杨树菇、茶薪菇、柱状环锈伞、柳松茸等，属担子菌门，担子菌纲，蘑菇菌目，粪锈伞科，田头菇属。其原为江西广昌境内高山密林地区茶树蔸部生长的一种野生蕈菌，后经科技人员驯化改良，逐渐成为居民日常生活中的一种主要食用菌品种。茶树菇籽实体单生、双生或丛生，菌盖直径 5 ~ 10 cm，表面平滑，初暗红褐色，有浅皱纹，菌肉（除表面和菌柄基部之外）白色，有纤维状条纹，中实。成熟期菌柄变硬，菌柄附暗淡粘状物，菌环残留在菌柄上或附于菌盖边缘自动脱落。内表面常长满孢子而呈绣褐色孢子呈椭圆形，淡褐色。菌盖初生，后逐渐平展，中浅，褐色，边缘较淡。菌肉白色、肥厚。菌褶与菌柄成直生或不明显隔生，初褐色，后浅褐色。菌柄中实，长 4 ~ 12 cm，淡黄褐色。菌环白色，膜质，靠上位着生。茶树菇是一种集高蛋白、低脂肪、低糖分、无污染、无药害，集营养、保健、理疗于一身的纯天然食用菌。茶树菇干体蛋白质含量高达 19.55%。其所含蛋白质中有含有人体所需的 18 种氨基酸，特别是含有人体所不能合成的 8 种氨基酸、葡聚糖、菌蛋白、碳水化合物等营养成分，还有丰富的 B 族维生素和多种矿物质元素，如铁、钾、锌、硒等元素都高于其他菌类。经过优化改良的茶树菇，盖嫩柄脆，味纯清香，口感极佳，用作主菜、调味均佳，可烹制成各种美味佳肴。其营养价值超过香菇等其他食用菌，且有滋阴壮阳、美容保健之功效，属高档食用菌类，常食可起到抗衰老、美容等作用。食用茶树菇时应注意，茶树菇与酒同食会容易中毒，与鹌鹑同食会降低营养价值。中医认为该菇具有补肾、利尿、治腰酸痛、渗湿、健脾、止泻等功效，是高血压、心血管和肥胖症患者的理想食品。茶树菇具有补肾滋阴、健脾胃、提高人体免疫力、增强人体防病能力的功效，还具有抗衰老、降低胆固醇、防癌和抗癌的特殊作用。临床实践证明，茶树菇对肾虚尿频、水肿、气喘、尤其小儿低热遗尿等症有独特疗效。现代医学研究表明，由于茶树菇含有多量的抗癌多糖，其提取物对小白鼠肉瘤 180 和艾氏腹水癌的抑制率高达 80% ~ 90%，可见其有很好的抗癌作用。因此，人们把茶树菇称作"中华神菇""保健食品""抗癌尖兵"。

茶树菇的主要营养成分（每 100 g 干品可食部分含量）：热量 1161.2 kJ；蛋白质 23.10 g，脂肪 2.60 g，碳水化合物 56.10 g，膳食纤维 15.40 g；钾（K）4713.9 mg，钠（Na）186.6 mg，钙（Ca）26.2 mg，铁（Fe）42.3 mg。

4. 茯苓

茯苓又称玉灵、茯菟、茯灵、茯薯、伏菟、松腴、绛晨伏胎、云苓、茯兔、松薯、松木薯、松苓，属真菌门，伞菌纲，多孔菌目，多孔菌科，茯苓属，食用及药用部位是多孔菌科真菌茯苓的菌核。茯苓具有利水渗湿、健脾安神的功效，还可以制作成粉状用于美白面膜。其分布区域包括：吉林、安徽、浙江、福建、河南、湖北、广西、四川、贵州、云南。茯苓长圆形或长椭圆形等，大小不一，小者如拳，大者直径达 20～30 cm，或更大。表皮淡灰棕色或黑褐色，呈瘤状皱缩，内部白色稍带粉红，由无数菌丝组成。茯苓的籽实体平伏，伞形，直径 0.5～2 mm，口缘稍有齿；蜂窝状，通常附菌核的外皮而生，初白色，后逐渐转变为淡棕色，孔作多角形，担子棒状，担孢子椭圆形至圆柱形，稍屈曲，一端尖，平滑，无色；有特殊臭气。茯苓含茯苓多糖、葡萄糖、蛋白质、氨基酸、有机酸、脂肪、卵磷脂、腺嘌呤、胆碱、麦角甾醇、多种酶和钾盐，能增强机体免疫功能。茯苓多糖的生理功能包括：有明显的抗肿瘤作用；有利尿作用，能增加尿中钾、钠、氯等电解质的排出；有镇静及保护肝脏、抑制溃疡的发生、降血糖、抗放射等作用。

茯苓还制作茯苓饼、茯苓酥和茯苓酒等。有的国家将茯苓作为海军常用药物及滋补品的原料。在湿度较大的地区和场所，茯苓可作为重要的食疗品种，经常食用可健脾去湿，助消化，壮体质，有延年益寿之效（出自《本草纲目》）。古人称茯苓为"四时神药"，因为它功效非常广泛，不分四季，将它与各种药物配伍，不管寒、温、风、湿诸疾，都能发挥其独特功效。茯苓味甘、淡、性平，入药具有利水渗湿、益脾和胃、宁心安神之功用。药用茯苓为茯苓的干燥菌核，多为不规则的块状，球形、扁形。现代医学研究表明：茯苓能增强机体免疫功能，茯苓多糖有明显的抗肿瘤及保肝脏作用，但虚寒精滑或气虚下陷者忌服。为了入药方便，人们为它的每个部位都起了相应的名字：外表被覆的一层褐色外皮叫茯苓皮，断面靠外淡红色疏松的一层叫赤茯苓，内部白色致密的部分称白茯苓（也有中医称其为白苓）。还有些茯苓中间有一道松根穿过，靠近树根的部分称茯神，中间的树根则叫它茯神木。茯苓的药用价值主要表现在：①利水渗湿，主治水肿胀满、小便不利，常与猪苓、泽泻、白术等同用。②补中健脾，用治脾虚湿盛之食少便溏，常与党参、白术等同用。③宁心安神，用治心悸怔忡、失眠健忘等，常与龙眼肉、酸枣仁等同用。此外，茯苓多糖能提高人体的免疫功能。

《医学衷中参西录》曾记："嵊县地固多山，有葛溪口，嵊东山名也。本重峦叠嶂，峰回水绕之所，吴氏聚族而居，约四五十家，以种苓为业。其种苓之法，秘而不宣，虽亲戚不告焉。新嵊药肆间，茯苓皆出于是。春间吴氏之媳病，盖产后月余，壮热口渴不引饮，汗出不止，心悸不寐，病人面现红色，脉有滑象，病情急转直下。医生急用甘草、麦冬、竹叶、柏子仁、浮小麦、大枣煎饮不效；继用酸枣仁汤，减川芎加浮小麦大枣，亦不效；又用归脾汤加龙骨、牡蛎，黄肉则仍然如故。正当医生束手无策之时，忽一人进而言曰：

何不用补药以缓之？在场医者皆认为是无稽之谈，不予采纳。时已届晚寝之时，至次日早起，其翁奔告曰：予媳之病昨夜用补药医痊矣。众医将信将疑，不识补药究系何物，乃翁持渣来见，钵中竟有茯苓四五两之多。"《医家名录》曾指出："凡用茯苓，其目的在于补不在于泄，茯苓之作用，在于泄不在于补。盖气之所至，水亦无所不至，气之所止，水亦无所不止，利其水所以行其气也。"茯苓能宁心益脾补肾，以其行有形之水，布无形之气也。茯苓淡而能渗，甘而能补，能泻能补，两得其宜之药也。茯苓利水湿以治水肿小便不利，化痰饮以治咳咳嗽、痰湿入络之症，健脾胃而能止泻止带，宁心神治惊悸失眠。其药性平和，无伤正气之弊，以其既能扶正，又能祛邪，故脾虚湿盛，正虚邪实之症尤为适宜。

茯苓的主要营养成分（每 100 g 可食部分含量）：热量 66.9 kJ；蛋白质 1.2 g，脂肪 0.5 g，碳水化合物 8.26 g，膳食纤维 8.09 g；烟酸 0.4 mg；钾（K）58 mg，钠（Na）1 mg，钙（Ca）2 mg，镁（Mg）8 mg，铁（Fe）9.4 mg，锰（Mn）1.39 g，锌（Zn）0.44 mg，铜（Cu）0.23 mg，磷（P）32 mg，硒（Se）4.55 μg。

5. 黑木耳

黑木耳又称黑菜，桑耳、本菌、树鸡、木蛾、木茸，为真菌门，层菌纲，木耳目，木耳科，木耳属。黑木耳是一种营养丰富的食用菌，又是中国传统的保健食品和出口商品。因其形似耳，加之其颜色黑褐色而得名。它的别名很多，因生长于腐木之上，其形似人的耳朵，故名木耳；又似蛾蝶玉立，又称木蛾；因它的味道有如鸡肉鲜美，故亦名树鸡、木机（古南楚人谓鸡为机）；重瓣的木耳在树上互相镶嵌，宛如片片浮云，又有云耳之称。黑木耳状如耳朵，系寄生于枯木上的一种菌类。新鲜的木耳呈胶质片状，半透明，侧生在树木上，耳片直径 5～10 cm，有弹性，腹面平滑下凹，边缘略上卷，背面凸起，并有极细的绒毛，呈黑褐色或茶褐色。干燥后收缩为角质状，硬而脆性，背面暗灰色或灰白色；入水后膨胀，可恢复原状。人们经常食用的木耳，主要有两种：一种是腹面平滑、色黑、而背面多毛呈灰色或灰褐色的，称毛木耳（通称野木耳）；另一种是两面光滑、黑褐色、半透明的，称为光木耳。毛木耳外形较大，但质地粗韧，不易嚼碎，味不佳，价格低廉。光木耳质软味鲜，滑而带爽，营养丰富，是人工大量栽培的一种，黑木耳是著名的山珍，可食、可药、可补，中国老百姓餐桌上久食不厌，有"素中之荤"之美誉，世界上被称之为"中餐中的黑色瑰宝"。黑木耳培植方法，在世界农艺、园艺、菌艺史上，都堪称一绝。作为四季皆宜的佳美点心，黑木耳不仅清脆鲜美，滑嫩爽喉，而且有增加食欲和滋补强身的作用。黑木耳具有一定吸附能力，对人体有清涤胃肠和消化纤维素的作用。因此，它又是纺织工人、矿山工人和理发员所不可缺少的一种保健食品。

中医认为：黑木耳性甘、平，无毒；入胃、肝、大肠经；能补气血、润肺益胃、润燥利肠、舒筋活络、轻身强志；治疗血虚气亏、四肢抽搐、肺虚咳嗽、咯血、吐血、衄血、产后虚弱、白带过多、崩漏、血痢、肠风痔血、便秘和跌打损伤等症。历代医学家对于黑木耳的药效都有详细的记载，如明代李时珍在《本草纲目》中记载："木耳生于朽木之上，性甘平，主治益气不饥，轻身强志，并有治疗痔疮、血痢下血等作用。"中医学历来认为黑木耳有滋润强壮，清肺益气，补血活血，镇静止痛等功效，是中医用来治疗腰腿疼痛，手足抽筋麻木，痔疮出血和产后虚弱等病症常用的配方药物。据国外报道，黑木耳能减低血液凝块，缓和冠状动脉粥样硬化，对预防和治疗冠心病有特殊的效益。黑木耳所含的多糖类物质，具有一定抗肿瘤作用。中国民间也有用黑木耳加水煎服，来治疗妇女子宫颈癌和阴道癌的说法。研究还发现，黑木耳具有化解体内结石的功效。这主要是因为黑木耳中所含有的发酵素和植物碱，能够有效地促进消化道和泌尿道内各种腺体的分泌，并催化体内结石、润滑管道、促使结石排出。此外，黑木耳中所含有的多种矿物质元素还能使体内的各种结石产生化学反应，剥脱、瓦解，不断脱屑缩小，然后再经管道排出。另外，黑木耳中还含有较多量的具有清洁血液和解毒功效的生物化学物质，有利于人体健康。黑木耳籽实体胶质，成圆盘形，耳形不规则形，直径 3 ~ 12 cm。新鲜的黑木耳质软，干后成角质。其口感细嫩，风味特殊，是一种营养丰富的著名食用菌。

黑木耳的主要营养成分（每 100 g 干品可食部分含量）：热量 79 kJ；蛋白质 10.60 g，脂肪 0.2 g，碳水化合物 65.5 g，膳食纤维 7.0 g，水分 10.9 g，灰分 5.8 g；胡萝卜素 30 mg，硫胺素 0.15 mg，核黄素 0.55 mg，烟酸 2.7 mg 和多种矿物质。水发木耳蛋白质含量极低，每 100 g 含 1.5 g。

特别提示

食用鲜木耳可中毒。新鲜木耳中含有一种化学名称为"卟啉"的特殊物质，因为这种物质的存在，人吃了新鲜木耳后，经阳光照射会发生植物日光性皮炎，引起皮肤瘙痒，使皮肤暴露部分出现红肿、痒痛，产生皮疹、水泡，水肿。相比起来，干木耳更安全。因为干木耳是新鲜木耳经过曝晒处理的，在曝晒过程中大部分卟啉会被分解掉。食用干木耳前要用水浸泡，这会将剩余的毒素溶于水，使干木耳最终无毒。但要注意的是，浸泡干木耳时最好换两到三遍水，才能最大限度除掉有害物质。不要使用普通的洗涤剂清木耳，洗涤剂本身含有的化学成分容易残留在木耳上，对人体健康不利。最好的办法是使用盐水冲洗，但不要在水中浸泡过长时间，否则木耳内的维生素会悉数流失，使营养价值降低，而且溶解于水的农药有可能会反渗入木耳中。

6. 红菇

红菇又称正红菇、大朱菇、真红菇、大红菇、红椎菌、大红菌，属真菌门，层菌纲，层菌目，红菇科，红菇属。红菇的籽实体一般中等大。菌盖直径 5 ~ 12 cm，初扁半球形后平展，幼时黏，无光泽或绒状，中部色深红至暗（黑）红，边缘较淡呈深红色，盖缘常见细横纹。菌肉白色，质厚，常被虫吃，味道及气味好。菌褶白色，老后变为乳黄色，近盖缘处可带红色，稍密至稍稀，常有分叉，褶间具横脉。菌柄长 3.5 ~ 5 cm，粗 0.5 ~ 2 cm，白色，一侧或基部带浅珊瑚红色，圆柱形或向下渐细，中实或松软。孢子印白色或极淡的灰白色。孢子无色，近球形，有小疣，（7.5 ~ 9）×（7.3 ~ 8.1）μm。囊状体近梭形，51 ~ 5 μm×8 ~ 13 μm。红菇种类有大朱菇、正红菇、大红菇、红菇等。野生红菇人工无法种植，产量不高。真的红菇，菌盖正面深红，中心暗红，并有横皱纹，菌盖腹面菌褶细密均匀，呈浅灰蓝色，菇脚矮圆不空心。叶盖全开并有破裂的红菇，则是将要过时的菇，但汤味好，未开伞的菌食来无渣。叶盖半开型如单车摇铃的红菇，属上等红菇，清香美味，一盆菜调上几个就独到好处。未开的红菇蕾，虽然未长到成熟期，却甜嫩可口。红菇便于保存，晒干后放在通风干燥的室内，不仅久不变质还会放出一阵阵芳香，使人心旷神怡。红菇的菌丝不能分离，故至今无法进行人工栽培，日见珍贵。它的杆同其他菇不一样，不但不脆，而且质硬带有韧性，不能食用。红菇有"菇中之王"的美称，系天然营养佳品。其风味独特，香馥爽口。其味较之任何菇类无法伦比的鲜甜可口，并含有人必需的多种氨基酸等成分。

红菇的营养主要表现在：①红菇含蛋白质、碳水化合物、矿物质、维生素 B、维生素 D、维生素 E，并含有其他食品中稀少的烟酸，微量元素铁、锌、硒、锰等。②含有人必需的多种氨基酸等成分，滋阴、补肾、润肺、活血、健脑、养颜等功效。经常食用，能强身健体、延年益寿。③红菇所含的蛋白质，有 25% 左右是溶于水中的，有 50% 左右是可以被人消化吸收的，只有 25% 左右不能被人体吸收。④红菇含有多糖类抗癌物质，有利于血液循环，降低血液中的胆固醇、抑制癌细胞转移，以红蘑菇炖鸡蛋等吃法的食疗效果较为显著，同时对治疗急性脊髓视神经症也有一定的疗效。⑤红菇可预防消化不良，儿童佝偻症；能提高人体正常糖代谢和免疫功能，有利于产妇哺乳汁减少、贫血、癌症等，是有特殊食疗价值的天然食品。食用加工红菇，蒸、炖、炒、烩均可，如与鸡、鸭等各种肉类同烹则味道更佳，其素以醇厚鲜美，清香爽口，汤色清红著称。烹饪方法是将红菇干品用清水快速冲洗后，放入适量水中浸泡 10 分钟左右，再将红菇放入肉类中煲汤、味美香甜。

红菇味甘性温，有补虚养血、滋阴、清凉解毒、补肾、润肺、活血、健脑、养颜等功效，经常食用，能强身健体、延年益寿。红菇具有治疗肿瘤，尤其肺部肿瘤的作用，还可治疗腰腿酸痛、手足麻木、筋骨不适、四肢抽搐和补血、滋阴、清凉解毒及治疗贫血、水肿、营养不良和产妇出血过多等疾病，经常食用，可使人皮肤细润，精力旺盛，益寿延年。明、清两朝，每逢中秋节前，当地官府必派人护送一批红菇到京都进贡，因而驰名遐迩。据《本草纲目》所载："红菇味清、性温、开胃、止泻、解毒、滋补、常服之益寿也。"可见，红菇早在明代就被前人所食用。红菇有脾肝补血、健胃强肾之功效，当地人口味不佳时，常用红菇调和胃口；小孩泄泻用红菇蕾炖汤可止泻；妇女坐月子吃些红菇滋补健身。所以红菇又有"南方红参"之称。

红菇的主要营养成分（每100 g干品可食部分含量）：热量1335 kJ；蛋白质18.13 g，脂肪22.34 g，碳水化合物30.18 g，膳食纤维18.74 g；维生素A 7.71 μg，硫胺素0.23 mg，核黄素0.40 mg，烟酸12.84 mg，维生素C1.19 mg，维生素E 0.02 mg，胆固醇32.81 mg；钾（K）210.77 mg，钠（Na）492.60 mg，钙（Ca）9.57 mg，镁（Mg）21.36 mg，铁（Fe）4.64 mg，锰（Mn）0.54 g，锌（Zn）2.43 mg，铜（Cu）1.39 mg，磷（P）357.91 mg，硒（Se）4395 μg。此外，红菇还含有5种多糖、16种氨基酸和28种脂肪酸。多糖含量约为2.47%，其中单糖和寡糖占总糖量的33.9%；氨基酸含量14.7%，其中人体必需及半必需氨基酸占总氨基酸含量的54.4%。

7. 猴头菇

猴头菇又称猴头菌、猴头蘑、刺猬菌、花菜菌、对脸蘑、羊毛菌、猴菇菌，属真菌门，担子菌纲，多孔菌目，齿菌科，猴头菌属。因其外形酷似猴头而得名。猴头菇是中国传统的名贵菜肴，肉嫩、味香、鲜美可口，是四大名菜（猴头、熊掌、燕窝、鱼翅）之一，有"山珍猴头、海味鱼翅"之称。这种齿菌科的菌类，菌伞表面长有毛茸状肉刺，长约1~3 cm，它的籽实体圆而厚，新鲜时白色，干后由浅黄至浅褐色，基部狭窄或略有短柄，上部膨大，直径310 cm左右，远远望去似金丝猴头，故称"猴头菇"，又像刺猬，故又有"刺猬菌"之称。猴头菇是一种木腐菌，一般生长在麻栎、山毛栎、栓皮栎、青刚栎、蒙古栎和胡桃科的胡桃倒木及活树虫孔中，悬挂于枯干或活树的枯死部分。野生菌大多生长在深山密林中，在平原和丘陵地区很少见到。猴头菇籽实体呈块状，扁半球形或头形，肉质，直径5~15 cm，不分枝（与假猴头菌的区别）。新鲜时呈白色，干燥时变成褐色或淡棕色。籽实体基部狭窄或略有短柄。菌刺密集下垂，覆盖整个籽实体，肉刺圆筒形，刺长1~5 cm，粗1~2 mm，每一根细刺的表面都布满籽实层，籽实层上密集生长着担子及囊状体。野生的猴头菇一般成对生长。猴头菇是鲜美无比的山珍，菌肉鲜嫩，香醇可口，有"素中荤"之称。猴头蘑的营养成分丰富，含有大量蛋白质、脂肪、碳水化合物、氨基酸和多种维生素，能增强人体免疫力。

研究查明，猴头菌含有多肽、多糖和脂肪族酰等多种抗癌物质，对消化道癌肿有很好的疗效，并有利于手术后伤口愈合。猴头菇有增进食欲，增强胃黏膜屏障机能，提高淋巴细胞转化率，提升白细胞等作用，故可以提高人体对疾病的免疫能力。猴头菇还是良好的滋补食品，对神经衰弱、消化道溃疡有良好疗效。猴头菇含不饱和脂肪酸，利于血液循环，能降低血胆固醇含量，可延缓衰老，能抑制癌细胞中遗传物质的合成，从而预防和治疗消化道癌症和其他恶性肿瘤，对胃溃疡、十二指肠溃疡，胃炎等消化道疾病的疗效令人瞩目。

猴头菇进入人们的饮食生活由来已久，《临海水土异物志》记载，"民皆好啖猴头羹，虽五肉臛不能及之，其俗言曰：宁负千石粟，不愿负猴头羹。"民间谚语："多食猴菇，返老还童。"相传早在 3000 年前的商代，已经有人采摘猴头菇食用。但是由于猴头菇的"物以稀为贵"，这种山珍只有宫廷、王府才能享用，外界只知道猴头菇是珍贵食品，对它的有关特性及其烹调方法都不清楚。有关猴头菇的记载，较早见于 370 年前明代徐光启《农政全书》，书中仅仅列有"猴头"的名称而已。《御香缥缈录》载有清宫的猴头菜肴，并盛赞其味鲜美。该书还具体介绍了烹制猴头菇佳肴的炖、炒二法。

猴菇菌补虚健胃，诸无所忌，适宜患有胃病，包括慢性胃炎，胃及十二指肠溃疡者食用；适宜体质虚弱，营养不良，神经衰弱者食用；适宜癌症患者，尤其是食道癌、贲门癌、胃癌之人食用；也适宜心血管疾病患者食用。猴头菇作为食材，不仅是美味佳肴，同时，猴头菇还是一种名贵药材。中医研究认为，猴头菇性平味甘，有利五脏、助消化、滋补身体等功效。用猴头菇这一药材制成的药品叫猴菇片，在《中华人民共和国卫生部药品标准》有记载："本品为猴头菇经加工制成的片剂，具有养胃和中的功效，用于胃、十二指肠溃疡及慢性胃炎的治疗。"另外，现代医学和药理学的很多研究，对猴头菇多糖的药用功效概括为提高免疫力、抗肿瘤、抗衰老、降血脂等多种生理功能。

猴头菇的主要营养成分（每 100 g 可食部分含量）：热量 54.3 kJ；蛋白质 2.4 g，脂肪 0.1 g，膳食纤维 4.3 g，水分 92.5 g，灰分 0.9 g；硫胺素 0.01 mg，核黄素 0.03 mg，烟酸 0.1 mg，维生素 C 4 mg，维生素 E 0.46 mg；钾（K）13 mg，钠（Na）323.9 mg，钙（Ca）24 mg，镁（Mg）7 mg，铁（Fe）2.8 mg，锌（Zn）0.43 mg，铜（Cu）0.1 mg，磷（P）37 mg。此外，还含有猴头菌酮、碱及葡聚糖、麦角甾醇、猴菇菌素和多糖等对人体有益的物质。

8. 滑菇

滑菇又称滑子菇、珍珠菇、光帽鳞伞、光帽黄伞，真菌门，担子菌纲，伞菌目，丝膜菌科，鳞伞属。滑菇原产于日本，日本叫纳美菇，属于珍稀品种，20 世纪 70 年代中叶引入中国，始于辽宁省南地区，现主产区为河北北部、辽宁、黑龙江等地，属中国传统出口产品。滑菇是世界上五大人工栽培的食用菌之一，因其表面附有一层黏液食用时滑润可口而得名，盖淡黄色至黄褐色，成熟期金黄色，边缘略淡，后期滑菇为一种冬、春季发生的菌盖黏滑的木腐菌，在自然界多生长于壳斗等阔叶树的倒木或树桩上，松木或未完全死亡的阔叶树杆上也能生长。滑菇籽实体丛生，菌盖表面黄褐色，中部红褐色，无鳞片。其直径 2.5~8.5 cm，初扁半球形，开伞后平展或中部稍凹。菌肉浅黄色。柄中生，圆柱形，有时基部稍膨大，黄色，内部松软，长 5~7 cm，粗 5~10 mm。菌环黄色，生于柄的上部，易消失。菌盖圆心较小，菌杆柱形，菇体小至中大丛生，有黏液和黄色鳞片，是一种低热量、低脂肪的保健食品，每 100 g 干品中含有粗蛋白 35 g，高于香菇和平菇。滑菇外观亮丽、味道鲜美，鲜滑菇口感极佳，具有滑、鲜、嫩、脆的特点。菌丝生长温度 3~32℃，出菇温度 6~20℃，适各种料栽培，转化率 120% 以上，抗杂高产易栽，除食用价值较高外，菌盖表面所分泌的黏多糖，具有较高的药用价值。滑菇籽实体热水提取物－多糖体，对小白鼠肉瘤 S-180 抑制率为 86.5%，完全萎缩率为 30%。籽实体沸水提取物，其中成分 A 含葡萄糖、半乳糖和甘露糖等，对小白鼠肉瘤 S-180 抑制率为 60%。籽实体氢氧化钠溶液提取物，其中成分 B 含 β（1～3）-D 葡萄糖 -a 葡萄糖苷的混合物，对小白鼠肉瘤 S-180 抑制率达 90%，对艾氏腹水癌抑制率达 70%。同时可还预防葡萄球菌、大肠杆菌、肺炎杆菌、结核杆菌的感染。滑菇味道鲜美，营养丰富，倍受消费者喜爱。每 100 g 鲜滑菇中含有热量 62.7 kJ，蛋白质 1.1 g，脂肪 0.2 g，碳水化合物 2.5 g，矿物质以磷、钙为主，磷 33 mg，钙 3 mg。滑菇干品中粗蛋白含量高于香菇，另外附着在滑菇菌伞表面的黏性物质是一种核酸，对保持人体精力和脑力大有好处。

滑菇的主要营养成分：每 100 g 干滑菇含粗蛋白 33.76 g，纯蛋白 15.13 g，脂肪 4.05 g 和总糖 38.89 g，其中加水生成还原糖 32.24 g，戊糖胶 2.77 g，甲基戊糖胶 0.94 g，菌糖 3.67 g，甘露醇 3.20 g，纤维素 14.23 g，灰分 8.99 g。滑菇的氨基酸含量也很丰富，每 100 mg 含异亮氨酸 0.73 mg，亮氨酸 1.09 mg，赖氨酸 0.64 mg，蛋氨酸 0.30 mg，苯丙氨酸 0.80 mg，苏氨酸 0.94 mg，缬氨酸 1.31 mg，酪氨酸 0.50 mg，丙氨酸 1.08 mg，精氨酸 0.84 mg，天门冬氨酸 1.79 mg，谷氨酸 2.87 mg，甘氨酸 0.84 mg，组氨酸 0.41 mg，脯氨酸 0.76 mg，丝氨酸 0.88 mg。其中必需氨基酸总量为 5.81 mg，占氨基酸总量的 36.81%，还含有维生素等物质。

9. 黄绿蜜环菌

黄绿蜜环菌又称黄蘑菇、皇菇、黄环菌，真菌门，层菌纲，伞菌目，白蘑科，蜜环菌属。是一种名贵食用菌，也是一种重要的高原生物资源。黄绿蜜环菌主要分布于青海、西藏、四川、甘肃，其海拔分布范围约为 3 000～4 300 m，集中分布于海拔 3 200～3 800 m 的草甸上，主产于青海省海北（祁连、海晏、刚察），黄南（泽库、河南），海南（共和、贵德、兴海），果洛（玛沁、甘德、久治），玉树自治州；其中以青海湖畔至祁连一带纯天然无污染地区的黄蘑菇最为质优。黄绿蜜环菌籽实体中等大。菌盖厚，肉质，宽 5～9 cm，扁半球形至平展，硫黄色，干后近白色，具纤毛状鳞片，边缘内卷。菌肉白色，厚。菌褶近似菌盖色，稍密，弯生，不等长。菌柄柱形，长 3.5～10 cm，粗 1.2～2.5 cm，白色或带黄色，内实，菌环以下具黄色鳞片，基部往往膨大。菌环生柄的上部，黄色。孢子印白色；孢子光滑，椭圆形，无色,（6～7.2）μm×（4～4.5）μm。黄绿蜜环菌是世界稀有珍品，营养丰富、味道鲜美，含丰富的皇菇多糖、蛋白质、矿物质、氨基酸和多种维生素。清末年间曾作为皇上贡品，因此又称"皇菇"。

黄绿蜜环菌鲜味独特，口感极佳，颇受世人欢迎。它的蛋白质含量极高，富含多糖等各种营养物质，并含有能够增强机体免疫功能和抑制肿瘤生长的生理活性的化学成分，具有较高的营养价值和食疗保健作用。黄绿蜜环菌因其水分少、肉质厚而细嫩，口感鲜嫩，味香色美，被誉为"草原仙菇"。食用野生黄菇不但能增加营养，而且还可以疗病除疾、延年益寿，是极佳的高原珍品，经常食用可以促进新陈代谢及神经传导、降低胆固醇、增强抗癌功能，增强身体的免疫力。每当青海湖畔的夏季，雨后草原上就会冒出很肥美的野生的黄蘑菇（黄绿蜜环菌）。这种黄蘑菇的表皮样子和鸡皮实在太像了，且味道特别鲜美，或炒肉、炖汤，风味浓郁。因为这种蘑菇的颜色多数是黄色的，所以当地称其为"黄蘑菇"。食用黄绿蜜环菌有抗衰老、护肤、延年益寿、美容等功能。同时，由于黄绿蜜环菌铁、磷含量高，能理想地促进人体补血疗养和能量代谢，增强肌肤抵抗力的防病保健食品。黄蘑菇作为青藏高原一种珍稀的药食同源药材，不但对人体补充营养，增进食欲，抗流感，防治神经炎、脚气病，促进儿童发育等方面有重要的药理作用，而且所含黄绿蜜环菌粗多糖对肿瘤有很强的抑制作用，且毒副作用小。此外，其含有丰富的硒更是癌症的克星。

黄绿蜜环菌的主要营养成分（每 100 g 干品可食部分含量）：热量 1905 kJ；蛋白质 38.71 g，脂肪 15.28 g，碳水化合物 25.13 g，膳食纤维 8.04 g 灰分 8.13 g；硫胺素 0.02 mg，核黄素 0.08 mg，维生素 C 0.13 mg；钙（Ca）130 mg，铁（Fe）0.13 mg，磷（P）640 mg。此外，黄绿蜜环菌所含氨基酸种类丰富，含有 18 种氨基酸（赖氨酸、丙氨酸、组氨酸、胱氨酸、苏氨酸、缬氨酸、精氨酸、蛋氨酸、天门冬氨酸、异亮氨酸、丝氨酸、亮氨酸、谷氨酸、酪氨酸、脯氨酸、苯丙氨酸、甘氨酸、色氨酸等）。黄绿蜜环菌干品中含有较多维生素，维生素 B_1 为 1.84 mg/ g，维生素 B_2 为 8.25 mg/ g，维生素 C 为 12.81 mg/ g，还含有铁 329 mg/kg。

10. 灰树花

灰树花又称贝叶多孔菌、云蕈、栗子蘑、栗蘑、舞菇、舞茸、千佛菌等，是一种原产于北美和日本东北部的野生菌类，为真菌门，层菌纲，非褶菌目，多孔菌科，灰树花属。灰树花是一种中温型、好氧、喜光的木腐菌，夏秋季发生于栎树、板栗、栲树、青冈栎等壳斗科树种及阔叶树的树桩或树根上，造成心材白色腐朽，木质部成了灰树花的主要营养源。灰树花籽实体肉质，短柄，呈珊瑚状分枝，末端生扇形至匙形菌盖，重叠成丛，大的丛宽 40 ~ 60 cm，重 3 ~ 4kg；菌盖直径 2 ~ 7 cm，灰色至浅褐色。其表面有细毛，老后光滑，有反射性条纹，边缘薄，内卷。菌肉白，厚 2 ~ 7 mm。菌管长 1 ~ 4 mm，管孔延生，孔面白色至淡黄色，管口多角形，平均每毫米 1 ~ 3 个。孢子无色，光滑，卵圆形至椭圆形。菌丝壁薄，分枝，有横隔，无锁状联合。灰树花在不良环境中形成菌核，菌核外形不规则，长块状，表面凹凸不平，棕褐色，坚硬，断面外表 3 ~ 5 mm 呈棕褐色，半木质化，内为白色。籽实体由当年菌核的顶端长出。灰树花不仅因为它含有丰富的蛋白质、碳水化合物、纤维、维生素、多种矿物质元素和生物素，有利于人体健康，美味可口也是重要原因之一。

灰树花具有松蕈样芳香，肉质柔嫩，味如鸡丝，脆似玉兰。其营养和口味都胜过号称"菇中之王"的香菇，能烹调成多种美味佳肴，是食、药兼用的蕈菌。灰树花夏秋间常野生于栗树周围。籽实体肉质，柄短呈珊瑚状分枝，重叠成丛。其外观婀娜多姿、层叠似菊；其气味清香四溢，沁人心脾；其肉质脆嫩爽口，百吃不厌；其营养具有很好的保健作用和很高的药用价值。近年来，灰树花作为一种高级保健食品，风行日本、新加坡等市场。由于中国较早的权威专著《中国的真菌》的采用，灰树花便成为比较通用的汉语名称。灰树花是一种药食两用菇类，味道佳口感好且有传承药效，自古以来作为日本皇室的贡品备受推崇。日本《今昔物语集》中记载野生灰树花有轻微毒性，使用后毒性发作时人会手舞足蹈，故日文中称灰树花为舞茸。这种传奇的菇类直到20世纪80年代中期才人工栽培成功，此后引进到中国。以日本为主的科学家在化学、生物化学、药理学等方面对灰树花进行了广泛的研究，证明了其是最有价值的药食两用菇类。有欧美国家的癌症研究院早在1992年就已证实，灰树花的萃取物有抵抗艾滋病病毒的功效。日本的难波宏彰博士除在实验中发现，灰树花具有抗艾滋病病毒的作用外，还发现其对乳腺癌、肺癌、肝癌也有疗效，可改善肿瘤的化学疗法带来的种种不良反应，如缺乏食欲、呕吐、恶心、头发脱落以及白细胞减少等，还可缓解疼痛。

此外，研究还证实灰树花同时具有以下几种功效：①减少胰岛素抵抗，增强人体对胰岛素的敏感度，有助于控制血糖；②抑制脂肪细胞堆积；③降低血压；④增强免疫力。经日本等多国科学家研究和众多临床实研究发现，灰树花的提取物可有效激活人体免疫细胞，如NK细胞，抗毒T细胞，吞噬细胞等，从而可以达到抑制肿瘤细胞生长，诱导癌细胞凋亡的功效，因此"真菌之王，抗癌奇葩"。此外，其另外一种提取物可有效控制人体血糖，修复胰岛，为众多Ⅰ型和Ⅱ型糖尿病患者带来福音。研究还证明，灰树花的萃取物除具有抵抗艾滋病病毒的功效、抑制肿瘤细胞生长外，同时还具有能减少胰岛素抵抗，增强人体对胰岛素的敏感度的作用，有助于控制血糖和抑制脂肪细胞堆积、降低血压、增强免疫力等功效。

灰树花的主要营养成分（每100 g干品可食部分含量）：热量1709.6 kJ；蛋白质25.2 g，脂肪3.2 g，碳水化合物21.4 g，膳食纤维33.7 g，灰分5.1 g；胡萝卜素4.5 mg，硫胺素1.47 mg，核黄素0.03 mg，维生素C 17.0 mg，维生素E 109.7 mg。此外，灰树花中还富含多种有益的矿物质，钾、磷、铁、锌、钙、铜、硒、铬等矿物质元素。其多种营养素居各种食用菌之首，其中维生素B_1和维生素E含量约高10~20倍，维生素C含量是其同类的3~5倍，蛋白质和氨基酸是香菇的2倍，能促进儿童身体健康成长和智力发育，有关的精氨酸和赖氨酸含量较金针菇中赖氨酸（1.024%）和精氨酸（1.231%）的含量高。同时，其所含的与鲜味有关的门冬氨酸和谷氨酸含量较高，因此被誉为"食用菌王子"和"华北人参"。

11. 鸡纵菌

鸡纵菌又称鸡棕菌、三八菇、三大菇，夏至菌、伞把菇、杠菌、鸡肉丝菇、斗鸡菇或斗鸡公、白蚁菰、白蚁伞、黄鸡纵、箭头菇、松菇、三堂菌，属真菌门，担子菌纲，伞菌目，白蘑科，白蚁菌属。四大名菌之一，在食用野生菌中为珍品，因其内部纤维结构、色泽状似鸡肉、加之食用时又有鸡肉的特殊香味，故得名鸡纵。鸡纵菌仅西南、东南几省及台湾的一些地区出产，以贵州产得最多，四川攀西地区 6~8 月较多野生，云南与贵州交界处偶尔会出现。在自然条件下鸡纵菌与白蚁营共生生活，与之共生的白蚁是大白蚁亚科的某些种，比较常见的土栖白蚁有黑翅土白蚁、云南土白蚁、黄翅大白蚁等，常见于针阔叶林中地上、荒地上和乱坟堆、苞谷地中，基柄与白蚁巢相连，散生至群生。夏季高温高湿，白蚁窝上先长出小白球菌，之后形成鸡纵菌籽实体。鸡纵菌籽实体中等至大型。菌盖宽 3~23.5 cm，幼时脐突半球形至钟形并逐渐伸展，菌盖表面光滑，顶部显著凸起呈斗笠形，灰褐色或褐色、浅土黄色、灰白色至奶油色，长老后辐射状开裂，有时边缘翻起，少数菌有放射状。籽实体充分成熟并即将腐烂时有特殊剧烈香气，嗅觉灵敏的人可以在 10 余米外闻到其香味。菌肉白色，较厚。菌褶白色至乳白色，肉质厚实，长老后带黄色，弯生或近离生，稠密，窄，不等长，边缘波状。菌柄较粗壮，长 3~15 cm，粗 0.7~2.4 cm，白色或同菌盖色，内实，基部膨大具有褐色至黑褐色的细长假根，长可达 40 cm。孢子呈卵圆形，白色或奶油色。

鸡纵菌系野生食用菌之王，其肉质肥厚，质细丝白，脆嫩爽口，清香鲜美，营养丰富，尤其蛋白质的含量较高，蛋白质中含有 20 多种氨基酸，其中人体必需的 8 种氨基酸种类齐全。作为一种名贵野生菌，其脂肪含量虽然较低，但多由必需脂肪酸组成，易吸收。此外，鸡纵菌中含有丰富的矿物元素和维生素，能为机体提供钾、钙、镁、铁、锌、锰、铜等人体必需的矿物质和维生素 B_1、B_2、B_3 等，为机体正常功能提供保障。鸡纵菌的吃法很多，可以单料为菜，还能与蔬菜、鱼肉及各种山珍海味搭配，可无论炒、炸、腌、煎、拌、烩、烤、焖，清蒸或做汤，其滋味都很鲜，为菌中之冠。鸡纵菌能健脾和胃，令人食欲大增。鸡纵菌内含钙、磷、铁、蛋白质等多种营养成分，是体弱、病后和老年人的佳肴。鸡纵菌的另一特点是含磷量高，是需要补磷人士的佳肴。常食鸡纵菌还能够提高机体免疫力，抑制癌细胞，降低血糖。有人从《庄子》的"朝菌不知晦朔"里，推测早在两千多年前我们的祖先已开始食用鸡纵菌了。明朝的熹宗皇帝朱由校，最嗜鸡纵菌。只因鸡纵娇嫩易变质，采后过夜便香味大减。为此，他也像唐明皇为使杨贵妃能吃到新鲜的南国佳果荔枝，而令沿途驿站快马急递那样，他也每年由驿站用快马急送鸡纵菌到京城。不知是鸡纵菌稀罕难得，还是皇帝太偏爱此物，以至于连正宫娘娘张皇后也没有分享这一佳肴的福分。明代杨慎曾把鸡纵菌比作仙境中的琼汁玉液，其质地细腻，兼具脆、香、鲜、甜等风味特色，品尝一次，终生难忘。

　　鸡纵菌具有较高的药用价值。中医认为：鸡纵菌性平味甘，有补益肠胃、疗痔止血、益胃、清神等功效，可治脾虚纳呆、消化不良等症。现代医学研究发现，鸡纵菌中含有治疗糖尿病的有效成分，对降低血糖有明显的效果。《本草纲目》亦载，鸡纵菌有益胃、清神、治痔的作用，还有养血润燥功能，对于妇女也很适合食用。

　　鸡纵菌的主要营养成分（每 100 g 干品可食部分含量）：热量 804.80 kJ；蛋白质 34.94 g，脂肪 3.4 g，碳水化合物 14.09 g，膳食纤维 13.91 g，灰分 7.73 g。灰分中氧化钙为 20.29%，磷 4.62%，铁 1.89%，锰 0.08%。此外，其还含有麦角留醇和 16 种氨基酸以及维生素 C。

12. 鸡油菌

　　鸡油菌又称鸡油蘑、鸡蛋黄菌、杏菌、杏黄菌或黄丝菌，真菌门，层菌纲，非褶菌目，鸡油菌科，鸡油菌属。有红鸡油菌、漏斗鸡油菌、薄黄鸡油菌、伤锈鸡油菌、金黄鸡油菌等多个亚种。其通常在秋天生长于北温带深林内，东欧和俄罗斯出产世界上最好的鸡油菌。中国部分地区也出产几个品种的鸡油菌，主要分布于中国福建、湖北、湖南、广东、四川、重庆、贵州、云南、黑龙江及内蒙古东北部等地，其中以四川、重庆及湖北西北部地区的质量较好，但产量不大。鸡油菌籽实体肉质，喇叭形，杏黄色至蛋黄色，菌盖宽 3 ~ 9 cm，最初扁平，后下凹。菌肉蛋黄色，味美。鸡油菌是世界著名的四大食用菌之一。鸡油菌含有丰富的蛋白质、氨基酸、脂肪、碳水化合物、维生素、胡萝卜素、粗纤维和钙、铁、磷等多种矿物质营养成分。鸡油菌在烹制时菇体很吸油，吃的时候一口咬下去时，渗入蘑菇液汁的油水被挤压流出来，如鸡油一般，故此得名。成熟的鸡油菌有点喇叭花的样子，颜色很鲜艳，比一般的蘑菇要韧，有点弹性，闻起来有明显的杏香味。鸡油菌的味道特别之处在于那种典型的杏香味，这种味道是任何种类的食物所没有的。

　　吃鸡油菌的方法有多种花样，最为特别的可能要算奶油香草鸡油菌。崇尚美食的法国人认为把鸡油菌与香草、奶油一起烹食会将鸡油菌的特别香味发挥到极致。把鸡油菌用白醋渍了加进一些香草也是欧洲常见的吃法。中国人吃鸡油菌的方法主要是煲汤或者作为配菜炒肉，炖得久一些，那种特别的味道就会出来。鸡油菌性寒，吃鲜菌最好用开水焯 2 ~ 3 分钟，放凉再用较好。无论是新鲜的还是干的，鸡油菌的香气都很明显。中国传统医学对鸡油菌有诸多评价。据资料记载，鸡油菌性寒味甘，有利肺明目、补益肠胃、清热利尿、祛脂降压、通便润肠、提神补气、益气宽中之效。经常食用鸡油菌可治疗维生素 A 缺乏所引起的皮肤粗糙、干燥症、夜盲症、视力失常、眼炎等疾病。《滇南本草》记有鸡油菌"虽能温中健胃，但湿气居多，食之往往令人气胀。欲食者，须以姜同炙之，方能解其湿气。世人多以大蒜同煮，以为有毒蒜黑，不知蒜见毒未必即黑，姜见毒则必黑，何若以姜验之为愈也。"另据国外临床验证，鸡油菌还具有一定的抗癌活性，对癌细胞的增长和扩散有一定的抑制作用。

鸡油菌的主要营养成分（每 100 g 干品可食部分含量）：热量 1477 kJ；蛋白质 21.5 g，脂肪 5 g，碳水化合物 54.7 g，膳食纤维 11.2 g，灰分 7.6 g。此外，鸡油菌富含人体必需的 8 种氨基酸，100 g 干品中含苯丙氨酸 513 mg，赖氨酸 230 mg，苏氨酸 743 mg，缬氨酸 354 mg，亮氨酸 583 mg，异亮氨酸 230 mg，蛋氨酸 35 mg，色氨酸 283 mg，还富含胡萝卜素、维生素 A、C 和钙、铁、磷等多种矿物质营养。

13. 金耳

金耳又称黄木耳、茂若色尔布（藏语）、金黄银耳、黄耳、脑耳，真菌门，层菌纲，银耳目，银耳科，银耳属真菌。其多见于高山栎林带，生于高山栎或高山刺栎等树干上。金耳的自然生长和发生，都离不开其友菌——粗毛硬革菌，这种菌不但一直伴随着金耳菌丝的生长，而且还与金耳的菌丝共同组织化发育为金耳籽实体。没有粗毛硬菌，金耳就不能正常生长和发育。金耳籽实体半球形，鲜时表面橙黄至橘红色，干后橙黄色至金黄色；干后收缩，坚硬，基本保持原状。其籽实体散生或聚生，表面较平滑；渐渐长大至成熟初期，耳基部楔形，上部凹凸不平、扭曲、肥厚，形如脑状或不规则的裂瓣状、内部组织充实。成熟中期后期，裂瓣有深有浅。中期，部分裂瓣充实，部分组织松软；后期，组织呈纤维状，甚至变成空壳。籽实体的颜色成鲜艳的橙色、金黄色、甚至橘红色；药用和美容的产品呈近白色。金耳，因其颜色金黄，又称黄木耳，因其形似人脑，又称脑耳。金耳含有丰富脂肪，蛋白质和磷、硫、锰、铁、镁、钙、钾等矿物质元素，是一种营养滋补品，并可作为药用。金耳的滋补营养价值优于银耳、黑木耳等胶质菌类，是一种理想的高级食材和保健佳品。金耳主要用于制作各种素菜。用金耳烹制的素菜具有特殊的色、香、味，是筵席上不可多得的佳肴。金耳富含胶质，用冰糖炖食，不仅滑嫩爽口，还有清心补脑的保健作用。因其胶质细腻、洁白润滑、气味清香，可由工业部门研制成各种规格的护肤美容化妆品，具有滑润皮肤、美化皮肤、改善皮肤的功效。据《中国药用真菌》，金耳性温中带寒，味甘，能化痰、止咳、定喘、调气，平肝肠，主治肺热、痰多，感冒咳嗽、气喘、高血压等。其药用价值表现为：①提高机体代谢机能，抑制肿瘤细胞的生长；②调节机体代谢机能，改善机体营养状况，提高机体血红蛋白和血浆的含量；③提高机体抗衰老、抗缺氧能力，降血脂、降胆固醇；④促进肝脏脂代谢，防止脂肪在肝脏积累，提高肝脏解毒功能。经常食用金耳可有效地防病健身，延缓衰老。

金耳的主要营养成分（每 100 g 可食部分含量）：热量 87 kJ；蛋白质 7.04 ~ 9.56 g，脂肪 1.7 ~ 2.96 g，碳水化合物 21.08 g，膳食纤维 2.64 g，灰分 3.44 ~ 3.75 g，以及磷、硫、锰、铁、镁、钙、钾、钠、锌、硒等矿物质元素。金耳含有 17 种氨基酸，其中必需氨基酸占 3.15% ~ 3.44%，占总氨基酸含量的 37.85% ~ 39.42%，必需氨基酸含量齐全。其还含有核黄素、胡萝卜素、烟酸等对人体有益的成分。

14. 金针菇

金针菇又称毛柄金钱菌、毛柄小火菇、构菌、朴菇、冬菇、朴菰、冻菌、金菇、智力菇等，伞菌目、白蘑科、金针菇属。因其菌柄细长，似金针菜，故称金针菇，是一种菌藻地衣类真菌。金针菇不含叶绿素，不具有光合作用，不能制造碳水化合物，但完全可在黑暗环境中生长，必须从培养基中吸收现成的有机物质，如碳水化合物、蛋白质和脂肪的降解物，为腐生营养型，是一种异养生物，属担子菌类。金针菇是一种木材腐生菌，易生长在柳、榆、白杨树等阔叶树的枯树干及树桩上。金针菇在自然界广为分布，中国、日本、俄罗斯、欧洲、北美洲、澳大利亚等地均有分布。在中国北起黑龙江，南至云南，东起江苏，西至新疆均适合金针菇的生长。金针菇主要由菌丝体（营养器官）和籽实体（繁殖器官）两大部分组成。菌丝体由孢子萌发而成。在人工培养条件下，菌丝通常呈白色绒毛状，有横隔和分枝，很多菌丝聚集在一起便成菌丝体。籽实体主要功能是产生孢子，繁殖后代。金针菇的籽实体由菌盖、菌褶、菌柄三部分组成，多数成束生长，肉质柔软有弹性。菌盖呈球形或呈扁半球形，直径 1.5 ~ 7 cm，幼时球形，逐渐平展，过分成熟时边缘皱折向上翻卷。菌盖表面有胶质薄层，湿时有黏性，色黄白到黄褐，菌肉白色，中央厚，边缘薄。菌褶白色或象牙色，较稀疏，长短不一，与菌柄离生或弯生。菌柄中央生，中空圆柱状，稍弯曲，长 3.5 ~ 15 cm，直径 0.3 ~ 1.5 cm，菌柄基部相连，上部呈肉质（亦有书说菌柄为纤维质、胶质），下部为革质，表面密生黑褐色短绒毛，担孢子生于菌褶籽实层上，孢子圆柱形，无色。

新鲜的金针菇富含 B 族维生素、维生素 C、碳水化合物、矿物质、胡萝卜素、多种氨基酸、植物血凝素、多糖、牛磺酸、香菇嘌呤、麦冬甾醇、细胞溶解毒素、冬菇细胞毒素等。金针菇含有人体必需氨基酸成分较全，其中赖氨酸和精氨酸含量尤其丰富，且含锌量比较高，对增强智力尤其是对儿童的身高和智力发育有良好的作用，人称"增智菇"。金针菇中还含有一种叫朴菇素的物质，有增强机体对癌细胞的抗御能力，常食金针菇还能降胆固醇，预防肝脏疾病和肠胃道溃疡，增强机体正气，防病健身。金针菇能有效地增强机体的生物活性，促进体内新陈代谢，有利于食物中各种营养素的吸收和利用，对生长发育也大有益处。金针菇可抑制血脂升高，降低胆固醇，防治心脑血管疾病。食用金针菇具有抵抗疲劳，抗菌消炎、清除重金属盐类物质、抗肿瘤的作用。经常食用金针菇，不仅可以预防和治疗肝脏病及胃、肠道溃疡，而且也适合高血压患者、肥胖者和中老年人食用，这主要是因为它是一种高钾低钠食品。金针菇性寒，味甘、咸，具有补肝、益肠胃、抗癌的功效，主治肝病、胃肠道炎症、溃疡、肿瘤等病症。金针菇中锌含量较高，对预防男性前列腺疾病较有帮助。而且金针菇还是高钾低钠食品，可防治高血压，对老年人也有益。金针菇加鸡肉可益血补气；金针菇加豆腐可益智强体，降血糖；金针菇加西蓝花可增强肝脏解毒能力、提高机体免疫力。

金针菇的主要营养成分（每 100 g 可食部分含量）：蛋白质 2.4 g，脂肪 0.4 g，碳水化合物 6 g，膳食纤维 2.70 g，水分 93.40 g；维生素 A 5 μg，胡萝卜素 30 μg，硫胺素 0.15 mg，核黄素 0.19 mg，烟酸 4.10 mg，维生素 C 2 mg，维生素 D 1 mg，维生素 E 1.14 mg；钾（K）195 mg，钠（Na）4.30 mg，镁（Mg）17 mg，铁（Fe）1.4 mg，锰（Mn）0.10 g，锌（Zn）0.39 mg，铜（Cu）0.14 mg，磷（P）97 mg，硒（Se）0.28 μg。

15. 牛肝菌

牛肝菌又称大脚菇、白牛头、黄乔巴、炒菌，也称大腿蘑、网纹牛肝菌，真菌门，层菌纲，伞菌目，为牛肝菌科和松塔牛肝菌科真菌的统称。因其肉质肥厚，极似牛肝而得名，是野生而可以食用的菇菌类，其中除少数品种有毒或味苦而不能食用外，大部分品种均可食用。牛肝菌菌体较大，肉肥厚，柄粗壮，食味香甜可口，营养丰富，是名贵稀有的野生食用菌，为"四大菌王"之一，也是一种世界性著名食用菌。牛肝菌其菌盖扁半球形，光滑、不黏、淡裸色，菌肉白色，有酱香味，生于柞、栎等阔叶林及针阔混交林地上，单生或群生，野生牛肝菌主要有白、黄、黑牛肝菌三种，多生长于海拔 900 ~ 2200 m 山地的云南松、高山松、麻栎、金皮栎、青风栎等针叶林和混交林地带，单生至群生，常与栎和松树的根形成菌根。牛肝菌产于 6 ~ 10 月，温暖地区稍出得早些，温凉、高寒地区出得晚一些。其营养丰富，含有人体必需的 8 种氨基酸，还含有由葡萄糖、半乳糖、甘露糖和岩藻糖等单糖组成的牛肝多糖，由胆碱、腐胺和腺嘌呤等组成的生物碱，以及甾醇类化合物、亚油酸、肉桂酸和烟酸。此外，研究还发现其含有可以作为色素类物质的酸类化合物，如牛肝菌素 A 和 B，降褐绒菌素 A。牛肝菌可药用，治疗腰腿疼痛、手足麻木、四肢抽搐，具有清热解烦、养血和中、祛风散寒、舒筋和血、补虚提神等功效，是中成药"舒筋丸"的原料之一；又是妇科良药，可治妇女白带症及不孕症。此外，其水提物对小白鼠肉瘤 S-180 的生长有阻抑作用，对肉瘤 S-180 的抑制率为 100%，对艾氏腹水癌的抑制率为 90%。同时，牛肝菌还有抗流感病毒、防治感冒的作用。经常食用牛肝菌可明显增强机体免疫力、改善机体微循环。

牛肝菌的主要营养成分（每 100 g 干品可食部分含量）：热量 1.57.5 kJ；蛋白质 27.8 g，脂肪 1.6 g，碳水化合物 53.3 g，膳食纤维 21.5 g；维生素 A 8 μg，胡萝卜素 108 μg，硫胺素 0.32 mg，核黄素 1.72 mg，烟酸 43.08 mg，维生素 B_6 0.06 mg，维生素 E 4.42 mg；钾（K）1571 mg，钠（Na）9.1 mg，钙（Ca）2 mg，镁（Mg）47 mg，铁（Fe）9.2 mg，锰（Mn）3.88 g，锌（Zn）5.8 mg，铜（Cu）1.19 mg，磷（P）528 mg，硒（Se）758.8 μg。

16. 平菇

平菇又称侧耳、糙皮侧耳、蚝菇、黑牡丹菇、秀珍菇，属真菌门，担子菌纲，伞菌目，侧耳科，是一类相当常见的灰色食用菇。平菇的生活史与许多高等担子菌相似，由籽实体成熟产生担孢子。担孢子从成熟的籽实体菌褶里弹射出来，遇到适宜的环境长出芽管。初期多核，很快形成隔膜，每个细胞一个较平坦有序而浓密，无"黄梢"现象，长满数日后易出现老的菌皮，菌皮较紧而硬。平菇含丰富的营养物质，菌体蛋白质含量高达 19～26 g。据资料，平菇干蛋白质含量 20% 左右，是鸡蛋的 2.6 倍，猪肉的 4 倍，菠菜、油菜的 15 倍。其所含蛋白质中含有 18 种氨基酸，其中 8 种必需氨基酸的含量为 8.38%，占氨基酸总量的 35% 以上。平菇的味道之所以鲜美，是因为含有上述许多种氨基酸能刺激人的味觉器官产生鲜味的感觉，比单纯的味精所含的一种谷氨酸钠鲜味要好得多。平菇所含的异亮氨酸、亮氨酸和赖氨酸的平均值分别为 4.45%、6.8%、7.7%，而在牛肉、牛奶、大豆中所含这三种氨基酸的平均值分别为 4.1%、0.10%、3.29%。尤其是动植物中的赖氨酸、亮氨酸大部分很缺乏，亮氨酸几乎没有。中国人食物结构以粮为主，就更易缺乏该物质。赖氨酸对促进记忆，促进人体易合成高级蛋白的重要组成物质。平菇所含氨基酸可与牛奶、瘦肉和鱼类相比，甚至有过之而无不及。此外，平菇还含有丰富的 B 族维生素和多种矿物质元素，可以改善人体新陈代谢，增强体质、调节自主神经功能，对身体健康有一定作用，一般人均可食用。在医用功效方面，平菇性平，味甘；具有补虚、抗癌的功效，能改善人体新陈代谢，增强体质，调节自主神经。平菇含有多糖体，对肿瘤细胞有很强的抑制作用，且具有免疫特性。平菇还有祛风散寒、舒筋活络的作用，可治腰腿疼痛、手足麻木、经络不适等症。此外，平菇对肝炎、慢性胃炎、胃及十二指肠溃疡、软骨病、高血压等都有疗效，对降低血胆固醇和防治尿道结石也有一定效果，对女性更年期综合征可起到调理作用。

目前中国的食用菌品种中，平菇的品种繁多，其形态也有一定差异。常见品种有：

（1）糙皮侧耳和美味侧耳：菌盖直径 5～21 cm，灰白色、浅灰色、瓦灰色、青灰色、灰色至深灰色，菌盖边缘较圆整。菌柄较短，长 1～3 cm，粗 1～2 cm，基部常有绒毛。菌盖和菌柄都较柔软。孢子印白色，有的品种略带藕荷色。籽实体常丛生甚至叠生。

（2）佛罗里达侧耳：菌盖直径 5～23 cm，白色、乳白色至棕褐色，且色泽随光线的不同而变化。高温和光照较弱时呈白色或乳白色，低温和光照较强时呈棕褐色。丛生或散生。菌柄稍长而细，常基部较细，中上部变粗，内部较实，且富纤维质的表面，孢子印白色。

（3）白黄侧耳及其他广温类品种：籽实体 3～25 cm，多 10 cm 以上，苍白、浅灰、青灰、灰白色。温度越高，色泽越浅。丛生或散生，从不叠生。有的品种菌柄纤维质程度较高。低温下形成的籽实体色深组织致密，耐运输。

（4）凤尾菇：籽实体大型，8～25 cm，多 10 cm 以上，菌盖棕褐色，上常有放射状细纹，成熟时边缘呈波状弯曲。菌肉白色、柔软而细嫩，菌盖厚，常可达 1.8 cm 甚至更多。丛生或散生，或单生。菌柄短粗且柔软，一般长 1.5～4.0 cm，粗 1～1.8 cm。

平菇的主要营养成分（每 100 g 干品可食部分含量）：热量 79 kJ；蛋白质 20～23 g，脂肪 3～4 g，碳水化合物 64～65 g（其中还原糖含 55 g，戊聚糖 2 g，甲基戊糖 1 g，海藻糖6 g，甘露醇1 g），纤维素5~6 g，灰分5 g。此外，还有含有十分丰富的B族维生素、维生素C 9 μg、维生素D 0.12 μg，以及钾、钠、钙、镁、锰、铜、锌、硫等14种矿物质元素。

17. 珊瑚菌

珊瑚菌又称扫帚菌、扫把菌、老鼠脚、帚菌、刷把蕈、扫把菌、笤帚、红扫把、鸡爪菌，属真菌门，层菌纲，孔菌目，珊瑚菌科。珊瑚菌科各属含有不少质地脆嫩、别具风味的食用菌，是中国野生食菌资源中不可忽视的组成部分，主要分布于中国东北、华北、浙南丽水山区以及云贵高原等地区。珊瑚菌有很多的品种，颜色艳丽，有红、黄、白等色，像葡萄状枝瑚菌、葡萄状珊瑚菌都可以食用。该菌体形俊俏，色泽秀美。籽实体由基部生出多回分枝，基柄粗大，圆柱状或柱状团块，光滑。基部白色，具粉状斑点手压后变褐色；菌肉白色，有蚕豆香味；由基部向上分叉，中上部呈多次分枝，成丛，淡粉色、肉桂红色，顶端呈指状丛集，蔷薇红色，老时肉褐色，孢子狭长，脐突一侧压扁，有斜长的斑马纹状平行脊突。珊瑚菌在世界很有名气，被称为野生之花，鲜甜爽口。中医认为，珊瑚菌具有补钙、镇静、防止人体钙流失、强筋壮骨、养血安神的食补功效。现代科学也认为珊瑚菌可防治手脚抽筋、颤抖，能促进肌体健康，延缓衰老，常食能美容皮肤、提高肌体免疫力。民间常用珊瑚菌来医治胃痛、宿食不化和风痛等症。《滇南本草》中谈道："帚菌，俗名笤帚菌。味甘，性平，无毒。主治和胃气，祛风、破血、缓中。多食令人气凝，少者舒气。"

珊瑚菌含有亮氨酸、异亮氨酸、苯丙氨酸、缬氨酸、酪氨酸、脯氨酸、甘氨酸、丝氨酸、谷氨酸、天门谷氨酸、精氨酸、组氨酸、苏氨酸等15种氨基酸，其中有6种人体必需氨基酸，还可以用药，具有和胃理气、祛风、破血缓中等作用，对小白鼠肉癌S-180，艾氏癌的抑制率为70%。珊瑚菌口感香脆，可以与各种荤素食品原料相搭配，既可炒、烩、爆、炸、熘，也可煮、拌、烧、煨、蒸、瓢、炖等。

特别提示

先将干品反复多次洗净泥沙，再放入清水中浸泡20分钟待用，浸泡过的水可用来做汤或炒菜。菌内含异性蛋白质，食用蛋类、乳类、海鲜过敏者慎食。珊瑚菌有部分品种有毒，一般白色的不宜食用，艳紫色的不能食用，红色，黄色，淡紫色的珊瑚菌都可以食用。现实中已经出现过珊瑚菌中毒的例子，轻者腹泻，严重者造成食用者死亡。食用野生菇类时，最安全的办法是在食用加工前用沸水稍微煮一下野生菇类，把水倒掉后再蒸煮或炒食用。因为某些野生蘑菇含有的微量毒素可以通过这种方法被破坏。另外，食用野生菇类时不要多种野生蘑菇菌类同时食用，以免两种不同的无毒蘑菇在一起混合产生毒素；也不可因为味美过量，这些都是避免食用野生蘑菇菌类中毒的方法。

18. 双孢菇

双孢菇又称口蘑、圆蘑菇、洋蘑菇、双孢蘑菇、白蘑菇，属于真菌门，担子菌纲，伞菌目，伞菌科，蘑菇属。双孢菇是最常见的食用菌种之一，肉质肥厚，原生于欧洲及北美洲，人类至少自古希腊时代起便开始食用，人工栽培则约始于 17 世纪的法国等地，现在则已经广泛在世界各地栽培。中国人工栽培在 1935 年开始试种，多在安徽、江苏、山东、河南、河北及南方的一些省份。双孢菇属草腐菌，中低温性菇类，中国稻草、麦草丰富，气候比较适合双孢菇的生长。菌丝爬土能力中等偏强，扭结能力强，成菇率高，菇体不易脱柄，籽实体生长期间需较弱的散射光及和缓的通风，属较高温型，菌丝生长的温度范围 10 ~ 32℃，适宜温度 24 ~ 28℃，籽实体生长温度 10 ~ 24℃，适宜温度 14 ~ 20℃。菇房空气相对湿度 90% 左右。目前中国栽培的双孢菇都是白色变种，主要适用于卖鲜品，或加工成罐头。双孢菇籽实体中等至稍大。菌盖直径 3 ~ 15 cm 不等，初半球形，后近平展，有时中部下凹，白色或乳白色，光滑或后期具丛毛状鳞片，开燥时边缘开裂。菌肉白色，厚。菌褶粉红色至褐色、黑色，较密，离生，不等长。菌柄粗短，圆柱形，稍弯曲，（1 ~ 9）cm ×（0.5 ~ 2）cm，近光滑或略有纤毛，白色，内实。菌环单层，白色，膜质，生于菌柄中部，易脱落。担子上有两个担孢子，所以称为双孢蘑菇，孢子印深褐色。孢子褐色，椭圆形，光滑。菌丝银白色，生长速度中偏快，不易结菌被，籽实体多单生，圆正、白色、无鳞片，菌盖厚、不易开伞。菌柄中粗较直短，菌肉白色，组织结实，菌柄上有半膜状菌环，孢子印褐色。

双孢菇营养丰富，蛋白质含量为 35% ~ 38%，含有人体必需的 6 种氨基酸，还含有丰富的维生素 B_1、维生素 B_2、核苷酸、烟酸、维生素 C 和维生素 D 等，其营养价值是蔬菜和水果的 4 ~ 12 倍，享有"保健食品"和"素中之王"美称。深受国内市场，尤其是国际市场的青睐。双孢菇所含的蘑菇多糖和异蛋白具有一定的抗癌活性，可抑制肿瘤的发生；所含的酪氨酸酶能溶解一定的胆固醇，对降低血压有一定作用；所含的胰蛋白酶、麦芽糖酶等均有助于食物的消化。中医认为：双孢菇味甘性平，有提神消化、降血压的作用。经常食用双孢菇，可以防止坏血病，预防肿瘤，促进伤口愈合和解除铅，砷，汞等的中毒，兼有补脾，润肺，理气，化痰之功效，能防止恶性贫血，改善神经功能，降低血脂。双孢菇不仅是一种味道鲜美，营养齐全的菇类蔬菜，而且是具有保健作用的健康食品。现代医学研究表明，双孢菇对病毒性疾病有一定的免疫作用。其所含的蘑菇多糖和异蛋白具有一定的抗癌活性，能抑制肿瘤的发生、发展，对小白鼠肉瘤 S-180 和艾氏癌的抑制率分别为 90% 和 100%。所含的酪氨酸酶能溶解一定的胆固醇、降低血压，是一种降压剂，所含的胰蛋白酶、麦芽糖酶、解朊酶有助于食物的消化。

英国米德尔塞克斯大学参加第二届国际蘑菇营养学年会的科学家指出，蘑菇中含有多种抗病毒成分，这些成分对治疗由病毒引起的疾病有很好的效果。据英国媒体报道，蘑菇很早就被用于中药，具有镇痛功效，对关节炎等疾病也有一定的疗效。现代研究发现，蘑菇里含有多种抗病毒成分，有些蘑菇能增强人体免疫机能，甚至能降低接受器官移植手术的患者产生排异反应的危险。不过，人们对其中机理尚不清楚。科学家希望能提炼出蘑菇中的有效成分，以用于治疗病毒引起的疾病，如慢性疲劳综合征、丙型肝炎甚至艾滋病等。双孢菇的菌肉肥嫩，并含有较多的甘露糖、海藻糖及各种氨基酸类物质，所以味道鲜美，营养丰富。由于双孢菇的营养比一般蔬菜高，所以有"植物肉"之称。

双孢菇的主要营养成分（每 100 g 干品可食部分含量）：热量 1011.56 kJ；蛋白质 38.7 g，脂肪 3.3 g，碳水化合物 31.6 g，膳食纤维 17.20 g；硫胺素 0.07 mg，核黄素 0.08 mg，烟酸 44.3 mg，维生素 E 8.57 mg；钾（K）210.77 mg，钠（Na）492.20 mg，钙（Ca）169 mg，镁（Mg）167 mg，铁（Fe）19.40 mg，锰（Mn）5.96 g，锌（Zn）9.04 mg，铜（Cu）5.88 mg，磷（P）1655 mg。

19. 松茸

松茸又称松口蘑、松蕈、松菌，合菌、台菌，真菌门，担子菌纲，伞菌目，口蘑科，口蘑属。松茸是世界上珍稀名贵的纯天然的食用、药用菌，被誉为"菌中之王"，也是中国二级重点保护野生物种。它长在寒温带海拔 3 500 m 以上的高山林地，目前全世界都不能人工培植，只能在高山区采收。松茸名称的由来历史悠久，最早源于中国。大约 7 000 年前，松茸诞生于中国横断山脉的香格里拉原始森林中。到了宋哲宗元祐年间（1082～1094），唐慎微著《经史证类备急本草》业已有记载，因该菌生于松林下，菌蕾如鹿茸，故名松茸。宋代陈仁玉著的《菌谱》中称此菌为松蕈，明代李时珍的《本草纲目》把松蕈列在香蕈条下，又称台蕈、合蕈，后经考证，确认松蕈即松茸。中国主要产茸区有香格里拉产茸区、楚雄产茸区和延边产茸区等地区，其中香格里拉产茸区占全国总产量的 70%，是连续 30 年的松茸出口冠军。松茸在日本被奉为"神菌"。相传 1945 年 8 月日本广岛遭受原子弹袭击后，唯一存活的植物只有松茸。新鲜松茸形若伞状，扁半球形至平展；色泽鲜明，为污白色，具黄褐色至栗褐色平状的纤毛状的鳞片，表面干燥。菌肉白色，肉质致密肥厚，有浓郁的特殊香气。菌褶白色或稍带乳黄色，较密，弯生，不等长。菌柄较粗壮，菌柄为白色，均有纤维状茸毛鳞片，长 6～14 cm，粗 2～2.6 cm；菌环以下有栗褐色纤毛状鳞片，内实，基部稍膨大。孢子呈白色或无色，光滑，呈椭圆形至近球形，（6.5～7.5）mm ×（4.5～6.2）mm。

松茸秋季生于松林或针阔混交林地上，群生或散生，有时形成蘑菇圈。其对生长环境的要求非常苛刻，只能生长在没有任何污染和人为干预的原始森林中，生长过程也极为缓慢，一般需要 5～6 年。孢子必须和松树的根系形成共生关系，而且共生树种的年龄必须在 50 年以上，才能形成菌丝和菌塘，同时需要依赖柏树、栎树等阔叶林提供营养支持，才能形成健康的籽实体。松茸在出土前，必须得到充足的雨水，出生后必须立即得到充足的光照。另外，温度、虫伤、人为暴力采集对菌丝的伤害等因素对松茸的生长也会产生直接的影响。松茸的寿命极短，籽实体从出土到成熟，一般只需要 7 天时间，籽实体成熟 48 小时后，松茸会迅速衰老，把体内的营养反哺给松树的根系和土壤，自身营养十不存一，表面会出现开裂、脱膜、脱朵等状态，被称之为老茸。因此可以说，每一支松茸的诞生都是一个奇迹。目前，全世界尚无人工栽培的成功先例。近年来，由于环境的恶化和大规模掠夺式的采集，野生松茸资源日渐枯竭，全球松茸产量逐年递减，其经济价值不断攀升。

松茸的主要营养成分为多糖类、多肽类、氨基酸类、菌蛋白类、矿物质类及醇类。籽实体中含有 18 种氨基酸、18 种人体必需微量元素、49 种活性营养物质、5 种不饱和脂肪酸、8 种维生素、2 种糖蛋白、丰富的膳食纤维和多种活性酶，另含有 3 种珍贵的活性物质，分别是双链松茸多糖、松茸多肽和全世界所有植物中独一无二的抗癌物质——松茸醇，是世界上最珍贵的天然药用菌类。其多种营养成分被广泛应用于药品、保健品及化妆品领域，其中松茸醇被广泛应用于预防癌症和癌症术后康复。松茸的营养还有 4 个主要特点：第一是均衡。松茸含有人体所需的绝大部分基础营养成分，营养结构整体配比合理均衡，特别是 18 种氨基酸的含量在所有食品中最接近于世界卫生组织和联合国粮农组织提出的标准。第二是营养含量充足。大量的研究资料表明，松茸的 100 g 营养含量，在菌类中名列前茅，例如松茸氨基酸中的药用氨基酸和必需氨基酸的比重较高，是很好的营养补充食品。第三是吸收性好。松茸的主要营养元素为活性营养物质，分子小，极易吸收，因此，其被广泛应用于大手术患者、身体虚弱人群的营养补充。第四是非常安全。松茸生长在没有污染和人工干预的环境中，是世界公认的安全食品，松茸适用于任何年龄群和任何身体状态下的营养补充，尤其适合身体虚弱、容易疲劳的亚健康人群、癌症患者及癌症术后人群、心血管疾病患者、糖尿病患者、孕期产后人群、抗衰老养颜的女性人群、体弱多病、不爱吃饭的儿童及消化不良、胃动力较弱的人群。

松茸的主要营养成分（每 100 g 干品可食部分含量）：热量 1366.9 kJ；蛋白质 20.3 g，脂肪 3.2 g，碳水化合物 48.2 g，膳食纤维 47.8 g；硫胺素 0.01 mg，核黄素 1.48 mg，维生素 E 3.09 mg；钾（K）93 mg，钠（Na）4.3 mg，钙（Ca）14 mg，铁（Fe）86 mg，锰（Mn）1.6 g，锌（Zn）6.2 mg，铜（Cu）10.3 mg，磷（P）50 mg，硒（Se）98.44 μg。

20. 香菇

香菇又称花菇、香蕈、花蕈、香信、香菌、冬菇、平庄菇、椎茸等，真菌门，担子菌纲，层菌目，光茸菌科，香菇属香蕈的籽实体。香菇是世界第二大食用菌，也是中国特产之一，在民间素有"山珍"之称，是一种生长在木材上的真菌。由于其香气宜人，营养丰富，不但位列草菇、平菇、白蘑菇之上，而且素有"真菌皇后"之誉。野生香菇最早生长早海拔 2 100 ~ 2 400 m 的山地，后被人工引种到低海拔地区。在中国浙江省龙泉市、景宁县，庆元县三市县交界地带，是世界最早人工栽培香菇的发源地。据传最早发明这项技术的是南宋龙泉县龙溪乡龙岩村（其辖地现今归庆元县管辖）人吴三公（真名吴煜）。公元 1209 年，即南宋嘉定二年所编《龙泉县志》上，用 185 个字，最早、最完整地记述了香菇栽培从择时、选树、选场、砍花、培育、收采、烘干、分级整个过程，在人类香菇栽培史上，留下的确凿可查的文献证据："香蕈，惟深山至阴处有之，其法，用干心木橄榄木、名蕈木屑，先就深山下砍倒仆地，用斧斑驳木皮上，候淹湿，经 2 年始间出，至第三年，蕈乃偏出。每经立春后，地气发泄，雷雨震动，则交出木上，始采取以竹篾穿挂，焙干。至秋冬之交，再用偏木敲击，其蕈间出，名曰惊蕈。惟经雨则出多，所制亦如春法，但不若春蕈之厚耳，大率厚而少者，香味俱佳。又有一种适当清明向日处出小蕈，就木上自干，名曰日蕈，此蕈尤佳，但不可多得，今春蕈用日晒干，同谓之日蕈，香味亦佳。"

　　香菇籽实体单生、丛生或群生，籽实体中等大至稍大。菌盖直径 5～12 cm，有时可达 20 cm，幼时半球形，后呈扁平至稍扁平，表面菱色、浅褐色、深褐色至深肉桂色，中部往往有深色鳞片，而边缘常有污白色毛状或絮状鳞片。菌肉白色，稍厚或厚，细密，具香味。幼时边缘内卷，有白色或黄白色的绒毛，随着生长而消失。菌盖下面有菌幕，后破裂，形成不完整的菌环。老熟后盖缘反卷，开裂。菌褶白色，密，弯生，不等长。菌柄常偏生，白色，弯曲，长 3～8 cm，粗 0.5～1.5 cm，菌环以下有纤毛状鳞片，纤维质，内部实心。菌环易消失，白色。孢子印白色。孢子光滑，无色，椭圆形至卵圆形，（4.5～7）μm×（3～4）μm，用孢子生殖。双核菌丝有锁状联合。香菇是具有高蛋白、低脂肪、多糖、多种氨基酸和多种维生素的菌类食物。香菇味道鲜美，香气沁人，营养丰富。香菇的香味成分主要是香菇精，可增加人们的食欲。香菇富含 B 族维生素、铁、钾、维生素 D 原（经日晒后转成维生素 D），对促进人体新陈代谢，提高机体适应力有很大作用。香菇多糖能提高辅助性 T 细胞的活力而增强人体体液免疫功能。

　　香菇可和多种食料配伍，烧、烤、炖、炒、煨、煲、蒸、煮，做出数不清的美味佳肴来，是人们餐桌上不可多得的佐餐佳品。香菇还是一种重要的药用菌。中国不少古籍中记载香菇"益气不饥，治风破血和益胃助食"。民间用其来减少痘疮、麻疹的发作，治头痛、头晕。现代研究证明，香菇含有一种相对分子质量为 100 万的抗肿瘤成分——香菇多糖，含有降低血脂的成分——香菇太生，是香菇腺嘌呤和腺嘌呤的衍生物。香菇还含有抗病毒的成分，即干扰素的诱发剂——双链核糖核酸，是不可多得的保健食品之一。香菇中含不饱和脂肪酸甚高，还含有大量的可转变为维生素 D 的麦角甾醇和菌甾醇，对于增强抗疾病和预防感冒及治疗有良好效果。经常食用香菇对预防人体，特别是婴儿因缺乏维生素 D 而引起的血磷、血钙代谢障碍导致的佝偻病有益，同时可预防人体各种黏膜及皮肤炎病。香菇中所含香菇太生可预防血管硬化，降低人的血压，从香菇中还可分离出降血清胆固醇的成分。香菇灰分中含有大量钾盐及其他矿质元素，被视为防止酸性食物中毒的理想食品。

而香菇中含有的另外一种化合物——香菇嘌呤（也称赤酮嘌呤）可以降低胆固醇的水平。香菇含有的抗氧化剂含量是麦芽的12倍，是鸡肝的4倍。与松茸蘑菇和灰树花相比，它的降低血压和抵御癌症的功效更强。

香菇的主要营养成分（每100 g可食部分含量）：热量79 kJ；蛋白质2.2 g，脂肪0.30 g，碳水化合物5.20 g，膳食纤维3.30 g；硫胺素0.02 mg，核黄素0.08 mg，烟酸2 mg，维生素C 1 mg，维生素E 0.85 mg；钾（K）20 mg，钠（Na）1.40 mg，钙（Ca）2 mg，镁（Mg）11 mg，铁（Fe）0.30 mg，锰（Mn）0.25 g，锌（Zn）0.66 mg，铜（Cu）0.12 mg，磷（P）53 mg，硒（Se）2.58 μg。香菇还含有丰富的香菇多糖，该物质能提高辅助性T细胞的活力而增强人体免疫功能。

21. 蟹味菇

蟹味菇又称真姬菇、玉蕈、斑玉蕈、荷叶离褶伞、秀珍菇、海鲜菇，真菌门，层菌纲，伞菌目，口蘑科，离褶菌族玉蕈属，是北温带一种优良的食用菌。1972年日本宝酒造株式会社人工栽培真姬菇首先成功，并取得专利权。自1973年开始在长野县投入生产，在日本已成为仅次于金针菇的重要品种。在日本有"香在松茸、味在玉蕈"之说。中国于20世纪70年代引种真姬菇，主要在山西、河北、河南、山东、福建进行小规模栽培。近年来规模逐渐扩大，已遍及全国，并实现工厂化生产。目前栽培的有浅灰色和纯白色两个品系，白色品系又称"白玉菇""玉龙菇"，深受市场欢迎。蟹味菇籽实体丛生，每丛15～50株不等，少散生。菌盖幼时半球形，深褐色，后渐平展，色泽变淡，呈黄褐色；中部色深，茶褐色；盖面平滑，有2～3圈斑纹；盖缘平或微下弯，稍波状；菌盖直径2～13 cm；菌肉白色，质韧而脆，致密。菌褶白色至浅黄色，弯生，有时略直生，密，不等长，离生。菌柄中生，圆柱形，长3～12 cm，幼时下部明显膨大，白色至灰白色，粗0.5～3.5 cm，上细下粗，充分生长时上下粗细几乎相同，多数稍弯曲，有黄褐色条纹，中实，老熟时内部松软。担孢子无色，平滑，球形，孢子印白色。分生孢子白色，培养条件不适宜时出现在气生菌丝末端。蟹味菇菌丝生长旺盛，发菌较快，抗杂菌能力强。老菌丝不分泌黄色液滴，不形成菌皮，产生节孢子及厚垣孢子。培养条件适宜时，菌丝7～10天长满试管斜面；条件不适宜时，易产生分生孢子，在远离菌落的地方出现许多星芒状小菌落，培养时不易形成籽实体。用木屑或棉籽壳等培养料培养时，菌丝浓白健壮，抗逆性强，不易衰老，在自然气温条件下避光保存一年后，扩大培养仍可萌动。蟹味菇的菌丝接种块有直接结实能力。

蟹味菇含有丰富维生素和17种氨基酸。其中赖氨酸、精氨酸的含量高于一般菇类，有助于青少年益智增高，抗癌、降低胆固醇。特别是籽实体（即根以上部分）的提取物具有多种生理活性成分。其所含的真菌多糖、嘌呤、腺苷能增强免疫力，促进抗体形成抗氧化成分，能延缓衰老、美容等。蟹味菇（真姬菇）可清炒、凉拌、火锅、煲汤等。特别是凉拌，蟹味很足，可一饱口福。其烹调的方法也极为简单，将鲜菇在沸水中滚一下，时间不宜太长，捞起装盆，待冷却后加米醋、姜末和其他佐料拌匀即成。作为大众消费的食品，其货架期长，是一种低热量、低脂肪的保健食品。蟹味菇籽实体中提取的 $\beta-1$、$3-D$ 葡聚糖具有很高的抗肿瘤活性，而且从中分离得到的聚合糖酶的活性也比其他菇类要高许多。其籽实体热水提取物和有机溶剂提取物有清除体内自由基的作用。因此，蟹味菇有防止便秘、抗癌、防癌、提高免疫力、预防衰老、延长寿命的独特功效。

蟹味菇的主要营养成分（每 100 g 可食部分含量）：热量 104.5 kJ；蛋白质 2.1 g，脂肪 0.3 g，碳水化合物 3.7 g，膳食纤维 0.7 g，水分 92.50 g，灰分 0.7 g；维生素 A 1 μg，硫胺素 0.08 mg，核黄素 0.5 mg；钙（Ca）2 mg，铁（Fe）1.1 mg，磷（P）75 mg。

22. 杏鲍菇

杏鲍菇又称刺芹侧耳，真菌门，担子菌纲，伞菌目，侧耳科，是近年来开发栽培成功的集食用、药用、食疗于一体的珍稀食用菌新品种。根据杏鲍菇籽实体的形态特征，国内外的杏鲍菇菌株大致可分为五种类型：保龄球形、棍棒形、鼓槌形、短柄形和菇盖灰黑色形。其中保龄球形和棍棒形在国内栽培中较为广泛。杏鲍菇属于中低温结实性菌类。籽实体发育适宜温度范围 10 ~ 15℃，通常采取室内菌袋层架栽培。栽培主料有棉籽壳、木屑，其他辅料有麸皮、糖、碳酸钙等。杏鲍菇的籽实体单生或群生。菌盖宽 2 ~ 12 cm，初呈拱圆形，后逐渐平展，成熟时中央浅凹至漏斗形，表面有丝状光泽、平滑、干燥、细纤维状，幼时盖缘内卷，成熟后呈波浪状或深裂；菌肉白色，具有杏仁味，无乳汁分泌；菌褶延生，密集，略宽，乳白色，边缘及两侧平，有小菌褶；菌柄 2 ~ 8 cm，粗 0.5 ~ 3 cm，偏心生或侧生。杏鲍菇营养丰富，富含蛋白质、碳水化合物、维生素及钙、镁、铜、锌等矿物质，人体必需的 8 种氨基酸齐全，可以提高人体免疫功能，对人体具有抗癌、降血脂、润肠胃、防止心血管病以及美容等作用。菇体具有杏仁香味，肉质肥厚，口感鲜嫩，味道清香，营养丰富，能烹饪出几十道美味佳肴。杏鲍菇菌肉质地脆嫩，特别是菌柄组织致密、结实、乳白，可全部食用，且菌柄比菌盖更脆滑、爽口，具有愉快的杏仁香味和如鲍鱼的口感，适合保鲜、加工，适合炒、烧、烩、炖、做汤及火锅用料，亦适宜西餐；即使做凉拌菜，口感都非常好。加工后口感脆、韧，呈白至奶黄色，外观好，深得人们的喜爱。杏鲍菇具有降血脂、降胆固醇、促进胃肠消化、增强机体免疫能力、防止心血管病等功效，是一种营养保健价值极高的食用菌。

杏鲍菇的主要营养成分（每 100 g 可食部分含量）：热量 129 kJ；蛋白质 1.30 g，脂肪 0.10 g，碳水化合物 8.30 g，膳食纤维 2.1 g；硫胺素 0.03 mg，核黄素 0.14 mg，烟酸 3.68 mg，维生素 E 0.6 mg，叶酸 42.9 μg；钾（K）2，42 mg，钠（Na）3.5 mg，钙（Ca）13 mg，镁（Mg）9 mg，铁（Fe）0.5 mg，锰（Mn）0.04 g，锌（Zn）0.39 mg，铜（Cu）0.05 mg，磷（P）66 mg，硒（Se）1.8 μg。

23. 血红铆钉菇

血红铆钉菇又称红蘑、松树伞、肉蘑等，真菌门，层菌纲，伞菌目，铆钉菇科，铆钉菇属。血红铆钉菇生于松树林中地上的杂草丛林之间，与松树形成外生菌根，群生、散生或单生。血红铆钉菇籽实体一般较小，菌盖宽 3 ~ 8 cm，初期钟形或近圆锥形，后平展，中部凸起，浅咖啡色，光滑，湿时黏，干时有光泽。菌肉带红色，干后淡紫红色，近菌柄基部带黄色。菌褶延生，菌柄长圆柱形且向下渐细，实心，上部往往有易消失的菌环，并且形成菌根。夏秋季在松林地上单生或群生，稀，青黄色变至紫褐色，不等长。菌柄长 6 ~ 18 cm，粗 1.5 ~ 2.5 cm，圆柱形且向下渐细，稍黏，与菌盖色相近且基部带黄色。此种蘑菇肉厚，食用味道较好，是中国北方地区重要的野生食用菌之一，可治神经性皮炎。该菌是针叶树木重要的外生菌根菌，在北方与赤松形成菌根，大量生长。血红铆钉菇除具备一般蘑菇生长条件外，还必须与松树生长在一起，与松树根共生，其生长环境为海拔 500 ~ 700m 的阴坡或半阴坡的松树林中。此菌风味好，有"素肉"之称，其所含有的营养价值极高。除含有人们常所需的蛋白质，膳食纤维外还含有人体所必需的少量元素如钾、钠、锌、锰、铜等，因此而深受人们喜爱。因为血红铆钉菇是野生的，产量极少，目前人工不能种植，价格相对贵。其肉质肥厚，味道鲜美滑嫩，不但风味极佳、香味诱人，而且是营养丰富的食用菌，有"食用菌之王"的美称，不亚于猴头、灵芝，欧美尤视之为珍品。血红铆钉菇中含有多元醇，可医治糖尿病，其所含的多糖类物质还可抗肉瘤，在健胃、防病、抗癌、治糖尿病方面有辅助治疗作用，还有防止过早衰老的功效。血红铆钉菇有很好的抗核辐射作用。据俄罗斯研究发现，此菌能在遭受过核污染的地区很好的生长，而其他生物的生存则不那么乐观。经常食用松蘑，有美颜健肤的功效。中医认为其有益肠健胃、止痛理气、强身健体等功效。据化学分析，该菌蛋白质、脂肪及各种人体必需的氨基酸都很丰富，还含有丰富的维生素 B_1、B_2、C 及烟酸，具有强身、益肠胃、止痛、理气、化痰的医药功效。籽实体热水提取物对小白鼠肉瘤 180 的抑制率为 91.8%，对艾氏癌的抑制率为 70%。

血红铆钉菇的主要营养成分（每 100 g 干品可食部分含量）：热量 894.5 kJ；蛋白质 18.4 g，脂肪 0.7 g，碳水化合物 58.1 g，膳食纤维 24.6 g，水分 12.3 g；核黄素 1.16 mg；钾（K）169 mg，钠（Na）4.3 mg，钙（Ca）14 mg，镁（Mg）18 mg，铁（Fe）235.1 mg，锰（Mn）3.75 g，锌（Zn）3.14 mg，铜（Cu）0.51 mg，磷（P）35 mg，硒（Se）91.7 μg。

24. 银耳

银耳又称作白木耳、雪耳、银耳子等，真菌门，银耳纲，银耳目，银耳科，银耳属，是真菌银耳的籽实体，有"菌中之冠"的美称。银耳由 10 余片薄而多皱褶的扁平形瓣片组成。银耳籽实体纯白至乳白色，一般呈菊花状或鸡冠状，直径 5 ~ 10 cm，柔软洁白，半透明，富有弹性，由数片至十余片的瓣片组成，形似菊花形、牡丹形或绣球形，直径

3～15 cm。银耳干后收缩，角质，硬而脆，白色或米黄色。籽实层生瓣片表面。担子近球形或近卵圆形，纵分隔，夏秋季生于阔叶树腐木上。银耳味甘、淡、性平、无毒，既有补脾开胃的功效，又有益气清肠、滋阴润肺的作用，既能增强人体免疫力，又可增强肿瘤患者对放、化疗的耐受力。银耳富有天然植物性胶质，外加其具有滋阴的作用，是可以长期服用的良好润肤食品。银耳中含有蛋白质、脂肪、碳水化合物和多种氨基酸、矿物质及肝糖。银耳蛋白质中含有17种氨基酸，人体所必需的氨基酸中的3/4银耳都能提供。银耳还含有多种矿物质，如钙、磷、铁、钾、钠、镁、硫等，其中钙、铁的含量很高，在每100 g银耳中，含钙643 mg，铁30.4 m。此外，银耳中还含有海藻糖、多缩戊糖、甘露糖醇等肝糖，营养价值很高，具有扶正强壮的作用，是一种高级滋养补品，但银耳的质量尤为重要。

古今史著和历代医学家通过临床验证，银耳具有强精、补肾、润肠、益胃、补气、和血、强心、壮身、补脑、提神、美容、嫩肤、延年益寿之功效。它能提高肝脏解毒能力，保护肝脏功能；其不但能增强机体抗肿瘤的免疫能力，还能增强肿瘤患者对放疗、化疗的耐受力。可以滋补生津，润肺养胃，补肺益气，对虚劳咳嗽，痰中带血，津少口渴，病后体虚，气短乏力等症有辅助治疗作用。银耳也是一味滋补良药，特点是滋润而不腻滞，具有补脾开胃、益气清肠、安眠健胃、补脑、养阴清热、润燥之功，对阴虚火旺不受参茸等温热滋补的患者是一种良好的补品。银耳富有天然特性胶质，加上它的滋阴作用，长期服用可以润肤，并有祛除脸部黄褐斑、雀斑的功效。银耳是种含膳食纤维的减肥食品，它的膳食纤维可助胃肠蠕动，减少脂肪吸收。

银耳的主要营养成分（每100 g干品可食部分含量）：热量836 kJ；蛋白质10 g，脂肪1.4 g，碳水化合物67.30 g，膳食纤维30.40 g；维生素A 8 μg，胡萝卜素50 μg，硫胺素0.05 mg，核黄素0.25 mg，烟酸5.30 mg，维生素E 1.26 mg；钾（K）1588 mg，钠（Na）82.10 mg，钙（Ca）36 mg，镁（Mg）54 mg，铁（Fe）4.1 mg，锰（Mn）0.17 g，锌（Zn）3.03 mg，铜（Cu）0.08 mg，磷（P）369 mg，硒（Se）1.95 μg。

25. 竹荪

竹荪又称长裙竹荪、竹参、面纱菌、网纱菌、竹姑娘、僧笠蕈，属真菌门，腹菌纲，鬼笔目，鬼笔科，竹荪属真菌。竹荪是寄生在枯竹根部的一种隐花菌类，形状略似网状干白蛇皮，它有深绿色的菌帽，雪白色的圆柱状的菌柄，粉红色的蛋形菌托，在菌柄顶端有一围细致洁白的网状裙从菌盖向下铺开。竹荪秋季生长在潮湿竹林地，色彩艳丽、具有菌裙，整个菌体显得十分俊美、色彩鲜艳稀有珍贵。竹荪以其身形俊美动人而闻名，其鲜品形态犹如一个穿纱裙的姑娘，堪称"雪裙仙子""山珍之花""真菌之花""菌中皇后"，名列"四珍"（竹荪、猴头、香菇、银耳）之首。竹荪具有延长汤羹等食品存放时间，保持菜肴鲜味不腐不馊的奇特功能，一向被帝王列为御膳、宫廷贡品。即使在今天，竹荪依然作为国宴佳肴款待各国贵宾。竹荪分长裙竹荪和短裙竹荪，主要分布于中国的江西、福建、云南、四川、贵州、湖北、安徽、江苏、浙江、广西、海南等地。其中以福建三明、南平以及云南昭通、贵州织金、四川江安县和长宁县蜀南竹海的竹荪最为闻名。竹荪幼担子果菌蕾呈圆球形，具三层包被，外包被薄，光滑，灰白色或淡褐红色；中层胶质；内包被坚韧肉质。成熟时包被裂开，菌柄将菌盖顶出，柄中空，高 15 ~ 20 cm，白色，外表由海绵状小孔组成；包被遗留于柄下部形成菌托；菌盖生于柄顶端呈钟形，盖表凹凸不平呈网格，凹部分密布担孢子；盖下有白色网状菌幕，下垂如裙，长达 8 cm 以上；孢子光滑，透明，椭圆形，（3 ~ 3.5）μm ×（1.5 ~ 2）μm。竹荪基部菌索与竹鞭和枯死竹根相连，长裙竹荪多产于高温高湿地区，而同属的短裙竹荪则多长在温湿环境。当孢子萌发形成菌丝，通过菌丝分解腐竹类的有机物质取得营养，进入生殖生长阶段，菌丝体形成无数菌索，在其前端膨大发育成纽结状原基，在适宜条件下，经过一个多月生长，原基形成菌蕾，状如鸡蛋。当菌蕾顶端凸起如桃形时，多在晴天的早晨由凸起部分开裂，先露出菌盖，菌柄相继延伸，到中午柄长到一定高度时即停止伸长，菌裙渐渐由盖内向下展开，空气相对湿度为 95% 时，菌裙生长正常，温度偏低和湿度过小时不能正常展裙。下午 4 ~ 5 时菌盖上担孢子成熟并开始自溶，滴向地面，同时整个籽实体萎缩倒下。

医学研究表明，竹荪对高血压、神经衰弱、肠胃疾病等具有保健作用，还具有特异的防腐功能，夏日加入竹荪烹调的菜、肉多日不变馊。干品烹制前应先用淡盐水泡发 10 分钟，竹荪剪去菌盖头（封闭的一端），否则会有怪味。长裙竹荪质量较差，泡发后伞端（网状部分）容易烂且菌柄壁薄，故需严格控制泡发时间；短裙竹荪更加厚实，口感更脆，故质量更高。但是，食用竹荪时应注意，竹荪性凉，脾胃虚寒者、腹泻者不宜食。此外，在众多的竹荪品种中，有一种黄裙竹荪，也叫杂色荪，其颜色为橘黄色或柠檬黄色。这种黄裙竹荪有毒，不可食用。竹荪还具有滋补强壮、益气补脑、宁神健体、补气养阴、润肺止咳、清热利湿的功效，还能够保护肝脏。竹荪主治肺虚热咳、喉炎、痢疾、白带、高血压、高脂血症等，还能减少腹壁脂肪的积存，即俗称"刮油"的作用。云南苗族人癌症的发病率较低，这与他们经常用竹荪与糯米一同泡水食用可能有关。现代医学研究也证明，竹荪中含有能抑制肿瘤的成分。

竹荪的主要营养成分（每 100 g 干竹荪可食部分含量）：热量 79 kJ；蛋白质 19.4 g，脂肪 2.6 g，碳水化合物 60.4 g，膳食纤维 8.4 g，灰分 9.3 g。

第二节 子囊菌类

　　子囊菌亚门真菌一般称作子囊菌，将近有 15 000 种，它们的形态、生活史和生活习性的差别很大。作为高等真菌，其共同的特征是有性生殖形成子囊孢子。子囊菌大都是陆生的，有腐生和寄生的，不少是植物病原物。子囊菌的营养体是很发达的，有隔膜的菌丝体少数（如酵母菌）是单细胞的。许多子囊菌的菌丝体可以形成菌组织，因而有子座和菌核等机构。无性繁殖产生分生孢子，有些子囊菌经常产生的是分生孢子。由于分生孢子的形成在许多子囊菌的生活史中占很重要的位置，所以它的无性阶段也称作分生孢子阶段。当然，子囊菌也有不产生分生孢子的。

　　1. 冬虫夏草

　　冬虫夏草又称中华虫草，属于真菌门，核菌纲，麦角菌目，麦角菌科的虫草属。虫草属是指包括冬虫夏草在内的广义的虫草属真菌的总称。目前世界上已经发现的虫草有 400多种，而"冬虫夏草"是特指以青藏高原为主产地、中国特有的一类虫草。冬虫夏草分很多种，其中完全野生的冬虫夏草又被专业人士分为青海草、藏草、川草、滇草、甘肃草、炉草、灌草等。冬虫夏草的外形特别奇特，冬天是虫子，夏天却是草。夏天一种称为虫草菌的真菌孢子成熟散落后，萌发成菌丝钻到蝙蝠蛾的幼虫身体内，吸取幼虫体内的营养。蝙蝠蛾的幼虫躲进土壤中，这时虫草长出很多丝状体，称为菌丝体。幼虫由于体内的营养物质被吸完，只剩下僵死的空壳，当然不能变成蝙蝠蛾了。第二年春夏，气温和天气合适，菌丝体从幼虫的口器中长出，伸出地面。顶端略为膨大，外形很像根棒，表面有许多小球形孢子。这些孢子可在空气中飞舞传播，草丛里不知又有多少蝙蝠蛾幼虫将成为这些孢子的生活场所。冬虫夏草为虫体与菌座相连而成，全长 9 ~ 12 cm。虫体如三眠老蚕，长约 3 ~ 6 cm，粗约 0.4 ~ 0.7 cm。其外表呈深黄色，粗糙，背部有多数横皱纹，腹面有足 8 对，位于虫体中部的 4 对明显易见；断面内心充实，白色，略发黄，周边显深黄色；菌座自虫体头部生出，呈棒状，弯曲，上部略膨大；表面呈灰褐色或黑褐色，长可达 4 ~ 8 cm，径约0.3 cm；折断时内心空虚，粉白色；微臭，味淡。该菌以虫体色泽黄亮、丰满肥大、断面黄白色、菌座短小者为佳。

　　冬虫夏草富含虫草酸、虫草素、氨基酸、甾醇、甘露醇、生物碱、维生素 B_1、维生素 B_2、多糖及矿物质等多种营养物质。其代表性的成分主要有：①虫草素。其具有修复基因细胞，保护生命体遗传密码的特殊功效，是一种具有抗菌活性的核苷类物质，它能参与 RAN 的合成，对核多聚腺苷酸合酶有很强的抑制作用，从而影响蛋白质合成，抑制癌细胞的生长，具有抗癌作用，可增强血小板的生成，增强骨髓造血功能，并有降血糖的作用。②虫草酸。其可以显著地降低颅内压，促进机体新陈代谢，因而使脑出血和脑血栓的病情得到缓解，并可治疗肾功能衰竭。③虫草多糖。这是一种高度分枝的半乳甘露聚糖，它能促进淋巴细胞转化，提高血清的抗体含量和机体的免疫功能，激活 T 细胞的功效，增强人体巨噬细胞的吞噬能力，可使脾浆细胞增生，增强机体自身抗癌抑癌的能力，提高血清皮质酮含量，促进机体核酸及蛋白质的代谢，具抑制肿瘤作用。④硒。这是人体必需的微量元素，是谷胱甘肽过氧化酶的活性中心，以硒半胱氨酸的形式连接在酶蛋白的肽链上，保护细胞膜的稳定性的正常的通透性，并刺激免疫球蛋白和抗体的产生，增强机体免疫和抗氧化能力，能抑制癌细胞的生长，通过抗基因突变达到抗癌的目的。

冬虫夏草既非动物也非植物，而是真菌，对人体起作用的是虫体内的菌丝，它直接作用于人体的根本部位——免疫系统。冬虫夏草的治病机理是：人体免疫细胞在充分吸收虫草菌丝后才有力气去吞噬体内的有害杂质，杀灭细菌、病毒及欲病变的细胞，以维持机体的健康正常。因其菌丝中不含激素成分，故有病灶的人吃了，能得到明显的调整和治疗，而身体正常的人无任何感觉，但却增强了机体细胞的免疫能力，确保身体的健康正常。冬虫夏草是中国民间惯用的一种名贵滋补药材，其营养成分高于人参，可入药，也可食用，是上乘的佳肴，具有很高的营养价值。冬虫夏草可以增强机体的免疫力，滋补肺肾，对肺癌、肝癌等有明显的抑制作用。在临床上对肺虚久咳，气喘，肺结核咯血，盗汗，肾虚腰膝酸痛，阳痿遗精，神经衰弱及化疗、放疗后的红细胞下降都有疗效。冬虫夏草脂肪中饱和脂肪酸 13%，不饱和脂肪酸 82.2%。此外，其还含虫草酸约 7%，是奎宁酸的异构物；又含冬虫夏草素，是一种淡黄色结晶粉末，在试管内能抑制链球菌、鼻疽杆菌、炭疽杆菌、猪出血性败血症杆菌及葡萄状球菌的生长。

冬虫夏草非常适合人们用来提高免疫力，或者是术后、产后身体的恢复，可是如果食用方法不当，往往不能充分发挥它的营养作用。民间传说，1764 年，53 岁时的乾隆皇帝犯了头晕腰痛病，吃遍了宫中御医开的药，感觉就是不理想。有一天，他偶然对宠臣和珅说起自己的身体情况。和珅当然不会错过这个讨好乾隆的机会，便将与自己交好的民间郎中引荐给乾隆。郎中给乾隆皇帝把了脉后，开了如下的药方：冬虫夏草、枸杞、山药、乌鸡，乾隆依言连续服用。一年之后，乾隆身体恢复如初，头晕腰痛等不适症状不但消失得无踪无影，而且还感觉精力大增。乾隆大奇，问郎中为何仅靠三味药就解决了御医们的难题。郎中说这份功劳当属采自西藏的冬虫夏草，肾主精，肾虚则精损，冬虫夏草补肺肾，益精气，理诸虚百损。冬虫夏草是集养生、保健和治疗于一身的山珍。它不但能补肾，而且长年服用还可以延缓衰老。乾隆得知冬虫夏草有如此好处，就令郎中再施妙手，终身享用。

冬虫夏草的主要营养成分（每100 g干品可食部分含量）：热量1220.6 kJ；蛋白质20.9 g，脂肪4.7 g，碳水化合物41.5 g，膳食纤维20.1 g；胡萝卜素6.4 μg，维生素A 6.4 μg，硫胺素0.37 mg，核黄素0.7 mg，烟酸3.3 mg，维生素C 2 mg；钾（K）595 mg，钠（Na）264 mg，钙（Ca）197 mg，镁（Mg）84 mg，铁（Fe）66.5 mg，锰（Mn）0.86 g，锌（Zn）4.87 mg，铜（Cu）1.54 mg，磷（P）95 mg，硒（Se）1.4 μg。

2. 松露

松露又称地菌、块菰，是一种蕈类，属真菌门，盘菌纲，盘菌目，西洋松露科，西洋松露属。松露经常是一年生的真菌，大约有10种不同的品种，主要生长在松树、栎树、橡树下，多数在阔叶树的根部着丝生长，散布于树底方圆120～150 cm，块状主体藏于地下5～40 cm。松露分布在意大利、法国、西班牙、中国、新西兰等国。松露籽实体如块状，小者如核桃，大者如拳头。幼时内部白色，质地均匀，成熟后变成深黑色，具有色泽较浅的大理石状纹理。子囊果球形、椭圆形，棕色或褐色，有的小如豆，也有大如苹果，表面具有多角形疣状物，反射出红色的光泽，顶端有凹陷；其肉（产孢子组织）初为白色，后呈棕色或灰色，成熟时会变为黑色；切面呈褐色，具有大理石样纹，散发出森林般潮湿气味，并带有干果香气，借以引诱小动物前来觅物，将孢子带到他处进行繁殖。松露外形奇特可以小如花生，也可能大如手球。松露生长周期只有一年。它的大小和年龄完全无关。只伴随着四季变化而成长、死亡与诞生。一般情况下，黑松露大约12月就进入成熟期直到隔年3月。过熟的松露就会腐烂解体。松露生长在土里，是一种附着于树根下的茎块菌类，含有大量水分和钾、钙、镁、铁、氟等微量矿物元素。它不像一般的菌菇柔软多汁，反而质地较坚硬。松露偏好碱性土质，高品质的松露主要出产于石灰质地形区内，如意大利的阿尔巴、法国的佩里哥、中国的云南等，全都位在石灰质地形区内。

松露气味特殊，含有丰富的蛋白质、氨基酸等营养物质，且产量稀少，因此与鹅肝、鱼子酱一起，被誉为世界上三大珍味之王。在众多种类中，法国产的黑松露与意大利产的白松露最为珍贵。白松露一般是生食，磨碎后撒在意大利面或煎蛋上。松露可以切成薄片加在肉里一同烤制，或用来烤鹅肝。有些奶酪中也添加了松露。黑松露的味道没有白松露那么浓烈，可以做松露盐或松露蜂蜜。过去松露要去皮，现在多采用研磨避免浪费。松露对生长环境的要求极其苛刻，造成了它的珍稀昂贵。松露的养分来自附着的树根和土壤。一个地方如果生长过松露，土地和植物的养分会被松露吸收殆尽，在一段时间内无法生长出其他东西。松露在成长过程中受不了任何细微的环境变动，它对环境的挑剔着实令人咋舌。它是世界上为数不多不能进行有序人工种植的美味之一，必须借助和树根之间的共生关系获取养分，只要周边生存的环境发生了细微的变化，松露孢子将无法生长。松露特别喜欢在橡树、白杨树、柳树、榛果树和椴树下生长，颜色和气味因树种而不同。

（1）白松露，价格可以和钻石媲美。白松露在意大利有着非常神秘的气息，通常松露猎人家里都有一张祖传的"松露地图"。因为每年松露长出来的地方都是相同的，为了保持家族的秘密，每年生产松露的季节，这里人们都会在夜里打着手电，牵着替代馋嘴小猪工作的猎狗去挖掘松露，食用松露，不能加热，也不能大口咀嚼，它更像是一种香料，用专业刀具削成极薄的片儿，每次撒几克在常规菜肴上，便能起到很好的调味效果。目前的国际市场价格为 64 000 ~ 128 000 元 /kg。目前只在意大利和巴尔干半岛的克罗地亚发现过白松露。其色泽为轻微的金色，浅褐色（米色）或者是淡棕色，并且带有棕褐色或者乳白色的斑块或者细小的纹理；大小不等，小的有高尔夫球那么大，大的就好似苹果。在好的年份，白松露的世界产量也只有 3 吨，相对于年产量约 35 吨的黑松露，其珍贵程度可想而知。

（2）黑松露，主要出产于法国南部。色泽介于深棕色与黑色之间。黑松露外中国也有产松露，外形和法国黑松露非常相像。其外皮的鳞片比较小，内部的白色条纹比较细密，主要长在松树的须根，这也是"松露"中文名的由来。黑松露在我国主要产地在四川、云南一带。成熟的中国黑松露带有复杂的菌菇味道，是一种让人无法理解的嗅觉味道。

科学研究数据显示，松露含有丰富的蛋白质、18 种氨基酸（包括人体不能合成的 8 种必需氨基酸）、不饱和脂肪酸、多种维生素、锌、锰、铁、钙、磷、硒等必需矿物质元素，以及鞘脂类、脑苷脂、神经酰胺、三萜、雄性酮、腺苷、松露酸、甾醇、松露多糖、松露多肽等大量的代谢产物，具有极高的营养保健价值。其中雄性酮有助阳、调理内分泌的显著功效；鞘脂类化合物在防止老年痴呆、动脉粥样硬化以及抗肿瘤细胞毒性方面有明显活性；多糖、多肽、三萜具有增强免疫力、抗衰老、抗疲劳等作用，可用于保健养身。

松露的主要营养成分（每 100 g 可食部分含量）：粗蛋白质 27.72 g，脂肪 3.27 g，碳水化合物 39.1 g，膳食纤维 21.10 g，灰分 6.64；胡萝卜素 100 μg，维生素 A 17 μg，硫胺素 0.03 mg，核黄素 0.03 mg，烟酸 0.4 mg，维生素 C 56 mg，维生素 E 0.85 mg；钾（K）298.84 mg，钠（Na）15.62 mg，镁（Mg）106.67 mg，铁（Fe）64.29 mg，锰（Mn）2.48 g，锌（Zn）7.89 mg，铜（Cu）6.54 mg，硒（Se）9.11 μg。此外，松露的主要香气成分是酸类、醇类、酯类、烯类和烷烃类物质。

相关知识链接

松露最早出现在新苏美尔的铭文。铭文上记载了亚摩利人的饮食习惯。公元前3000年，巴比伦人已经在海滩和沙漠寻找松露。古希腊故事提及阿佛洛狄忒（爱情女神）特别爱吃的也是这个蘑菇。一个传说认为松露是被宙斯的雷引发的。在古代，意大利有两种松露：冬季黑松露，黑孢块菌与白松露，白块菌。中世纪时期，农民使用松露来调味。意大利的萨沃亚家族特别喜欢松露，阿卡加王子给波旁王朝的礼物中常常有松露。教皇从罗马迁居到阿维尼翁后发现了松露并且爱上了它们，每个星期都吃。巴特鲁姆普拉提纳教皇的历史家1481年时记载了寻找松露的事情。他写道："有一种母猪特别擅长寻找松露，可是人们应该让它们戴上口套，以避免它们将松露吃个精光！"文艺复兴时期，松露在欧洲重新流行，它们在法国国王弗朗西斯一世的城堡里天天出现。松露真正的盛行是从17世纪开始的。那时的欧洲人（特别是法国人）放弃重口味的东方香料，重新发现天然食品的价值。到17世纪80年代，松露在巴黎市场成了非常受欢迎的美食。它们只出现在贵族的餐桌上用以吸引女性。1711年，法国植物学家艾蒂安·弗朗索瓦·若弗鲁瓦第一次将松露定义为一种蘑菇。20世纪，意大利的白松露在世界上越来越有。现今，松露在很多国内国际博览会有很重要的地位。据香港中通社报道，2009年，香港"赌王"何鸿燊以破纪录33万美金，即约港币250多万元，标下两颗共重1.3 kg的意大利托斯拉纳白松露菌。据澳博发布，澳博连续第四年在澳门新葡京酒店举办意大利白松露菌国际慈善拍卖晚宴。在27日晚举行的慈善拍卖活动中，最大的一颗白松露菌重900 g，来自意大利托斯卡纳，跟另外一颗重400 g来自莫利塞的白松露菌合成一组，共1.3 kg。澳博董事梁安琪，澳博控股行政总裁苏树辉，澳博董事兼营运总裁吴志诚代表澳博以33万美元成功投得。拍卖晚宴中，竞投所得的善款超过港币290万元（37.35万美元），并全数捐赠澳门八间慈善团体。

3. 羊肚菌

羊肚菌又称羊肚菜、羊肚蘑、羊蘑、草笠竹、羊肝菜、编笠菌，为真菌门，子囊菌纲，盘菌目，羊肚菌科，羊肚菌属，是一种珍贵的食用菌和药用菌。羊肚菌于1818年被发现。上部呈褶皱网状，既像个蜂巢，也像个羊肚，因而得名。羊肚菌在山火之后的2～3年内产量特别高，因此，采摘者会根据山火来采集羊肚菌。然而，当火灾被控制后，在同一个地区内，它的生长数量会年复一年地减少。中国的分布区域主要在陕西、河南、甘肃、青海、西藏、新疆、四川、山西、吉林、江苏等省区。羊肚菌由羊肚状的乳头状体菌盖和一个不孕的菌柄组成。菌盖表面有网状棱的籽实层，边缘与菌柄相连。菌柄圆筒状、中空，表面平滑或有凹槽。羊肚菌有多个品种，形态也有所不同。羊肚菌的菌盖近球形、卵形至椭圆形，高4～10 cm，宽3～6 cm，顶端钝圆，表面有似羊肚状的凹坑。凹坑不定形至近圆形，宽4～12 mm，蛋壳色至淡黄褐色，棱纹色较浅，不规则地交叉。柄近圆柱形，近白色，中空，上部平滑，基部膨大并有不规则的浅凹槽，长5～7 cm，粗约为菌盖的2/3。子囊圆筒形。孢子长椭圆形，无色，每个子囊内含8个，呈单行排列。侧丝顶端膨大，粗达12 μm。

羊肚菌是子囊菌中最著名的美味食菌，其菌盖部分含有异亮氨酸、亮氨酸、赖氨酸、蛋氨酸、苯丙氨酸、苏氨酸和缬氨酸7种人体必需氨基酸，有益肠胃、化痰理气药效。羊肚菌的营养相当丰富。据测定，羊肚菌含粗蛋白20%、粗脂肪26%、碳水化合物38.1%，还含有多种氨基酸，特别是谷氨酸含量高达 1.76%。因此，有人认为其是"十分好的蛋白质来源"，并有"素中之荤"的美称。人体中的蛋白质是由 20 种氨基酸搭配而组成的，而羊肚菌就含有 18 种，其中 8 种氨基酸是人体不能制造的，但在人体营养上显得格外重要，所以被称之为"必需氨基酸"。另外，据测定羊肚菌至少含有 8 种维生素：维生素 B_1、维生素 B_2、维生素 B_{12}、烟酸、泛酸、吡哆醇、生物素、叶酸等。羊肚菌的营养成分，可与牛乳、肉和鱼粉相当。因此，国际上常称它为"健康食品"之一。羊肚菌提取液中含有酪氨酸酶抑制剂，可以有效地抑制脂褐质的形成。羊肚菌既是宴席上的珍品，又是久负盛名的食补良品，民间有"年年吃羊肚、80 岁照样满山走"的说法。

中医认为：羊肚菌性平、味甘，具有理气消食、化痰理气、补肾、壮阳、补脑、提神之功能，对脾胃虚弱、消化不良、痰多气短、头晕失眠有良好的治疗作用。羊肚菌有机锗含量较高，其具有强健身体、预防感冒、增强人体免疫力的功效。羊肚菌含有大量人体必需的矿质元素，每 100 g 干样的钾、磷含量是冬虫夏草的 7 倍和 4 倍；锌的含量是香菇的 4.3 倍、猴头的 4 倍；铁的含量是香菇的 31 倍，猴头的 12 倍。羊肚菌的营养丰富，因此食用方面老少皆宜，特别是青少年和中老年人的理想保健食品。羊肚菌含抑制肿瘤的多糖和抗菌、抗病毒的活性成分，具有增强机体免疫力、抗疲劳、抗病毒、抑制肿瘤等诸多作用。羊肚菌所含丰富的硒是人体红细胞谷胱甘肽过氧化酶的组成成分，可运输大量氧分子来抑制恶性肿瘤，使癌细胞失活；另一方面能加强维生素 E 的抗氧化作用。

羊肚菌的主要营养成分（每 100 g 干品可食部分含量）：热量 1223.1 kJ；蛋白质 26.9 g，脂肪 7.1 g，碳水化合物 43.7 g，膳食纤维 12.9 g，灰分 8 g；维生素 A 178 μg，胡萝卜素 1070 μg，硫胺素 0.03 mg，核黄素 2.25 mg，烟酸 8.8 mg，维生素 C 3 mg，维生素 E 3.58 mg；钾（K）1726 mg，钠（Na）33.6 mg，镁（Mg）117 mg，铁（Fe）30.7 mg，锰（Mn）2.49 g，锌（Zn）12.11 mg，铜（Cu）2.34 mg，磷（P）1193 mg，硒（Se）4.82 μg。

第三节　菌类与藻类结合体

1. 发菜

发菜又称发状念珠藻、地毛、旃毛菜、地毛菜、仙菜、净池菜、头发菜、龙须菜、猪毛菜、海菜、江离、线菜，广泛分布于世界各地（如中国、俄罗斯、索马里等）的沙漠和贫瘠土壤中，贴在于荒漠植物的下面，因其色黑而细长，如人的头发而得名。发菜是藻类植物中，蓝藻门念珠藻科念珠藻属中的一种陆生藻类。其细胞全体呈黑蓝色，可食用。藻体毛发状，平直或弯曲，棕色，干后呈棕黑色。往往许多藻体绕结成团，最大藻团直径达 0.5 m；单一藻体干燥时宽 0.3 ~ 0.51 mm，吸水后黏滑而带弹性，直径可达 1.2 mm。藻体内的藻丝直或弯曲，许多藻丝几乎纵向平行排列在厚而有明显层理的胶质被内；单一藻丝的胶鞘薄而不明显，无色。细胞球形或略呈长球形，直径 4 ~ 6 μm，内含物呈蓝绿色。异形胞端生或间生，球形，直径为 5 ~ 7 μm，属于原核生物。明末清初戏曲理论家李渔称其为"河西物产第一"。发菜在甘肃张掖市山丹县境内分布和生长非常广泛，群众也早有食用习惯。改革开放以后，随着商贸流通的发展，山丹发菜逐步走出山丹，享誉南北，成为山丹一珍。天然发菜具有解毒清热、理肺化痰、调理肠胃的作用，尤其具有降血压的独特功效。发菜谐音"发财"，与甜食搭配烹制为佳，深受广东一带人们的喜爱。20 世纪 80 ~ 90 年代开始，其在山丹被大量收购，经加工包装成为烹制佳肴、馈赠亲友的上品，也成为山丹物产的一张名片。

发菜富含蛋白质和钙、铁等，均高于猪、牛、羊肉及蛋类。发菜所含蛋白质较丰富、比鸡肉、猪肉高，还含糖类、钙、铁、碘、藻胶、藻红元等营养成分，脂肪含量极少，故有山珍"瘦物"之称。发菜是中国特别是南方的传统副食品，因发菜跟"发财"谐音，港、澳、台同胞和海外侨胞特别喜欢它，不惜以重金购买馈赠亲朋或制作佳肴。在海外，它常常被作为第一道菜，象征着四季发财，生意兴隆，因而被视为逢年过节款待亲友的高等食材。著名的"酿金钱发菜"始于盛唐，相传，唐代长安商人王元宝嗜吃发菜，每餐都要有一盘发菜佐食。后来王元宝成为富豪，京都商人以为王元宝的发迹是吃了发菜的缘故，所以纷纷仿效食用，并让厨师做成金钱形状，寓意"发财致富"。从此，"酿金钱发菜"世代流传，成为一些富商大贾举办宴席的第一道菜。

发菜性味甘寒，无毒；入肝、肾、膀胱经；可利小便，清热，软坚散结，理肠除垢，消滞降压。据中医书籍中介绍，发菜对甲状腺肿大、淋巴结核、脚气病、鼻出血、缺铁性贫血、高血压和妇科病等都有一定的疗效。发菜颜色很黑，不好看，但发菜内所含的铁质较高，用发菜煮汤做菜，可以补血。研究发现，发菜具有驱蛔虫、降血脂、清肠胃、助消化的作用。动手术后的患者吃一些发菜，伤口能较快愈合。发菜还具有降血压、调节神经等多种作用，是高血压、冠心病、高血脂病患者的理想食物。其在医药上用途甚广，民间常用发菜来治疗佝偻病、妇女病、痢疾、高血压、气管炎、鼻出血、营养不良等病。

发菜的主要营养成分（每 100 g 可食部分含量）：热量 1029 kJ；蛋白质 22.8 g，脂肪 0.8 g，碳水化合物 36.8 g，膳食纤维 21.9 g，水分 10.5 g；硫胺素 0.23 mg，维生素 E 21.7 mg；钾（K）1.8 mg，钠（Na）1.3.3 mg，钙（Ca）875 mg，镁（Mg）132 mg，铁（Fe）99.3 mg，锰（Mn）3.51 g，锌（Zn）1.67 mg，铜（Cu）0.72 mg，磷（P）66 mg，硒（Se）7.4556 μg。

2. 石耳

石耳又称石木耳、岩菇、脐衣、石壁花，岩耳，石菌，石花，岩菇，脐衣等，真菌门，伞菌纲，木耳目，木耳科，木耳属，属于腐生性中温型真菌。菌丝在 6～36℃ 之间均可生长，但以 22～32℃ 最适宜，15～27℃ 都可分化出于实体，但以 20～24℃ 最适宜。菌丝在含水量 60%～70% 的栽培料及段木中均可生长，籽实体形成时要求耳木含水量达 70% 以上空气相对湿度 90%～95%。菌丝在黑暗中能正常生长，在中国南方、西南方及陕南山区有少量分布。石耳为地衣体单片型，幼小时正圆形，长大后为椭圆形或稍不规则，直径 12 cm 上下，大者可达 18 cm，革质。裂片边缘浅撕裂状；上表面褐色，近光滑，局部粗糙无光泽，或局部斑点脱落而露白色髓层；下表面棕黑色至黑色，具细颗粒状突起，密生黑色粗短而具分叉的假根，中央脐部青灰色至黑色，直径 5～12 mm，有时自脐部向四周放射的脉络明显而突出。子囊盘少见。地衣体多干裂皱缩，呈片状，平展后完整者呈不规则圆形，直径 12 cm 左右，边缘有时碎裂，小穿孔较大；其背突起。上表面灰棕色较光滑；下表面棕黑色至灰黑色，较粗糙。干时质脆，易碎；折断面可见明显的黑白二层。其气微，味淡，以片大、完整者为佳。

石耳与木耳、地耳的形态略似，功用相近，然石耳以止血为优；地耳以明目为长，木耳以养阴为佳。《粤志》曰："凡香蕈感阴湿之根而成，善发冷气。惟石耳味甘腴，性平无毒，多食，人能润肌童颜，在木耳、地耳之上。"石耳有较高的药用价值。中医认为：石耳能养阴润肺，凉血止血，清热解毒，主治肺虚劳咳、吐血、衄血、崩漏、肠风下血、痔漏、脱肛、淋浊、带下、毒蛇咬伤、烫伤和刀伤。西医也强调石耳具有一定的抗凝血、抗血小板聚集、抗血栓形成、增强免疫功能、降血脂及抗动脉粥样硬化、抗辐射及抗炎、抗溃疡、降血糖、抗癌、抗基因突变、抗菌等作用。此外，石耳中分离的黑刺菌素有抗真菌及延缓衰老的作用。

石耳的主要营养成分（每 100 g 可食部分含量）：热量 376 kJ；蛋白质 5.4 g，脂肪 0.1 g，碳水化合物 66.2 g，膳食纤维 1.7 g，水分 15.6 g，灰分 6 g；硫胺素 0.06 mg，核黄素 0.2 mg，烟酸 3.3 mg；钾（K）1980 mg，钙（Ca）280 mg，铁（Fe）17 mg，磷（P）209 mg。此外，石耳还含有石茸酸、红粉苔酸、苔色酸甲脂及多糖等物质。

特别提示

食用石耳时应注意，一是使用干制品时需先用沸水加少许盐泡发，泡软后轻轻揉搓，将细沙除净，然后磨去背面毛刺，以免口感糙涩。因其自身无显味，制作菜肴须与鲜味原料相配，或用上汤赋味；二是要记住，石耳入馔，一定要与生姜同烹，否则有异味。

3. 地衣

地衣又称地皮菜、葛仙米，是一种类似于珠藻科蓝藻的真菌和藻类的结合体，一般生长在阴暗潮湿的地方，暗黑色，有点像泡软的黑木耳。地衣藻体坚固、胶质，最初为球形，后扩展为扁平，直径几个厘米，为常有穿孔的膜状物或革状物。有时会出现不规则的卷曲，形似木耳，在潮湿环境中呈蓝色、橄榄色；失水干燥后藻体呈黄绿色或黄褐色。藻体由许多屈曲盘绕的藻丝组成，藻丝则由多个球形细胞连接而成，其胶质鞘分层不明显，无色透明。藻丝一般不分枝，长 $4.5 \sim 6\ \mu m$，其间有异形细胞。地皮菜的繁殖方式一种是通过细胞分裂长成新的藻丝；另一种方式是形成厚壁孢子，经过休眠后萌发成新的藻丝。地皮菜生存范围很广，对气温的适应幅度非常大，从寒冷的南极洲到炎热的沙漠，从 5 000 m 以上的雪山到火山熔岩流过的地方，它都能生存、繁衍。其耐旱性强，对土壤要求不高。许多连草都难以生长的地方也能旺盛生长，即使休眠几十年，一遇水又马上恢复生机。而且地衣喜钙，是多钙性土壤的指示植物。石灰岩喀斯特岩溶地区，北方黄土地区等但凡含钙丰富地区，均有大量生长。在荒漠草原等含钙高污染小的地区拥有可观的生物量。中医认为：地衣味甘；入肝经；可清热明目，收敛益气，主治目赤红肿，夜盲，烫火伤，久痢，脱肛等病症。地衣富含磷、锌、钙等矿物质，是儿童缺钙症的补充食物，对人体补铁养血也极为有利。以色列魏茨曼研究的科学家研究发现，地衣所含的一种成分可以抑制人大脑中的乙酰胆碱酯酶的活性，从而能对老年痴呆症产生疗效。地衣还含有多种维生素，其中维生素 C 是紫菜含量的 19 倍。此外，其还含有海藻糖，蔗糖，半乳糖葡萄糖、果糖、木糖、甘露醇、山梨醇等多种营养成分。地衣是寒性食品，最适于做汤，别有风味，也可凉拌或炖烧。

地衣的主要营养成分（每 100 g 可食部分含量）：热量 25.08 kJ；蛋白质 1.5 g，碳水化合物 1.8 g，膳食纤维 1.8 g；胡萝卜素 220 μg，硫胺素 0.02 mg，核黄素 0.28 mg，烟酸 0.5 mg，维生素 E 2.24 mg；钾（K）102 mg，钠（Na）10.7 mg，钙（Ca）14 mg，镁（Mg）275 mg，铁（Fe）21.1 mg，锰（Mn）7.74 g，锌（Zn）5 mg，铜（Cu）1.13 mg，磷（P）53 mg，硒（Se）9.54 μg。

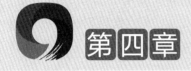

第四章

肉、蛋、奶部分

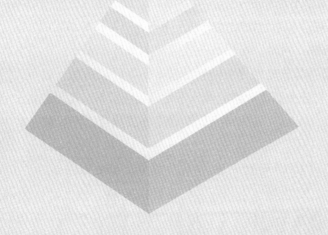

第一节　肉类

肉类分为红肉和白肉。红肉是指烹饪前呈红色的肉，主要包括猪肉、牛肉、羊肉、驴肉和狗肉等；白肉指肌肉纤维、脂肪含量较低、脂肪中不饱和脂肪酸含量较高的肉类，主要包括鸡肉、鸭肉、鹅肉和鱼肉，爬行动物、两栖动物、甲壳类动物的肉。

1. 猪肉

我国养猪已有五千多年的历史。其肉质优良，适于保鲜和加工，是中国人的第一大肉类食品。猪肉的纤维细软，结缔组织较少，含较多的肌肉和脂肪。其营养丰富，含有多种营养成分。近年来研究发现，猪肉中有一种特别的胆固醇与可以保持人体皮肤细腻的透明质酸酶的形成有关。所以适量吃些猪肉，可以护肤。猪肉可以为人体提供血红铁素和促进铁吸收的半胱氨酸，能有效地改善缺血、贫血症状，被称为最补铁的肉。猪全身都是肉，猪肉中脂肪和胆固醇含量较高，即使是瘦猪肉，其脂肪含量也高于肉牛、羊肉的 2～3 倍。因此，长期以来许多人总把吃肥猪肉与患高血压、冠心病、肥胖症等联系起来。其实这是一种误解，人体对猪肉中脂肪的摄入量关键在于烹制方法。适当吃一些炖烂了的肥肉，不仅对人体无害，而且还有益于健康。日本的一项专对老年人的实验研究结果显示：随着肥肉炖的时间的增长，猪肉中的饱和脂肪酸含量大幅下降。炖两小时以上的肥肉可下降46.5%，达到最低点，而其中单不饱和脂肪酸和多不饱和脂肪酸随烹饪时间的增长却不断增加，两小时达到最高值。这样相当于使肥肉中对人体不利的饱和酸和胆固醇转化为对人体有益的单、多不饱和脂肪酸。同时，炖烂了的肥肉原本的营养成分，如维生素 B_1、蛋白质和必需的脂肪酸中的胶质部分还变得更加容易被人体吸收。因此，老年人适量吃一些炖烂了的肥肉可以降血压，降血脂，降胆固醇，不仅可延年益寿，还可益智美容。中医认为：猪肉性微寒，味甘咸，无毒，入脾肾经，具有滋养脏腑、滑润肌肤、补中益气之功效。

猪肉的主要营养成分（每 100 g 可食部分含量）：热量 1383.6 kJ；蛋白质 14.6 g，脂肪 30.8 g，碳水化合物 1.1 g；维生素 A 16 μg，硫胺素 0.26 mg，核黄素 0.11 mg，烟酸 2.8 mg，吡哆素 0.37 mg，叶酸 9 μg，维生素 C 1 mg，维生素 E 0.95 mg，胆固醇 69 mg；钾（K）162 mg，钠（Na）57.5 mg，钙（Ca）11 mg，镁（Mg）12 mg，铁（Fe）2.4 mg，锌（Zn）0.84 mg，铜（Cu）0.15 mg，磷（P）130 mg，硒（Se）2.94 μg。猪全身都是宝，其皮、蹄、肝、血、胆、肾、肠对人体都有某种特殊的营养价值。

吃猪肉四不宜：①吸烟女性不宜经常烹炒猪肉，易患肺癌。②食用猪肉后不宜大量饮茶。③肥胖和血脂高的人不宜食用猪肉。④猪肉不宜与牛肉、驴肉、羊肝、虾和香菜同食。

（1）猪皮　《神农本草经》中指出，猪皮能"和血脉，润肌肤。"现代科学研究发现，猪皮中含有大量的维持皮肤储水功能所需要的胶原蛋白和硬化蛋白。因此，常吃猪皮可增加上述蛋白质的摄入量，保持皮肤的弹性，预防皮肤松弛和皱纹的出现。

（2）猪蹄　其营养丰害，富含蛋白质（15.8%）、脂肪（26.3%），碳水化合物（1.7%）和一定量的矿物质元素钙、磷、铁及B族维生素、维生素A、维生素C等。研究资料显示：猪蹄中的蛋白质水解后所产生的半胱氨酸、精氨酸等11种氨基酸的量均与熊掌中的不相上下。故有"冬食猪蹄赛熊掌"之说。中医认为：猪蹄性平，味甘咸，具有补血、通乳、润肌肤，补肾等功效。但猪蹄中含脂肪、胆固醇较多，每次不能吃得过多，以免引起消化不良。患有慢性肝炎、胆囊炎、胆结石的老年人不宜多吃，否则会加重病情或诱发旧病复发；胃肠消化功能较弱的老年人每次吃100 g清炖猪蹄为宜。

（3）猪肝　其营养丰富。中医认为：猪肝性温，味甘，具有补肝、养血、益目三大功效，是我国最早用于食疗的食物之一。猪肝和人类肝脏结构、成分、功效十分相似。其蛋白质含量比瘦肉的高；所含的碳水化合物为糊精，易被吸收，可以"以脏补脏"，对慢性肝炎、肝硬化等患者更有益处。猪肝含铁是猪肉的20倍，且吸收效率高。铁是人体中血红蛋白的主要成分，也是人体合成红细胞的主要原料。因此，对生理贫血和献血后的人群，猪肝是补铁的最佳食物来源，猪肝能储存维生素A（每100 g中含2.7 mg），它是眼视网膜上视紫质的组成部分，缺少它就会影响视力，甚至患上夜盲症。

猪肝的主要营养成分（每100 g可食部分含量）：热量597 kJ；蛋白质22.7 g，脂肪5.7 g，碳水化合物0.3 g；维生素A 756 μg，硫胺素0.22 mg，核黄素2.41 mg，吡哆素0.89 mg，钴胺素52.8 μg，维生素C 50 mg，维生素E 0.3 mg，胆固醇368 mg；钾（K）300 mg，钠（Na）88.3 mg，钙（Ca）54 mg，镁（Mg）24 mg，铁（Fe）7.5 mg，锌（Zn）3.86 mg，铜（Cu）0.25 mg，磷（P）330 mg，硒（Se）19.21 μg。

吃猪肝时要注意两点：一是一定要洗净其中的存血，冲洗并浸泡1～2小时；二是烹制时要熟透，否则不仅能诱发白血病，而且还可能致癌。

（4）猪血　每100 g猪血中含蛋白质12.2 g。其中含有人体必需的8种氨基酸。猪血中的血浆蛋白被人体中的胃酸分解后，可产生一种能消毒、涤肠的物质，它与侵入人体的粉尘和有关金属结合，最后经消化道排出体外。因此，猪血是一种抗癌保健佳品。猪血中还含有"创伤激素"，它可将坏死或损伤的细胞除掉，并为受伤部位提供新的血管，使其逐渐痊愈。每 100 g 猪血中含铁 8.7 mg，所以其具有补血功能。老年人每天吃 20 g 猪血，基本上可满足其对铁的需求。吃猪血常见的做法是和豆腐一起煮成红白豆腐。

特别提示

炖肉不宜用冷水。用冷水炖肉，不仅使其营养受损失，而且味道也不鲜美。这是由于冷水中的漂白粉（来自消毒用的次氯酸钙）会使肉中的维生素 B_1 受到破坏，使肉的营养价值降低。若用烧热或浇沸的水炖肉，一则可使漂白粉分解，二则使肉的营养素损失减少，从而使肉的味道更加鲜美。另外，在炖肉的过程中若要加水，也应加热水。若加冷水会使汤温急剧下降，这样肉不易煮烂，汤味的鲜美度也会大减。

2. 牛肉

牛肉是中国人第二大肉类食品，仅次于猪肉。平时人们食用的主要是黄牛的肉，其他还有水牛和牦牛的。其蛋白质含量高，脂肪含量少，味道鲜美，受人青睐，享有"肉中骄子"和"最强壮的肉"之美誉。牛肉中的蛋白质含量因牛的品种、产地、饲料方式的不同而略有差异，但都在 20% 以上，高于猪肉和羊肉。牛肉中的蛋白质不仅含量高，而且质量也高。它由人体所必需的 8 种氨基酸所组成，且组成比例均衡。因此，人摄食后几乎能 100% 地被吸收。牛肉蛋白质中有一种叫作肌氨酸的氨基酸，其量比其他食品都高。肌氨酸被称作"肌肉燃料之源"，人体吸收后可迅速转化为能量，增强肌力，并能增长肌肉。因此，运动员和从事高强体力劳动的人宜吃牛肉。肌氨酸还能提供大脑细胞活动所需要的能量，有利于大脑功能的发挥。因此，学生在考试前吃牛肉有可能取得"临时提高智力"的效果。牛肉的脂肪在 10% 左右，比猪肉、羊肉都低。同时，它还含有比较丰富的钾、锌、镁、铁等矿物质。中医认为：牛肉性平，味甘；具有补脾胃、益气血、强筋骨之功效；可辅助治疗虚损、消瘦、腰膝酸软、脾虚食少、水肿等症。但应注意的是，牛肉为"发物"，患疮疥湿疹，瘙痒者慎用。另外，牛肉的肌肉纤维较粗糙，不易被煮烂，烹饪时若放一些山楂、橘皮或茶叶即可解决问题。

牛肉的主要营养成分（每 100 g 可食部分含量）：热量 522.50 kJ；蛋白质 17.8 g，脂肪 2.3 g，碳水化合物 0.2 g；维生素 A 3 μg，硫胺素 0.07 mg，核黄素 0.24 mg，烟酸 4.1 mg，维生素 E 4.2 mg，胆固醇 122 mg；钾（K）270 mg，钠（Na）48.6 mg，钙（Ca）6 mg，镁（Mg）17 mg，铁（Fe）2.2 mg，锌（Zn）1.77 mg，铜（Cu）0.16 mg，磷（P）150 mg，碘（I）10.4 mg，硒（Se）10.55 μg。

3. 羊肉

羊肉历来当作冬季进补的食品之一，被称作最滋补的肉。中医认为：羊肉性温，味甘，无毒，归脾、肾经；具有补气滋阴，暖中补虚，开胃健力的功效，可用于肾虚腰痛、阳痿精衰、病后虚寒、产妇产后大虚或腹疼的辅助治疗。李时珍在《本草纲目》中称羊肉为补元阴、益血气的温补品。羊肉营养丰富，其富含蛋白质、维生素和矿物质。其含氮量在20%以上，所含的赖氨酸、精氨酸、组氨酸、丝氨酸等人体必需氨基酸的量均高于牛肉、猪肉。另外，瑞士科学家研究发现羊肉中含有一种物质，对防治癌症有一定效果。羊肉肉质细嫩，易消化，适量多吃羊肉可以提高人体素质，提高抗病功能。人们常说"要想长寿，多吃羊肉"。在此应特别指出的是，羊肉营养价值高，且胆固醇含量又较低，但其脂肪的熔点为47℃，而人体的温度为36.5℃左右，故不易被人体吸收，多吃了就易发胖。羊肉性温，在暑热天气一切热性病症患者应慎食或禁食为宜。羊肉的膻味使不少人不喜欢吃。其实羊肉的膻味是羊尾脂肪、皮下脂肪、羊肉脂腺的分泌物和肌肉间隙的脂肪中所含的一种挥发性脂肪酸。如果烹调方法得当，使用调料合适，就能除掉膻味，如放些不去皮的生姜、孜然等与羊肉同煮，不仅可去除膻味，还可克制羊肉的燥热之性，而且能起到开胃、祛风止痛的作用。为防止食羊肉后上火，可以搭配一些凉性蔬菜，如冬瓜、丝瓜、油菜、菠菜、白菜、菜心等。

羊肉的主要营养成分（每100 g可食部分含量）：热量493.2 kJ；蛋白质20.5 g，脂肪5.9 g，碳水化合物0.2 g；维生素A 11 μg，硫胺素0.15 mg，核黄素0.16 mg，烟酸5.2 mg，泛酸0.72 mg，吡哆素0.3 mg，钴胺素2 μg，维生素C 1 mg，维生素E 0.841 mg，胆固醇60 mg；钾（K）403 mg，钠（Na）69.4 mg，钙（Ca）9 mg，镁（Mg）17 mg，铁（Fe）3.9 mg，锌（Zn）0.06 mg，铜（Cu）0.11 mg，磷（P）196 mg，硒（Se）7.18 μg；生物素2 μg。

相关知识链接

山羊肉、绵羊肉各有千秋。从口味上来讲，绵羊肉比山羊肉更好吃。这是因为绵羊肉没有膻味。在山羊肉中含有一种叫4-甲基辛酸的脂肪酸，其挥发后产生一种特殊的膻味。从营养价值上来讲，山羊肉并不比绵羊肉低，且山羊肉中的脂肪含量低于绵羊肉，山羊肉胆固醇比绵羊肉低，因此，特别适于血脂高的老年人食用。从吃法上来讲，山羊肉更适合清炖和烤羊肉串。中医认为绵羊肉属热性，有补养作用，因而适合妇女和老人食用；山羊肉属凉性，患者不宜多吃。

特别提示

羊肉属大热之品，因此凡有发热、牙痛、口舌生疮、吐黄痰等上火症状的人都不宜食用。患有高血压、急性肠炎或其他感染性疾病的人，或者在发热期间也不宜食用。另外，吃羊肉需注意以下六点：①吃羊肉时不可贪嫩而不涮透，吃半生不熟的羊肉，这样会感染布鲁氏菌病。②羊肉不可与醋同食。羊肉大热，醋性甘温，两物同煮易生火动血。③羊肉不能用铜器煮之。《本草纲目》记载："羊肉以铜器煮之，男子损阳，女子暴下物。"这是因为铜遇酸或碱在高温状态下，均可起化学变化，而生成铜盐。羊肉为高蛋白物质，两者共煮时，会产生某些有毒物质，危及人体健康。④肝炎患者过多食用羊肉会加重肝脏负担，导致发病。⑤吃羊肉后马上喝茶，容易发生便秘。⑥羊肉温热而助阳，一次不要吃得太多，最好同时吃些白菜、粉丝等。羊肉为春季"发物"，对阴虚火旺，热病与传染病患者，春季食之易上火，最好配搭一些凉性食物以清热解毒去火。

4. 鸡肉

鸡是一个大家族，有 276 种，另有 554 个亚种。鸡成熟早，生长快，生产周期短。鸡肉是受人们青睐的肉类之一。其蛋白质含量比例大，种类多，是人类摄取蛋白质的最佳来源之一。它含有对人体生长发育有重要作用的磷脂类物质，是中国人膳食结构中脂肪和磷脂的重要来源。鸡肉不仅营养丰富，而且肉质细嫩，味道鲜美，有滋补身体的作用，对改善营养不良，畏寒怕冷，疲劳乏力、贫血、虚弱有很好的食疗作用，中医认为：鸡肉性温，味甘，具有温中益气、补虚填精、健脾胃、活血脉的功效。鸡肉适合多种烹饪方法，不仅适于热炒、炖汤，而且还适合熟制后凉拌冷食。鸡的全身都可入药：吃公鸡肉可以治疗阳亏、阳痿；吃母鸡肉可以治疗风寒脾湿，孕妇胎动不安及产后体弱；吃鸡心可治疗失眠、健忘、心悸、虚烦；吃鸡肝可治疗贫血、积食、夜盲症；吃鸡胆可治疗赤眼病、百日咳；吃鸡肾可治疗耳鸣；吃鸡冠可治疗妇女月经不调；吃鸡脑可治疗多梦易惊。

鸡肉的主要营养成分（每 100 g 可食部分含量）：热量 693.9 kJ；蛋白质 18.5 g，脂肪 9.6 g，碳水化合物 1.5 g；维生素 A 43 μg，硫胺素 0.07 mg，核黄素 0.03 mg，烟酸 5 mg，泛酸 1.68 mg，吡哆素 0.18 mg，叶酸 11 μg，钴胺素 0.4 μg，维生素 C 3 mg，维生素 E 0.2 mg，胆固醇 87 mg；钾（K）340 mg，钠（Na）78.4 mg，钙（Ca）17 mg，镁（Mg）7 mg，铁（Fe）0.9 mg，锌（Zn）1.29 mg，铜（Cu）0.08 mg，磷（P）160 mg，硒（Se）5.4 μg；生物素 2 μg。

特别提示

鸡肉虽营养丰富，但因其性温，多食易生热动风。有外感发热或患黄疸痢疾者，或因肝火旺盛而头疼、目赤、便秘者应忌食。

相关知识链接

乌鸡又称乌骨鸡，源自中国的江西省，已有 2 000 多年的养殖历史。乌鸡不仅其喙、眼、脚为乌色，就连其肌肉、骨头和大部分内脏也是乌色。其营养价值远高于普通鸡，药用和食疗价值更是普通鸡不可比拟的，因此被人们称为"名贵食疗珍禽"。《本草纲目》中记载它能补虚劳、滋阴补肾、治消渴、益产妇、治妇人崩中补下及一切虚损症状。女性常食之可提高免疫力，激发活力。其高含量的铁、铜，对于产后贫血者具有补铁补血，恢复健康之功效。因此，获得"黑了心的宝贝"之美誉。

需要注意的是，许多老年人尤其是体弱多病者，冬季习惯用母鸡炖汤来滋补身体。其实这是一个误区。鸡汤中含有一定的脂肪，患有高血脂病的人多喝鸡汤会使血胆固醇进一步升高，可引起动脉硬化。高血压患者如经常喝鸡汤，除引起动脉硬化外，还会使血压持续升高。此外，鸡汤刺激胃酸分泌的作用较为明显，会导致患肠胃溃疡的患者加重病情；肾脏功能较差的人也会因喝鸡汤而增加肾脏负担。所以，老年人及肠胃、肾功能不好的人不要盲目喝老母鸡汤进补，若喝每次最好不超过 200 mL，一周不超过两次。

5. 鸭肉

鸭肉是一种美味肉食，适于滋补。其营养价值较高蛋白质的含量为 16% ~ 25%，比畜肉高得多。其脂肪含量适中，较均匀地分布于全身组织中，而且主要是不饱和脂肪酸和低碳饱和脂肪酸，故熔点低，易吸收。鸭肉中含 B 族维生素和维生素 E 较多。前者对人体新陈代谢、神经、心脏和视觉的维护有良好作用；后者有助于消除人体中多余的自由基，有抗衰老作用。鸭肉中丰富的烟酸是构成人体内两种主要辅酶的成分之一，对预防心血管疾病有重要作用。另外，鸭肉中还含有多种人体所需的矿物质元素。中医认为：鸭肉性微寒，味甘；归脾、肺、肾经；具有滋阴善胃，生津利水消肿等功效。鸭属水禽，性寒凉，从中医"热者寒之"的治病原则看，特别适合体内有热而上火的人食用；鸭与火腿、海参共炖出的鸭汁善补五脏之阴；鸭肉与糯米煮粥，有养胃、补血、生津之功效；鸭同海带炖食能软化血管，降血压，防止动脉硬化；鸭肉和竹笋炖食，可治痔疮出血。

鸭肉的主要营养成分（每 100 g 可食部分含量）：热量 622.8 kJ；蛋白质 17.3 g，脂肪 9 g，碳水化合物 0.2 g；维生素 A 47 μg，硫胺素 0.22 mg，核黄素 0.34 mg，烟酸 2.4 mg，泛酸 1.13 mg，吡哆素 0.33 mg，叶酸 2 μg，钴胺素 0.6 μg，维生素 E 0.2 mg，维生素 K 8 μg，胆固醇 69 mg；钾（K）100 mg，钠（Na）80.7 mg，钙（Ca）12 mg，镁（Mg）14 mg，铁（Fe）2.5 mg，锌（Zn）0.9 mg，铜（Cu）0.21 mg，磷（P）84 mg，硒（Se）10 μg；生物素 2 μg。

特别提示

鸭肉适于夏季食用，但对四肢逆冷，大便溏泻，月经少，腹部腰部疼痛，感冒患者不宜多食。另外，鸭肉不宜与甲鱼同食。

6. 鹅肉

鹅肉是理想的高蛋白，低脂肪，低胆固醇的营养健康食品。鹅肉被世界卫生组织推荐为最佳肉食品。其脂肪不仅含量低，而且品质好，多为有益健康的不饱和脂肪酸，特别是亚麻酸的含量多于其他肉类，对人体健康有利。同时，其脂肪的熔点很低，易于被人体吸收。鹅肉、鹅血中含有抑制癌细胞生长发育的物质。鹅浑身都是宝：其肝、翅、掌、舌、肠、胗均是餐桌上的美味佳肴。特别是鹅肝，口味鲜美，营养丰富，被称为"人体软黄金"。鹅肝含脂肪 40% ~ 60%，其中不饱和脂肪酸占 65% ~ 68%，它可降低人体血液中胆固醇的含量，抑制其他脂肪的吸收。每 100 g 鹅肝中含 4.5 ~ 7 g 卵磷脂，有软化血管，防治心脑血管疾病，延缓衰老之功效；其中的亚油酸为人体所必需；每 100 g 鹅肝中含核糖核酸高达 9 ~ 13.5 g，更有利于机体的新陈代谢，增强体质。用鹅血、鹅胆、鹅胗制成的鹅血片、鹅血清、鹅红素、去鹅胆酸等药品，对癌症、胆结石等疾病有一定疗效。中医认为：鹅肉性平，味甘；归脾、肺经；具有益气补虚，暖胃开津、养精血、防衰老和强身健体的功效。

鹅肉的主要营养成分（每 100 g 可食部分含量）：热量 1049.2 kJ；蛋白质 17.9 g，脂肪 19.9 g，碳水化合物 3.5 g；维生素 A 42 μg，硫胺素 0.07 mg，核黄素 0.23 mg，烟酸 4.9 mg，维生素 E 0.22 mg，胆固醇 74 mg；钾（K）232 mg，钠（Na）58.8 mg，钙（Ca）4 mg，镁（Mg）18 mg，铁（Fe）3.8 mg，锌（Zn）1.36 mg，铜（Cu）0.43 mg，磷（P）144 mg，硒（Se）17.68 μg。

特别提示

在烹制鹅肉时一定先用沸水焯去血水和污物。

7. 鹌鹑肉

鹌鹑肉味道鲜美，营养丰富。其特点是高蛋白、低脂肪，低胆固醇，因而心脑血管疾病患者与肥胖者均可放心食用。它可与补气王——人参相媲美，被誉为"动物人参"。俗话说"要吃飞禽，首选鹌鹑"。中医认为鹌鹑肉性平、味甘，归脾、肺经；具有利水消肿，补中理气，补益五脏，可辅助治疗小儿疳积、营养不良，支气管哮喘等症。

鹌鹑肉的主要营养成分（每 100 g 可食部分含量）：热量 405.5 kJ；蛋白质 18.8 g，脂肪 2.4 g，碳水化合物 0.1 g；维生素 A 133 μg，硫胺素 0.04 mg，核黄素 0.09 mg，烟酸 6.3 mg，泛酸 1.95 mg，叶酸 11 μg，钴胺素 0.7 μg，维生素 E 0.4 mg，维生素 K 53 μg，胆固醇 138 mg；钾（K）204 mg，钠（Na）58.5 mg，钙（Ca）69 mg，镁（Mg）20 mg，铁（Fe）1.4 mg，锌（Zn）2.23 mg，铜（Cu）0.1 mg，磷（P）100 mg，硒（Se）11.67 μg；生物素 5.55 μg。

8. 狗肉

狗肉的肉质鲜美，味道醇厚，芳香四溢，有地方称之为"香肉"，深受人们喜爱。中国从新石器时代就开始食用狗肉，这种饮食习俗在古代东亚被广泛传播。时至今日，韩国、越南、印尼等国仍然保留了这个传统饮食习惯。狗肉营养价值可与牛肉、猪肉相媲美，且富含钾、钙、磷、钠及多种维生素和氨基酸，是人们理想的进补食品，可增强人的体魄，提高消化能力，促进血液循环，改善性功能。尤其在冬季，狗肉是温补佳品，有"喝了狗肉汤，冬天能把棉被当"等说法。现代医学研究证明，狗肉中含有少量的稀有元素，对治疗心脑缺血性疾病和高血压有一定益处，还可以用于治疗尿溺不尽，四肢厥冷，精神不振等老年疾病。狗肉味甘、咸、酸、性温，具有补中益气，温肾助阳之功。《本草纲目》中称："狗肉滋补气血，壮阳补肾。"专家推荐可吃清炖狗肉：用 1000 g 鲜狗肉，大葱 40 g，生姜 15 g，植物油 75 g，胡椒粉 2.5 g，料酒 50 g，熟芝麻面 10 g，味精 2 g。一般人皆可食用，老年人更佳，每次可食 50 g。

狗肉的主要营养成分（每 100 g 可食部分含量）：热量 485 kJ；蛋白质 16.8 g，脂肪 4.6 g，碳水化合物 1.8 g；维生素 A 12 μg，硫胺素 0.34 μg，核黄素 0.2 mg，维生素 E 1.4 mg；钾（K）140 mg，钠（Na）47.4 mg，钙（Ca）52 mg，镁（Mg）14 mg，铁（Fe）2.9 mg，锰（Mn）0.13 g，锌（Zn）3.18 mg，铜（Cu）0.14 mg，磷（P）107 mg，硒（Se）14.75 μg。

特别提示

狗肉属热性食物，风热咳嗽、感冒、发热、腹泻和阴虚火旺等非虚寒性病人不宜食用。不要吃半生不熟的狗肉，以免被狗肉中滋生的旋毛虫感染；疯狗肉更不要吃，因疯狗的唾液中含有狂犬病毒，一旦误吃，导致感染生病，后果不堪设想。

9. 驴肉

有道是"天上龙肉，地下驴肉"，可见驴肉在人们饮食中的分量。驴肉味道鲜美，是一种高蛋白、低脂肪、低胆固醇肉类。驴肉中色氨酸的含量远大于猪肉和牛肉，其品质也优于猪肉和牛肉。驴肉还具有高蛋白、高氨基酸，低脂肪、低胆固醇"两高两低"之特点。对动脉硬化、冠心病、高血压有良好的保健作用。另外，还含有动物胶、骨胶原和钙等成分，能为老人、儿童、体弱者和病后调养的人提供良好的营养补充。驴的全身都是宝：驴鞭是中药典籍公认的肾保健上品，具有滋阴补肾，生精提神作用，其功效仅次于鹿鞭，被誉为"男人餐桌上的伟哥"。驴脸肉具有补血益气，护肤养颜的功效。功效非凡的阿胶制品，就是用驴皮熬制而成的，最适合女性美容养颜。驴肝、腰、肚、肠、耳、尾、口条、蹄筋、骨髓均口味馨香，脆而柔软，可健脾肾、固精填髓，补血益气，护肤养颜。中医认为：驴肉之功效：一是补气益血，二是养心安神，用于心虚所致心神不宁的调养。《本草纲目》载："驴肉味甘、性凉、无毒、解心烦、止风狂，补血益气，治劳损。"专家建议用驴肉 500 g，红尖椒 15 g，植物油 30 g，精盐、味精、豆瓣酱、生抽、料酒、香葱姜、八角、桂皮、白蔻、陈皮、香叶各适量做成干锅驴肉。一般人皆可食用，对体质虚弱者十分有益，尤其适合头昏、眼花、乏力者食用。每次可食用 50 g。

驴肉的主要营养成分（每 100 g 可食部分含量）：热量 458 kJ；蛋白质 21.5 g，脂肪 3.2 g，碳水化合物 0.4 g；维生素 A 72 μg，硫胺素 0.03 mg，核黄素 0.16 mg，维生素 C 2.5 mg，维生素 E 2.76 mg；钾（K）325 mg，钠（Na）46.9 mg，钙（Ca）2 mg，镁（Mg）7 mg，铁（Fe）4.3 mg，锌（Zn）4.26 mg，铜（Cu）0.23 mg，磷（P）178 mg，硒（Se）8.1 μg。

特别提示

服用含荆芥的中药时不可同时食用驴肉；平素脾、胃虚寒，有慢性肠炎、腹泻者也不宜食用驴肉。

10. 兔肉

兔肉中所含蛋白质比猪肉和羊肉多一倍，其脂肪与胆固醇含量低于所有肉类，故其有"荤中之素"的称号。对高血压患者来说，吃兔肉可阻止血栓的形成，对血管壁有明显的保护作用，所以又称其为"保健肉"。兔肉含有丰富的卵磷脂，对儿童有益智作用；其肉质细嫩，易消化，是老年人，肥胖者的理想肉食；兔肉还有保护皮肤活性，维护皮肤弹性的作用。

兔肉的主要营养成分（每 100 g 可食部分含量）：热量 426.3 kJ；蛋白质 19.7 g，脂肪 2.2 g，碳水化合物 0.9 g；维生素 A 26 μg，维生素 E 0.42 mg，胆固醇 59 mg；钾（K）284 mg，钠（Na）45.1 mg，钙（Ca）12 mg，镁（Mg）15 mg，铁（Fe）2 mg，锰（Mn）0.04 g，锌（Zn）1.3 mg，铜（Cu）0.126 mg，磷（P）165 mg，硒（Se）13.9 μg。

11. 鸽子肉

鸽子肉的营养价值极高，既是名贵的美味佳肴，又是高级的滋补食品。自古有"要吃飞禽，鸽子鹌鹑"和"一鸽胜九鸡"的说法。鸽子肉中含有延缓细胞代谢的特殊物质，对于防止细胞衰老有一定的作用。鸽子肉中还含有丰富的泛酸，对毛发脱落，中年秃顶，头发早白等有一定的辅助治疗作用。中医认为鸽子肉味甘、咸、性平，具有补肝、肾、益精气之功效。鸽子肉中含有较多的蛋白质，维生素 A、维生素 B、维生素 E 都比鸡、鱼、牛、羊肉含量高，钙、铁、铜等矿物质元素的含量也很丰富。鸽子胆中含有最佳的胆素，可帮助人体更好地利用胆固醇，防止动脉硬化。鸽子肉有煮、蒸、炒、炸、烤等多种食用方法。其中清蒸和煲汤能最大限度地保存其营养成分，如果配伍中药则能达到更好之效果。对于气血亏虚、面色苍白者，可用乳鸽一只，人参 15 g，加水及调料煲汤服用，将有一定的疗效。

鸽子肉的主要营养成分（每 100 g 可食部分含量）：热量 890.34 kJ；蛋白质 23.9 g，脂肪 13 g，碳水化合物 3.5 g，水分 62 g，灰分 0.6 g；维生素 28 μg，硫胺素 0.28 mg，核黄素 0.35 mg，烟酸 7.6 mg，吡哆素 1 μg，叶酸 6 μg，维生素 C 2.9 mg，维生素 E 0.06 mg，维生素 K 4 μg，胆固醇 116 mg，胆碱 63.6 mg；钾（K）256 mg，钠（Na）57 mg，钙（Ca）17 mg，镁（Mg）26 mg，铁（Fe）5.91 mg，锌（Zn）3.83 mg，铜（Cu）0.76 mg，磷（P）332 mg，硒（Se）11.1 μg。

12. 马肉

马肉肉质鲜嫩，脂肪较少，且含有独特的鲜香味道和丰富的营养价值。它是欧洲、南美及一些亚洲国家烹饪传统中的重要组成部分。食用马肉最多的八个国家，每年大约消耗 470 万匹马。由于马的数量有限，且价格较贵，故普及率没有牛、羊肉高。马肉含有丰富的蛋白质、维生素及多种矿物质，对于恢复肝功能、防止贫血，促进血液循环，预防动脉硬化，提高人体免疫力等方面均有一定食疗作用。中医认为马肉味甘、酸、性寒，入肝脾二经，具有补中益气，强身健骨之功效。它是哈萨克族最著名的传统美食之一。

马肉的主要营养成分（每 100 g 可食部分含量）：热量 510 kJ；蛋白质 20.1 g，脂肪 4.6 g，碳水化合物 0.1 g；维生素 A 28 μg，胡萝卜素 1.1 μg，硫胺素 0.06 mg，核黄素 0.25 mg，胆固醇 84 mg；钾（K）526 mg，钠（Na）115.8 mg，钙（Ca）5 mg，铁（Fe）5.1 mg，锌（Zn）12.6 mg，磷（P）367 mg，硒（Se）3.73 μg。

第二节　蛋类

蛋类是指家禽类下的蛋，种类繁多。蛋类几乎含有人体所需的各种营养成分，是人们餐桌上"理想的营养库"。

1. 鸡蛋

鸡蛋又称鸡子、鸡卵，由蛋黄（32%），蛋清（57%）和蛋壳（11%）组成。鸡蛋中几乎含有人体所需要的所有营养成分。其含有天然食品中最优秀的蛋白质，因为它与人体组织蛋白最接近，容易被吸收，可为人体提供多种必需的氨基酸。鸡蛋中还含有丰富的二十二碳六烯酸和卵磷脂，对神经系统和身体发育有重要作用，能健脑益智，改善记忆力，避免老年人智力减退。而其所含的维生素 B_1 和少量的微量元素，如硒，有助于分解人体内的致癌物质，具有一定的防癌作用。此外，鸡蛋中的一些蛋白质可促进肝细胞的再生，对肝组织具有修复作用。值得注意的是：鸡蛋中的胆固醇较高，因此不易多吃。不过，国外一项研究证实，吃鸡蛋不会增加患心脏病的概率。专家建议每天可以吃一个鸡蛋。这是因为，鸡蛋中的胆固醇与蛋白质结合在一起可形成一种脂蛋白。按其颗粒的大小可分为超低密度脂蛋白、低密度脂蛋白和高密度脂蛋白。前两种可沉积于血管壁上，后一种可清除血管壁上的胆固醇。因此，鸡蛋中的胆固醇成分本身就可以相互抵消。同时，鸡蛋中所含丰富的卵磷脂是一种强有力的乳化剂，能使胆固醇和脂肪颗粒变得极为细小而成为悬浮于血液中的细微粒子，而不沉积于血管壁上，并能顺利通过血管壁，而被细胞利用，从而减少血液中的胆固醇含量。因此，适当食用鸡蛋有益无害。普通鸡蛋怎样吃才好？就鸡蛋营养的吸收和消化率来讲，煮鸡蛋为 100%，炒鸡蛋为 97%，嫩炸鸡蛋为 98%，老炸的为 81.1%，开水、牛奶冲蛋为 92.5%，生着吃则为 30% ~ 50%。由此可见，煮鸡蛋是最佳吃法，但煮得不要太老。蛋黄表面为铅灰色即表明煮得太老，此时部分营养会被破坏。在此还要提醒大家，吃煮鸡蛋时要细嚼慢咽，否则会影响消化和吸收。《烹饪之光》杂志为大家介绍了三种煮鸡蛋的方法：①别用沸水煮，60 ~ 80℃即可；②煮的时间要短，5 ~ 6 分钟即可，煮后要冷却；③凉一些的鸡蛋好剥皮。

鸡蛋的主要营养成分（每 100 g 可食部分含量）：热量 694 kJ；蛋白质 14.8 g，脂肪 11.6 g，碳水化合物 0.5 g；硫胺素 0.15 mg，核黄素 0.31 mg，烟酸 0.1 mg，吡哆素 0.12 mg，维生素 E 0.15 mg；钾（K）154 mg，钙（Ca）55 mg，铁（Fe）2.7 mg，锌（Zn）1.1 mg，磷（P）210 mg，硒（Se）14.34 μg。

特别提示

鸡（鸭）蛋不宜生吃。生鸡（鸭）蛋难免有一些病原体，如沙门氏病菌侵入。虽然鸡蛋的外壳肉眼看起来密不透风，但在显微镜下，它表面布满小孔，它们比致病菌要大几十倍甚至几百倍，病原体随时可以侵入，只有煮熟才能杀死这些沙门氏病菌。另外，吃生鸡蛋易患传染性疾病，尤其吃了病鸡的蛋，可能会出现干呕，腹痛、腹泻和浑身无力等症状。吃生鸡蛋还会造成营养成分的大量浪费，这是因为：①生鸡蛋中有一种抑制胃蛋白酶活性和肠蛋白酶活性的抗胰蛋白酶，使鸡蛋中大量的蛋白质无法被人体消化吸收，导致人体内产生很多对机体有害的物质。抗胰蛋白酶受热后会失去活性，因此，煮熟的鸡蛋有利于其营养成分的吸收。②生鸡蛋中有一种能够与人体生物素发生化学反应的蛋白质，这种蛋白质难以被人体消化、吸收的物质，导致生物素的缺失，影响人体其他营养物质进行消化，从而引起消化不良和营养物质的缺乏。

2. 鸭蛋

鸭蛋又称鸭卵，其具有滋阴润燥，清肺解热的功能，对肺热、咳嗽、咽喉肿痛、齿龈肿痛和腹泻有一定食疗作用。鸭蛋含维生素 B_2 较多，是补充 B 族维生素食品之一。同时，鸭蛋也是护肤、美肤的食品。

鸭蛋的主要营养成分（每100 g可食部分含量）：热量777.5 kJ；蛋白质13 g，脂肪14 g；硫胺素0.15 mg，核黄素0.37 mg，烟酸0.1 mg，维生素E 4.98 mg；钾（K）135 mg，钙（Ca）62 mg，铁（Fe）3.2 mg，锌（Zn）1.67 mg，硒（Se）15.68 μg。

特别提示

鸭蛋中的维生素A含量非常高，但其性凉，因此并非人人皆宜，高血脂、动脉硬化、高血压、脂肪肝及肾炎患者忌食；平时脾阳不足，胸闷痞满和寒湿下痢者也不宜食用。

3. 鹌鹑蛋

鹌鹑蛋中氨基酸种类齐全，含量丰富，还含有高质量的多种磷脂、激素等人体所需的营养成分。其中铁、维生素A、维生素B_2的含量比同量鸡蛋高2倍；其胆固醇含量仅为鸡蛋的三分之一。它还含有能降低血压的芦丁等成分，因而是心血管疾病患者的理想补品。另外，鹌鹑蛋中的营养成分的分子较小，比鸡蛋更容易被消化利用，是老人、儿童和孕妇及身体虚弱者或其他疾病患者的理想滋补品。营养专家称鹌鹑蛋是脑力劳动者的最佳补品，因为其维生素D的含量丰富，是天然的"补脑丸"，鹌鹑蛋的核黄素含量是鸡蛋的2.5倍，对保护人的视力有益处。虽然鹌鹑蛋的营养丰富且有独到之处，但是其并不能替代鸡蛋。国外营养学家曾对鹌鹑蛋和鸡蛋的主要营养成分进行了详细检测。其结果发现，在人体所必需的氨基酸的含量上，鹌鹑蛋所含的赖氨酸比鸡蛋的高，而鸡蛋中所含的异亮酸、亮氨酸、蛋氨酸、苯丙氨酸、苏氨酸等则比鹌鹑蛋的含量高。二者的营养价值从总体上说是相当的，但鸡蛋在价格上的巨大优势却是鹌鹑蛋无法比拟的。鹌鹑蛋和鸡蛋一样，以煮着吃最好。

鹌鹑蛋的营养成分（每100 g）如下：蛋白质13.1 g，脂肪11. g，碳水化合物0.4 g，钙64 mg，磷226 g，铁3.65 mg，维生素A 0.9 mg，维生素B_1 0.18 mg，维生素B_2 0.79 mg，烟酸0.15 mg，维生素B_6 0.02 mg。

特别提示

鹌鹑蛋中胆固醇含量较高，高胆固醇者和脑血管疾病患者宜少食。

4. 鹅蛋

鹅蛋中含有的丰富营养成分并不比鸡（鸭）蛋差，如蛋白质、脂肪、矿物质和维生素等，且热量最高。鹅蛋中含有多种蛋白质，其中最多和最主要的是蛋白质中的卵白蛋白和蛋黄中的卵黄磷蛋白，这两种蛋白质中富含人体必需的氨基酸，是完全蛋白质，易于人体消化吸收。鹅蛋中的脂肪大部分集中在蛋黄内，含有较多的磷脂。鹅蛋中的矿物质也主要含于蛋黄内，铁、磷、钙含量较多，且容易被人体吸收利用。鹅蛋中的维生素也很丰富，蛋黄中维生素以核黄素和烟酸居多。

鹅蛋的主要营养成分（每100 g可食部分含量）：热量680 kJ，蛋白质3 g，脂肪12 g，钠（Na）90 mg，磷（P）130 mg，钾（K）74 mg，锰（Mn）0.04 mg，铜（Cu）0.09 mg，锌（Zn）1.43 mg。

5. 鸽蛋

鸽蛋含有优质蛋白质、磷脂、铁、钙、维生素A、维生素B_1和维生素D等营养成分，也有改善细胞活性，皮肤中弹力纤维性，增加面部红润，改善血液循环，增加血色素等功能，小儿常吃还能预防儿童麻疹。鸽蛋味甘、咸，性平，具有补肝肾、益精气、丰肌肤、助阳提神、解疮毒、治阳痿和营养不良之功效；主要用于肾虚所致的腰膝酸软，疲乏无力，心悸失眠等症。有经血不调，气血不足的女性常吃鸽蛋，不但有养颜的作用，还可治愈疾病，使人精力旺盛，容光焕发，皮肤艳丽。专家建议：如想补肾益气者可将鸽蛋、桂圆肉、枸杞加冰糖蒸熟水服；想预防麻疹者，可将鸽蛋2个煮食，麻疹流行期间，可连续服6～10个，每日2次。

鸽蛋的主要营养成分如下（每100 g可食部分含量）：热量710.6 kJ，蛋白质10.8 g，脂肪16 g，碳水化合物1.1 g，胆固醇4.8 g，烟酸0.08 mg，叶酸60 mg，泛酸0.62 mg，维生素A 33 μg，维生素B 10.08 mg，维生素B_2 0.07 mg，维生素B_1 24.23 μg，维生素D 2 mg，维生素E 3 mg，钙（Ca）100 mg，铁（Fe）4.1 mg，磷（P）210 mg，钾（K）12 mg，钠（Na）76 mg，铜（Cu）0.14 mg，镁（Mg）24 mg，锌（Zn）1.62 mg，硒（Se）18.66 μg，生物素12 μg。

6. 皮蛋

皮蛋又称松花蛋、变蛋等，是中国汉族人发明的蛋加工食品，为中国特有。市售的皮蛋有鸭皮蛋和鸡皮蛋两种。皮蛋具有特殊风味，能促进食欲。据《医林纂要》记载，它能"泻肺热、醒酒、去大肠火、治泻痢、能散、能敛。"常用来治疗咽痛、声音嘶哑和便秘。因为皮蛋是透过混合纯碱、石灰、盐和氧化铅，将鸭（鸡）蛋包裹而腌制的，当中含有铅。如果经常食用，有可能引起铅中毒，导致失眠、贫血、关节痛、思维缓慢。铅还可影响人体对钙的吸收，造成缺钙现象。根据国家规定，每100 g松花蛋铅含量不得超过3 mg，符合该标准的松花蛋叫无铅松花蛋，所以无铅松花蛋并非不含铅，只是低于国家规定之标准。中医认为：儿童身体为"稚阴稚阳"之体，代谢极其旺盛，"无铅"皮蛋中的微量铅还是会被其吸收，还会存留在肝、肺、肾、脑等组织及红细胞中，并使骨骼和牙齿中的钙流失，而引起骨骼和牙齿发育不良，食欲减退，甚至引起智力下降。不少人饮啤酒时喜欢用凉拌松花蛋助兴，但他们从未想过松花蛋也可能引起食物中毒。经检测，干净的松花蛋壳上只有400～500个细菌，而脏的蛋壳上则有1.4亿～4亿个细菌，这些细菌会通过蛋壳进入蛋内，引起中毒。在选购松花蛋时应注意，如其蛋是暗褐色的透明体，具有一定的韧性，这是好皮蛋；而被污染的皮蛋则是浅绿色，韧性差，这样的皮蛋千万不能吃。污染皮蛋的细菌是沙门氏杆菌，它在100℃时会立刻死亡，因此，食用可疑的皮蛋时去壳后应蒸5分钟左右，凉后即可安全食用。

购买皮蛋时要看其是否有质量认证标志。此外，铅、铜含量较高的皮蛋壳表面斑点比较多，剥壳后看到蛋白部分颜色较黑绿或偶有黑点，不宜选购。选购皮蛋的简单方法是：一掂、二摇、三看壳、四品尝。一掂，品质好的皮蛋颤动大，无颤动的品质较差；二摇，品质好的摇动时无响声，质量差的则有声音，声越大越质量越差；三看壳，壳呈灰白色，无黑斑者为上品；四品尝，腌制合格的皮蛋，蛋清明显，弹性较大，呈茶褐色并有松枝花纹蛋黄外围呈黑绿色或蓝绿色，中心呈红色，这样的皮蛋色、香、形俱佳。

皮蛋的主要营养成分（每100 g可食部分含量）：热量774.1 kJ；蛋白质14.8 g，脂肪10.6 g，碳水化合物5.8 g；维生素A 310 µg，胡萝卜素2.4 µg，硫胺素0.02 mg，核黄素0.13 mg，烟酸0.2 mg，胆固醇595 mg；钾（K）148 mg，钙（Ca）25 mg，镁（Mg）8 mg，铁（Fe）3.9 mg，锰（Mn）0.06 g，锌（Zn）2.73 mg，铜（Cu）0.12 mg，磷（P）263 mg，硒（Se）44.32 µg。鸭皮蛋中含蛋白质13.6 g，脂肪12.4 g，碳水化合物4 g，热量750.7 kJ，钙82 mg，磷212 mg，铁3 mg。

特别提示

松花蛋不要放在冰箱里储存，因为蛋内有水分，放冰箱内易结冰；吃不完的宜放在塑料袋中密封保存，三个月内风味不变。

第三节　奶类

奶是指哺乳动物的乳汁，接近完美的天然食品。鲜奶及其制品已成为国人必不可少的营养品。专家建议：为了维持身体健康，人们每天一杯奶，有益无害。

1. 牛奶

牛奶营养丰富，且容易消化吸收，物美价廉，食用方便，是最接近完美和最理想的天然食品。牛奶中的蛋白质主要是酪蛋白、白蛋白、球蛋白和乳蛋白等。其蛋白质为全价蛋白质，消化率高达98%；其所含脂肪质量最好，消化率在95%以上，还含有大量的可溶性维生素；牛奶中的糖类是乳糖和葡萄糖，最容易被人体消化吸收；牛奶中的矿物质元素均为溶解状态，且其含量比例，特别是钙、磷的比例合适，很容易被人体吸收；牛奶中还含有可促进睡眠的L-色氨酸，有安神之效，故在睡觉前饮用牛奶，有助于提高睡眠质量，但不能夸大得和药物一样。中医认为：牛奶性平、味甘；归心、脾、肺、胃经；具有补血气，益肺、胃、生津润肠之功效，可调理久病体虚，气血不足，营养不良和便秘等症。牛奶适用于一般人群。

牛奶的主要营养成分（每 100 g 可食部分含量）：热量 215.7 kJ；蛋白质 3 g，脂肪 2.9 g，碳水化合物 4.1 g；维生素 A 11 μg，胡萝卜素 100 μg，硫胺素 0.04 mg，核黄素 0.07 mg，烟酸 0.2 mg，泛酸 0.55 mg，吡哆素 0.03 mg，叶酸 5 mg，钴胺素 0.3 μg，维生素 C 1 mg，维生素 E 0.21 mg，维生素 K 2 mg，胆固醇 151 mg；钾（K）157 mg，钠（Na）365 mg，钙（Ca）135 mg，镁（Mg）11 mg，铁（Fe）0.3 mg，锌（Zn）3.36 mg，铜（Cu）0.02 mg，磷（P）73 mg，硒（Se）1.94 μg；生物素 117 μg。

特别提示

牛奶虽然营养丰富，但胃功能弱的人不宜大量饮用；婴儿喝牛奶时要经过适量加温开水稀释。牛奶冬季加热有讲究：冬季牛奶加热到 45 ~ 50℃ 最好。在这个温度区间，牛奶中含有的脂肪发生溶解，还释放出奶油的香味，奶中的蛋白质、维生素和钙含量等也不会损失。人体饮用后，营养比较容易吸收。用微波炉给凉牛奶加热不要超过 1 分钟。否则，牛奶中的维生素就会损失，蛋白质会变成颗粒状；如果用锅煮，待牛奶出现第一个"气泡"时，应立即关火。煮的过程中要不停搅拌，动作要温和，不要搅起泡沫，火候不要太大，中火即可。

2. 酸牛奶

酸牛奶又称酸乳、酸凝乳，其以新鲜的牛奶为原料，经过巴氏杀菌后，添加有益菌（发酵剂），再经发酵后，经冷却灌装的一种牛奶制品。酸奶不仅保留了牛奶的所有优点，而且还扬长避短，具备了牛奶没有的优点，成为一种更加适合人类饮用的营养保健品。酸奶中含有丰富的乳酸和活性酸菌，有利于人体消化吸收，可激化胃酸酶，增强消化机能，提高人体矿质元素钙、铁的吸收率。它们含的双歧乳杆菌在发酵过程中，产生醋酸、乳酸和甲酸，能抑制硝酸盐还原菌，阻断致癌物亚硝酸胺的形成，起到防癌作用。由于乳酸菌能分解牛奶中的乳糖而形成乳酸，使肠道趋于酸性，可抑制在中性或碱性环境中生长繁殖的腐败菌，还能合成人体必需的 B 族维生素和维生素 E，加上其本身含有蛋白质和维生素 A，年老体弱者常喝十分有益。酸奶中含有极易被人体吸收的乳酸钙，可为缺钙患者提供钙元素，对防止骨质疏松有益。酸奶的营养结构最接近理想的营养膳食标准，它富含蛋白质，钙和多种维生素，且热量低，特别适合需要控制体重的人群。

酸牛奶的主要营养成分（每 100 g 可食部分含量）：热量 301 kJ；蛋白质 2.5 g，脂肪 2.7 g，碳水化合物 9.3 g；维生素 C 1 mg，维生素 E 0.12 mg，胆固醇 15 mg；钾（K）150 mg，钠（Na）39.8 mg，锰（Mn）0.02 g，锌（Zn）0.53 mg，铜（Cu）0.04 mg，磷（P）85.09 mg，硒（Se）1.71 μg。

（1）奶酪 是经浓缩，发酵制成的奶制品，已去除了牛奶中大量的水分而成为固体状，但保留了牛奶中的营养精华，被誉为乳制品中的"黄金"。奶酪具有很高的营养价值，1 kg奶酪是由10 kg牛奶浓缩而成，含有丰富的蛋白质、钙、磷等营养物质。由于其独特的发酵工艺，使其营养素的吸收率可达96%~98%。奶酪是孕妇、更年期女性及成长发育旺盛的青少年的最佳食品。但相当一部分消费者由于不知道怎么吃，而将这种营养佳品拒之门外。专家建议其有以下几种吃法：①传统吃法，奶酪＋面包＋葡萄酒，吃的时候最好再加个水果，就更加完美了。②炒土豆、洋葱时也加入奶酪，等它完全融化后，菜会有一种特别的香味。③奶酪三明治、火腿、新鲜蔬菜加上一点奶酪，虽简单却可保证充足的营养。④拌沙拉时放点奶酪，将较硬的奶酪切成小块，直接在拌沙拉时加入，可使沙拉增加奶味，口感十分鲜美。

奶酪的主要营养成分（每100 g可食部分含量）：热量137 kJ；蛋白质25.7 g，脂肪23.5 g，碳水化合物35 g；维生素A 152 μg，硫胺素0.06 mg，核黄素0.91 mg，烟酸0.6 mg，维生素E 0.6 mg，胆固醇11 mg；钾（K）75 mg，钠（Na）584.6 mg，钙（Ca）799 mg，镁（Mg）57 mg，铁（Fe）2.4 mg，锰（Mn）0.16 g，锌（Zn）6.9 mg，铜（Cu）0.13 mg，磷（P）326 mg，硒（Se）1.5 μg。

（2）奶粉 又称乳粉，鲜乳的干燥制品，以新鲜的牛乳或羊乳为主要原料，添加一定的营养成分，经标准化杀菌、均质、浓缩干燥而制成。按原料乳、辅料和添加剂的不同，可分为全脂奶粉、脱脂奶粉、速溶奶粉和母乳化奶粉。以新鲜全脂制成的称全奶粉；以脱脂或部分脱脂乳制成的称脱脂奶粉；原料乳经特殊处理以改善奶粉的冲调性，使之在用水冲调复原时溶解较快，无结块上浮或下沉的称速溶奶粉；鲜牛奶经一系列处理并添加乳糖、乳清粉、氨基酸、植物油、维生素等营养物质，使其调整至接近人乳成分的奶粉，称为母乳化奶粉。除此之外，还有加糖奶粉、调制奶粉、乳清粉、酪乳粉、冰激凌粉等。奶粉在营养和风味方面虽不如鲜奶，但鲜奶不易保存和运输，且奶源产地不均衡，受季节影响很大，而奶粉体积小，重量轻，耐储存，易使用，又可调整，增补一些营养物质，故深受广大消费者青睐。

羊奶粉是国内外营养专家一致认为最接近人奶的乳制品。羊奶粉不仅营养全面，而且极易消化吸收，其脂肪球大小与人奶相同，羊奶粉的蛋白质结构与人奶基本相同，含有大量的乳清蛋白，且不含牛奶中的某些可致过敏的异性蛋白。因此，任何体质的婴儿都可以接受羊奶粉，特别是胃、肠弱，体质较差的婴儿。羊奶粉中还特别含有在人奶中才有的上皮细胞生长因子，其可以修复上鼻、支气管、胃肠等黏膜。国外专家多次追踪比较发现，从婴儿期喝羊奶粉的孩子其智力发育、牙齿发育、身体灵活性、协调性都比喝牛奶粉的孩子指数高。

奶粉的主要营养成分（每100 g可食部分含量）：热量79 kJ；蛋白质1 g，脂肪0.1 g，碳水化合物3.5 g，膳食纤维1.4 g，水分93.40 g，灰分0.6 g；胡萝卜素100 μg，维生素 A 17 μg，硫胺素 0.03 mg，核黄素 0.03 mg，烟酸 0.4 mg，维生素 C 56 mg，维生素 E 0.85 mg；钾（K）256 mg，钠（Na）2.5 mg，钙（Ca）14 mg，镁（Mg）18 mg，铁（Fe）0.7 mg，锰（Mn）0.16 g，锌（Zn）0.36 mg，铜（Cu）0.06 mg，磷（P）35 mg，硒（Se）0.36 μg。

（3）黄油　是用牛奶加工而成，把新鲜牛奶搅拌之后，把上层的浓稠状物体滤去部分水分之后的产物，主要用于调味。其营养丰富，但含脂量很高，故不要过分食用。黄油营养是奶制品之首，含维生素、矿物质、脂肪酸、糖化神经磷脂、胆固醇。黄油做菜很香，可以炸鱼，煎牛排，烤面包或涂抹面包吃，不仅营养丰富，而且香醇味美，绵甜可口。若时至八月，可以把黄油装进羊的肚子，将其保存起来，待食用时开启，由于不与空气接触，所以一尘不染，依然新鲜滋润，绵甜可口。黄油是牛奶炼出来的，富含氨基酸，蛋白质，还富含维生素 A 等各种维生素和矿物质，为人体的发育和骨骼成长补充大量营养，是青少年不可多得的保健食材。

黄油的主要营养成分（每 100 g 可食部分含量）：热量 3771.8 kJ；蛋白质 1.4 g，脂肪 98 mg，碳水化合物 3.5 g；胆固醇 296 mg，核黄素 0.02 mg；钾（K）39 mg，钠（Na）40.3 mg，钙（Ca）35 mg，镁（Mg）7 mg，铁（Fe）0.8 mg，锰（Mn）0.05 g，锌（Zn）0.11 mg，铜（Cu）0.05 mg，磷（P）8 mg，硒（Se）1.6 μg。

3. 羊奶

羊奶组成大致和牛奶相似，但颜色比牛奶稍黄。其蛋白质略高于牛奶，且蛋白质中难消化的酪蛋白低于牛奶，而且乳块张力低，更易消化。羊奶氨基酸比牛奶高 3%，更利于人体吸收。羊奶干物质含量和能量价值也高于牛奶。脂肪中 25% 的短链脂肪酸，尤其是十二碳以下的低级脂肪酸无须再合成甘油酯，是人体动力的快速来源，且长期食用不发胖。羊奶中的矿物质和维生素含量也高于牛奶，尤其是钙含量比牛奶多 15%。羊奶中对大脑具有积极作用的牛磺酸是牛奶含量的 10 多倍，羊奶中钙、磷、钾、铜低于牛奶。羊奶中性，pH 值为 7.0 左右，对维持机体酸碱平衡有积极作用。羊奶中由于含有天然的抗癌物质，在德国、法国、卢森堡等国十分盛行饮用羊奶。羊奶对人体来说是一种近乎完美的营养食品。但它没有牛奶香，糖含量也较低，故其风味不如牛奶香甜。羊奶含优质蛋白和丰富的核酸，而且三磷酸苷含量相当多。核酸是基因营养源，是构成细胞的基本物质，控制体内蛋白质的合成；腺苷三磷酸是细胞的核心物质，控制机体新陈代谢的平衡，具有扩张血管，保证血液畅通之功能。

中医认为：羊奶无毒，医食兼优，对肾虚、中风、心绞痛、肠胃炎等具有促进康复的作用，被誉为最佳奶食。在欧美国家，山羊奶被放在药房和超级市场销售，售价比牛奶高 5～10 倍，被称为"贵族奶"。在我国，许多人对羊奶的膻味不能接受。膻味主要来自公羊。公羊的腺体内会分泌强烈刺鼻的膻味，但随着脱奶技术的应用，脱膻后的山羊奶非但没有人们厌恶的膻味，而且比牛奶更加芳香滑爽。羊奶是全营养食品，如果条件允许，以下人群应将羊奶作为首选奶制品：0 ~ 6 岁的宝宝；正值青春期的儿童；孕妇、产妇及哺乳期的女士；中老年人群；胃、肾、支气管炎、高血脂和口腔溃疡患者；过敏症患者；肥胖或担心肥胖者；更年期女士；乳糖不耐受者；皮肤粗糙有色斑者；糖尿病患者。

羊奶的主要营养成分：每 100 g 羊奶中 10 种维生素总量为 780 mg，比牛奶多 80 mg，比人奶多 285 mg，尤其是维生素 C 为牛奶的 10 倍，烟酸为牛奶的 2.5 倍，维生素 B_2 比牛奶多 25%，维生素 A 比牛奶多 47%，钙比牛奶多 30%，硒多 27%，钾多 13%，钴的含量是牛奶的 6 倍。羊奶富含牛磺酸（4.77 mg/L）是牛奶的 10 倍，而脂肪含量是牛奶的 1/3。

4. 母乳

又称人奶，其含有水分、蛋白质、脂肪、碳水化合物、矿质元素（钙、磷、铁、钾）和维生素 D、维生素 A、维生素 B_1、维生素 B_2、维生素 C 等。母乳是婴儿最适宜的天然营养库，其营养全面，喂养方便，既经济卫生，又易于消化吸收。另外，母乳中还含有抗体，可增强婴儿的免疫能力，减少疾病发生率。因此，我国提倡母乳喂养婴儿，以保障其健康成长。中医认为：母乳性味甘平，可补血、益气、安神、益智、长筋骨，利机关，壮胃养脾，聪耳明目。乳汁本身为气血所化，初生婴儿可借以生长。母乳以细白甘香为佳，若清稀腥浊则说明母体乳房有病或已超过喂乳时段。此时之乳汁不仅没有什么营养价值，甚至会含有某种致病因子。母乳还有止血和消毒功能。法国农艺学研究所与瑞士雀巢公司合作完成的一项研究显示：母亲肠道内的菌群可通过血液进入乳腺，并通过乳汁传播给新生儿，随后进入新生儿肠道，帮其建设自身的免疫系统。联合国儿童基金会认为，最佳的喂养方法是在婴儿出生 6 个月内进行纯母乳喂养的同时，再添加适量的辅食，否则会引起过敏。

母乳营养素含量为：蛋白质 1.2%（1.2 g/100mL），脂肪 3.5%（3.5 g/100mL），糖（碳水化合物）7.5%（7.5 g/100mL）。此外，还有矿物质、维生素、水及酶等。母乳中的蛋白质主要有乳白蛋白与酪蛋白（约 2/3 是乳白蛋白）两种，营养价值极高。乳白蛋白进入胃中，与胃液作用，凝固成嫩而细小的颗粒状乳块，容易被消化吸收。它还能促进乳糖的消化。酪蛋白在母乳中含量较少，它进入胃中，与胃酸作用，凝固成较大的乳块，不如乳白蛋白那样容易吸收。母乳中还含有少量乳铁蛋白，它既能供应铁，又有抑制大肠杆菌的作用，所以吃母乳的婴儿不易腹泻。另外，母乳中还含有免疫球蛋白，它能与肠内细菌及病毒结合，量虽不多，但作用大，对预防疾病有好处。母乳的脂肪球甚小，它的直径为 0.9 ~ 22 μm。母乳的脂肪主要是中性脂，即软脂、硬脂和液脂三种，其中以液脂为最多。母乳的脂肪约有 50% 依靠母乳本身的脂肪酶的作用，在小儿胃内分解为游离脂肪酸，这种游离脂肪酸是婴儿重要的能量来源。此外，母乳中亚油酸的含量较高，它是人体必需的不饱和脂肪酸之一。倘若母乳中的脂肪含量少于 2.0/100mL，哺乳者必须从膳食中补充脂肪。母乳中所含的糖主要是乳糖，它完全溶解于乳液中，故易被消化吸收。乳糖在肠中能助长某些乳酸菌的繁殖，使腐败菌的比例减少，从而对婴儿腹泻症有治疗和预防作用。乳糖还能促进食物中的钙在肠道内吸收，对婴儿大脑的发育也特别有利。若乳汁中含的乳糖少于 4 g/100mL，就满足不了婴儿的需要。

母乳中的矿物质总量为 0.15 ~ 0.25 g/100mL。其中以钙为主要成分，钾、氯的含量较低一些，再次为磷、钠，最少的为镁、锰、硫、铁、铜等。由于母乳中铁的含量较少（为 0.1 ~ 0.2 g/100mL），婴儿成长到四五个月的时候，如果仍以母乳为唯一食品，为避免发生贫血，应该开始添加含铁的辅助食品。母乳中含有多种维生素，如维生素 A、维生素 B、维生素 C、维生素 D 及维生素 K 等，还有极微量的叶酸。除维生素 D 外，一般讲母乳中其他维生素并不缺少。为了补充维生素 D，从新生儿时期起就要添喂适量的鱼肝油。

母乳中含有帮助食物消化的酶，如脂肪酶（也称脂酶）、淀粉酶及过氧化氢酶等，其中脂肪酶含量较多，故可保证母乳内脂肪的消化和吸收。母乳的成分不是固定不变的，在不同阶段，会产生不同的变化。不同时期的奶汁（如初乳、成熟乳、晚期乳），其成分各异，适宜不同时期婴儿生长的需要。

母乳的主要营养成分（每 100mL 含量）：热量 27.16 kJ；蛋白质 15 g，脂肪 3.7 g，碳水化合物 6.4 g；维生素 A 0.05 ~ 0.07 mg，硫胺素 0.01 mg，核黄素 0.04 mg，烟酸 0.1 mg，维生素 C 6 mg，维生素 E 0.85 mg；钙（Ca）34 mg，铁（Fe）0.1 mg，15 磷（P）35 mg。

5. 马奶

马奶含有水分、蛋白质、脂肪、碳水化合物、矿物质元素（钙、磷、铁）和维生素 D、维生素 B$_1$、维生素 B$_2$、维生素 C、维生素 A。马奶的营养成分更接近人奶，且优于牛奶。它的不饱和脂肪酸的含量比牛奶多 4 ~ 5 倍，更容易被人体吸收，另外，其维生素 C 和 D 比牛奶多 9 倍，中医认为：马奶味甘、凉、无毒，具有清热解渴，生津养胃，补血润燥，强壮身体之功效。马奶对防治支气管炎、肠、胃肠道溃疡，急性与慢性肠炎，习惯性便秘等有一定疗效。同时，其对防治肺结核也有一定作用。马奶分为生熟两种，生马奶即鲜马奶，熟马奶即酸马奶。酸马奶由马奶发酵制成，含有丰富的维生素、微量元素和多种氨基酸，具有强身、治疗各种疾病的功效。实验及临床研究证明，酸马奶对高血压、冠心病、肺结核、慢性胃炎、肠炎、糖尿病等疾病的预防和治疗作用非常明显，尤其对伤后休克、胸闷、心前区疼痛疗效显著。此外，由马奶发酵酿成的马奶酒，不但清凉可口，富有营养，还能起到补脾养胃、除湿、利便、消肿等作用，对治疗肺病效果更佳。因此，欧洲把马奶酒饮疗法作为临床疗法之一。由于马的产奶量远远不如牛大，平均一天只产 3L 奶，这是它的价格在欧洲居高不下的原因之一。马奶中有许多抗体可以帮助人体对抗细菌和病毒。经常喝马奶，可以增强免疫力。同时，马奶含有的营养素能迅速溶解在水中，呈均匀的乳胶状，容易被人体消化吸收。马奶中所含的蛋白质有 300 多种，其中有一些能预防奶蛋白过敏。天天喝马奶能延年益寿。其实，早在 3000 多年前的阿拉伯，马奶就被视为"阿拉所赐的神药"，欧洲贵妇人更有用马奶沐浴以保持皮肤光滑、美丽的传统。今天，马奶疗伤养颜的功能再次被人们所利用。人们发现，用马奶洗面不仅能防止皮肤老化，还有消除皱纹的神奇作用。另外，还有研究证明，马奶的医用价值更大，用马奶洗身体有助于治疗皮炎和湿疹等皮肤病。

6. 骆驼奶

有关科学家认为，骆驼奶比牛奶更有益健康。首先，是以骆驼的生命力来体现骆驼奶的营养价值；其次，骆驼奶中含有类胰岛素因子可以促进胰腺分泌胰岛素。此外，骆驼奶的蛋白质含量与钙含量均高于牛奶，脂肪含量则低于牛奶。除了具有高营养价值以外，其还可以辅助治疗糖尿病，同时还可以补铁，属于天然的多功能乳品。据悉，最新的研究表明，每天摄入约一品脱的骆驼奶，可以有效降低血液中葡萄糖水平，减少人体对于胰岛素的需求量。相关人士指出，骆驼奶可以用于糖尿病的治疗。骆驼奶含有类胰岛素因子可以辅助降糖。最为特别的是，骆驼奶富含牛奶中缺少的乳铁传递蛋白和溶解酵素，这两种有杀菌作用的物质可强化人体的免疫系统。因此，科学家认为骆驼奶是有助于辅助治疗艾滋病和免疫缺陷疾病的理想饮品。中国台湾地区的东森新闻也曾报道过，在北非及阿拉伯国家盛行的骆驼奶，不但富含维生素 B 与维生素 C，连铁的含量都是牛奶的十倍。而且骆驼奶还有益减缓糖尿病、高血压及心脏病，含铁量极高。由于当今世界上很多乳制品，为了能够满足人们的消费要求，不停地研发加铁、钙，以及维生素 A、维生素 B、维生素 C 等营养素，而骆驼奶不需添加什么营养素就具有较大的营养价值，故而不愧为纯天然的多功能乳品。《本草纲目》记载："驼乳补中益气，壮筋骨，其味甘醇，无黏胶感，属微辛，补五脏七损，填精髓，耐饥饿，止消渴。"近年来，随着国内外营养研究的深入，骆驼奶的营养价值受到越来越多的关注，被誉为"营养新贵"。

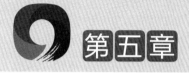

第五章

食用油类

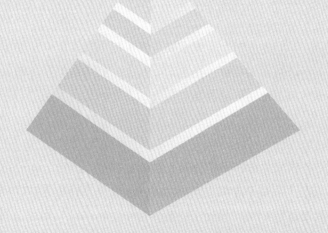

5

食用油，简称食油，是指在制作食品过程中使用的动物或植物油，包括液态的油、固态的脂，统称为油脂。食用油主要由饱和脂肪酸、单不饱和脂肪酸、多不饱和脂肪酸和矿物质元素组成。烹调常用的是动物油和植物油，其不仅是重要的调味品，而且在增进食物的色、香、味、形方面有很大的作用。事实上，油脂是人类正常生理功能不可缺少的物质，在人体内发挥着非常重要的生理作用，而食用油是人们生活的必需品和饮食中不可缺少的一种营养素，而食用油是提供人体热能和必需脂肪酸、促进脂溶性维生素吸收的重要食物。人体离不开油脂，忽视、缺乏、过量或不均衡、不科学地吃油，都可能引起人体发生疾病和异常反应。要健康就必须选择健康的食用油，只有了解不同的食用油的营养价值和存在的差异，以及对人体健康的影响，重视它，并进行科学的调整，才能保证饮食的健康和安全。为此，本章将介绍常见食用油的特点、营养价值、功效作用等相关知识。

第一节　草本植食物用油

植物食用油，是指从植物根、茎、叶、果实、花或胚芽组织中加工提取的油脂。植物油脂是脂肪酸和甘油化合而成的天然高分子化合物，广泛分布于自然界中。按用途分为食用植物油和工业用植物油两大类。食用植物油是人类的重要副食品，主要用于烹饪、糕点、罐头食品等，还可以加工成菜油、人造奶油、烘烤油等供人们食用。一般来说，植物油含不饱和脂肪酸多，消化吸收率高，对人体健康有益。植物油又可分为草本植物食用油和木本植物食用油。

草本植物食用油，是指从一年生或多年生草本植物果实组织中加工提取的油脂。从生长在世界各地的植物种子里，可以制造出几百种植物油。其中只有少数的几种油是用在商业的用途上，很多植物油主要是为了食用，是营养和精力的良好来源。常见的草本植物食用油如下。

1. 芝麻油

芝麻油又称香油、麻油。在我国北方，人们称其为香油；在我国南方，人们则称其为麻油。芝麻油味甘，性平，无毒，由双子叶植物纲胡麻科一年生草本植物芝麻的籽种原料所制取的油品。它的种子含油量高达 61%。按加工工艺分为小磨香油和机制香油两种。小磨香油为传统工艺香油，用一般的压榨法、浸出法或其他方法加工制取的芝麻油（又名大槽油、普通油），香味较淡。经直接火焙炒后用水代法或压榨法制取的芝麻油，有浓郁的炒芝麻香味，其味醇正而耐回味。优质芝麻油一般呈棕红色、橙黄或棕黄色，无混浊物质。芝麻油是不经任何精炼即可直接食用的全天然油脂。由于它的营养价值高，是食用油中的佼佼者，被称为"植物油之王""长寿食油"，足见人们对芝麻油的厚爱。无论是机榨芝麻油还是小磨香油，都是食用品质好、营养价值高的优良食用油。其大体含总脂肪酸量95%～95.9%。其中饱和脂肪酸16%，单元不饱和脂肪酸54%，多元不饱和脂肪酸30%、软脂酸7.2%～2.3%，硬脂酸2.6%～6.9%，油酸36.9%～50.5%，亚油酸（ω-6）36.8%～49.1%，花生酸0.4%～1.2%。经常食用芝麻油可调节毛细血管的渗透作用，加强人体组织对氧的吸收能力，改善血液循环，促进性腺发育，延缓衰老，保持青春。芝麻油的具体功效有：维持细胞膜的完整和功能正常；促进细胞分裂和延缓衰老的功能；促进胆固醇的代谢，并有助于消除动脉血管壁上的沉积物，软化血管和保持血管弹性，保护血管；对便秘有一定的预防作用和疗效；缓解喉咙疼痛，恢复声带功能，增强嗓子的弹力。芝麻油可以生熟两用，可用于拌凉菜，也可用于烧、炒、烩、炸和特色食品糕点等。一般人均可食用，以每人每天20～30 g为好，不可超量；可与动物脂肪搭配，按1：2的比例较为适宜；炒菜时芝麻油不可放得太多；炒菜时油锅不要烧得太烫，更不宜反复高温加热芝麻油。

芝麻油的主要营养成分（每100 g含量）：能量3757 kJ，脂肪99.7 g，碳水化合物0.2 g。另外，芝麻油中还含有人体必需的多种矿物质元素和维生素，如钠（Na）1.1 mg，钙（Ca）9 mg，镁（Mg）3 mg，铁（Fe）2.2 mg，锰（Mn）0.76 mg，锌（Zn）0.17 mg，铜（Cu）0.05 mg，磷（P）4 mg；维生素E 68.53 mg。芝麻油中脂肪酸组成的特点是饱和脂肪酸的含量较少。芝麻油的消化吸收率达98%。芝麻油中不含对人体有害的成分，而含有特别丰富的维生素E、亚油酸和特有的芝麻酚、芝麻酚林等物质，并且组成的比例适当，不容易氧化。

特别提示

患有菌痢、急性胃肠炎、腹泻等病症者忌多食芝麻油；湿热体质、痰湿体质的人也不适宜食用芝麻油。

2. 花生油

花生油又称长生果油、花生仁油、落花生油，性甘，味平，由双子叶植物纳豆科一年生草本植物花生果实去壳后的种子榨出的油。按制作工艺可分为浸出花生油和压榨花生油。浸出花生油是经溶剂浸出制取的油；压榨花生油是用压榨方法制取的油。花生油有生榨和熟榨之分。生榨的花生油颜色一般是呈浅橙黄色；熟榨的花生油则呈深橙黄色。二种皆较为清澈而透明。纯正的花生油一般在气温3℃以下时凝结而不流动，透明，色泽清亮，油沫微呈白色，细闻有花生味，芳香宜人，是优质的食用油。由于它的营养价值高，是目前我国主要的食用植物油之一，被称为"老年人食用油"。花生油的总脂肪酸含量94%～96%，含不饱和脂肪酸80%以上。其所含软脂酸约13%，硬脂酸3%～5%，花生酸、山嵛酸、木焦油酸6%~8%，油酸7%，亚油酸（ω-6）38%；饱和脂肪酸约占19%，单不饱和脂肪酸约占41%，多不饱和脂肪酸约占38.4%，其他脂肪酸约占1%。在营养价值方面，花生油富含多种脂肪酸及锌等多种矿物质元素和维生素E、白藜芦醇等。花生油中还含有甾醇、麦胚酚、磷脂、维生素E、胆碱等对人体有益的物质。花生油的脂肪酸在70%乙酸溶液中的混浊温度是39~40.8℃。其所含的亚油酸、亚麻酸含量明显低于豆油，但含有独特的花生四烯酸。在温度低于5℃时，花生油会絮凝。在油酸-亚油酸类中，它的抗氧化稳定性较高，优于豆油。不纯净的花生油含致癌物质黄曲霉素。花生油用途很广，除食用外，在健康食品、医药品也多有应用。花生油可提供给人体大量营养素，是构成人体内多种组织成分的重要原料。经常食用花生油，可以防止皮肤皲裂老化，保护血管壁，防止血栓形成，有助于预防动脉硬化和冠心病。花生油中的胆碱，还可以改善人脑的记忆力，延缓脑功能衰退，降低血浆中胆固醇。胆碱可以使人体内胆固醇分解为胆汁酸并排出体外，从而降低血浆中胆固醇的含量，延缓脑功能衰老。花生油中含有益寿延年与心脑血管的保健成分，是肿瘤类疾病的化学预防剂，也是降低血小板聚集、防治动脉硬化及心脑血管疾病的化学预防剂。此外，其还具有健脾润肺、解积食、驱脏虫的功效。花生油可用于炒、煎、炸各种菜肴和食品。因为单不饱和脂肪酸比较稳定，不易过氧化，耐高温，所以花生油更适合用来炒菜。对价格敏感者，可用花生油作为主要烹调油。其用法为：将炒菜锅烧热后倒入花生油，油烧到7至8分热即可，避免出现烧到冒烟的程度。一般人均可食用，特别是中老年人食用。用量每人每日总量不超过25 g。高脂血症、肥胖、糖尿病等中老年朋友每日不超过20 g。建议幼儿每日摄入量在10~15 g。花生油中锌的含量也是食用油类中最高的，而锌是儿童发育成长不可或缺的微量元素。

花生油的主要营养成分（每100 g含量）：水分0.1 g，能量3763.9 kJ，脂肪99 g，碳水化合物0.6 g，维生素E 42.06 mg；钾（K）1 mg，钠（Na）3.50 mg，钙（Ca）12 mg，镁（Mg）2 mg，铁（Fe）2.90 mg，锰（Mn）0.33 mg，锌（Zn）0.48 mg，铜（Cu）0.15 mg，磷（P）15 mg。

特别提示

花生油热量高，脂肪量大，不宜过量食用，否则对心脑血管会有一定影响，而且容易发胖。用花生油炒菜，在油加热后，先放盐，在油中爆约30秒，可除去花生油中可能存在的黄曲霉素。

3. 大豆油

大豆油又称豆油、黄豆油，味甘、辛，性温。其就是通常所说的大量色拉油，是最常用的烹调油之一，由双子叶植物纲豆科一年生草本植物大豆的种子提炼制成的脂肪油。大豆油是世界上产量最多的油脂。豆油的种类很多，按加工程序的不同又可分为粗豆油、过滤豆油和精制豆油；按加工方式的不同可分为压榨大豆油、浸出大豆油；按大豆的种类可分为大豆原油、转基因大豆油。大豆油的色泽较深，有特殊的豆腥味；热稳定性较差，加热时会产生较多的泡沫。从食用品质看，大豆油不如芝麻油、葵花籽油、花生油。但是豆油较其他油营养价值高，我国各地区都喜欢食用。大豆油是一种营养价值很高的优良食用油。其脂肪酸构成较好，含有丰富的亚油酸等不饱和脂肪酸，有显著的降低血清胆固醇含量、预防心血管疾病的功效。大豆油中还含有较多的维生素 E、维生素 D 以及丰富的卵磷脂，且不含致癌物质黄曲霉素和胆固醇，对人体健康均非常有益。大豆油的人体消化吸收率高达 98%，并具有润肠、解毒、杀虫的功效，经常食用可促进胆固醇分解排泄，减少血液中胆固醇在血管壁的沉积，降低心血管病发病率，保护机体，并可促进大脑、神经的生长发育。其具体功效有：提高人体免疫力；预防心血管疾病；防止肝脏内积存过多的脂肪，从而有效地防治因肥胖而引起的脂肪肝；降低胆固醇含量；防治糖尿病；防治女性更年期综合征；延迟女性细胞衰老、使皮肤保持弹性；驱虫、润肠，缓解多种疮疥毒瘀等功效。

大豆油用于炒菜、炸食，也可用于制作多种食用油，如煎炸油、起酥油、人造奶油、蛋黄酱等食品。豆油的不饱和脂肪酸含量高，在高温下易氧化变质，所以不适合做高温烹调和煎炸应用。一般人均可食用。豆油和橄榄油交替使用，可有效补充豆油中单不饱和脂肪酸的不足。将炒菜锅烧热后倒入豆油，微微烧热后烹调。关于豆油的用量：每人每日总量不超过 25 g；有高脂血症、肥胖、糖尿病等疾病的中、老年患者，每日摄入量不得超过 20 g；建议幼儿摄入量在 10 ~ 15 g。若长期以大豆油为主要食用油，应在饮食中增加含维生素 E 较多的食物，如牛奶、蛋黄及肉类，可抗氧化，并促进硒元素的吸收利用。烹饪用油是豆油消费的主要方式。从世界上看，豆油用于烹饪的消费量约占豆油总销量的 70%；在我国，烹饪用豆油消费约占豆油消费量的 78%，约占所有油类消费的 35%，它和菜籽油一起成为我国烹饪的两大主要用油。

大豆油大体含总脂肪酸 94.96%，脂肪酸平均分子量 290 左右。其中，棕榈酸 7% ~ 10%，硬脂酸 2% ~ 5%，花生酸 1% ~ 3%，油酸 22% ~ 30%，亚油酸 50% ~ 60%，亚麻油酸 5% ~ 9%。其主要营养素含量如下（每 100 g 含量）：脂肪 99.90 g；维生素 E 93.08 mg；钾（K）3 mg，钠（Na）4.90 mg，钙（Ca）13 mg，镁（Mg）3 mg，铁（Fe）2.0 mg，锰（Mn）0.43 mg，锌（Zn）1.09 mg，铜（Cu）0.16 mg，磷（P）7 mg。

4. 菜籽油

菜籽油又称菜油、油菜籽油、芸苔油、香菜油，味甘、辛，性温，由双子叶植物纲十字花科作物甘蓝型油菜和白菜型油菜的种子压榨浸出来的一种食用油。其种子含油 22% ~ 49%，平均 40%。从制取工艺来分，可分为压榨菜籽油和浸出菜籽油；从原料是否为转基因来分，可分为转基因菜籽油和非转基因菜籽油；从脂肪酸组成的芥酸含量来分，可分为一般菜籽油和低芥酸菜籽油。菜籽油色泽金黄或棕黄，有一定的刺激气味和辣味，民间称作青气味。这种气味是其中含有一定量的芥子苷所致，一般需经碱脱色、脱臭等处理后方可食用。但特优品种的油菜籽则不含这种物质，比如高油酸菜籽油、双低菜籽油等。菜籽油是我国食用油品种之一。菜籽油中含花生油 0.4% ~ 1.0%，油酸 14% ~ 19%，亚油酸 12 ~ %24%，芥酸 31% ~ 55%，亚麻酸 1% ~ 10%。菜籽油富含脂肪，可维持体温和保持内脏；提供必需脂肪酸；促进脂溶性维生素的吸收；增加饱腹感。菜籽油所含的维生素 E 具有提高生育能力，预防流产、改善血液循环等功效。菜籽油富含铜。铜是人体不可缺少的微量营养素，对于血液、中枢神经和免疫系统，头发、皮肤和骨骼组织以及大脑和肝、心等内脏的发育和功能有重要影响。菜籽油可润燥杀虫、散火丹、消肿毒，临床用于蛔虫性及食物性肠梗阻，效果较好。其还具有一定的软化血管、延缓衰老之功效。从营养价值方面看，菜籽油的胆固醇很少或几乎不含，人体对菜籽油的消化吸收率可高达99%，为所有植物油中最高者。菜籽油通常用来炒菜和油炸食品，不适合直接用于凉拌菜。一般人皆能食用，同时应尽量进食低芥酸菜籽油（如加拿大菜籽油等）。将炒菜锅烧热后倒入菜籽油，并多烧一段时间，让部分芥酸挥发掉。关于菜籽油的用量：每人每日总量不超过 25 g；建议幼儿摄入量在 10 ~ 15 g；有冠心病、高血压的患者应注意少吃。

菜籽油的主要营养成分（每 100 g 含量）：热量 3757.8 kJ，脂肪 99.9 g；维生素 E 60.89 mg；钾（K）2 mg，钠（Na）7 mg，钙（Ca）9 mg，镁（Mg）3 mg，铁（Fe）3.7 mg，锰（Mn）0.11 mg，铜（Cu）0.18 mg，磷（P）9 mg。菜籽油中含有多种维生素，如维生素 A、维生素 D 和维生素 E，是人体脂溶性维生素的重要来源。菜籽油中维生素 E 含量丰富，达 60 mg/100 g，尤其是甲型维生素 E 含量高达 13 mg/100 g，为大豆油的 2.6 倍。菜籽油中的植物甾醇含量也较豆油等常见植物油为高，且种类繁多。

特别提示

有冠心病、高血压的患者应注意少吃菜籽油；高温加热后的菜籽油应避免反复使用；有条件的情况下以少食菜籽油为宜；如能在食用时与富含有亚油酸的优良食用油配合食用，其营养价值将得到提高。

5. 玉米油

玉米油又称玉米胚芽油、玉蜀黍油、粟米油，性平、味甘，由单子叶植物纲禾本科一年生草本植物玉米的果实胚芽中提取的油。其以玉米胚芽为原料，经过脱酸、脱胶、脱臭、脱色、脱蜡等工艺后制成。玉米油亚油酸含量丰富，色泽淡黄透明、清香。目前我国玉米油原料主要来自本土的原料，不存在含有转基因成分。从安全角度来说，玉米油更具安全性。玉米胚芽油不含胆固醇、黄典霉素，不添加人造香料、色素及抗氧化剂，是新世纪家庭首选健康食用油，而且其营养价值高，味觉好，不易变质，因而深受人们欢迎。玉米油被作为一种高级食用油而广泛食用，享有"健康油""放心油""长寿油"等美称。玉米油营养十分丰富，经常食用可防治动脉粥样硬化，预防心脑血管疾病，抗癌，防治眼干燥症、夜盲、皮炎、支气管扩张等病，对高血压、肥胖症、高血脂、糖尿病、冠心病等患者有益。它对于血液中胆固醇具有溶解作用，故能减少胆固醇对血管产生硬化的影响，对动脉硬化、糖尿病等具有防治作用，对心脏疾病、血栓性静脉炎、生殖功能障碍、肌萎缩症、营养性脑软化症均有明显的治疗和预防效果。其具体功效有：能够减少胆固醇与饱和脂肪酸结合物的沉淀，具有降低人体胆固醇、降血压、软化血管、预防和改善动脉粥样硬化等作用；能增强心血管机能，具有预防皮肤病、提高机体免疫力、促进伤口愈合等效果；防止由于过氧化自由基的游离而使皮肤细胞受损，具有加速细胞分裂、防止细胞衰老、延缓人体衰老、保持机体青春的功效；具有抗癌、类激素活性、消炎退热、免疫调节、调节生长和抗病毒等功能。玉米油很适合快速烹炒和煎炸用油及特色食品糕点等。其香而不腻，口感极好，无黄曲霉素等有害物质，一般人均可食用，以每人每天 25 g 为好。使用玉米油时要注意：不要加热至冒烟，因开始发烟即开始劣化；勿重复使用，一冷一热容易变质；油炸次数不超过 3 次；不要烧焦，烧焦容易产生过氧化物，致使肝脏及皮肤病变。

玉米油中大体含不饱和脂肪酸高达 80% ~ 85%，饱和脂肪酸 10% ~ 17%，棕榈酸 8% ~ 12%。其中硬脂酸 2% ~ 5%，油酸 19% ~ 49%，亚油酸（ω-6）36% ~ 64%。固醇含量在 1.38% 左右。其中麦角固醇为 16% ~ 23%，豆固醇 5% ~ 7%。其主要营养成分如下（每 100 g 含量）：热量 3741.1 kJ，脂肪 99.2 g，碳水化合物 0.5 g；胡萝卜素 0.1 mg，维生素 A 0.2 mg，维生素 E 50.94 mg；钾（K）2 mg，钠（Na）1.4 mg，钙（Ca）1 mg，镁（Mg）2 mg，铁（Fe）1.4 mg，锰（Mn）0.04 mg，铜（Cu）0.23 mg，磷（P）18 mg。玉米油本身不含有胆固醇，人体吸收率可达 97% 以上。它含有丰富的维生素 E、磷脂和其他氨基酸等众多营养元素；其中维生素 E 的含量仅次于麦胚油，而维生素 E 是一种天然抗氧化剂，对身体健康十分有益。

6. 葵花籽油

葵花籽油又称葵花子油、葵瓜子油，性温、味甘，是由双子叶植物纲菊科一年生草本植物向日葵的果实葵花籽中提取的油类，属半干性。其制油方法有压榨法、预榨浸出法和直接浸出法三种，以预榨浸出法为多。精炼要求脱胶、脱酸、脱色、脱臭、脱蜡等。按成品油的不同品质和等级而有差异，如二级葵花油、一级葵花油要经过脱胶、脱酸和脱蜡；葵花籽高级烹调油和葵花籽色拉油则还需脱色、脱臭。葵花籽油质地纯正，清亮透明，芳香可口。由于它含有丰富的亚油酸和维护人体健康的营养物质，所以被誉为保健佳品、高级营养油、健康油等。葵花籽油中生理活性最强的 α 生育酚的含量比一般植物油高，而且亚油酸含量与维生素 E 含量的比例比较均衡。其不含芥酸，不含胆固醇，不含黄曲霉素，宜于被人体吸收，吸收率可达 98% 以上。另外，它稍经加热，香味浓郁，是除了芝麻油外味道最好的食用油。葵花油是以高含量的亚油酸著称的健康食用油，长期食用能够对心脑血管疾病如冠心病、脑中风、脑血栓、动脉硬化、高血压等疾病症状有较大改善。其具体功效有：能降低血清中胆固醇和甘油三酯水平，并有降低高血压的作用；可防止血管硬化和预防冠心病的作用；具有良好的延迟人体细胞衰老、保持青春的功能，可以起到强身壮体、延年益寿的作用；可以预防夜盲症、皮肤干燥等症，并且有抗癌作用；对治疗神经衰弱和抑郁症等精神病疗效明显；对糖尿病、缺铁性贫血病的治疗有效；对促进青少年骨骼和牙齿的健康成长具有重要作用。葵花籽油可用于拌、炒、煎、炸等。除作烹调油外，还可用于制色拉油、人造奶油和巧克力、糖果、糕点等。男女老少皆宜。葵花籽油的摄入量以每人每天 25 g 为好，不可超量。优质葵花籽油澄清透明、葵香淡雅，自然爽口，色味诱人，不油腻，口感特佳。葵花籽油在 110℃ 的高温下，油质可保持 25 小时不变，而一般的油类只能保持 3 ~ 6 小时。

葵花籽油大体含总脂肪酸 95%。脂肪酸平均分子量约 278，葵花饱和酸 7.5% ~ 12.5%。葵花籽油中脂肪酸的构成因气候条件的影响而不同。寒冷地区生产的葵花籽油含油酸 15% 左右，亚油酸 70% 左右；温暖地区生产的葵花籽油含油酸 65% 左右，亚油酸 20% 左右。其主要营养成分中（每 100 g 含量）热能 3766 kJ；脂肪 99 g；维生素 E 113.41 mg；钾（K）1 mg，钠（Na）2.8 mg，钙（Ca）2 mg，镁（Mg）4 mg，铁（Fe）1 mg，锰（Mn）0.02 mg，锌（Zn）0.11 mg，磷（P）4 mg。

特别提示

葵花籽油更适合低温烹饪，最好不要用来煎炸食物；肝病患者不宜多食用葵花籽油。

7. 南瓜子油

南瓜子油又叫白瓜子油、南瓜子油，性温、味甘，是以双子叶植物纲葫芦科一年生草本植物南瓜的果实中的种子果仁为原料，以传统压榨工艺精制而成。因其产地不同，叫法各异，又名麦瓜油、番瓜油、倭瓜油、金冬瓜油，中国台湾地区称为金瓜油。南瓜子油的生产方法有压榨和浸出两种，以压榨法生产的质量好，而且比较安全，无化学溶剂残留。南瓜子油充分保留南瓜子仁的营养精华，呈现独特的天然玫瑰红色。其营养价值与橄榄油不相上下，但南瓜子油的胆固醇含量却比橄榄油低得多，因而深受欧美人的青睐。其是目前公认的优秀的药食两用植物油，被誉为男性守护神。南瓜子油在欧洲及日本被称为"绿金"。南瓜子油的食用和药用价值可以追溯到数百年前。在某些经常吃南瓜子的民族中，前列腺疾病和糖尿病发病率极低。常食用南瓜子油可预防心血管疾病，提高脑功能、预防肾结石、去除体内寄生虫、增强人体生理活性，尤其是对男性具有多方面的保健作用。南瓜子油是一种纯天然有机绿色食用油，其具体功效有：预防和改善前列腺疾病；调节血糖；调节血胆固醇和甘油三酯水平，防止动脉硬化；预防肾结石；驱除体内寄生虫；抗氧化、保护视力；提高脑功能；预防湿疹；抗衰老；保养前列腺及男子肾脏精力方面作用显著；对患有膀胱过动症，盆底肌肉压力导致尿失禁的女性有很大帮助；有助于保护和延缓视网膜黄斑变性发展，预防黄斑变性；改善睡眠质量；预防关节炎等炎症；在预防百日咳、产后缺乳、内痔、贫血、产后手足肿等方面具有特殊的效果。南瓜子油广泛用于食用、保健营养补充剂和食品添加剂，可用于拌凉菜，也可用于烧、炒、烩、炸和特色食品糕点等。南瓜子油的价格比橄榄油高，常用于凉拌佐餐和自治调和油。将南瓜子油与日常食用的大豆油、花生油、菜籽油等按 1∶5～1∶10 的比例混合均匀，按日常习惯食用即可达到良好的补充和均衡营养的目的。一般人均可食用，以每人每天 25 g 为好，适用精力不足、功能减退、疲劳乏力、肾虚血弱、高血压、高血糖、动脉硬化、尿道感染、泌尿系统炎症等人群；肠道寄生虫感染、腹泻、腹痛、腹胀、消化不良病症者忌多食。

南瓜子油主要营养成分如下（每 100 g 含量）：能量 3700 kJ；蛋氨酸 0.739 mg，苏氨酸 1.48 mg，异亮氨酸 1.189 mg，丝氨酸 1.493 mg，亮氨酸 2.199 mg，谷氨酸 4.381 mg，苯丙氨酸 1.821 mg，甘氨酸 1.184 mg，赖氨酸 1.405 mg，丙氨酸 1.514 mg，组氨酸 0.937 mg，精氨酸 4.893 mg，颈氨酸 0.424 mg。南瓜子油富含植物甾醇、氨基酸、维生素、矿物质等多种营养物质，尤其是锌、镁、钙、磷含量较高。其还含有一种可称为男性荷尔蒙的活性生物催化剂成分。

8. 红花籽油

红花籽油又称红花油、草红花油、菊红花油、红兰花油、杜红花油等。其性辛、温、无毒，是以双子叶植物纲菊科一年生草本植物红花的干燥成熟果实为原料制取的油品。红花籽油与人们见到的外用红花油不同，市面上出售的跌打损伤用红花油只是一个商品名，是将多种中药提取物溶在植物油中，供外用活血化瘀之用。另外，其与花丝中的红花油也不同，从红花花丝中提炼的红花油属于挥发油，是药用成分不能食用。食用红花籽油作为重要的商品植物油的时间则不长。其制取工艺采用纯物理压榨法，依靠压榨机巨大的压力让油脂从油料中分离出来，再通过特殊的植物纤维网过滤而得到成品油，并只选取第一道初油精华。由于红花油在加工提取过程中未进行化学处理，天然成分未被破坏，使得油品无污染、无杂质，完全保留了红花籽的天然营养成分。红花籽油色淡无味，清澈透明，是新世纪最理想的烹调用油，它被日本称为功能食品，被欧美称为健康食品、新兴的健康营养油、血管清道夫。被营养学界公认为"亚油酸之王"。早在 1972 年，世界卫生组织、联合国世界粮农组织、世界红花大会、国际心脏协会，共同首推红花籽油为现代具有保健功能的营养健康食用油之首。红花籽油本身不含胆固醇，而且其脂肪酸组成是以油酸和亚油酸为主的不饱和脂肪酸。它还含有丰富的维生素 E、谷维素、甾醇等营养成分。红花籽油中亚油酸含量是已知植物食用油中最高的，平均含量达 78% 左右。研究表明，以红花籽油为主要食用油的人群，心血管系统疾病发病率极低。近年来红花籽油被广泛用于各类心血管病、肝病、妇女病、老年病的防治。

经常食用红花籽油具有降低血脂、软化血管、降低血压、促进微循环的作用，可预防或减少心血管病的发病率，特别是对高血压、高血脂、心绞痛、冠心病、动脉粥样硬化、老年性肥胖症等的防治极为有利。其能防止人体血清胆固醇在血管壁的沉积，具有防治动脉粥样硬化及心血管疾病的保健效果，对人体细胞分裂、延缓衰老有着重要作用。红花籽油的具体功效有：能够预防心脑血管疾病；预防治疗脂肪肝；是组成细胞膜的原材料；强化新陈代谢，增强细胞活力的功能；抗衰老，使老人、衰老的细胞和组织重现活力；能提高人体免疫力，消灭自由基，预防癌症。红花籽油可以生熟两用，可用于冷食拌凉菜，也可将面包切片后，蘸取适量以作配料食用，还可用于熟食煎、炒、烩、炸和特色食品糕点等，也可直接口服。此外，红花籽油可与其他食用油调和成健康油、营养油。熟食红花籽油加热时间不宜太长，最高温度不要超过255℃；最好将食物与油一起加热，以免油的局部过热。红花籽油可用于烘焙：将红花籽油涂抹于面包或甜点上进行烘焙，营养又美味。国外普遍把红花油制成人造奶油、蛋黄酱以及色拉油供人们食用。红花籽油适合高胆固醇血症的中老年人选用，健康人群食用时，红花籽油用量依据个人情况酌减。

标准型红花籽油的脂肪酸大体含棕榈酸5%～9%，硬脂酸1%～4.9%，油酸11%～15%。亚油酸69%～79%。碘价140左右。其属半干性油，人体的吸收率高达100%。它本身不含胆固醇，而且其脂肪酸组成是以油酸和亚油酸为主的不饱和脂肪酸。它还含有丰富的维生素E、谷维素、甾醇等营养成分。红花籽油中亚油酸含量是已知植物食用油中最高的，平均含量达78%左右。

9. 紫苏籽油

紫苏籽油又称紫苏油、苏籽油，性味辛，温、无毒，是以双子叶植物纲唇形科一年生草本植物紫苏的成熟的种子为原料提取的食用油。紫苏种子的含油率达34%～45%。紫苏籽油以传统的物理压榨方法精制而成，充分保留苏籽的营养精华。其油色淡黄，油质澄清，气味清香，无异味，可食用或药用，被称为高级功能性食用油。紫苏籽油的食用、药用具有悠久的历史。长期食用紫苏油，可以增加脑部营养、健脑益智、调节脑神经和视神经功能；调节高血压、高血脂、降低胆固醇；防止动脉粥样硬化、抑制血栓形成；降低脑血栓及心血管病的发作；增强人体免疫功能；调节机体代谢、延缓机体衰老；减缓并防止老年痴呆症的发生；预防脂肪肝和糖尿病；对保健肌肤和减肥也有较好效果。其具体功效有：①降血脂作用。紫苏油可控制人体内血小板凝聚，降低血液中的中性脂质，清除胆固醇，防止血栓形成。②提高记忆力。α-亚麻酸所合成的DHA，大量存在于大脑皮层，视网膜和生殖细胞中，促使脑神经细胞突触生长，改善记忆力。③抗衰老功能。紫苏油可明显提高红细胞中超氧化物歧化酶（SOD）的活力，对延缓机体衰老有明显作用。④抗癌作用。紫苏油能明显抑制化学致癌剂 DMBA（二甲醛苯并蒽）所至乳腺癌的发病率，还可降低结肠网膜鸟氨酸脱羧酸的活性，抑制结肠癌的发生。⑤抗过敏作用。紫苏油具有抗凝血、抗菌消炎、抗病毒等活性，也有很强的抗氧化性而抑制过敏性反应。⑥保肝护肝。紫苏籽油中的 α- 亚麻酸能有效抑制脂肪合成，并分解脂肪将其排出体外，因而可以预防脂肪肝的形成。⑦健脑益智、保护视力。紫苏籽油可以生熟两用，可用于拌凉菜，烹饪做汤，也可用于烧、炒、烩、炸、烘焙和特色食品糕点等，也可同大豆油、花生油或菜籽油等普通食用油按 1：5～1：10 比例混合后使用。紫苏籽油几乎适合所有人群食用，尤其是孕妇、儿童、学生及脑力工作者、老年人以及近视、高血脂、肝病患者。

紫苏籽油主要成分中大体含不饱和脂肪酸 93.707%，棕榈酸 2.0%～4.0%，硬脂酸 1.0%～4.0%，油酸 10.0%～25.0%，亚油酸 10.0%～25.0%，α- 亚麻酸 50.0%～70.0%。其是一种高不饱和度的天然油脂，所含主要成分为 α- 亚麻酸，含量高达 50%～70%，是目前所发现的所有天然植物油中这种脂肪酸尤为丰富。α- 亚麻酸是一种神经细胞合成的基础原料之一，如经常食用，可使婴儿智力提高 20%～30%。

10. 亚麻油

亚麻油又称亚麻籽油、胡麻油，性味甘、平，无毒，是双子叶植物纲亚麻科一年生草本植物亚麻的籽榨取的油类。整粒亚麻籽含油量 29%～44%，含壳率为 20%～50%，壳中也含有 17%～20% 的油脂。所以亚麻籽制油时一般不脱壳，通常采用预榨——浸出法。按工艺的不同又分热榨、精炼、冷榨。热榨的亚麻油在大多地方又叫胡麻油；精炼的亚麻油因进行脱蜡或工艺问题，营养成分流失较高；冷榨的亚麻油也有一些是没有脱蜡的，但在市场上价格相对适中，脱蜡的要贵一些，营养成分保留是最好的。亚麻籽毛油呈深琥珀色并且有特殊气味。这种气味不但由油中挥发性杂质而引起，更重要的原因是油中含有较多的高度不饱和脂肪酸。脱臭后的亚麻油有回味现象。新鲜的亚麻油可以食用。亚麻油有一种特殊的气味，食用品质不如花生油、芝麻油及葵花籽油。另外，由于其含有过高的亚麻油酸，储藏稳定性和热稳定性均较差，其营养价值也比亚油酸、油酸为主的食用油低。亚麻籽油可用于凉拌蔬菜、调制色拉、淋在汤中或在炒菜出锅前淋入作为明油使用。在调制色拉时，其可与各类色拉酱很好地混配并保持其有风味；在调配凉菜调味汁时，其可与香油、辣椒油、花椒油、大蒜油以及芥末油混配，并很好地保持上述调料油的原有风味。亚麻油与液体乳酪、酸奶或甜炼乳混合，再配以葡萄干、干果颗粒等配料，制出的甜品风味极佳，且利于人体对钙、天然维生素 E 和维生素 A 的消化吸收。直接食用冷藏保鲜的亚麻籽油，每日服 1 勺（6～8 mL），长期食用即可收到良好效果。如果将该油与纯净水或与蜂蜜、椰乳、山楂果茶等风味浓郁的饮品混合服用，则口感更好；与适量花生酱、可可酱、椰酱等混匀后涂抹在面包片上食用，口感可人。亚麻油应与其他食用油按一定比例预混进行低温烹饪；预混适用的油建议在一周到十天内用完为宜。科学研究证实，亚麻籽油可预防心脑血管病；降血脂；降低临界性高血压；调节痛风及风湿类风湿；抗癌；抑制血栓性疾病，预防心肌梗死和脑梗死；促进胰岛素分泌，延长降糖效果；可治病后虚弱、眩晕、便秘、老人皮肤干燥、起鳞屑、过敏性皮炎、瘙痒、疮疡湿疹及高血压、血管硬化、胆固醇增高等症。

亚麻油中含饱和脂肪酸 9% ~ 11%。脂肪酸大体含油酸 13% ~ 29%，亚油酸 15% ~ 30%，亚麻油酸 44% ~ 61%，α– 亚麻酸 58.5%。其主要营养成分中（每 100 g 含量）脂肪含量近 100%；维生素 E 389.90 mg；钠（Na）0.60 mg，钙（Ca）3.0 mg，镁（Mg）1 mg，铁（Fe）0.20 mg，锰（Mn）0.03 mg，锌（Zn）0.30 mg，铜（Cu）0.02 mg，磷（P）5 mg。

11. 米糠油

米糠油又称稻米油、米胚油，性味苦、甘、平，无毒，由单子叶植物纲禾本科稻属植物稻谷加工成大米时的副产品——米糠制取的一种食用油。米糠制油分压榨法或浸出法。其工艺提炼方法有物理精炼，硅胶脱色法，生物精炼法，再酯化脱酸法，混合油精炼法，溶剂浸出和膜技术脱酸。米糠约占糙米的 6%（干基），米糠中含油率 9% ~ 22%。精炼米糠油色泽淡黄，气味芳香，有非常好的抗氧化稳定性，耐高温煎炸，耐长久储存和几乎无有害物质生成。米糠油的性能优越，用途广泛，属新型功能性保健食用油。20 世纪 90 年代以来，米糠油作为热量来源和营养保健食品，已受到世界上许多发达国家的普遍关注。在欧美韩日等发达国家，它是一种与橄榄油齐名的健康营养油，深受高血脂、心脑血管疾患人群喜爱，并早已成为西方家庭的日常健康食用油。米糠油具有很高的营养价值，不仅具优良的烹调和食用性能，而且有着独特的保健功能。据《本草纲目》中载，米糠油有通肠、下气、开胃之功，主治噎嗝、脚气等症;《中国药膳大辞典》中载，米糠油中所含的谷维素可改善神经的功能障碍，增加肝脏中糖原的含量。其具体功效有：能降低胆固醇在血管壁上沉积，可预防动脉粥样硬化；调节人体机制、改善代谢功能；清除血液中的胆固醇、降低血脂、促进人体生长发育；促进皮肤微血管循环，保护皮肤，还对脑震荡等病有疗效；具有抗不育、保护肌肉和防治营养性贫血等作用；对高低血压、贫血、糖尿病、肝硬化、结核、风湿病、神经痛等症有一定预防效果；利用现代科技手段从米糠油中还可提取出一种有效的抗癌物质；其提取物用于医药工业可制成植酸钠盐和铋盐，用于治疗胃炎、十二指肠溃疡和腹泻等。米糠油可以生熟两用。由于米糠油本身稳定性良好，是制作营养油、调和油、煎炸油等食品原料的良好油料，可适合用于拌凉菜、炒、煎、烩、炸和煲汤等，一般人均可食用。用米糠油凉拌食用，不油腻、口感好，菜肴更安全、健康；用米糠油炒煎炸食物，谷维素具有高温抗氧化性，减少有害物质产生，养分丢失少；煲汤时放入 1 ~ 2 勺米糠油，口感十分好，更安康；米糠油还可制作人造奶油、起酥油以及高级营养油等。米糠油的脂肪酸组成较为均衡，吸收率达 90% 以上。其亚油酸与油酸的比例约在 1：1：1。从现代营养的观点看，这一比例的油脂很符合人类膳食脂肪酸推荐标准。

米糠油大体含总脂肪酸量 94.2%～96.4%。其脂肪酸含有中饱和脂肪酸 15%～20%、单元不饱和脂肪酸 80%～85%、多元不饱和脂肪酸和肉豆蔻酸 0.4%～1%、棕榈酸 12%～18%、软脂酸 12.3%～15.3%、硬脂酸 1%～3%、油酸 40%～52%、亚油酸（ω-6）28.8%～42.1%、亚麻酸 1.3%～2.5%、植物甾醇 4.0%～5.6%、谷维素 0.1%～0.5%、游离脂肪酸 ≤ 0.20%、糠屑 1%～5%、糠蜡 3%～9%、磷脂 1%～2%。米糠油还含有维生素 E、角鲨烯、活性脂肪酶、谷甾醇、菜油甾醇、豆甾醇和三种阿魏酸酯抗氧化剂等几十种天然生物活性成分。

12. 麦芽油

麦芽油又称小麦胚油。性味甘、平，无毒，是由单子叶植物纲禾本科植物小麦种子出芽不超过一周的优质胚芽，经科学萃取高活性、高纯度的小麦胚芽制成的一种油脂。呈棕色，特有气味。制取的工艺有压榨或浸出法。麦芽油不仅具优良的烹调和食用性能，而且有着独特的药用保健功能，已被公认为是一种颇具营养保健作用的功能性油脂。因其独特的生理功效而被西方发达国家称"长寿维生素宝库"。科学研究证实，麦芽油具有以下生理功能：①能调节内分泌，保护皮肤细胞，防止色斑、黑斑及色素沉着。②抗氧化作用，减少过氧化脂质生成，促进皮肤保湿功能，使皮肤润泽。③促进新陈代谢和皮肤更新，抗皱、防皱、防皮肤老化。④软化血管，预防动脉硬化、高血压、中风。⑤预防性衰退，刺激男性精子的产生，防止流产和早产，防止男女两性的不育症、增进心脏的效率和男性的性精力等。⑥抗疲劳，改善肌肉机能，提高反应灵敏性和运动耐久力。⑦抗衰老，诸多生物活性物质使之在防氧化抗衰老中起到了重要作用。⑧提高人体免疫力、增强防癌、抗癌及促进血液循环等作用。⑨对心脏病、肥胖症及糖尿病等有一定的辅助疗效。⑩能促进乳儿组织细胞生长发育，具有增强体力、耐力、爆发力、提高肌力、改善肌肉机能、改善反射性、灵活性等作用。⑪可以调理女性内分泌，由内而外改善肌肤，使肌肤更柔润富有弹性，同时可以改善女性烦躁、失眠和月经不调之症状。麦芽油可以生熟两用，可直接口服，可作为辅料调拌凉菜，也可用于烧、炒、烩、炸和特色食品糕点等，一般人均可食用。适用女性保养皮肤，养颜美容，祛除皱纹，并且适合各种肤质，尤其干癣、干性湿疹、皱纹、疤痕、妊娠纹、黑斑皮肤，最适合于衰老和成熟的皮肤。中老年人可通过麦芽油调节血脂，降低胆固醇、增强血管弹性，预防中风。其还用于高血糖的辅助治疗，降血压，延缓衰老。此外，麦芽油可有效保护肌肤免受自然环境的伤害，对滋润干燥和眼部周围老化的肌肤尤其有效。

每 100 g 麦芽油的营养成分如下：热量 3557.8 kJ，脂肪 99.90 g。它集中了小麦的营养精华，含有丰富的不饱和脂肪酸。其中油酸、亚油酸含量高达 70%，这是人体必需而又只能从外界摄入的营养。麦芽油为天然维生素 E 的仓库，且含有生育酚 -α、β、γ、δ 这四种维生素 E 的主要衍生物类型，其中生育酚 -α 含量极高，易被人体吸收、活性最强其生理活性效能是合成维生素 E 的 30 倍。因此，麦芽油素有 "维生素 E 之王" 之称。此外，麦芽油还含有 100 PPM（1 PPM= 百万分之一）的二十八碳醇、胆碱、植物固醇等营养物质，以及谷胱甘肽等多种微量营养素。

13. 月见草油

月见草油又称山芝麻油、束风草油、晚樱草油，味甘、苦，性温，由双子味植物纲柳叶菜科一年生或多年生草本植物月见草蒴果种子提炼出来的油脂，经低温压榨或亚临界低温萃取而来。一般的月见草油会经过繁杂的精炼过程以净化油分。因此，往往会选择冷榨方式、残液精炼方式提炼。天然的月见草油呈淡黄色，不仅具有优良的食用性能，而且有着独特的药用保健功能，被誉为二十一世纪功能性药用食品主角。其所含的 γ- 亚麻酸又被称为维生素 F，被誉为 "生命之花"，在欧洲被称之为皇室御药或国王药物。食用月见草油可以活血通络、息风平肝、消肿敛疮，主治胸痹心痛、中风偏瘫、虚风内动、小儿多动、风湿麻痛、腹痛腹泻、痛经、狐惑、疮疡、湿疹等症。其功效有：抗发炎作用；缓解经前症候群，更年期综合征；可降低血栓的发生率，减低总胆固醇合成，提高高密度脂蛋白胆固醇，从而预防动脉粥样硬化；抗衰老；治疗湿疹和皮炎这类皮肤病；防治风湿性关节炎、溃疡、结肠炎、胃炎等炎症；改善多发性脊椎炎、红斑狼疮等引起的发炎症状；促进女性荷尔蒙的自然分泌，让发育不良的乳房快速增长，有隆胸效果；抗心律失常作用。月见草油可直接口服，也可以调和基础油和精油的油脂；可制成胶囊内服，用在芳香疗法中；还可以调和乳液、乳霜。有经期、经前期或更年期不适症状的成年女士需要补充月见草油；皮肤炎、风湿性关节炎、多发性硬化症患者可适当补充月见草油；皮肤状况欠佳的女士应适当补充月见草油。酗酒者会缺乏 γ- 亚麻酸，许多西方国家的人会因为年龄增长、血糖不耐受、高脂肪摄入和其他一些疾病导致 γ- 亚麻酸缺乏，这些人群可通过补充月见草油。

月见草油约含有 90% 的不饱和脂肪酸。其主要营养成分有 γ- 亚麻油酸，镁，锌，铜，维生素 C、维生素 E、维生素 B$_5$、维生素 B$_6$ 等。其中含量最多的是约 70% 的亚麻油酸和 7% ~ 10% 的 γ- 亚麻酸。由于这两种物质皆属极不饱和脂肪酸（含较多的双键），油质的稳定度也比较低，容易与空气作用而氧化变质，因此，市面上的月见草油多半会添加少量的维生素 E，来作为稳定品质的抗氧化剂。月见草油含丰富的 γ- 亚麻酸，而大豆油、葵花籽油并不含，因此，其自然而然就成为一种热门的营养补充品。

14. 芥蓝籽油

芥蓝籽油又称芥蓝油，味辛、性平，无毒，是由双子叶植物纲十字花科亚麻属，一年生草本植物芥蓝的种子，采用专门冷榨工艺生产的纯天然高级植物油。其以 100% 原生态的芥蓝籽为原料，采用专门的冷榨工艺生产的原生态功能植物提取物。初榨后未经过化学处理，安全无污染，天然营养成分不受破坏。芥蓝籽油是目前国际上备受推崇的欧米伽膳食方案中的最佳食用油。ω-3 与 ω-6 脂肪酸的含量比例为 2∶1，是全面调节人体健康的天然营养保健食品，被誉为膳食最佳营养健康品。芥蓝籽油是风靡欧洲的多功能营养健康品。芥蓝籽油不饱和脂肪酸含量达 90%。其中 ω-3 系、ω-6 系人体必需脂肪酸含量高达 70%，α- 亚麻酸含量为 55%，亚油酸含量为 16.4%。γ- 亚麻酸和亚油酸是人体必需的生命物质。芥蓝籽油中含量丰富的天然维生素 E 和独有的神经酸，神经酸含量 0.44% ~ 0.63%，有益于心脑血管疾病、糖尿病患者的饮食健康，还能帮助人们提高免疫力，预防老年痴呆和癌症等多种疾病的发生。芥蓝籽油有着食用、药用保健性能。常食用芥蓝籽油，对降高血压、控血糖、减缓哮喘病的发作，预防脑梗死、预防冠心病、抑制肿瘤发生和转移、保护视力、增长智力、调节免疫力、抗衰老等方面具有显著功效。其具体生理功能包括：①能降低胆固醇，调节血脂，防治心脑血管疾病。②能健脑益智，延缓大脑衰老，防治老年痴呆。③能抗衰老，缓解更年期综合征，延长寿命。④增强机体的免疫功能，提高机体抵抗力、免疫力、自愈力以及人体自身的生命再生力。⑤有效防治风湿性关节炎、肝炎、肝硬化、过敏性炎症、哮喘等。⑥具有美容、护肤、减肥的功效，使人体内脂肪酸比例达到平衡，在保证身体健康的同时达到减肥的目的。⑦芥蓝籽油对预防糖尿病有一定作用，调节脂类代谢。⑧能抑制癌症的发生和转移。⑨能促进人体生长发育、保护视力。

芥蓝籽油可以口服和烹饪两用，可直接用于软胶囊口服。在使用其他食用油作为烹饪用油时，烹饪过程中可添加芥蓝籽油；拌凉菜时，与其他食用油调和使用，添加芥蓝籽油调和蘸料；烧烤前涂上少量芥蓝籽油，可以保持食物鲜嫩；也可用于特色食品糕点等。一般人均可食用，适合高血脂人群、心脑血管病者及三高引起的心脏病、冠心病、心绞痛、心肌梗死、心律失常、脑血栓、脑中风人群；失眠多梦、体虚多汗、缺少运动、脂肪肝、肥胖者、生活不规律、体内毒素蓄积人群；皮肤易衰老的女性；怀孕期妇女、更年期妇女；处于生长发育期的少年儿童；需加强免疫力的人群；希望健康长寿者。

15. 棉籽油

棉籽油又称棉油、棉花籽油，味辛、性热，以双子叶植物纲锦葵科棉属植物棉花的种子去壳后子仁制取的油。棉籽经过去除棉絮、脱壳分离后，提取原油有三种方式：液压、旋压、溶剂萃取（浸出），大部分都是萃取方式生产。其可分为压榨棉籽油、浸出棉籽油、转基因棉籽油、棉籽原油、成品棉籽油几种。毛棉油具有令人不快的气味和苦味，色泽很深。精炼后的棉清油清除了棉酚等有毒物质，口尝没有味，颜色较其他油深红，可供人食用。棉籽油含有大量人体必需的脂肪酸，最宜与动物脂肪混合食用。棉籽油中饱和脂肪酸含量较多，故凝固点较高，在较低温度下即变稠乃至凝固。经冬化（冷冻）滤除硬脂的棉籽油，在 0℃冷冻 5 小时仍澄清透明，这种棉籽油叫冬化棉油，可作凉拌油脂；滤出的则叫棉籽硬脂，为淡黄色的奶酪状脂肪，可作为人造奶油的原料，也可作为猪脂的代用品。棉籽油是"三低一高"产品，即低脂肪、低胆固醇、低反式脂肪酸、高亚油酸，可补肝肾、强腰膝、暖胃止痛、止血、催乳，用于妇女月经过多、功能性子宫出血、乳汁缺乏、胃痛、腰膝无力等症。经常食用脱除棉酚的精炼棉籽油，可有效预防心脏动脉变窄、心脑血管疾病、动脉硬化、血栓形成，预防骨质疏松，同时其还可以防止肥胖的发生，有效降低乳腺癌、结肠癌的发生率。生棉籽油具有避孕效果。将棉籽油中的棉酚提出，每天服 2 g，服两个月后，避孕率高达 98%～99%，停服 3 个月后，又可恢复生殖能力。棉籽油可用于烧、炒、炸和特色食品糕点等，冬化棉油也可于拌凉，一般人均可食用。棉籽油可以用来烹饪肉类，炒肉时添加少许棉籽油可调动其香浓，开胃美味。棉籽油还可做糕点，在制作萝卜糕、千层糕等糕点时加入少许棉籽油风味尤佳。建议大家吃精炼棉籽油，不要吃没有经过精炼的棉籽油（毛棉籽油），或者精炼程度不好的棉籽油。同时，棉籽油的饱和脂肪酸要高一些，建议大家不要只吃棉籽油，而要与其他的食用油混着吃，或者轮换着吃。在调和油中调入少量的精炼棉籽油，对人体并没有害处。因为棉籽油中亚油酸的含量特别多，能有效抑制血液中胆固醇上升，维护人体的健康，而人体对棉籽油的消化吸收率为 98%，所以从脂肪酸的角度来说棉籽油是非常好的一种食用油。

棉籽油总脂肪酸含量 95%～96%。饱和脂肪酸 26%，不饱和脂肪酸 70%。其中单元不饱和脂肪酸 18%，多元不饱和脂肪酸 52%。酸中大体含有棕榈酸 21.6%～24.8%，硬脂酸 1.9%～2.4%，软脂酸约 22%，花生酸 0～0.1%，油酸 18.0%～30.7%，亚油酸 44.9%～55.0%。其主要营养成分如下（每 100 g 含量）：碳水化合物 0.10 g，脂肪 99.8 g；维生素 E 86.45 mg；钾（K）1 mg，钠（Na）4.5 mg，钙（Ca）17 mg，镁（Mg）1 mg，铁（Fe）2.0 mg，锌（Zn）0.74 mg，铜（Cu）0.08 mg，磷（P）16 mg。

16. 芥花籽油

芥花籽油又称芥花油、双低油菜籽油，是从双子叶植物纲十字花科芸薹属一年生草本油菜芥花的种子提炼出的一种食用油。芥花油是茶子油的"华丽变身"，通过育种技术，利用油菜籽培育出新的芥花油原料作物的种子，再压榨出芥花油。其加工工艺可分类为物理压榨和浸出方法。使用科学的压榨工艺，保留了 100% 芥花油的营养成分。芥花油与传统的菜籽油完全不同。其渗透性强，烟点高，气味清淡，色泽较浅，与橄榄油相比，有一种清淡利口的美妙口感，更容易被大众接受。同橄榄油一样，芥花籽油也可以直接饮用，被营养专家称为"贵族身份的菜籽油"。其良好的美白、营养、润滑皮肤的功效，被美容专家称为"美容圣品"。芥花籽油大体含不饱和脂肪 93%，在所有的食用油中最高，不含胆固醇和反式脂肪。其饱和脂肪含量为 7%，在所有的食用油中最低。这种油脂芥酸、芥子苷含量远远低于传统菜籽油，但是不饱和脂肪酸的含量却远远高于传统的菜籽油。其富含维生素 E，天然的芥花籽油的维生素含量为 73.8 mg/100 g。低芥酸芥花籽油中的油酸含量平均为 61%，仅次于橄榄油 75% 的含量。

经常食用芥花籽油有如下食疗功效：①因天然纯净的芥花油中的不饱和脂肪酸比例适宜，故其有降低血液中胆固醇的功效。②芥花油中含的维生素 E 是一种脂溶性维生素，具有很好的抗氧化抗衰老、美容养颜的功效。③其对女性月经不调、不孕和调整男性荷尔蒙分泌等有一定的作用。④其富含大量的不饱和脂肪酸以及一定的亚麻油酸和次亚麻油酸，对于人体的新陈代谢有益。⑤帮助大脑发育和保护视网膜健康，能够从根本上有助于保持人体营养均衡。⑥可以预防和减少患心脏病、中风、冠心病等疾病风险。芥花籽油适合于烹饪、凉拌、炒煎炸、蒸煮焖，还可直接食用及调配各类沙拉酱汁，非常适合中国人的饮食习惯。一般人均可食用，以每人每天 20～25 g 为好。芥花籽油具有多种功能，包括高耐热性、烟点高（在 215℃ 高温下无油烟）、大众化口味和轻而均匀的组织，适合中国家庭爆炒、油炸等烹饪方式。消费者在餐桌上和烹饪中使用芥花籽油不存在成本、口味、便利性和可用性方面的障碍，这使其极具吸引力。

17. 火麻油

火麻油又称巴马火麻油、大麻仁油、麻仁油，味甘、性平，由双子叶植物纲荨麻目桑科一年生草本植物巴马火麻的干燥成熟果实麻仁精加工制取的油。其采用低温冷榨的物理工艺制取的火麻油，较好地保留了原料的天然活性营养成分。火麻油符合世界卫生组织推荐的小于等于 4：1 最佳比值的特点，是最具营养平衡性的油脂，且可溶于水，其也是世界上唯一能够溶解于水的植物油料。当地称之为"长寿麻"或"不老油"，被长寿乡人们称为"长寿油"，是人们健康食用油的新选择。科学研究证实，火麻油具有通便利肠、补血效果，可改善肠胃不适、痛风、便秘及贫血，还具有延缓动脉硬化、预防心脑血管疾病、防癌功效。经常食用或服用火麻油可以预防心脑血管病，有效防止血栓的形成，其具体功能包括：①降血脂，防止动脉粥样硬化。②降低临界性高血压，可以扩张血管，增强血管弹性。③抑制癌症的发生和转移。④抑制过敏反应、抗炎作用。⑤延缓衰老；增强智力，增强记忆力。⑥可以提高和保护视力。⑦可帮助子宫排除污血及陈旧废物，促进子宫收缩，以恢复正常功能。⑧提高肠道功能。火麻仁油可以作为食用油，除炼熟炒菜之用外，更是凉拌食品最理想的油料。其还可用于煮汤，在汤要起锅的时候，浇进去适量的火麻油，其味特鲜美；可用于调味，凉拌沙拉或者是凉拌小黄瓜等，浇上点火麻油，味道清香可口，口感顺滑，也不破坏其营养价值；可直接饮用，每天定量地直接饮用火麻油，不破坏营养成分，而且也不会感觉如其他油一样的腻味，清香可口。

火麻油含不饱和脂肪酸达 93%，是常见食用油中不饱和脂肪酸含量的最高者。其含有丰富的人体必需脂肪酸。ω-6 族亚油酸与 ω-3 族、α-亚麻酸，天然比值为 2：4：1，α-亚麻酸被誉为"植物脑黄金"。其还含有大量多种维生素，尤其是可延缓衰老的维生素 E，并含有人体必需的硒、锌、锰、钙、镁、钾、铁、锗等矿物质元素。

18. 薄荷油

薄荷油又称纯净薄荷油、薄荷素油，性凉、味辛，由双子叶植物纲唇形科一年或多年生宿根性草本植物薄荷或家薄荷的鲜茎叶经蒸馏，再冷冻加工得到的挥发油。薄荷油为无色或淡黄色的澄清液体，有特殊清香气，存放日久色渐变深，与乙醇、氯仿或乙醚能任意混合。薄荷油可入药，亦可食用。薄荷油在医药上，广泛应用于祛风、防腐、消炎、镇痛止痒、健胃等药品中，如清凉油、风湿油等。其具有发汗、散风热和止痒等功效，适用于感冒发热、头痛、咽喉肿痛、无汗、风火赤眼、风疹、皮肤瘙痒、疝痛、下痢及瘰疬等症；外用有轻微的止痛作用，用于神经痛等病。其还具有疏风，清热的功能，可治外感风热，头痛目赤，咽痛，齿痛，皮肤瘙痒、晕船、反胃、胃肠气胀等病。通过内服薄荷油后，可刺激兴奋中枢神经系统，使皮肤毛细血管扩张，促进汗腺分泌，增加散热，而起到发汗解热作用；薄荷油能抑制胃肠平滑肌收缩，能对抗乙酰胆碱而呈现解痉作用；薄荷油能促进呼吸道腺体分泌，从而对呼吸道炎症有治疗作用；体外试验提示，薄荷煎剂对单纯性疱疹病毒、甲型链球菌、乙型链球菌、卡他球菌、肠炎球菌、福氏痢疾杆菌、炭疽杆菌、白喉杆菌、伤寒杆菌、绿脓杆菌、大肠杆菌等有抑制作用；薄荷油外用，能刺激神经末梢的冷感受器而产生冷感，并反射性地造成深部组织血管的变化而起到消炎、止痛、止痒作用。薄荷油在生理功能上主要包括：具有清凉温暖双重功效；能提振精神，缓解压力；对于呼吸系统、消化系统、内分泌系统，都有很好的保健作用；阻止癌症病变处的血管生长；其清新强烈的气味可以有效防治蚂蚁、蚜虫、虱子和甲虫等害虫。薄荷油在食用上，既可作为调味剂，又可作香料，还可配酒、冲茶和特色食品糕点等。薄荷粥清新怡神，疏风散热，增进食欲，帮助消化；薄荷豆腐可治疗伤风鼻塞、打喷嚏、流鼻涕等症；薄荷鸡丝可消火解暑；薄荷糕可清凉、疏风散热、清咽利喉；鲜薄荷鲫鱼汤可治小儿久咳；薄荷汤可解毒败火。其他食用方法：薄荷凉菜饮用后通体舒坦，精力倍增。薄荷冰可收清凉利咽之效。薄荷酒、薄荷茶饮用有清凉感，是清热利尿的良药。此外，其可用于制作口香糖、牙膏等，起到清凉提神、泻火的功效。一般人均可食用，适宜头痛目赤、咽喉肿痛、口疮口臭、牙龈肿痛、风热瘙痒者；孕妇勿过量食用，因为这样会引起"退奶"情况；阴虚发热、血虚眩晕者慎服；表虚自汗者禁服。

薄荷油中主要成分大体含 1- 薄荷醇 77%～87%，含 1- 薄荷酮 10%，另含异胡薄荷酮、乙酸癸酯、乙酸薄荷酯、苯甲酸薄荷酯、α- 蒎烯、戊醇 -3、β- 蒎烯、β- 侧柏烯、己醇 -2、d- 月桂烯、宁烯、辛醇 -3、桉叶素和 α- 松油醇等。此外，其尚含苏氨酸、丙氨酸、谷氨酸、天冬酰胺等多种游离氨基酸，以及树脂及少量鞣质和迷迭香酸，还有多种黄酮类化合物。

19. 大蒜油

大蒜油又称蒜油、大蒜素，性温，味辛、甘，是由单子叶植物纲百合科葱属多年生草本植物大蒜的地下鳞茎制取的食用油，优良的调味料。其提取工艺主要有：水蒸气蒸馏法、溶剂萃取法、超临界萃取法及超声、微波辅助提取等。在通常情况下，用大蒜制取蒜油的出油率为 1.6% ~ 3%，是大蒜中的特殊物质，呈现明亮透明琥珀色的液体，含有重要的活性硫化物。大蒜油有两种：一是天然的从大蒜里提取的，二是化工合成的。大蒜油为淡黄色液体，具有深烈的大蒜气味，不溶于水，部分溶于乙醇。采用冷冻技术浓缩提取的大蒜油，可确保大蒜中的有效成分不被破坏，可直接吞服，胃内消化，口腔不留异味。大蒜油含多种人体所需成分，其所含的大蒜辣素被誉为植物黄金，具有保健的特殊功能。大蒜油中的主要成分有 40 多种活性硫醚类化合物：烯丙基丙基二硫化物、二烯丙基二硫化物、二烯丙基三硫化物、大蒜素等，还含有一种叫"阿霍烯"的物质。大蒜油是一种广谱抗菌物质，具有活化细胞、促进能量产生、增加抗菌及抗病毒能力、加快新陈代谢、缓解疲劳等多种药理功能。因此，其在很多领域都有广泛的应用。大蒜油在医疗方面，可用于治疗感染性疾病、消化系统疾病、心脑血管疾病等，且具有防衰老、防金属中毒等作用。经常食用大蒜油能够增强巨噬细胞的活力，提高身体的抗病能力；可以降低体内胆固醇及血脂，预防各种心血管疾病的发生；具有抗肿瘤的作用；有助于防治糖尿病；改善肝肺病变；旺盛精力、治疗阳痿；助消化。大蒜油对多种疾病，如脑膜炎、肺炎、白喉、痢疾、伤寒、副伤寒等可辅助治疗，对多种病菌，如大肠杆菌、链球菌、结核杆菌、霍乱弧菌、念珠菌、须发癣菌均有明显的抑菌或杀菌作用，对青霉素、链霉素、氯霉素及金霉素等耐药细菌也具有很好的抑制与灭杀功能。大蒜油用于调味料和调味汁等食品调料。可用于拌凉菜，也可用于烧、炒、烩、炸和特色食品糕点佐料等。一般人均可食用，每天 10 g 最适宜，适用中老年人群，特别是高血压、高血脂、易感冒者及糖尿病、高血糖患者。应注意的是，大蒜油不能代替药物；不能与碱性物质混置；有磷鱼病者慎用；有眼病、阴虚火旺的人（经常有面红、午后低热、口干便秘、烦热等表现）不要吃太多；对于患有胃炎、溃疡病、哮喘及眼病的人食用应谨慎。

20. 芥末油

芥末油又称芥子油，性味辛温，由一年生或二年生草本植物芥菜的种子经压榨和水蒸气蒸馏得来的一种调味油。芥末油分黑芥末油和白芥末油两种，具有催泪性的强烈刺激性辣味，微苦，辛辣芳香，味道十分独特，对味觉、嗅觉均有刺激作用。芥末油具有解毒消肿、开胃消食、温中利气、明目利膈等功效，主治疮痈肿痛、耳目失聪、牙龈肿烂、寒腹痛、便秘等病症，还可治疗喉痛声哑。经常食用芥末油可刺激唾液和胃液的分泌，有开胃的作用，能增强食欲；有很强的解毒功能，可以起到杀菌和消灭消化系统寄生虫的作用；能解鱼蟹之毒，故生食三文鱼等海鲜食品经常会配上芥末油；可以预防蛀牙和癌症；具有发汗、利尿、解毒、清血等食疗功效；可促进血液循环，有预防高血脂、高血压、心脏病和减少血液黏稠度等功效；可用来治疗风湿性疾病和麻疹，还可以调节月经；与面粉调和成糊状可用来治疗咳嗽或支气管炎。芥末油还具有除臭效果，在美体界用作按摩油。芥末油用于调味料和调味汁等食用调料，可用作泡菜、腌渍生肉或拌沙拉时的调味品，亦可与生抽一起使用，充当生鱼片的美味调料。一般人群均可食用，高血脂患者、心脏病患者、食欲不振者适宜食用；胃炎、消化道溃疡患者忌食；眼睛有炎症者、孕妇不宜食用。芥末油不宜与鲫鱼、鳖肉、鸡肉同食，不宜长期存放，可置于常温下密封存储，避光防潮。保质期在 6 个月左右，当油脂变苦时就不宜继续食用。

芥末油主要成分是异硫氰酸盐、异硫氰酸烯丙酯（90% 以上），其主要营养成分如下（每 100 g 含量）：热量 1990.3 kJ；蛋白质 23.6 g，脂肪 29.9 g，碳水化合物 35.30 g，膳食纤维 7.20 g；维生素 A 32 mg，胡萝卜素 190 mg，硫胺素 0.17 mg，核黄素 0.38 mg，烟酸 4.80 mg，维生素 E 9.83 mg；钾（K）366 mg，钠（Na）7.80 mg，钙（Ca）656 mg，镁（Mg）321 mg，铁（Fe）17.2 mg，锰（Mn）3.05 mg，锌（Zn）3.62 mg，铜（Cu）0.63 mg，磷（P）530 mg，硒（Se）69.01 μg。

21. 辣椒油

辣椒油又称番椒油、大椒油，味辛、性热，是由双子叶植物纲茄科辣属，一年生或多年生草本植物辣椒果实制作的油。辣椒油是一种调料，其制作方法相当讲究，一般将辣椒和各种配料用油炸后制得。辣椒油是食品中一绝，因含有辣椒素而有辣味，主要供食用，也可以入药。食用辣椒油，能增强食欲，增强体力，改善怕冷、冻伤、血管性头痛等症状；能加速新陈代谢，促进荷尔蒙分泌，保健皮肤；可以控制心脏病及冠状动脉硬化，降低胆固醇；可预防癌症及其他慢性疾病；可以使呼吸道畅通，用于治疗咳嗽、感冒；还能杀抑胃腹内的寄生虫。从药理作用分析：辣椒油内服可作健胃剂，有促进食欲、改善消化的作用，对肠管有抑制及解痉作用，还可预防胆结石；有抗菌作用；能温中健胃，散寒燥湿，发汗。因此，适量吃辣椒油对人体有一定的食疗作用。辣椒油是一种非常实用的调味品，可用来拌凉菜或制作面点、小吃调味，一般人都可食用，但不宜多食。辣椒油适用于脾胃虚寒、食欲不振、腹部有冷感、泻下稀水、寒湿瘀滞、少食苔腻、身体困倦、肢体酸痛、感冒风寒、恶寒无汗者。过食辣椒油可引起头昏、眼干、口腔及腹部或肛门灼热、疼痛、腹泻、唇生疱疹等；患有火热病症或阴虚火旺、高血压病、肺结核、目疾、食管炎、胃肠炎、胃溃疡以及痔疮等疾病患者应慎食；消瘦的人、甲亢患者、肾病患者、高血压患者、泌尿系统结石患者和风热病患者不宜食用。辣椒油也不宜与胡萝卜、动物肝脏同时食用。

辣椒油含有特殊物质，主要是辣椒素、辣椒酊或辣椒碱。每 100 g 辣椒油中，热量 3762 kJ，营养素有脂肪 100 g，碳水化合物 0.10 mg，维生素 A 38 mg，维生素 E 87.24 mg；矿物质元素有钙（Ca）0.10 mg，磷（P）0.10 mg。辣椒油中还含有丰富的维生素 C、β-胡萝卜素、镁及钾等营养素。

22. 胡椒油

胡椒油又名胡粉油，性辛、热，是由胡椒科胡椒属多年生草本或灌木、稀乔木（仅少数呈树状）胡椒的果实种子经碾压或水蒸气蒸馏而制得的食用油。胡椒有白胡椒、黑胡椒之分。果实中含有挥发性油 1%～2%，胡椒碱 8%～9%，还含有粗脂肪、蛋白质、淀粉、可溶性氮等物质。胡椒油为无色至蓝色澄清液体，具有柔和的胡椒特征芳香味道，还有苦辣味。胡椒油口味清爽，麻香浓郁，麻味绵长，且不哽气，既是一种很好的调味品，又是一种珍贵的药材，可药、食两用。胡椒油有镇静、温中散寒、下气、健胃、止痛、消炎、解毒等功能，主治风寒感冒、脘腹冷痛、呕吐腹泻、食欲不振等症。胡椒油的具体功能包括：①经常食用胡椒油可治疗胃寒所致的吐、泻、腹胀、腹痛等。②胡椒油有防腐抑菌的作用，可解鱼虾肉毒、除冷积寒湿阴毒。③可治疗消化不良、寒痰、咳嗽、肠炎、支气管炎、感冒和风湿病等。④胡椒油对惊厥有效，大剂量时不引起动物惊厥，亦不引起麻醉。⑤具有镇静作用和加强其他中枢神经系统药物的中枢抑制作用。⑥胡椒油含的酰胺类化合物具有杀犬弓蛔虫的作用，其所含的胡椒醛、胡椒碱对果蝇幼虫发育有抑制作用。⑦利胆和升压的作用。⑧舒缓疼痛，减少疼痛感，消炎退热，使炎症减轻。⑨改善女性白带异常及癫痫症。胡椒油主要用作调味品，用于烹制动物内脏、海味类菜肴，或用于汤羹的调味，具有祛腥提味的作用。可以在腌制肉类时加入胡椒油，也可以在炒菜时煸炸，使其散发出特有的麻香味，也用于食品香精。其实际上用途还有很多，一般人均可食用，不宜过食久食。大剂量食用胡椒油可刺激胃黏膜，引起充血性炎症。胡椒油适宜胃寒反胃、呕吐清水、心腹冷痛、泄泻冷痢、食欲不振、慢性胃炎、胃内停水者，女性白带异常、癫痫症以及感受风寒或遭受雨淋之人服食；胃热、阴虚有热较重者则不宜食用，以免助火伤身。

胡椒油的酯值 ≤ 11，含有萜烯 70%～80%、倍半萜烯 20%～30% 和含氧化合物 4%，还含有 α- 蒎烯和 β- 蒎烯、桧烯、芋烯、石竹烯、胡椒酮、榄香醇等成分，以及一定量的芳香油、粗蛋白、粗脂肪及可溶性氮。胡椒油富含镁，调节神经和肌肉活动、增强耐久力；富含碳水化合物，构成机体的重要物质；它还含维生素 A，维生素 B_2、维生素 C，胡椒碱、硫胺素、铜、铁、锌、酮、醇、酶等营养素。

23. 花椒油

花椒油辛、热，由新鲜花椒与食用植物油混合提炼而成，与花椒籽油、花椒精油完全是两码事。花椒油制取方法主要有油溶法、油浸法、油淋法、溶剂萃取法、超临界 CO_2 萃取法、压榨法。其是从花椒中提取呈香、呈味物质溶于食用植物油中的产品。因花椒产地、采摘时间、生产工艺不同，导致花椒油的酸价、挥发物、色泽等指标有差异。花椒油有芳香健胃、温中散寒、除湿止痛、杀虫解毒、止痒解腥之功效，主要治疗呕吐、风寒湿痹、齿痛等症，用于脾胃虚寒、食欲减退或脘腹冷痛、呕吐、腹泻及蛔虫引起的腹痛。花椒油为调味油类，作调味、煎汤等，多食易动火、耗气，损目，主要用于需要突出麻味和香味的食品中。其能增强食品的风味，主要可用于川菜、凉拌菜、面食、米线、火锅中，在直接食用时，依据产品的风味要求添加。

24. 花椒籽油

花椒籽油性辛、热，是由花椒的副产物花椒籽为原料，在仁壳分离后通过压榨或溶剂萃取等方法从花椒籽中提取出的油脂，再经过精炼即得，与花椒油、花椒精油完全是两码事。花椒籽油采用压榨、油浸、分离、精炼等技术加工制作，产品色泽透亮，香味浓郁，营养丰富，是理想的健康保健调和食用油。其既可当普通调和油烹饪使用，也可添加在各类食品中。花椒籽油富含构成人体组织细胞的重要成分，是人体健康所必需的物质。对于高血脂人群，其能有效降低血清胆固醇含量，调节人体血脂平衡，防止发生高血脂，并能有效阻断心血管疾病的诱发因素；对于青少年、儿童及婴幼儿，花椒籽油对其脑细胞的形成、生长发育以及脑细胞突起的延伸都起重要的作用；花椒籽油是维系正常视网膜功能的重要物质，也是孕妇、哺乳期妇女，以及子宫内的胚胎的必需营养素；具有软化血管、通络活血、健脑益智的功效。花椒籽油是很好的调料，用于调味，煎汤等，加入需要突出麻味和香味的食品中，能增强食品的风味。例如，用于川菜、凉拌菜、面食、米线、火锅中或直接食用，依据产品的风味要求添加。同时，花椒籽油也有药用价值。例如，用于中寒腹痛、寒湿吐泻，治疗脾胃虚寒、脘腹冷痛、呕吐、不思饮食等症；治疗虫积腹痛、手足厥逆及烦闷吐蛔，若治小儿蛲虫病，可用本品煎液灌肠；用于湿疹瘙痒，妇人阴痒，燥湿止痒等症。

花椒籽油是一种食用价值较高的食用植物油，富含人体不能合成的必需脂肪酸，由油酸、亚油酸、α-亚麻酸成组。不饱和脂肪酸高达 90%，被专家称为"脑黄金"的 α-亚麻酸含量高达 30% 以上。

25. 藤椒油

藤椒油又称椒子油，性辛、热，是川菜品调味中的新宠儿。它由多年生灌木新鲜藤椒的果实萃取提炼而成。藤椒中挥发油的含量一般在 0.9%～11%，高于一般的花椒。不同品种的花椒挥发油化学组成和含量差异较大。藤椒果子味芬芳易挥发，口感香麻，色泽清澈。藤椒油采用压榨、油浸、分离、精炼等技术加工制作，颜色黄绿，具有浓郁的藤椒清香，口感清爽，麻味绵长，比花椒油更香、更麻、更生态，是宾馆、饭店、家庭的理想日常调味品。

藤椒油富含构成人体组织细胞的重要成分，是人体健康所必需的物质。其具有散寒解毒、散瘀活络、消食健胃、增进食欲之疗效，还具有抗癌、抗衰老、抑菌等作用。藤椒油是理想的川菜品调味用油，既可当普通调和油烹饪使用，也可添加于各类食品中。其特别适合制作川味凉拌和水煮鱼片，菜肴香气扑鼻，令人越吃越想吃。凉菜加入藤椒油风味更佳浓郁。面条、蘸料放入少许藤椒油滋味也非常特别。做肉菜的时候放藤椒油，不仅可以去除膻气，还可以增进食欲。藤椒油可在腌制肉类时加入，也可以在炒菜时煸炸，能让菜品发出特有的麻香味，在水煮系列菜里加入，更别有一番风味。

26. 番茄籽油

番茄籽油是指从番茄籽中提取精炼的天然优质食用油。其含油率为 20% ~ 23%，不饱和脂肪酸质量分数在 70% 以上，其中必需脂肪酸亚油酸质量分数为 50% 以上。新疆昌吉地区成熟的番茄的籽含油率为 19% ~ 29%。番茄籽的油脂含量及营养成分因品种、成熟度、产地自然地理条件而相差很大。不成熟番茄籽是不饱满的扁平白嫩状，含油不到 10%，榨不出油。以物理压榨方式从新鲜番茄籽中提取的番茄籽油，是一种优质食用油，属于半干性油脂。其色泽深橙色，澄清透明，不透加任何其他油脂和食品添加剂。具有显著番茄籽油香味，无异味。因为原料稀少，虽然全世界番茄很多，但番茄籽油极少。

番茄籽油具有抗氧化、抗衰老等功效，可以有效清除自由基，调节细胞代谢，提高人体免疫力；对前列腺癌、消化道癌、宫颈癌、乳腺癌、皮肤癌、膀胱癌等病症有明显的抑制作用；具有高效的保健功能，可有效预防高血脂、高胆固醇引发的高血压、冠心病、动脉硬化疾病；具有保护心血管功能；可以帮助生理调节和人体发育，维护细胞柔软、防止细胞老化，增强皮肤弹性，起到美容保健作用；防止血管内产生沉积物，可防治心脑血管疾病；也可作为局部性外伤的外用药和内服药，可透过皮肤被吸收，加速伤口康复，可防止留下疤痕。番茄籽油可作为营养性食用油，没有任何副作用，非常适合长期保健服用。根据其所含番茄红素、维生素 E 等的理化特性，建议避免将其用作高温煎炸食用油，宜用于低温煎蛋、炒菜、凉拌、红烧菜肴、煲汤或直接食用。

第二节　木本植物食用油

木本植物食用油，是取自木质化坚固的植物的果实种子，经过去壳、晒干，物理压榨并进行精炼从而制成的植物油，与草本植物油相对。我国木本食用油树种有 50 多种，亚热带以南地区有 17 种；亚热带地区有 26 种；温带地区有 14 种。常见的木本植物食用油如下。

1. 核桃油

核桃油又称胡桃油、羌桃油，分山核桃油和普通核桃油。其味甘、涩，性温，由双子叶植物纲胡桃科胡桃属木本植物核桃的实果核桃仁制取。核桃的油脂含量高达 65% ~ 70%，居所有木本油料之首，有树上油库的美誉。核桃油是选取上等核桃果，经纯物理加工方法精制而成的高级食用油，没有化学提炼的不良副产物，充分保留了核桃的精华，是真正纯天然的有机食品和高营养的智力型保健食品。核桃油味美清香，是一种珍贵的营养保健油，具有独特的滋补、营养、保健作用。核桃油是最天然的健脑益智的食品之一，被誉为珍贵的高级营养保健油。在欧美等发达国家，食用核桃油已成为一种消费趋势，部分国家还将其指定为宇航员食品。经常食用核桃油，能使高密度脂蛋白胆固醇水平上升，将胆固醇运送至肝脏进行代谢排出体外，从而防止胆固醇的积累；能防止高血压、高血脂、糖尿病、肥胖症等多种常见的富贵病；能促进血液循环；能防止动脉硬化以及动脉硬化并发症：高血压、心脏病、心力衰竭、脑出血；有减少胃酸、阻止发生胃炎及十二指肠溃疡等病的功能；有效保持皮肤弹性和润泽；对消除面部皱纹，防止肌肤衰老，有护肤护发和防治手足皲裂等功效；能抗击紫外线防止皮肤癌；提高内分泌系统功能；提高新陈代谢功能；预防和控制糖尿病；促进骨骼生长；有防辐射作用。核桃油属于高级保健食品油，适用于凉拌和调味，还可在制作糕点和营养食品中作添加剂用。核桃油不适用于煎炒烹炸，因为其营养成分经高温会被破坏。一般人均可食用，以每人每天 20 ~ 25 g 为好。其食用方法包括：可以 1：4 方式与其他食用油调和油混合烹调；可拌入宝宝牛奶、豆浆及各类辅食中一起食用；可广泛用于任何甜品及面包；做米饭时可放入适量核桃油，使米饭更美味，且粒粒饱满。孕妇需求量较大，可适当加量。在阴凉、干燥、避光处保存，避免高温及阳光直射，开封后 3 个月内最好用完。

核桃油中不饱和脂肪酸含量占 90% 以上。脂肪酸组成是：棕榈酸 5.1%，硬脂酸 2%，油酸 18.1%，亚油酸 65.4%，亚麻酸 9.4%。营养成分中含维生素 E 22.84 mg；钙（Ca）1.6 mg，铁（Fe）0.4 mg。从营养成分看，其以纯生核桃油为主要原料，还含有 DHA、脑磷脂和卵磷脂，亚油酸、亚麻酸的含量为其他食用油类品种之最，为普通菜籽油含量的 3 ~ 4 倍。其富含维生素 A、维生素 B$_1$、维生素 B$_2$、维生素 C、维生素 D、维生素 E、叶酸、β- 胡萝卜素等营养元素及人体所需的锗、镁等微量元素。酸值保持在 0.1 ~ 0.5，且 α- 亚麻酸和 α- 亚油酸的配比为 1：4，组成近似母乳。其理化指标及卫生指标均符合食用油技术标准要求。

2. 葡萄籽油

葡萄籽油又称葡萄油，味辛，性温，是双子叶植物纲葡萄科多年生木质藤本攀缘植物葡萄的成熟果实的葡萄种子，经由冷压方式精制而成。其采用新型国际上先进的压榨工艺生产，避免了可能存在的污染，无溶剂残留，有天然无毒的特性。经精炼处理，产品纯度高，达到高档色拉油标准。葡萄籽油呈漂亮而自然的淡黄色或淡绿色，无味、细致、清爽不油腻，不含胆固醇和钠，是基础油中相当受欢迎且效果卓著的品种之一。葡萄籽油具有降低血液中胆固醇、防止血栓形成、扩张血管作用；同时，具有营养脑细胞、调节自主神经的作用；有效防止心血管硬化引起的各种疾病。经常食用葡萄籽油，可以降血脂，预防心脑血管疾病，能改善不良静脉血液循环，减少心脑血管疾病发生的风险，以及减少血小板聚集、预防血栓、降低动脉粥状硬化等现象；可以延缓老化，从深层保护皮肤，使皮肤免受来自环境的污染；加快新陈代谢速度，促进死皮脱落，防止黑色素沉淀；有修复细胞膜和细胞壁的功能，促进细胞再生，恢复皮肤弹性，可以刺激细胞分裂与组织再生，活化表层细胞，减少皱纹，延缓衰老；抑制与清除体内自由基，发挥抗癌抗过敏的作用；增加人体抗辐射能力，阻隔紫外线，减少皮肤受损概率；具有抗前列腺癌、抗肝脏肿瘤的作用，还可以对抗神经系统的损伤；可以外用，能提高皮肤抗氧化机能，改善过敏体质，增强皮肤美白功效，防止皮肤松弛。葡萄籽油适合各种形式的烹饪。它清淡、不油腻，能强化而不是盖过所烹饪食物的味道，用来生饮、凉拌、腌鱼肉、煎炸、烘烤都非常理想。葡萄籽油与花生油或其他植物油调和，可以改善油的风味和品质。葡萄籽油烹饪仅用其他油的 1/2 ~ 1/3 就可以达到同样的烹调效果。因此，十分经济，还避免了过多脂肪的摄入。其适合所有人，以中老年人最佳。

葡萄籽油的主要成分是亚油酸与花青素，是唯一含有花青素的食用油。葡萄籽油主要营养成分中含不饱和脂肪酸占总脂肪酸含量的 90%，不饱和脂肪酸的 75% 以上为亚油酸。其还含有丰富的维生素 E 及一定量的维生素 A、维生素 D、维生素 B_1、维生素 B_3、维生素 B_5、维生素 C、维生素 F，以及叶绿素和多种矿物质元素（钾、磷、钙和镁）、果糖、葡萄糖、葡萄多酚。

特别提示

正在使用西药、草药、抗氧化剂者，食用葡萄籽油后可能会对药效产生影响；孕妇，或正准备怀孕，以及正在进行哺乳的慎用。

3. 棕榈油

棕榈油又称棕油、棕皮油，味苦、涩，性平，为不干性油，是由单子叶植物纲棕榈科常绿直立乔木油料植物油棕树上的棕果中榨取出来的油。果肉压榨出的油称为棕榈油，而果仁压榨出的油称为棕榈仁油。新鲜棕榈仁油呈乳白色或微黄色，有如固体的稠度，具有令人喜爱的核桃香味。传统上所说的棕榈油仅指由棕榈果肉压榨出的毛油和精炼油，不包含棕榈仁油。两种油成分大不相同，经过精炼分提，可以得到不同熔点的产品，分别在餐饮业、食品工业和油脂化工业拥有广泛的用途。从棕榈油的组合成分看来，其含有特别丰富的维生素 E（生育酚）和生育烯醇等物质。它的高固体性质及其所含甘油能让食品避免氢化而保持平稳，并有效地抗拒氧化，因而也适合炎热的气候。棕榈油也被称为饱和油脂，因为它含有 50% 的饱和脂肪。油脂是饱和脂肪、单不饱和脂肪、多不饱和脂肪三份混合构成的。人体对棕榈油的消化和吸收率超过 97%，和其他所有植物食用油一样，棕榈油本身不含有胆固醇。棕榈油容易被消化、吸收以及促进健康。食用棕榈油，能降低血液中的胆固醇，和橄榄油一样具有降低胆固醇，升高好胆固醇的效果；对于控制血脂具良好的影响；可保护皮肤组织，延缓衰老；预防癌细胞的生长，控制癌细胞的发展和扩散；预防动脉粥样硬化。棕榈油可当作食油、松脆脂油和人造奶油来使用，用于食品（面包、饼干等）的煮炸方面，与其他油脂相比更适用于煎炸、烧烤食品。一般人均可食用，对于糖尿病患者，应当少食用棕榈油。长期食用棕榈油会造成人体血清饱和脂肪酸摄入过量，导致胆固醇、甘油三酯、低密度脂蛋白胆固醇升高，从而引发心脑血管疾病。棕榈油饱和脂肪酸含量偏高，可加重脂肪肝的病情。建议多使用不饱和脂肪酸含量丰富的红花籽油、葵花籽油、玉米油和大豆油。橄榄油和菜籽油虽然不饱和脂肪酸多，但是热量偏高。当然每种油都要吃一点，不要太偏。

棕榈油主要含有棕榈酸和油酸（两种最普通的脂肪酸）。其饱和程度约为 50%。棕榈仁油含有月桂酸，饱和度达 80% 以上。棕榈油的营养成分如下（每 100 g 含量）：能量 3766 kJ；脂肪 100 g，维生素 A 18 μg，胡萝卜素 11 mg，维生素 E 15.24 mg；钠（Na）1.3 mg，铁（Fe）3.1 mg，锰（Mn）0.01 mg，锌（Zn）0.08 mg。

4. 橄榄油

橄榄油又称黄榄油、青果油、山榄油、白榄油、红榄油，味甘、涩、酸，性平，由双子叶植物纲橄榄科常绿小乔木橄榄的果实通过物理冷压榨工艺提取的天然果油。整粒果实含油 35% ~ 70%（干基），其果肉含油 75% 以上。橄榄油分为初榨橄榄油和精炼橄榄油两大类，五个级别。初榨橄榄油或称为天然橄榄油，是直接从新鲜的橄榄果实中采取机械冷榨、经过滤等处理除去异物后得到的油脂。此类橄榄油质量最佳，具有独特香味，金黄色中带有绿色，口感丰富，相当于一种果汁。根据酸度的不同可分为三个级别：特级初榨橄榄油：是最高级别、质量最高的橄榄油，属于纯天然产品，口味绝佳，有淡雅怡人的植物芬芳，酸度不超过 1%。优质初榨橄榄油：酸度稍高，但不超过 2%，味道纯正、芳香。普通初榨橄榄油：口味与风味尚可，酸度不超过 3.3%。精炼橄榄油，是指酸度超过 3.3% 的初榨橄榄油精炼后所得到的橄榄油，或称为"二次油"。精炼橄榄油虽然质量不及原生油，但味道也不错，价格较为平民。精炼橄榄油可分为两个级别：①混合（普通）橄榄油，指精炼橄榄油与一定比例的初榨橄榄油混合，以调和味道与颜色，其酸度在 1.5% 以下，呈透明的淡金黄色。②精炼橄榄杂质油，是通过溶解法从油渣中提取并经过精炼而得到的橄榄油。橄榄油的色泽随榨油机压力的增加而加深：浅黄、黄绿、蓝绿、蓝至蓝黑色。色泽深的橄榄油酸值高。酸值大于 3 时，油味变浓并带有刺激性，不宜食用。橄榄油不经加热和化学处理，保留了天然营养成分，颜色呈黄绿色，具有特殊温和令人喜爱的清香，是一种优良的不干性油脂，也是世界上最重要、最古老的油脂之一。橄榄油因营养成分丰富，食疗保健功能突出，而被公认为绿色保健食用油，素有"液体黄金""植物油皇后""地中海甘露"的美誉，具有极佳的天然保健功效、美容功效和理想的烹调用途。当今医学界把橄榄油公认为最益于健康的食用油之一，既可食用，又可作医药工业原料。

橄榄油品质最好，营养价值最高，是最有益于人类健康长寿的油脂。对人体而言，它可以降低血脂和血糖的水平；降低人体受心血管疾病和糖尿病威胁的概率；减轻阻止动脉粥状硬化的症状；减缓人体组织的衰老；增白护肤，保护头发；它能调节血脂，降低血压，降低血黏度，预防血栓形成，保护心脏免受冠心病的危害，减少心血管疾病发生。常食用橄榄油可防癌；可预防老年痴呆；可增进和改善消化系统功能；能提高人体的新陈代谢功能；润肠，可以有效缓解便秘；能保护皮肤、防辐射；可以消除体内自由基，恢复人体脏腑器官的健康状态，能防止脑衰老，并能延年益寿。橄榄油的食用冷热皆宜。作为厨房的常备油，冷餐、煎、煮、烹、炸、烘焙均可使用。橄榄油适用各个年龄段的人群，为中老年人食用油的首选。橄榄油含有清淡香味，适合制作凉拌菜，也可水煮菜后，浇上橄榄油食用。用橄榄油炒菜时，油温不超过190℃时，橄榄油不会受到影响。建议每天或隔日进食橄榄油，每日每人总量不超过 25 g，建议幼儿摄入量在 15～20 g。橄榄油因其保健功效备受推崇，但再"健康"的油，也需要注意每天的摄入量。否则，不但发挥不出其保健功效，还容易带来其他健康隐患。

橄榄油含饱和脂肪酸 11.0%～17.0%，单不饱和脂肪酸 65.8%～84.9%，棕榈油 0.2%～1.8%，油酸 65.8～84.9%，亚油酸 3.3%～17%，亚麻酸 0.3%～1.3%。其主要营养成分如下（每 100 g 含量）：脂肪 99.9 g，热量 3757.8 kJ，胡萝卜素 0.03～0.36 mg，维生素 E 12.43 mg 及维生素 A 30.0 μg，维生素 D 140 μg，硫胺素 0.06 mg，核黄素 0.05 mg，烟酸 0.06 mg。还含有钙（Ca）18.0 mg，镁（Mg）4.0 mg，锌（Zn）0.11 mg，磷（P）23.0 mg，以及角鲨烯、类黄酮等多种营养元素。其在人体内的消化吸收率 84.9% 左右。橄榄油中所含油酸、亚油酸和亚麻油酸的比例正好是人体所需的比例，类似母乳，这也是其他植物油所不具备的。

5. 茶籽油

茶籽油又称茶油、高山茶油、野山茶油等，性凉，味甘，是双子叶植物茶科属多年生常绿灌木或小乔木油茶树成熟的种子制取的油。油茶籽含油 58%～60%，是世界四大木本油料之一。其常用制取方法为亚临界萃取。亚临界低温萃取技术是低水分茶籽去壳，粉碎，扎胚，亚临界低温萃取，精练。茶籽油呈浅黄色，澄清透明，气味清香。精炼后的茶籽油是良好的食用油脂。其脂肪酸组成与世界上公认的最好的植物油脂橄榄油相似，有"东方橄榄油"之美称，有"神油、长寿油、月子油"的佳誉。茶籽油中含有多种功能性成分，具有明显的预防心血管硬化、降血压、降血脂和防癌抗癌的特殊功效。长期食用茶籽油，可改善血液循环，能防止动脉硬化以及动脉硬化并发症、高血压、心脏病、心力衰竭、肾衰竭、脑出血。茶籽油具有以下功能：①促进消化系统功能，可提高胃、脾、肠、肝和胆管的功能，预防胆结石，并对胃炎和胃、十二指肠溃疡有疗效；增强内分泌系统功能，能提高人体的新陈代谢功能，预防和控制糖尿病。②强化骨骼系统功能，能促进骨骼生长，促进矿化剂的生成和钙的吸收，在防止骨质疏松方面也起重要作用。③预防癌症，能防止某些癌变（乳腺癌、前列腺癌、结肠癌、子宫癌）。④抗衰老，其含有的抗氧化剂维生素E，能防止脑衰老，并能延年益寿。⑤保护皮肤，尤其能防止皮肤损伤和衰老，使皮肤具有光泽，养颜美容，特别是对产后妇女复原能起到良好的保健作用。中医认为，茶籽油具有清热化湿、杀虫解毒，清胃润肠的功效，可治疗气腹痛等。茶籽油适合口服，也可用于煎、炒、烹、炸、凉拌、烘烤、清蒸、煮汤等多种烹饪方式。烹调时的用量一般是普通油的二分之一。一般人均可食用，是孕妇婴儿、中老年人、心脑血管疾病及"三高"人群的常用油脂。将炒菜锅烧热后即可倒入冷的茶油，然后迅速烹炒。用量：每日每人总量不超过 25 g，建议幼儿摄入量在 10 ~ 15 g。

茶籽油中不饱和脂肪酸高达90%以上，软脂酸约60%，硬脂酸1.3%，油酸80% ~ 83%，亚油酸7% ~ 13%，亚麻酸6.7%。其营养成分如下（每100mL含量）：能量3757.8 kJ；脂肪99.9 g；维生素E 27.9 mg；钾（K）2 mg，钠（Na）0.7 mg，钙（Ca）5 mg，镁（Mg）2 mg，铁（Fe）1.1 mg，锰（Mn）1.17 mg，锌（Zn）0.34 mg，铜（Cu）0.03 mg，磷（P）8 mg，并富含蛋白质和维生素A、B、D、E等，尤其是它所含的丰富的亚麻酸，是人体必需而又不能合成的营养素。茶籽油的物理、化学性质与橄榄油相近，但其油酸及亚油酸含量均高于橄榄油。茶籽油中不含芥酸、胆固醇、黄曲霉素和其他添加剂。其消化吸收率达99%以上。

6. 椰子油

椰子油性味甘、平，由单子味植物纲棕榈科椰子属植物，常绿乔木椰子树成熟椰果肉中提取的食用油，为白色或淡黄色脂肪。椰子肉（干）含油65% ~ 74%。有两种提取椰子油的方法：一种是干法，需要先将椰果肉从果壳中取出后在日光下晒干或加热烘干制成椰子核，通过机械压榨椰肉干或用溶剂浸渍萃取的方法获得椰油；另一种是湿法，是以未经干燥处理过的鲜椰果肉中获得的椰奶（就是带有水和油的乳浊液）为原料，通过油水分离来生产椰子油。不同方法取得的椰子油，其外观、质量、口味和香味互有差异。但大体上可分为两大类：一类是经提纯、漂白、脱臭的净化椰子油；另一类是常温下不经化学处理的冷榨椰子油。这种油的液态清澈如水，固化后是白色。由于未经高温和化学物质处理，这种油保留着原有的成分并有椰子的特殊的气味和滋味。椰子油被称为世界上最健康的食用油之一。菲律宾人将椰子油称为"瓶子里的药店"。自古以来，印度也一直将椰子油当作药物来使用。椰子油能保护皮肤免受阳光的伤害，所以也常被当最美容保养的圣品。

椰子油的消化无须动用人体胰消化酶系统，对身体的酶和荷尔蒙系统施加很小的压力，可用于治疗儿童的佝偻病、成人的骨质疏松，保护骨骼不受自由基损伤。椰子油的功效包括：①长期适量饮食椰油，可以防止其他脂肪被氧化，具有抗衰老的作用。②其具有很强的抗病毒杀菌功效。③能增进甲状腺的功能，促进有害的胆固醇转化成有益的抗老胆固醇，增强人体免疫力。④帮助抵抗心脏病、衰老、肥胖、癌症及其他退化性疾病，能提高代谢速度，起到减肥的作用。⑤具有保湿滋润功能，防止皮肤老化，保持皮肤健康、柔软、平滑。⑥针对体内的细菌、病毒，甚至是肠胃道的寄生虫，有很强的抗菌力。⑦可降低胆固醇比率，不会增加身体代谢负荷，可以防治心脏病和其他心血管疾病。⑧维持能量水平、稳定血糖、使头脑清晰、情绪稳定。⑨对于晒伤、湿疹、昆虫咬伤、皮肤粗糙、皮肤癌也有辅助治疗的效果。⑩对于慢性病，像糖尿病、气喘、动脉粥样硬化、高血压、关节炎、阿兹海默病、肠道疾病等，椰子油都能有效减轻症状。⑪可以使待产或产后的妇女消除妊娠纹并恢复皮肤活力。椰子油是烹饪佳品，用于烹饪的椰子油主要有两类：天然椰子油和精炼椰子油。天然椰子油保留了椰子的香味，精炼椰子油虽然没有椰子的清香或口感，但仍保留了椰子油的所有功效。椰子油适合口服，也可用于煎、炒、烹、炸、凉拌、烘烤、清蒸、煮汤等多种烹饪方式。一般人均可食用，适宜母婴、儿童及青少年、老人、职业人群、更年期妇女、久病体虚人群；湿热体质，痰湿体质，热盛体质的人不宜。椰子油性能稳定，不需冷藏保存，在常温中至少可放置 2 ~ 3 年。

椰子油的脂肪酸组成中饱和含量达 90% 以上，但熔点只有 24 ~ 27℃。油中含游离脂肪酸 20%，亚油酸 2%，棕榈酸 7%，羊脂酸 9%，脂蜡酸 5%，羊蜡酸 10%，油酸 2%，月桂酸 45%。椰子油的甾醇中含豆甾三烯醇 4.5%，豆甾醇及岩藻甾醇 31.5%，$\alpha-$ 菠菜甾醇 6%，$\beta-$ 谷甾醇 58%。顶级椰子油富含 50% 以上的成分是月桂酸，自然界只有在母奶及少数食物中存在，对人体有百益而无害，易被人体消化吸收，是我们日常食物中唯一由中链脂肪酸组成的油脂。

7. 杏仁油

杏仁油又称杏核仁油、杏子油、杏梅仁油，由双子叶植物纲蔷薇科植物落叶乔木杏树果仁压榨而得，是中性不油腻的食用油。由于杏仁有南杏甜杏仁、北杏苦杏仁之别，故尚有甜杏仁油、苦杏仁油之分。其本身有淡淡的杏仁香味，极为温和，具有良好的亲肤性，连最娇嫩的婴儿都可以使用。杏仁油为中性、舒缓、清爽不腻，质地相当轻柔、润滑，是最不油腻的油，与任何植物油皆可互相调和，还具有隔离紫外线的作用，因此也是最广泛使用的基础油。其还可提取香精和维生素，富含人体所需多种天然营养成分，无任何有害化学物质及胆固醇，口感润滑细腻，香味适中，可作为营养调理饮品直接适量口服饮用。杏仁油止咳，平喘，润肠通便，可促进功能代谢、刺激胃酸分泌、帮助消化、增进食欲、平衡血压及血脂、清除氧自由基和羟自由基，有很好的抗衰老作用。长期食用杏仁油，有益于脑血管和智力发育，能降低人体中的甘油三酯，可预防三高和癌变；可减少脂肪在血管壁上的沉积凝结，具有软化血管、防治动脉硬化的功效，从而降低高血压、高血脂及心脑血管疾病的发生；抗氧化、延长人的寿命。杏仁油有保护细胞膜，延长血液循环系统中血红细胞寿命的作用，进而延长人的寿命；可缓解肌肉疲劳、增强人体机能；可减轻人体受辐射和紫外线照射的损害；可以增强大脑活力，增强记忆力；具有润肤、美容，具有滋养与保湿、舒缓养颜的功效，可以防止便秘、清除体内毒素；可改善肠道内环境。杏仁油适用于中外各种烹饪方式，炒、烹、烧烤、色拉、凉拌、直接饮用均可，一般人均可食用。经过甜杏仁油调味的菜肴味道鲜美，风味独特，食用时不会有普通油类的油腻感觉。建议成人每日摄入量为 10 ~ 25 mg。直接饮用，以清晨空腹食用最佳。口服或直接加入辅食（奶粉、米粉、菜、饭、蛋羹等）添加食物，温度不宜超过 60℃ 为佳。甜杏仁油具有油而不腻，不粘锅的特点，即使高温下油的分子结构不会发生实质的变化。杏仁油应储藏于密闭容器中并置于阴凉干燥处，避免阳光直射和有气味的物质串味；可于 150℃ 加热 1 小时进行灭菌，使杏仁油不易酸败。

杏仁油的主要成分为油酸和亚油酸。两种脂肪酸含量总和为 95%，比目前橄榄油多 10%。主要脂肪酸组成含油酸 68% 左右，棕榈油酸 0.7% 左右，亚油酸 27% 左右，硬脂酸 1.0% 左右，亚麻酸 0.1% 左右，二十碳酸 0.1% 左右，二十碳烯酸 0.1% 左右。杏仁油中含有多种人体必需的维生素 A、B_2、B_5、C、E 等，尤其是脂溶性维生素 E 的含量高达 65.8%。以 α 生育酚和 γ 生育酚为主。杏仁油中有丰富的钙、锰、锌、磷、硒等矿物质元素。

8. 沙棘籽油

沙棘籽油又称沙棘油，由胡颓子科沙棘属落叶灌木或乔木植物沙棘的种子提取的油，经过榨汁、高速离心分离、板框压滤等工序而制得。沙棘籽油是从沙棘种子里用二氧化碳超临界萃取技术提取出来的，带有独特气味的金黄色油脂。沙棘种子含油率 10% ~ 12%，是提取沙棘油很好的原料。沙棘籽集沙棘有效成分为一体的高度浓缩物。沙棘油不仅是优质的食用油，而且是现代医药中的珍贵用油。沙棘籽油被定为"宇航日餐必需品"。在国际上，沙棘籽油被称为"油料黄金"。沙棘油可以滋养心脑血管、软化血管、防止动脉粥样硬化、血栓形成、增强心脏功能、降低血脂、调节血压、滋补肝肾、养颜抗衰老等功能。长期食用沙棘油，对心血管系统疾病有预防保健作用；对免疫系统的多环节都具有不同程度的调节能力；可以调节甲状腺功能，使甲状腺功能亢进恢复正常；对癌症的预防与治疗作用，能促进癌细胞退化或杀死癌细胞，阻断致癌因素，减轻放疗及化疗的毒副作用，促进癌症患者康复，特别对胃癌、食道癌、直肠癌、肝癌等消化系统的治疗效果比较明显；对呼吸系统疾病的预防保健作用，具有止咳平喘、利肺化痰的作用，对慢性咽炎、支气管炎、咽喉肿痛、哮喘、咳嗽多痰等呼吸道系统疾病均有一定的防治作用；具有保护肝脏的作用，可促进肝细胞代谢，改善肝功能，抗脂肪肝、肝硬化；具有健脑益智作用，对儿童的智力发育及身体生长均有很好的促进作用；能抗炎生肌，对黏膜、皮肤，特别是消化系统组织的修补有良好作用；具有益气健脾、消食化滞、抑制胃酸及胃蛋白分泌和抗炎生肌的作用。沙棘油凉拌、直接饮用均可，禁止炒菜及放在热菜上。一般人群均可食用，心脑血管疾病患者、癌症患者及儿童宜食。过敏体质的人，应先少量试用，确定无过敏现象后食用。建议成人每日每人用量 30 ~ 100 mg。

沙棘油中含活性成分就有 103 种（其中脂溶性维生素 6 种，脂肪酸 22 种，脂类 42 种，黄酮和酚类 33 种），沙棘油的成分：饱和脂肪酸含量为 88%，并富含叶酸，叶酰胺，5-羟色胺，生物碱及丰富的维生素 A、K、B_3、B_6、C，被称为维生素宝库。其含有大量的钙、铁、锌、碘等矿物质元素及人体必需的氨基酸和类胡萝卜素；含有抗癌物质白花素、苦木素、香豆素等及挥发物质等。沙棘籽油含有 90% 的不饱和脂肪酸。其中亚油酸含量为 36.3%，α-亚麻酸含量为 33.0%，一价不饱和酸——油酸含量为 20.9%。沙棘油中维生素 C 的含量丰富，维生素 C 又名抗坏血酸，是人类维持生命的基本物质，具有生理活性功效。

9. 沙棘果油

沙棘果油以精选优质的沙棘果为原料经过榨汁、高速离心分离、板框压滤等工序而制得的棕红色澄清透明的油状液体。沙棘果油是从沙棘果皮和果肉里用二氧化碳超临界萃取技术提取出来的，带有独特气味的棕色油状物，具有沙棘果实特有芳香气味。与沙棘籽油的营养成分有所区别。沙棘果油的营养成分组成使其成为理想的营养保健产品和临床应用药品。

沙棘果油具有营养、保健、治疗三重功效。在心血管系统、消化系统及美容方面具有显著功效，能够很好地改善和辅助治疗各系统的相关疾患。心血管系统方面：能够显著地降低血脂，改善冠心病、心绞痛的病症。免疫系统方面：具有显明的调节人体免疫功能作用，可提高机体免疫力，促进造血功能，对由免疫力低下引起的疾患有防治作用；具有抗癌活性，经临床证明可用于癌症患者；在消除自由基、抗氧化延缓衰老方面作用显著。消化系统方面：消炎、抗溃疡方面作用亦较显著，适用于多种原因引起的胃炎、胃溃疡患者，促进局部病变的修复。其他方面：亦可应用在美容领域，可促进面部微血管的循环，可有效地除去面部色斑及皱纹，起到滋润、美白、祛斑、除皱等多方面效果；还具有抗辐射和防治烫伤及冻伤的作用。沙棘果油可广泛应用于药品、功能食品等领域，凉拌、直接饮用均可。其适用中老年人群，特别是高血压、高血脂、糖尿病，高血糖患者，不能与碱性物质混置。

沙棘果油富含 100 多种生物活性成分，由棕榈酸、棕榈烯酸、硬脂酸、油酸、亚油酸、亚麻酸等多种有益脂肪酸组成。其中不饱和脂肪酸高达 70%。沙棘果油中含有类胡萝卜素和维生素 E 以及多种矿物质元素，人体不可缺少的维生素 A、硒、镁、锌、铁、锰等含量亦较高。除此之外，沙棘果中的少量植物甾醇、儿茶素类、黄酮类化合物，在制油的过程中也富集于沙棘果油中。这些活性物质多为人体细胞组成和维持生命活动不可缺少的物质，参与机体的生命活动的各个环节。由此可见沙棘果油的营养成分具有全面性，是其他油脂不可比拟的。

10. 松子油

松子油是由松柏目松科属常绿乔木松树的果实种子（松子仁）制取的油脂。其制取可以用物理压榨法，也可以用溶浸出法，以物理压榨法的产品品质好。可榨油的松子有红松子、雪松子、马尾松子、偃松子、云南松子、落叶松子等，以红松子的品质最好。松子油营养价值很高，既可食用，又是重要的中药。久食健身心，滋润皮肤，延年益寿。松子油与一般的油相比，含有普通油中所不含有的营养成分，而这些营养成分对于维持人体的健康是很有帮助的。松子油具有抗氧化和清除自由基的作用，抑制自由基对皮肤的损害，并能防止紫外线引起的皮肤老化；具有预防、治疗心脑血管疾病的作用；对皮炎、支气管炎有良好的治疗作用；对灼伤以及各种肿瘤的疗效都非常显著；具有减肥，调节血脂，降血压、增强机体抗病能力、抗炎、解热、镇痛等食疗功效；对于美白肌肤，去除皱纹、斑点，保持肌肤的弹性有很好的作用；儿童食用可以促进智力发育，脑力工作者食用可减缓疲劳，为神经系统提供充足的原料；辅助治疗便秘有很好的疗效，尤其是对于老年人来说，有利于润肠通便。松子油是良好的滋补品，可食用，可做糖果、糕点辅料，还可代其他植物油食用，适用肥胖人群、高甘油三酯血症人群和免疫力低于者及中老年人群。松子油可采取直接口服的方法。为了避免松子的油腻，首先可以和水或者是果汁一起服用，这样口感会更好；其次，可以用松子油来拌凉菜，在做好的凉菜上面滴上几滴松子油，或者在煮好的主食、菜肴、汤羹中加入适量食用，既营养又健康；再次，可以用松子油来做菜，具体做法是按照一定的比例与其他食用油进行混合，用于炒菜，效果也非常不错。松子油含有多种人体必需营养素，属于高营养食用油，但人体每日吸收存在极限。为避免浪费，青少年及成年人每日食用不超过 20 mL，5 岁以上儿童不宜超过 10 mL，5 岁以下儿童不宜超过 6 mL。一般市面上大都是 250 mL 装，一瓶大概可以食用半个月。松子油所含有皮诺林酸可以降低肠道对脂肪的吸收，所以食用松子油可以达到自然减肥的作用。建议想减肥的人士可以早餐前空腹服用 15mL 的松子油，效果更佳。

松子油中含不饱和脂肪酸 90%，所含的天然维生素主要有维生素 A、B_1、B_2、E 等。在松子油的营养成分中，含皮诺林酸 152.60 mg、亚油酸 574.4 mg、11，14 二十碳烯酸 5.37 mg、二十碳烷酸 4.60 mg。在目前所知的各种植物油中，松子油无论在不饱和脂肪酸的含量上，还是在分布上，都是最佳的。皮诺林酸只存在于松子油中。它不仅能够降低胆固醇（TC）、甘油三酯（TG），提高高密度脂蛋白胆固醇，而且还能抑制、消除其他不饱和脂肪酸对机体的不利影响。

11. 山苍子油

山苍子油又称苍籽油、山鸡椒油、木姜子油，由樟科植物山鸡椒的果皮，用水蒸气蒸馏法提取的精油。其作为调味品的山苍子油系由山苍子精油与食用植物油稀释勾兑而成的一种调味油，有柠檬的香气。苍子得油率为 3% ~ 6% 左右。山苍子油是香精香料工业中一种重要的精油，外观为浅黄色至黄色澄清液体。清鲜香甜的果香，有酸柠檬样气息，不及柠檬草油香气好。山苍子油用途广泛，主要用于香料工业如化妆品、香精等。山苍子油具有除膻祛腥、提味增鲜的功效；有祛风作用，对风湿性关节炎、痛风等有很好的疗效，并对感冒引起的发汗、发热有不错的效果；浓郁的柠檬味，对人有兴奋作用，可以消除疲劳感，并可以起到调节抑郁心情效果；对于哺乳期的妇女有催乳作用，有通乳腺的辅助作用，对女性乳腺有良好的保健作用；其杀菌力又强，很适用于油性皮肤，痤疮和一般斑点等问题，可收敛和紧实皮肤，且不担心会有光敏感性的问题；可以扩张气管，有助于支气管炎和气喘，也能促进消化作用，缓解胀气和反胃的感觉，还可以开胃；可以改善口腔的鹅口疮。山苍子油具有抗心律失常作用，用于制备医疗冠心病的药，对治疗冠心病、心绞痛有效率可达 80% 以上；又可改善循环系统，具有增强心脏及预防心脏疾病之功能；还具有平喘、抗过敏、抗心律失常、抗血栓、抗病毒、抗阴道滴虫作用；还有抗黄油霉素的功效。山苍子油适用于牛、羊、鱼肉及龙虾、海鲜等荤腥菜及面汤、火锅、卤菜调味，出锅时加少许拌匀即可。其通常用于提制柠檬醛，供合成紫罗兰酮类香料和维生素 A 等，也可直接用于日化香精和食用香精，可作为清新剂提高香精的清鲜香气。目前，作为调味品的山苍子油在标准制定方面有严重障碍，与国家规定的调味油 QS 规范有冲突。山苍子油的水分及挥发物指标远高于调味品油 QS 规定的强制性指标。调味油 QS 规定的水分及挥发物 ≤ 0.2%，而作为调味品使用的山苍子油，主要利用的是山苍子油的挥发性成分，即调味成分，这也是消费者青睐的成分。因此，山苍子油含有的山苍子精油越多，其挥发物越多，这个问题有待进一步研究解决。

山苍子油主要含羰基化合物，其中柠檬醛含量约达 60% ~ 80%。其他成分包括甲基庚烯酮、香茅醇、蒎烯、柠烯、1，8- 桉叶素、莰烯、芳樟醇、2- 甲基 -2 己烯 -6 酮、樟脑、黄樟油素、橙花醇、香味醇、香叶醇、松油醇、乙酸叶酯、丁香酚、对伞花烃等。

12. 柠檬油

柠檬油又称柠果油、洋柠檬油、益母果油等，味酸甘、性平，是由芸香科柑橘属常绿小乔木柠檬树成熟的新鲜果皮经压榨而得，呈黄色液体，有浓郁的柠檬香气，加工后制成无萜柠檬油。柠檬油是柠檬的精华，采用先进的冷磨加工技术从柠檬鲜果皮中提取的。其色黄中带绿，可作食品添加剂，给食品调香调味，含有丰富的柠檬酸，因此被誉为"柠檬酸仓库"。柠檬油有很强的杀菌作用；能祛除肉类、水产品的腥膻之气，能使肉质更加细嫩；能促进胃中蛋白分解酶的分泌，增加胃肠蠕动；能够抑制钙盐结晶，从而阻止肾结石形成，甚至已成之结石也可被溶解掉，所以食用柠檬油能防止肾结石。食用柠檬油还可以防治心血管疾病，预防和治疗高血压和心肌梗死；能防止和消除皮肤色素沉着，具有美白作用；还具有良好的安胎止呕作用；能加强和改善肌肉的工作能力，减轻疲劳；能改善循环系统功能；可以增强免疫系统，净化身体，改善消化系统功能，治疗消化不良和便秘；具有抚慰和缓解头疼和偏头疼的作用；对治疗关节炎和风湿病也有帮助；还有助于清除痤疮，清洁油腻皮肤和头发等。柠檬油作为上等调味料，用于配制饮料（如果汁、汽水等）香精等，经常被用来制冷盘凉菜及腌食等；有时也用做烹饪调料，加入肉类中，可以消除腥味；在洋葱等有强烈气味的蔬菜中，加入少许可以减少异味。但柠檬油基本不用作鲜食。一般人群均可食用。作芳香剂，柠檬油可清除轿车、高档衣物、房间居室异味；作按摩油，可提神醒脑；可薰身洗面，融蚀色斑。

柠檬油密度 0.857 ~ 0.862，主要成分为苎烯，含量约 80% ~ 90%，柠檬醛 3% ~ 5.5%。柠檬油富含维生素 C、糖类、钙、磷、铁、维生素 B_1、维生素 B_2、烟酸、奎宁酸、柠檬酸、苹果酸、橙皮苷、柚皮苷、香豆精、高量钾元素和低量钠元素等，所以其是碱性食物，对人体十分有益。

13. 肉桂油

肉桂油又称桂皮油、玉桂油，味甜，性辛，由一种多年生樟科植物肉桂的干燥枝、叶经水蒸气蒸馏得到的挥发油。鲜枝叶得油率为 0.3% ~ 0.4%；树皮为 1% ~ 2%；籽为 1.5%。肉桂油为黄色或黄棕色的澄清液体，有肉桂的特异香气。露置空气中或存放日久，色渐变深，质渐浓稠。在乙醇或冰醋酸中易溶。广泛用作饮料和食品的增香剂，也用于配制化妆香精和皂用香精，并用于医药上。肉桂油作为中药和调味料已有悠久的历史，具有补火助阳、引火归源、散寒止痛、活血通经之功效，用于阳痿、宫冷、腰膝冷痛、肾虚作喘、阳虚眩晕、目赤咽痛、心腹冷痛、虚寒吐泻、寒疝、奔豚、经闭、痛经等症。肉桂具有补元阳，暖脾胃，除积冷，通血脉的功效，主治命门火衰，肢冷脉微，亡阳虚脱，腹痛泄泻，闭经癥瘕，阴疽，流注，及虚阳浮越，上热下寒。肉桂油有抗菌杀菌及抗病毒作用，对流感病毒、SV10 病毒有抑制作用；对肾上腺皮质性高血压有降压作用；可抑制肿瘤的发生，并具抗诱变作用和抗辐射作用；健胃助消化作用，可用于治疗胃痛、胃肠胀气绞痛，有显著的建胃、祛风效果；预防血吸虫病；控制血糖平衡，防止和治疗糖尿病；肉桂精油搭配可减肥瘦身；清除疣类皮肤；缓解感冒及全身肌肉酸痛；缓解月经疼痛。肉桂油主要用作肉类享饪用调味料，亦用于腌渍、浸酒及面包、蛋糕、糕点等焙烤食品。其用量视需要而定，适宜平素畏寒怕冷、四肢发凉、胃寒冷痛、食欲不振、呕吐清水、腹部隐痛喜暖、肠鸣泄泻者；妇女产后腹痛、月经期间小腹发凉冷痛以及寒性闭经者；腰膝冷痛，风寒湿性关节炎者；外科阴疽流注、慢性溃疡久不收口者。肉桂油是温热性药物，如有口渴、咽干舌燥、咽喉肿痛、鼻子出血等热性症状及各种急性炎症时，均不宜服用。患有干燥综合征、红斑狼疮、癌症、结核病、更年期综合征、慢性肝病、出血性疾病、大便干燥、痔疮、目赤者忌食。

肉桂油相对密度为 1.055 ~ 1.070，肉桂油主要营养成分如下（每 100 mL 含量）：热量 831.8 kJ；蛋白质 11.7 g；胡萝卜素 2.6 mg，肉醛 70% ~ 95%，维生素 A 11.5 μg，硫胺素 0.01 mg，核黄素 0.1 mg，维生素 E 7.9 mg；钾（K）167 mg，钠（Na）0.6 mg，钙（Ca）88 mg，铁（Fe）0.4 mg，锰（Mn）10.81 mg，锌（Zn）0.23 mg，铜（Cu）0.63 mg，磷（P）1 mg。其还含桂皮醛、乙酸桂皮酯、桂皮酸和肉桂醇 D_1 和 D_2、丁子香酚等。

14. 苦茶油

苦茶油俗称茶籽油，日本人称为茶花油，是苦茶树的果实苦茶籽经脱壳日晒后循古法斧炒、粉碎、压榨、澄清、过滤而成的茶油。食用成品为纯植物性食用油，乃天然营养健康食品之一，也是我国特有的木本油脂，被称为上等之食养、食补、食疗之补品。苦茶油中含有多种功能性成分。其脂肪酸组成与世界上公认的最好的植物油脂橄榄油相似，有"东方橄榄油"之美称。现代医学更是证实苦茶油的成分和物理特性堪称完美，是真正的"油中珍品"。苦茶油能促进食欲、开胃、养颜美容，营养价值相当高。长期食用苦茶油，具有明显的预防心血管硬化、降血压、降血脂等功效和防癌抗癌的特殊功效。因此，苦茶油具有以下功效：能防止动脉硬化以及动脉硬化并发症、高血压、心脏病、心力衰竭、肾衰竭、脑出血；能提高胃、脾、肠、肝和胆管的功能，预防胆结石，并对胃炎和胃十二指肠溃疡有疗效；有一定的通便作用；能提高新陈代谢功能，预防和控制糖尿病；能促进骨骼生长，促进矿化剂的生成和钙的吸收；能防止某些癌变（乳腺癌、前列腺癌、结肠癌、子宫癌）；有增强防辐射的功能；能防止脑衰老，并能延年益寿；能保护皮肤，尤其能防止皮肤损伤和衰老，使之具有光泽。苦茶油可以生熟两用，可用于拌凉菜，也可用于烧、炒、烩、炸和特色食品糕点等。一般人均可食用，以每人每天 20 ~ 25 g 为好，不可超量。此外，苦茶油可拌饭、面、炒佳肴，可直接饮用或配馔药膳食补等，具有独到的食养效果。苦茶油，味不苦，若以少许姜片、葱蒜轻炒后，拌食口感甚佳。

苦茶油所含有的脂肪酸中，不饱和脂肪酸 93%，其中油酸 83%、亚油酸 10%。其还含有山茶苷、茶多酚、磷酸酯和皂苷、苍甘素、蛋白质、王蕊醇、维生素 A、维生素 D、维生素 E、胡萝卜素和其他抗氧化剂等，以及矿物质元素钾、磷、镁、钙等天然营养成分。

15. 山桐子油

山桐子油由一种野生经济树种山桐子果实所制取的油品。山桐子因为名中带有桐子二字，不少人误以为山桐子就是常见的桐子树（油桐）。其实不然，山桐子果肉含油 43.6%，种子含油 22.4% ~ 29%，接近油菜籽的出油率，被誉为"树上油库"，是制造益寿宁、脉通等药物的主要原料。山桐子油虽然难吃，但吃后感觉很不错，在四川部分山区，民众食用山桐子油已有上百年历史。制取的油品经精炼处理后已去除苦味素，理化性质与菜籽油、芝麻油基本相似。山桐子油中亚油酸的含量将近是橄榄油的一倍，所以把山桐子油比作四川的橄榄油。山桐子油中含有的脂肪酸有十四碳酸、十五碳酸、棕榈油酸、棕榈酸、十七碳酸、12-羟基油酸、花生酸，还含有对人体健康有益的不饱和脂肪酸高达 82%。其所含油酸 9.93%、亚油酸 58.93 ~ 66%、亚麻酸 1.89%，这三种酸都是人体所必需但又无法自身合成的。特别是亚油酸含量明显高于芝麻油、花生油中的含量。另外，山桐子油中维生素 E 含量也明显高于其他食用油。食用山桐子油可以降低血清中总胆固醇含量，有效预防和治疗冠心病、高血压等心血管疾病，同时还有降低血脂、预防动脉粥样硬化、抗心律失常、保证胎儿大脑正常发育等作用，对人体还具有一定的医疗和保健作用，尤其符合现代人对健康饮食的需求。山桐子油还具有以下功效：有助于提高前列腺素合成，精子生存能力和治疗胆固醇转运受阻与线粒体合成等疾病；增强人体的抗氧化能力和免疫能力，促进生长发育，调节血液胆固醇和甘油三酯水平；促进脂肪氧化分解，促进人体蛋白合成，对人体进行全面的良性调节作用；其所含亚油酸具有降低血脂、软化血管、降低血压、促进微循环的保健作用，对老年性肥胖症等的防治极为有利；抗衰老和抗癌，改善脂质代谢；有效减少皱纹的产生，保持青春的容貌；减少细胞耗氧量，使人更有耐久力，有助减轻腿抽筋和手足僵硬的状况。山桐子油是食用品质好、营养价值高的优良食用油。其用途广泛，可以生熟两用，可用于拌凉菜，也可用于烧、炒、烩、炸和特色食品糕点等。一般人均可食用，以每人每天 20 ~ 25 g 为好，不可超量。

16. 牡丹籽油

牡丹籽油是以牡丹籽仁为原料，经压榨、脱色、脱臭等工序制成的植物油，是中国特有的木本坚果。纯牡丹籽油采用晶华丁烷或二氧化碳常温萃取提取，属于纯物理方式提取，营养成分 100% 保留，呈金黄色透明油状液体。因其营养丰富而独特，既是食用油又是保健品，而且还是纯天然的保护肤品，被有关专家称为世界上最好的油，是植物油中的珍品，也是中国独有的健康保健食用油脂。牡丹籽油是迄今为止所发现的油脂中最适合人体营养的油脂之一，是所有食用油总营养价值最高、营养成分结构最合理的。正是这些成分使其在医学和营养上发挥了重要作用而成为理想的食用油。牡丹籽油具有活血化瘀、消炎杀菌、促进细胞再生、激活末梢神经、降血压、降血脂、减肥等作用。其外用可以美容养颜，消除色素沉积，减少皱纹，使肌肤细腻光洁，富有弹性；外用还对治疗口腔溃疡、鼻炎、关节炎、皮肤病（包括青春痘、脚气、手脚蜕皮、上火起泡、湿疹、红肿、痒、痛等）有奇效。牡丹籽油还具有以下功效：能够预防心脑血管疾病，还有治疗脂肪肝的奇特功效；是能够组成细胞膜的原材料，有强化新陈代谢，增强细胞活力的功能；增强自身免疫力；预防糖尿病；防治癌症；减肥；脑中风和心肌梗死；清理血中有害物质和防治心脏病；缓减更年期综合征；提神健脑，增强注意力和记忆力；辅助治疗多发性硬化症；辅助治疗类风湿性关节炎；预防皮肤癣或湿疹；预防与治疗便秘、腹泻和胃肠综合征。饮酒前，内服少许牡丹籽油，还可迅速保护胃、肠和肝的功能。牡丹籽油既可直接使用、凉拌、热拌、煲汤，又可用来煎、炸、炒、焙烘，直接使用时，会使菜肴的特点发挥到极致。牡丹籽油的烟点在 240～270℃之间，远高于其他常用食用油的烟点值。因而牡丹籽油能反复使用不变质，是最适合煎炸的油类，也同样适合用于做酱料、调味品、腌制。牡丹籽油远比奶油的味道好，煮饭时倒入一匙的牡丹籽油，可使米饭更香，且粒粒饱满。

17. 榛子油

榛子油又称山板栗油，由桦木科榛属植物榛子果仁以萃取、冷压法制取的纯天然植物油。榛子仁含油率达到 60.5%，出油率达 40% 以上。榛子油淡黄色，气味温和而且清淡，润滑度良好。其含丰富蛋白质、矿物质及维生素，可直接使用或与任何植物油互相调和。榛子油吃起来特别香美，余味绵绵，因此成为最受人们欢迎的坚果油类之一，有"坚果油之王"的称呼。摄入榛子油能够降低心脑血管疾病的发病率、调节血压、降低胆固醇、减少低密度脂蛋白胆固醇、增加高密度脂蛋白胆固醇、减少血液中的三酰基甘油，能补充微量矿物质。若用在美容方面，其具有快速渗透皮肤且没有油腻感觉，并有抗皱和再生功能。榛子油对体弱、病后虚羸、易饥饿的人都有很好的补养作用；能有效地延缓衰老，防止血管硬化，润泽肌肤；可以治疗卵巢癌和乳腺癌以及其他一些癌症，可延长患者的生存期；具有开胃的功效；其含有丰富的纤维素，有助消化和防治便秘的作用；具有降低胆固醇的作用，避免了肉类中饱和脂肪酸对身体的危害，能够有效地防止心脑血管疾病的发生；能够抑制人体对胆固醇的吸收，促进胆固醇降解代谢，抑制胆固醇的生化合成，对冠心病、动脉粥样硬化、溃疡、皮肤鳞癌、宫颈癌等有预防和治疗效果；有较强的抗炎作用，还可以作为胆结石形成的阻止剂。榛子油可以有效地改善贫血症状，还具有协调身体机能的作用，榛子油中富含的维生素 E，可以在体内阻止红细胞的退化，因此保护血液。维生素 E 是癌细胞天然的抗体。榛子油中含有的十八碳烯酸，可以有效地降低人体内的胆固醇含量，防止人体内胆固醇的堆积，从而达到预防高血压及心脑血管疾病的作用。榛子油富含大量的亚油酸，同时富含维生素 B_1、B_2 和 B_6 等重要营养素，可以有效地提高人的免疫力。榛子油富含大量的叶酸，可以有效地调节人的神经系统，同时补充大脑营养。榛子油是天然的护肤佳品，具有美白的效果并有保护视力的作用。榛子油是可用于拌凉菜，也可用于红烧、炒、烩、炸和特色食品糕点等，做凉菜佐料、炒木耳肉片、在汤料中放一些可提味增鲜。一般人均可食用。

榛子油除含有蛋白质、脂肪、糖类外，其不饱和脂肪酸含量是目前所发现的干果油品中最高的。榛子油富含油酸、亚油酸、胡萝卜素、维生素 B_1、维生素 B_2、维生素 E，其所含的多种矿物质元素，如钙、磷、铁含量也高于其食用油。

第三节　陆地动物油

　　动物食用油，是指由动物脂肪组织提炼出的固态或半固态脂类，经过加工制成的油。包括食用猪油、牛油、羊油等。动物食用油含饱和脂肪酸和胆固醇较多，过多食用易引起高血压、动脉硬化、冠心病、高脂血症及脑血管意外，对人体不利。但动物油味道较香，具有促进脂溶性维生素 A、D、E、K 等的吸收作用。另外，动物油中的胆固醇还是人体组织细胞的重要成分，是合成胆汁和某些激素的重要原料。动物油的油脂与一般植物油相比，有不可替代的特殊香味，可以增进食欲，特别与萝卜、粉丝及豆制品相配时，可以获得用其他油脂难以达到的美味。动物油中含有多种脂肪酸，具有一定的营养，并且能提供极高的热量。奶油在人体的消化吸收率较高，可达 95% 以上，是维生素 A 和维生素 D 含量很高的油料，所含的脂肪比例小于黄油，较适于缺乏维生素 A 的人和少年儿童。陆地动物油，是指由陆地生活的动物板油、肥肉提炼出的油。一般是固体，其主要成分是棕榈酸、硬脂酸的甘油三酸酯。

　　1. 猪油

　　猪油又称为荤油、大油，味甘，性凉，无毒，是由陆地动物哺乳纲偶蹄目猪科猪的板油、肥肉提炼出的油。现今还是常见中国人用热的锅子熬煮肥猪肉来提炼猪油。其游离脂肪酸含量低，脂肪酸的凝固点较高。初始状态是微黄色半透明液体的食用油。猪油是一种饱和高级脂肪酸甘油酯，分子中不含有碳碳双键，因此不能使溴水褪色，不能使酸性高锰酸钾溶液褪色。猪油属于油脂中的"脂"，常温下为白色或浅黄色固体，于过低室温即会凝固成白色固体油脂。与一般植物油相比，猪油具有其特殊香味，深受人们欢迎。目前大部分的城市家庭，许多地区的农村家庭也基本以植物油消费为主。猪油有补虚、润燥、解毒的作用，可治脏腑枯涩、大便不利、燥咳、皮肤皲裂等症。药用内服、熬膏或入丸剂均可；外用作膏油涂敷患部。从人体的生理和营养需要的角度讲，食用猪油具有以下功能：①提供热量。膳食摄入的脂肪是供应人体热量的主要来源，占热能总摄入的 20% ~ 50%。②提供必需脂肪酸及脂溶性维生素并促进吸收。在调节人体生理代谢方面，具有重要作用的维生素 A、维生素 D、维生素 E 和维生素 K 不溶于水而溶于油脂，因此，膳食摄入油脂作为这些脂溶性维生素的载体和保护剂，有助于其在人体内的消化和吸收，构成机体组织，作为机体的保护成分。人体组织中脂类大约占了 10% ~ 14% 的重量，其中一类是组织脂，是多种组织和细胞的组成成分；另一类是储脂，分布在皮下组织、肠系膜、肾脏及肌间结缔组织等处，起到支撑和保护器官、调节体温、保持水分等作用。猪油主要用于炒菜，制作酥皮类点心，或将猪油淋至菜肴或面条直接食用，不宜用于凉拌和炸食。用它调味的食品要趁热食用，放凉后会有一种油腥气，影响人的食欲。一般健康人可以食用；适宜寒冷地区的人食用，但也不要过量，建议每人每天 20 g 为宜；胆固醇高，故老年人、糖尿病患者及外感诸病、大便滑泻者、肥胖和心脑血管患者都不宜食用。猪油不可与梅子食用。猪油存放时间不宜过长，特别在温度高的夏天极易与空气接触而发生氧化，致使酸败变质，产生"哈喇味"，不宜食用。猪油热天易变坏，炼油时可放几粒茴香，盛油时放一片萝卜或几颗黄豆，或加一点白糖、食盐或豆油，可久存无怪味。

猪油中含有多种饱和脂肪酸，能提供极高的热量。其主要营养成分如下：热量 3456.9 kJ，镁 1 mg，脂肪 88.7 g，碳水化合物 7.2 mg，铁 2.1 mg，锰 0.63 mg，维生素 E 21.83 mg，锌 0.8 mg，铜 0.05 mg，维生素 A 89 μg，胡萝卜素 0.1 μg，胆固醇 110 mg，钾 14 mg，磷 10 mg，钠 138.5 mg。猪油是维生素 A 和维生素 D 含量很高的油料，所含的脂肪比例小于黄油，在人体的消化吸收率较高，可达 95% 以上。

2. 牛油

牛油又称牛脂，是由牛科动物黄牛或水牛的脂肪熔炼出来的油，味甘，性温，有微毒，经过提炼加工制成白色固体或半固体。现代的牛油，延续了传统制作方法的原理。牛油分纯牛油、加盐牛油、无盐牛油及精炼牛油等几种，每种作用不同。人造牛油，含半饱和脂肪：因从牛奶提炼的牛油含饱和脂肪，人们便想到用植物油替代，不过由于不饱和脂肪在室温下呈液态，不便食用，人们便加入氢离子，使之成为半饱和脂肪，又称逆态脂肪，不过这种脂肪酸带给身体的影响同样大。加盐牛油，减奶味增食味：乳制品通常会经灭菌过程，无论是经此过程做成的甜牛油，或不经此过程制造的生牛油，都淡而无味，甜牛油或会带煮过的牛奶味，所以一般会加盐调味。要注意加盐除了提升食味，也会加重血压患者的病情，必须小心选购。无盐牛油是制糕点好帮手，做蛋糕和饼食点心必须使用无盐牛油，否则咸味会影响甜味，令食味变得奇怪。一般食用无盐牛油也是良好的能量来源，但也不能过量。以天然乳制品制造的无盐牛油或有机牛油，总比人造牛油营养丰富和天然。精炼牛油，适合用来煮食。经过净化的牛油，牛油煮溶较高温度不易煮焦，令味道更香，色泽更金黄，质地细腻，是西方人餐桌上的常用食物。

牛油富含脂肪，可提供必需脂肪酸；维持体温和保护内脏；促进脂溶性维生素的吸收；增加饱腹感。其富含铜。铜是人体健康不可缺少的微量营养素，对于血液、中枢神经和免疫系统、头发、皮肤和骨骼组织以及脑子和肝、心等内脏的发育和功能有重要影响。牛油是维生素 A 的丰富来源，而且容易吸收，具有防癌作用。其还具有以下作用：抵御肠胃感染；可以预防大量脱毛及毛发颜色变淡，防止白发或是秃发；可治各种疮疥癣等所致的白斑秃病。牛油既可用来直接食用，也可用于热炒、糕点、烘烤食品、吃火锅和做油茶。其可供制作糕品和烹饪时作酥化剂之用；可作食品，加入面类制品中。一般人都可食用，但是不宜多食。多食易出现头晕、乏力、易倦、耳鸣、眼花者及皮肤黏膜及指甲等颜色苍白、体力活动后感觉气促、骨质疏松、心悸等症状。因牛油易诱发旧病老疮等复发之患，故婴儿、幼儿、老人和患高胆固醇血症者不适宜食用。

牛油含有三种脂肪酸：饱和脂肪酸 61.8%，单不饱和脂肪酸 34.0%，多不饱和脂肪酸 4.5%。牛油含有相当丰富的酪酸、月桂酸、共轭亚油酸。牛油的营养成分（每 100 g 含量）：热量 3490.3 kJ；碳水化合物 1.80 g，脂肪 2 g；胆固醇 153 mg；钾（K）3 mg，钠（Na）9.4 mg，钙（Ca）9 mg，镁（Mg）1 mg，铁（Fe）3 mg，锌（Zn）0.79 mg，铜（Cu）0.01 mg，磷（P）9 mg。同时含有其他脂溶性维生素。牛油的熔点高于人体的体温，不宜被人体消化吸收。其所含的硒比大蒜还多，是很强的抗氧化剂。

3. 马油

马油又称马脂，是由采取马的脂肪，经蒸、溶解、挤汁，用纸过滤制成的原油。马油既可食用，又可作医药工业原料。其也是一种润肤油，用于润肤、护肤、美容和治疗某些皮肤病。马油与猪、牛、羊脂肪有着显著的不同，它胆固醇含量极低，又有许多药用效果。马油的吸收率、保湿度是所有动物性油脂里最好的，对老年斑、皱纹、脱发、头痛、感冒、哮喘、过敏性鼻炎、花粉症、湿疹、烫伤、脚癣、皮肤粗糙、特异反应性皮炎、唇疮、便秘、痔疮、蓄脓症、痛经等疾病有一定疗效。马油能恢复肌体健康和使肌肤柔嫩，并且可加强对人体疾病的免疫力和抵抗力。马油含有 α- 亚麻酸，有促使体内脂肪分解作用，取得瘦身美体的效果。马油还具有以下功能：具有较强的渗透力，能让肌肤快速吸收，经过血液渗透到皮下组织，有效促进血液循环，加速新陈代谢；可以预防冻伤、雀斑、手脚冻裂等皮肤疾病，并对神经痛、肌肉痛及半身不遂而引起的颜面麻痹很具奇效；有生发，治疗色斑、雀斑、痤疮和手脚皲裂、冻疮等皮肤病的功效；具有很好的保湿效果，可以用做化妆打底和脸部的保养。马油最早是作为食品，可用于烧、炒、烩、炸、烘烤、火锅和特色食品糕点等，但目前已经很少食用，现在主要用于医药。

4. 羊油

羊油由哺乳纲、偶蹄目、牛科、羊亚科动物山羊或绵羊的内脏和皮下脂肪用熬煮法制备而得。味甘，性温，无毒。羊油呈白色或微黄色蜡状固体。新鲜的油脂精制后可供食用。羊油高蛋白、含磷脂多，较猪油和牛油的饱和脂肪含量都要少，胆固醇含量少，羊油味道较香，营养价值高，是冬季防寒温补的美味之一，可收到进补和防寒的双重效果。与一般植物油相比，其有不可替代的特殊香味。羊油具有补气益气、润燥、祛湿、排毒解毒、祛风的作用，可用于治疗虚劳、消瘦、肌肤枯憔、久痢、丹毒、疮癣等症。适时的多吃羊油具有以下功效：可以去湿气、避寒冷、暖胃生津、保护胃肠；可以促进脂溶性维生素 A、D、E、K 等的吸收；可以增进人的食欲；能提供极高的热量。具有抗细菌和抗霉菌的作用；

具有防癌作用；具有抵御肠胃感染的作用；可养颜护肤，抑制皮肤衰老、防止色素沉着。具有补肾壮阳、暖中祛寒、温补气血、开胃健脾的功效；可改善和促进消化吸收功能。羊油可用于烹调、热炒、糕点、烘烤食品、吃火锅和做油茶，可供制糕品和烹饪时作酥化剂之用。一般人都可食用，但是不宜多食。适宜于久病体虚或虚劳者。吃得过多会导致脂肪摄入超量，还会加重消化负担。这些油可升高血脂和加速动脉粥样硬化，对健康不利。食用羊油当因人而异。如果是体质偏热、阳气偏盛的人，则不适合食用羊油，多食滞湿酿痰。外感不清、痰火内盛者均忌。用羊油炼羊脂肪应尽量挑选质细白嫩的为佳。羊油置于阴凉干燥处保存即可。

羊油的相对密度 0.943 ~ 0.952，熔点 42 ~ 48℃。羊油主要成分为油酸、硬脂酸和棕榈酸的甘油三酯。大体含饱和脂肪酸57.3%，单不饱和脂肪酸36.1%，多不饱和脂肪酸5.3%。其主要营养成分（每100 g 含量）：热量3444.3 kJ；脂肪88 g，碳水化合物8 g；维生素A 33 μg，维生素E 1.08 mg，胆固醇110 mg；钾（K）12 mg，钠（Na）13.2 mg，镁（Mg）1 mg，铁（Fe）1 mg，铜（Cu）0.06 mg，磷（P）18 mg。因为含有饱和脂肪酸比例较多，故羊油的熔点也较高。羊油含有的酪酸、链脂肪、月桂酸、共轭亚油酸在人体的消化吸收率较高，可达95%以上。其也是维生素A和维生素D含量很高的调料。

5. 鸡油

鸡油由鸡形目雉科鸡腹腔里的脂肪熬炼出来的油脂，经过高压蒸煮、脱水、过滤、真空干燥、冷却等工艺精制而成。其色泽浅黄透明，具有天然鸡脂的滋味和香气，性味甘温。在烹调中通常起着增香、亮色的作用。鸡油可分为：①纯鸡油。纯正的鸡脂香气和滋味。②清香鸡油。完美的白切鸡脂风味和滋味。③浓香鸡油。浓郁醇厚鲜美的鸡脂风味。鸡腹内的脂肪特别柔软细嫩，因此其由脂很容易溶出。食用鸡油，精选新鲜优质鸡油原料，采用独特工艺保留鸡油浓香风味，成品黄色液态、风味纯正天然。鸡油的用途非常广，是最香的食用油之一。无论是用于高档鲍翅菜、普通羹汤、烩菜的打明油（或称包尾油），还是用作清炒、鲜熘的底油，以及清蒸、白灼类菜式的淋热油，效果都很好。鸡油对营养不良、畏寒怕冷、乏力疲劳、月经不调、贫血、虚弱等症有很好的食疗作用。中医学认为，鸡油有温中益气、补虚填精、健脾胃、活血脉、强筋骨的功效。鸡油中含有构成人体蛋白质并同生命活动有关的最基本的物质。其蛋白质含量较高，且易被人体吸收利用，有增强体力、强壮身体的作用。鸡油中的磷脂有助于大脑智力发育，适当多吃对健脑有益。鸡油还具有以下功效：能够降低对人体健康不利的低密度脂蛋白胆固醇；可增强肝脏的解毒功能；提高免疫力，防止感冒和坏血病；可用于治疗秃发、脱发等症。鸡油的用途非常广，适用家用调味品，方便面调料、膨化食品、饼干、营养调理食品等。其烹制方法很多，可烧、烤、炖、火锅、煮汤，可做凉菜、制作中式点心等。一般人群均可食用。鸡油虽然鲜美，但食用过量对人体，尤其是老年人、女性的健康有较大的不利影响；胆道疾病患者、胆囊炎和胆结石症经常发作者，应避免食用；有胃溃疡、胃酸过多或胃出血的患者，一般不宜多吃；患有急性肾炎、急慢性肾功能不全或尿毒症者，吃多了会引起高氮质血症，加重病情；一般人吃多了会导致身体肥胖，长期食用易导致身体亚健康。

6. 鸭油

鸭油由鸭科鸭属动物鸭子体内白色固体的脂肪熬炼出的油，味甘、咸，性微凉，可食用，用来烧汤羹之类的菜很香。现在大家基本上都吃植物油，适当吃一点动物油有益健康。烤鸭油和煎炸废油、地沟油一样，都属于废弃油脂，已经失去食用价值，并且含有致癌物质。这样的油是禁止出售和食用的。熬炼出的鸭油的胆固醇相对其他动物油含量比较低，是动物油中比较利于人体健康的油。鸭油的脂肪含量适中，饱和脂肪酸、单不饱和脂肪酸、多不饱和脂肪酸的比例较好，其化学成分近似橄榄油，比较接近理想值。其含 B 族维生素和维生素 E 比较多。鸭油中的胆固醇还是人体组织细胞的重要成分，是合成胆汁和某些激素的重要原料。鸭油熔点低，易于消化。鸭油的营养和药用价值都很高。鸭油具有提高免疫力、润肠、养阴补虚的食疗功效。鸭油有大补虚劳、清肺解热、滋阴补血、定惊解毒、消水肿、排毒、滋阴、增强人体免疫力、补肺、润燥、美颜的作用。主治水肿胀满、阴虚失眠、疮毒、惊痫。其所含脂肪不同于黄油或猪油，化学成分近似橄榄油，有降低胆固醇的作用，对防治妊娠高血压综合征有益；对低热、肺结核、贫血、食少、便秘、尿赤等病症都有显著功效；是人体多余自由基的清除剂，能有效抗衰老，对心肌梗死等心脏疾病患者有保护作用。

7. 黄油

黄油又称乳油、白脱油，由奶油用离心器搅拌、过滤提取得到的油，其性热，味甘。黄油可以从奶皮子里提，也可以从白油中提。从制作工艺来分，可以分为甜黄油、生黄油、超细黄油和细质黄油；由灭菌后的鲜黄油所制成的黄油称为甜黄油；由未灭菌的鲜黄油所制造的黄油称为生黄油。生黄油有比较纯的黄油味，它没有因为灭菌而产生的煮过的牛奶的味道。在口味上，还可以分为原味、半盐和加盐的黄油。黄油味道独特纯香。黄油具有增添热量、延年益寿之功能。在北欧和西欧，人们将它看作贵族食品。黄油具有增添热量、延年益寿之功能。黄油能维持体温和保护内脏；提供必需脂肪酸；促进脂溶性维生素的吸收；增加饱腹感。黄油富含铜。铜是人体健康不可缺少的微量营养素，对于血液、中枢神经和免疫系统、头发、皮肤和骨骼组织以及脑和肝、心等内脏的发育和功能有重要影响。适量食用天然黄油可改善因食用不饱和脂肪酸或人造黄油而导致的贫血症状。但是，黄油中的反式脂肪酸包含氢化脂肪，会大量提升身体中低密度脂蛋白胆固醇的含量。反式脂肪酸可能提高许多疾病（包含不孕）的患病率，在糖尿病、心血管疾病等各种疾病上比饱和脂肪更有害。黄油一般很少被直接食用，通常作为烹调食物的辅料，是高级烹调和日常烹调不可缺少的配料。黄油做菜也很香，可以炸鱼、煎牛排、烤面包、涂抹面包吃。一般人群均可食用黄油，食量建议每次 10 ~ 15 g，适宜出现头晕、乏力、易倦、耳鸣、眼花者。

黄油的营养是奶制品之首，含维生素、矿物质、脂肪酸、糖化神经磷脂、胆固醇。其主要营养成分（每 100 g 含量）：含热量 3609.9 kJ；脂肪 98 g，蛋白质 1.40 g；维生素 A 534 μg，硫胺素 0.01 mg，核黄素 0.02 mg，维生素 E 3.7 mg，胆固醇 296 mg；钾（K）39 mg，钠（Na）40.30 mg，钙（Ca）35 mg，铁（Fe）0.80 mg，锰（Mn）0.05 mg，锌（Zn）0.11 mg，铜（Cu）0.01 mg，磷（P）8 mg，硒（Se）1.60 μg。

特别提示

皮肤黏膜及指甲等颜色苍白，体力活动后感觉气促、骨质疏松、心悸症状的人群及孕妇、肥胖者忌食；糖尿病患者不要食用黄油。牛奶过敏者必须要避免食用黄油，因为黄油含有的酪蛋白量足以引发过敏反应。

8. 奶油

奶油性平，味甘，在类型上分为动物奶油和植脂奶油。动物奶油是从牛奶、羊奶的脂肪中分离获得的黄色或白色脂肪性半固体食品；植物奶油是以大豆等植物油和水、盐、奶粉等加工而成的。优质的奶油透明，呈淡黄色，具有特殊的芳香。从口感上说，动物奶油口味更好一些。植物奶油就是平常我们能在蛋糕店买到，热量比一般动物奶油少一半以上，且饱和脂肪酸较少，不含胆固醇。动物奶油在大型超市会有卖的，品牌较多。鲜奶油一般有两种：一种是淡奶油，另一种是更浓的奶油。奶油因脂肪含量高，是一种高热能的食品。食用奶油的主要功效包括：可维持上皮黏膜细胞的完整，阻绝细菌及病毒入侵，清除自由基，保护细胞膜的完整性；保护呼吸道上皮细胞，提高免疫球蛋白的功能，预防呼吸道感染；滋阴润肺，去除肺燥肺热，使人呼吸畅通舒适；可调节渗透压，增强神经肌肉兴奋性；对中枢神经和免疫系统功能有重要影响，可维持细胞的稳定性，增加血管壁柔韧性，增加免疫力；可维持体温和保护内脏，提供必需脂肪酸，促进脂溶性维生素的吸收，增加饱腹感。奶油里亦含有多种饱和脂肪酸（这是对血管有害的脂肪酸）。如果摄入过多的奶油和人造奶油，可能会导致男性的前列腺肿大。鲜奶油可以制作冰淇淋、装饰蛋糕、烹饪浓汤，以及冲泡咖啡和茶等，常用于西餐中。用它加在咖啡、红茶等饮料以及西餐红茶里，也用于制作巧克力糖、西式糕点等食品。吃奶油的时间最好是在早晨和午餐，晚餐和晚餐以后不要吃，而且要控制好量。一般人均可食用，较适合缺乏维生素 A 的人和儿童食用；冠心病、高血压、糖尿病、动脉硬化患者忌食；孕妇和肥胖者尽量少食或不食。

奶油里亦含有多种饱和脂肪酸。奶油的营养成分（每 100 g 含量）：热量 3674.2 kJ；蛋白质 0.7 g，脂肪 97 g，碳水化合物 0.9 g；维生素 A 297 μg，核黄素 0.01 mg，维生素 E 1.99 mg，胆固醇 209 mg；钙（Ca）14 mg，镁（Mg）2 mg，铁（Fe）1 mg，锌（Zn）

0.09 mg，铜（Cu）0.42 mg，磷（P）11.268 mg，硒（Se）0.7 μg。奶油的脂肪含量比牛奶增加了 20 ~ 25 倍。奶油的维生素 A 和维生素 D 含量很高。其在人体内的消化吸收率较高，可达 95% 以上。但奶油中的蛋白质、乳糖和矿物质（钙、磷）含量质相应较少。

第四节　海洋动物食用油

海洋动物油，是指从海豹、海狗、海鱼等海洋动物体内提取的油类物质，包括体油、肝油和脑油等。海生哺乳动物和鱼类的油脂，如鲸油、鱼油等，一般是液体的，主要成分除肉豆蔻酸、棕榈酸、硬脂酸、油酸外，还有含 22 ~ 24 个碳、10 ~ 14 个碳和 4 ~ 6 个双键的不饱和脂肪酸。现代研究发现，海洋动物油中所含的营养物质有欧米伽 -3 脂肪酸、磷甘油醚、类脂、脂溶性维生素、蛋白质降解物等。其中，欧米伽 -3 脂肪酸是海产动物油中最重要的营养成分。欧米伽 -3 脂肪酸也叫抗衰老脂肪酸，具有降低血液中甘油三酯和胆固醇的含量、清除血管内的有害物质、增强记忆力、预防动脉硬化和心血管疾病等作用。因此，和其他食用油相比，海洋动物油具有独特的营养价值。

1. 海豹油

海豹油由鳍足亚目种海豹科动物海豹脂肪组织，经现代高科技工艺加工而提取的油，其性平、味咸。多数海洋生物为低级冷血动物，而海豹是难得的海洋热血动物。常见的有斑海豹油、港海豹油、冠海豹油等。海豹油具有较高的营养和药用价值，可食用和药用，是一种富含 OMEGA-3 不饱和脂肪酸的珍贵营养滋补品。其是爱斯基摩人的饮食主要食用油。海豹油中含 OMEGA-3 不饱和脂肪酸 20% ~ 25%，其含量为自然界中动物之最。其主要含有二十碳五烯酸（EPA）、二十二碳六烯酸（DPA）、二十二碳五烯酸（DHA）、这三种人体必需的脂肪酸。胆固醇含量 < 2‰，可认为不含胆固醇，还含有丰富的维生素 E、角鲨烯及功效强大的特殊脂溶性物质。海豹油较鱼油更加容易被人体吸收，且非浓缩无污染，目前被认为是最理想的 OMEGA-3 脂肪酸的来源。其具有多方面营养价值和生理功能：海豹油能够改善生理功能退化、神疲力乏、腰酸背痛等症，大大提高免疫细胞和生物因子的活性，有效改善肾疲劳；有效地防治心脑血管疾病，是降血脂防心血脑血管疾病的佳品；具有抗炎症、抗血栓形成、抗心律失常、降低血脂、舒张血管等功能。海豹油所含的主要营养成分有以下功能；EPA，俗称血管清道夫，具有防止血管硬化和心脏血管栓塞、降低高血压及胆固醇等作用；DHA，俗称"脑黄金"，是脑组织和视神经发育及功能发挥所需的物质，可促进婴幼儿智力开发和智商提高，增强记忆力，预防和治疗老年痴呆症；DPA，可促进和提高人体的免疫力，对糖尿病、类风湿关节炎、牛皮癣、大小肠炎等

有治疗作用；角鲨烯是天然抗氧化剂，有防癌和抗癌及美容作用，可有效保持皮肤的滋润光滑及弹性；脂溶性活性物质，对于提高人体自身免疫力和调节胰岛素分泌有特殊效果，可预防和治疗类风湿性关节炎、红斑狼疮等，对糖尿病的形成也有抑制作用。中医认为：海豹油可滋阴补阳，养肝益肾，调节内分泌，具有既滋阴又补阳的功效，适用于肾亏损、肾阳不足等虚症造成的阳痿、早泄、性功能低下、失眠多梦、头晕健忘、腰膝酸软、神经衰弱以及免疫功能低下者。海豹油可补血益气，适用于一切血虚之症的患者。海豹油可养颜美肤，具有延缓人体衰老，保持肌肤的弹性和水分，增强和改善关节筋骨功能的作用。海豹油可强筋壮骨、补肝益肾。海豹油可维持体内脂肪酸平衡；调节血脂，降低胆固醇，预防心脑血管疾病；抑制血小板凝集，预防血栓形成与中风。海豹油和其他食用油一样适合用来烧、烤、煎、熬，但市场上售卖的海豹油都属于保健品。海豹油有保健作用，但多吃也可能对人体造成损害。海豹油适应患有心脑血管疾病及患糖尿病、皮肤病的人群。

2. 海狗油

海狗油又称海熊油、腽肭兽油，是由鳍足目海狮科海狗脂肪里提取的油，经现代高科技工艺加工而成的营养食品。海狗主要分为南北两个属，不同产地、不同的原料和不同工艺生产出来的海狗油质量有着天壤之别。海狗油被国际医学界视为一种有相当价值的珍贵滋补营养品资源，被科学家誉为"海洋性宝"，对增强男性性功能，具有极强的效果。

海狗油具有防止血管硬化、心脑血管栓塞，降低高血压、高血脂及胆固醇，抑制血小板凝聚等作用，适用于冠状动脉硬化和血栓、脑中风、脑溢血、脑血管障碍、高胆固醇、高血脂、高血压、手脚麻痹、心悸等心脑血管疾病。①调节血脂，防止血管硬化。海狗油可显著地降低血液中的总胆固醇（TC）和调节甘油三酯（TC）含量，将胆固醇从组织转移到肝脏中去，具有防止动脉粥样硬化的作用。②抑制血小板凝集，防止血栓形成。它可以降低血液黏度，促进血液循环，保证血液的正常流动。③促进神经发育，改善记忆力。可使已衰竭的脑细胞重现活力，延缓大脑的衰退，增强记忆力，防止老年痴呆。④营养细胞膜，增强免疫力。其具有强化细胞膜特异的生理作用，提升细胞膜的功能，抵御自由基的伤害及发挥免疫活动功能，从而防止多种疾病的产生。⑤预防与控制脂肪肝。其可增加细胞代谢速率、促进细胞的功能，增强肝功能，减少脂肪在肝脏的沉积，从而达到预防和控制脂肪肝的作用。中医认为：海狗油具有既滋阴又补阳的功效，适用于肾阴亏损、肾阳不足等虚症造成的阳痿、早泄、性功能低下、失眠多梦、头晕健忘、腰膝酸软、神经衰弱以及免疫功能低下者。食海狗油能调节血脂，防止血管硬化。海狗油能促进高密度脂蛋白胆固醇增加，减少低密度脂蛋白胆固醇含量，维护正常的脂类代谢。其还有能清除加速血管衰老的物质——自由基，修复血管内膜损伤，阻止血管纤维化和钙化部位病变，恢复血管壁的弹性，从而延缓血管自然衰老过程，有效降低血脂和血压，并降低糖尿病并发症的危害。海豹油中的欧米伽 –3 不饱和脂肪酸，含有丰富的 DHA 和 DPA，是神经细胞和神经末梢的重要组成部分，能维持神经系统正常的组织结构和神经冲动的传递作用。补充 DHA 和 DPA，大脑信息传递功能将可以增强，人的智力、记忆力及思维能力都将提高。海狗油软胶囊含有丰富的 DHA 和 DPA，大脑长期服用也可使已衰竭的脑细胞重现活力，延缓大脑的衰退，增强记忆力，防止老年性痴呆。欧米伽 -3 长链多碳不饱和脂肪酸能改变细胞膜磷脂的脂肪酸浓度，增加细胞代谢速度、促进细胞的功能，增强肝脏功能，减少脂肪在肝脏的沉积，从而达到预防和控制脂肪肝的作用。海狗油，适用于阴阳不调、气血不足、性功能减退者；高血脂、高血压、高血糖患者；冠心病患者、脑梗死者；关节炎、痛风、哮喘患者；视力低下降者；健忘者；高血脂及容易疲劳人群；腰膝酸软、神经衰弱、失眠多梦及免疫力低下者；对酒色过度、肾气虚弱、性欲衰退等人群具有良好的营养补充效果。

海狗油中含 OMEGA-3 多碳不饱和脂肪酸 25%，分别为 EPA、DHA 及 DPA，是自然界动物体内比例最高的。同时，其含有七种人体必需的氨基酸和黏性蛋白；含有最具保健功效的成分角鲨烯和脂溶性活性物质。

3. 鱼油

鱼油是鱼体内的全部油类物质的统称，包括体油、肝油和脑油，是由一种从多脂鱼类提取的油脂。鱼油可分鲸鱼油、深海鱼油。鲸鱼油由鲸的皮下组织、内脏和骨经熬煮而得的油脂，呈淡黄色至黄棕色，溶于乙醇和乙醚。历史上，鲸鱼油曾经是重要的照明和工业用油脂，用于制革工业，也用于回火浴（炼钢用）和用作润滑剂等，氢化后可作食用和制造肥皂、蜡烛等的原料。鲸已列入受保护的生物，鲸鱼油也不再使用。深海鱼油是指从深海中鱼类动物体中提炼出来的不饱和脂肪成分。提炼深海鱼油的原料来源有以下四种：野生三文鱼、人工三文鱼、杂鱼（如柴鱼、沙丁鱼）。深海鱼油概念为深海鱼类体内不饱和脂肪的简称。广义上的鱼油既指胶囊等形状的鱼油制剂，又指鱼体内的脂肪。好的鱼油有点腥，色泽清纯，不含杂质，零度不结冰。纯正的鱼油，无刺激性气味，颜色金黄透明。鱼油是不少人，特别是老年人喜爱的保健品之一。

深海鱼油能有效降低胆固醇，防止血液凝固，预防脑溢血、脑血栓和老年痴呆；能减少动脉硬化及高血压、降低血液黏度，促进血液循环及消除疲劳；能协助肥胖病、高血压、高血脂患者，保持血液正常的流动性，抑制不正常血液凝集，预防血栓的产生以及中风和心肌梗死的发生；能协助清除附着于血管壁上的胆固醇与硬化斑，使血液中不好的胆固醇下降，以维持血管良好的弹性与通透性；可以促进胎儿或婴儿的大脑与视力发育，增强记忆力，维护视力健康；能抗发炎、调节荷尔蒙分泌，调节女性更年期症状与男性前列腺肿大。市场上售卖的深海鱼油都属于保健品，虽有保健作用，但多吃也可能对人体造成损害。鱼油适用于：有血栓、脑溢血或中风等患病者，高血压、高血脂、高胆固醇人群，视力衰退有老花眼趋势者，有心脏病、动脉硬化症状的人群，有关节炎、痛风、哮喘的人群，需防治糖尿病并发症的患者。其禁忌人群：肝病患者、对鱼油或海鲜过敏者、躁郁症患者、抑郁症患者；家族性腺瘤性息肉患者。

鱼油与陆生动物、植物油在脂肪酸的组分与结构方面有显著的不同。鱼油的主要成分是：甘油三酯、磷甘油醚、类脂、脂溶性维生素，以及蛋白质降解物等。鱼油含饱和脂肪酸较陆生动、植物油少，含不饱和脂肪酸较多。其主要功效成分是 DHA 和 EPA。普通鱼体内含 EPA、DHA 数量极微，只有寒冷地区深海里的鱼含量极高，而且陆地其他动物体内几乎不含 EPA、DHA。

4. 鱼肝油

鱼肝油是从鲛类动物无毒海鱼、鲨鱼、鳕鱼等肝脏中提出的一种脂肪油。狭义的鱼肝油由海鱼类肝脏炼制的油脂。广义的鱼肝油还包括鲸、海豹等海兽的肝油。鱼肝油制造方法主要有蒸煮法、淡碱消化法、萃取法。经上述几种方法制得的鱼肝油还须在低温下使部分硬脂酸析出，经过滤而得清鱼肝油。鱼肝油常温下呈黄色透明的液体状，有鱼腥味，但无败油臭。在 0℃ 左右脱去部分固体脂肪后，用精炼食用植物油、浓度较高的鱼肝油或维生素 A 与维生素 D_3 调节浓度，再加适量的稳定剂制成。鱼肝油是一种常用的老年人、婴幼儿辅食，也是一种维生素类药物。

常用鱼肝油可防治维生素 A 和维生素 D 缺乏症；鱼肝油可促进新陈代谢，提升免疫力，抗辐射抗癌，清理血管，促进脂肪代谢。维生素 A 是机体必需的一种营养素，是构成视觉细胞中感受弱光的视紫红质的组成成分。它能够维持正常的视觉反应，维持上皮组织的正常形态与功能，维持正常的骨骼发育，并有维护皮肤细胞功能的作用，可使皮肤柔软细嫩，有防皱去皱功效。缺乏维生素 A，可使上皮细胞的功能减退，导致皮肤弹性下降、干燥、粗糙、失去光泽；眼干不适，眼部疼痛，有轧砂感，严重者可发展成眼干燥症及暗环境下视物不清，即夜盲症。维生素 D 为固醇类衍生物，具抗佝偻病作用，又称抗佝偻病维生素。正常人的皮肤中含有一种叫 7- 脱氢胆固醇的物质，它在紫外线的照射下可转化为维生素 D。维生素 D 的作用主要是通过促进钙的吸收进而调节多种生理功能。如果缺乏维生素 D，机体对钙的吸收就会产生障碍，从而导致骨质疏松以及佝偻病的发生。鱼肝油常用于婴幼儿、老年人辅食。根据中国营养学会的推荐，婴幼儿维生素 A、D 的摄入量比为 3：1。鱼肝油适宜妈妈母乳不足，以混合喂养的小儿；辅食中没有及时添加蛋黄、动物肝脏等富含维生素 A、D 以及富含胡萝卜素的蔬菜、水果等的断奶幼儿；缺少维生素 A 导致的呼吸道和消化道感染、干眼症、角膜软化及皮肤干燥的儿童；足不出户少晒太阳者；过敏性鼻炎患者。虽然服用鱼肝油可以预防和治疗佝偻病，但这并不意味着每个小儿都需要服用。

鱼肝油与鱼油完全不同。鱼肝油中一般主要是含有维生素 A 和 D，几乎不含 ω-3 脂肪酸。但是，鳕鱼肝中提取的油脂，既含丰富的维生素 A 和 D_3，又含丰富的 ω-3 脂肪酸。此外，鱼肝油中还含有角鲨烯、烃胺甘油、EPA 和 DHA。

过量的食用鱼肝油，会造成肝中毒现象。老年人长期多量服用鱼肝油，势必增加机体对钙、磷的吸收，血液内钙、磷过多，会增加尿内的钙磷，容易发生尿路结石。所以老年人服用鱼肝油的量切勿过大；患有尿路结石或体质虚弱的人，不宜服用鱼肝油，以防加重结石症状或发生中毒。

5. 蚝油

蚝油又称牡蛎油、临豉油，由海生双壳类软体动物软体牡蛎科牡蛎熬制而成的调味料，味咸，性微寒。蚝油是广东等省常用的传统的鲜味调料，也是调味汁类最大宗产品之一。它素以海底牛奶之称的蚝膈牡蛎为原料，经煮熟悉取汁浓缩，加辅料精制而成。因调味不同，蚝油分为咸味蚝油和淡味蚝油。优质的蚝油应带有蚝的鲜味，蚝香浓郁，黏稠适度，营养价值高。近几年来，随着我国各地人民的饮食习惯相互渗透和生活水平的提高，不仅广州人喜欢食用蚝油，其他地方的人也逐渐喜欢食用。随着中国餐馆在海外的大量出现，蚝油也开始受到国外顾客的青睐，蚝油随之畅销。

蚝油具有防癌抗癌、增强人体免疫力等多种保健功能。蚝油常用于惊悸失眠、眩晕耳鸣、瘰疬、痞块、自汗盗汗、遗精崩带、胃痛泛酸等疾病。西医认为，蚝油有明显抑制血小板聚集作用，能降低高血脂患者的血脂和血中 TXA2 含量，有利于胰岛素分泌和利用，又能使恶性肿瘤细胞对放射线敏感性增强，并对其生长有抑制作用；有明显的保肝利胆作用，也是防治孕期肝内胆汁瘀积症的良药；对促进胎儿的生长发育、矫治孕妇贫血和对孕妇的体力恢复均有好处；是补钙的最好食品，有利于钙的吸收；是预防恶性贫血所不可缺少的物质，具有活跃造血功能的作用；有解毒作用，可以除去体内的有毒物质，有降低血液中胆固醇浓度的作用，可预防动脉硬化。蚝油适用于炒、烩、烧等多种烹饪调味。一般人群均可食用，尤其适合缺锌人士及生长发育期的儿童。蚝油的使用极为方便，调味范围十分广泛。如拌面、拌菜、煮肉、炖鱼、做汤等。用蚝油调味的名菜品种很多，如蚝油牛肉、蚝油鸭掌、蚝油鸡翅、蚝油香菇、蚝油乳鸽、蚝油豆腐、蚝油扒广肚、蚝油鲍鱼片等。

蚝油含有 5%～8% 的粗蛋白质，含有糖类、有机酸、碘、钙和维生素等多种营养成分。尤其是其所含的氨基酸种类有 17 种之多，其中有人体必需氨基酸 8 种。蚝油含有丰富的矿物质元素和多种氨基酸，可以用于补充多种氨基酸及矿物质元素。其中主要含有丰富的锌元素，高达 13.2 mg，是缺锌人士的首选膳食调料。蚝油中氨基酸的含量协调平衡，其中，谷氨酸含量是总量的一半。它与核酸共同构成蚝油味道的主体，两者含量越高，蚝油味道越鲜美。

相关链接

　　专家指出，只要是符合国家质量标准的食用油，都有其特有的营养价值。但没有一种食用油的营养价值是可以包罗万象的，"每一种食用油都有自己的特点，也有自己的不足。"因此，广大消费者应对选择食用油常识有所了解，这样才能博采众长，吸取全面的营养。

　　6. 如何看懂食用油标签

　　目前市场上食用油的种类起码有几十种。日常生活中除常见到动物及植物油两大类外，我们还经常听到，在食用油产品包装上看到的标签"健康""转基因"等吸引眼球的新概念。广大消费者也应对它们的含义有所了解，现在简要介绍如下：

　　（1）基础食用油　又称媒介油、基底油。是从植物的种子、花朵、根茎果实中经过冷压法压榨而成的非挥发性油脂。这些油本身就含有许多对人体有益而不容忽视的成分。很多基础食用油本身就具有医疗的效果，还是润滑油及烹饪的材料。

　　基础食用油中的植物油，必须是不会挥发且未经过化学提炼的植物油，例如：甜杏仁油、杏桃仁油、酪梨油、荷荷芭油、小麦胚芽油等。这类油脂，含有维生素 D、E 与碘、钙、镁、脂肪酸等，可借其稀释精油，并协助精油迅速被皮肤吸收。而一般的食用油通常经过高温提炼，已经失去天然养分。较不适合当作芳香疗法用的基础油。

　　常见的基础食用油如：甜杏仁油。其主要营养成分有：维生素 A、B_1、B_2、B_6、E 和蛋白质、脂肪酸等。呈淡黄色，味道很轻柔，有润滑性但非常清爽，是中性不油腻的基础油，由杏树果实的种仁压榨而得。杏仁油生产于环地中海区的希腊、意大利、法国、葡萄牙、西班牙以及北非等地。最新的研究报告指出，其对面疱皮肤有调理作用，对敏感性皮肤也有保护功效。它与任何植物油皆可互相调和，因此也是最为广泛使用的基础油，食用后可治咳嗽。购买时注意不要与苦杏仁油混淆，因为苦杏仁油有毒，不可食用。甜杏仁油具有良好的亲肤性，连最娇嫩的婴儿也可以使用。其含有高营养素的特质，是很好的滋润和混合油。适合婴儿、干性、皱纹、粉刺以及敏感性肌肤使用。杏仁油的滋润、软化肤质功能良好，适合做全身按摩用，也能作为治疗瘙痒、红肿、干燥和发炎药物的配方剂使用。

　　（2）高端食用油　是指不饱和脂肪酸/必需脂肪酸含量高且最大限度保留其营养成分的食用油。营养、健康、安全的高端油则悄然走进消费者的生活。高端食用油与普通油的区别，可以从几个方面来看：①选用纯天然、无污染原料，生长在特定的自然地理环境中，采摘、储存适当，并且经过严格的控制选择质量最好的油脂原料。高端食用油强调原料、产地、不施加化肥农药、非转基因。②加工工艺——保证不含任何农药、化学溶剂物质的残留；高端食用油的制取采用压榨法。压榨法使用螺旋压榨机依靠巨大的压力让油脂从油料中分离，再经过特殊的植物纤维网过滤得到成品油。经过这样的纯物理工艺压榨、物理精炼出来的油无污染、不接触任何化学溶剂物质、还能够最大限度地保留原料中的天然营养成分，如磷脂、维生素E、甾醇、角鲨烯等有益成分。③高端食用油与普通油最大的区别在于其富含维生素E等天然的抗氧化剂物质；而普通油一般都添加了人工合成的抗氧化剂。

营养专家指出，高端食用油含有丰富的不饱和脂肪酸，尤其是人体必需的亚油酸、亚麻酸，还富含多种矿物质元素和生物活性物质。其所含不饱和脂肪酸都在85%以上，尤其以物理冷压榨工艺生产的油茶籽油最为健康。它富含角鲨烯和茶多酚，具有预防动脉硬化、降低人体胆固醇的效果，对某些疾病，如心血管病有很好的预防作用，抗癌、消炎及降低胆固醇都有很好作用，还能延缓衰老。高端食用油包括橄榄油、油茶籽油。这两种油口感好，营养成分丰富。由于高端食用油目前没有明确的标准界定，市场上出现了山茶调和油、橄榄调和油等品种。但这些只是调和油品类中的一些品种，不能将其划分为高端食用油的行列。

（3）保健食用油　指具有特定保健功能或者以补充某种维生素或矿物质元素为目的的油品。即适宜于特定人群食用，具有调节机体功能但不以治疗疾病为目的，并且对人体不会产生任何急性、亚急性或者慢性危害的油品。保健（功能）油品是油品的一个种类，具有一般油品的共性。所以在产品的宣传上，也不能出现有效率、成功率等相关的词语。保健油品的保健作用在当今的社会中，也正在逐步被广大群众所接受。

市场上的保健油品大体可以分为一般保健食品、保健药品、保健化妆品、保健用品等。保健油品具有食品性质，如饮品、汤品、鲜汁、药膳等，具有色、香、形、质要求，一般在剂量上无要求；保健药品具有营养性、食物性、天然药品性质，应配合治疗使用，并有用法用量要求。随着大家健康保健意识的不断增强，保健品市场也空前的火爆起来。火爆的市场中，各种产品的质量参差不齐。保健食用油含有一定量的功效成分，能调节人体的机能，具有特定的功效，适用特定人群。一般食用油不具备特定功能，无特定的人群食用范围。保健食用油不能直接用于治疗疾病，它是人体机理调节剂、营养补充剂，而药品是直接用于治疗疾病的。

保健食用油是精选紫苏油、亚麻油、葵花籽油、麻油、豆油五种植物油的主要天然成分，根据人体的生理需求，严格按照亚油酸48%、亚麻酸12%的含量要求，经科学调配而成。保健油，含亚油酸4份（含量48%）含亚麻酸1份（含量12%），实现了食用油中二者比例为4∶1的最佳平衡比例。其中主要健康成分亚麻酸是橄榄油、山茶油、核桃油、红花油、花生油的12倍。它不但从数量上保证了人体每天对两种必需脂肪酸的需求，而且从质量上达到了均衡营养的目的。这既体现了世界卫生组织和联合国粮农组织1993年罗马会议"人类要专项补充亚麻酸"的建议，又符合日本卫生福利部和中国营养学会，对亚洲人群摄取亚油酸和亚麻酸依照4∶1的膳食要求。

（4）精炼食用油 又称精制油，是指对食用毛油进行精制、将毛油中对食用、储藏等有害无益的杂质去除而得到质量标准的成品油。精炼油是由初榨油的原油经过进一步加工、纯化、去除杂质而得到的油品。精制油是一个习惯性说法，国家并无明确规定，通常说的精制油介于一级油和高烹油之间，其质量不够稳定。毛油里还含有黏性物质、异味、蜡质等，既易产生油烟，又危害健康，长期食用会引起多种疾病或癌症。毛油通过精炼，油品中水分、杂质、酸价、过氧化值都达到国家规定的质量标准，且不易酸败变质，而有利于储藏，烹饪时不产生大量的油烟，保持了油脂风味。因此，最好选用精炼油。

用毛油精炼食用油的方法有以下三种：①机械法。包括沉淀、过滤、离心分离，主要是用以分离悬浮在油脂中的机械杂质和部分胶溶性杂质。②化学法。主要包括酸炼、碱炼，此外，还有脂化、氧化等。酸炼是用酸处理，主要除去色素、胶溶性杂质；碱炼是用碱处理，主要除去旅游离脂肪酸；氧化主要用于脱色。③物理化学法。主要包括水化、脱色、水蒸气蒸馏等。水化主要除去磷脂；脱色主要除去色素；水蒸气蒸馏用于脱除臭味物质和游离脂肪酸。

使用精制油，不可待油锅起烟时放菜。因为，精制油的起烟在 200~220℃，比二级食油高 50~60℃，等起烟后放菜，极易炒焦，影响色香味。况且，精制油是熟油，可直接用于凉拌、冲汤，且无生油味，等冒烟后放菜，更无必要。很多人吃油都有这样一个误区，既越清澈的油品质量越高，越益于人体健康。其实这种想法是片面的。食用油精炼的程度越高就越呈现清澈透亮，但在精炼的脱胶、脱酸等过程中，在脱去损害健康的杂质如黄曲霉素等的同时，油中对人体有益的维生素等成分也被部分除掉了。

（5）高烹食用油 将食用毛油经过脱胶、脱色工艺后去除其中的胶体物质及色素，使之变成澄清透明的优质油。经过将油物理脱臭，脱除粗油中几乎所有低分子化合物及发烟物质，使油的烟点可达 220℃，比普通食用油高 20℃。高烹油是在二级油的基础上再进行加工而得的。在 0℃以下冷却 5.5 个小时不凝固。其特点是颜色浅黄、酸价低、油烟少。高烹油主要用于烹饪。经过这种工艺处理过的食用油基本上不产生油烟，并去除油中的异味，保持油的清香纯正，使油的稳定性得到改善，而且延长油的保质期。从根本上说高烹油是健康型的高级食用油。

（6）色拉食用油 是将毛油经过精炼加工而成的精制食用油。一般选用优质油料先加工成毛油，再经脱胶、脱酸、脱色、脱臭、脱蜡、腊酯等工序成为成品。色拉油即新标准的一级油，是加工等级最高的食用油，可用于生吃。色拉油是从国外音译过来的，因特别适合用于西餐"色拉"、凉拌菜而得名。色拉油呈淡黄色，澄清，透明，无气味，口感好，用于烹调时不起沫，烟少，在 0℃条件下冷藏 5.5 个小时仍能保持澄清、透明（花生色拉油除外）。色拉油的熔点比较低，低温下面也不会凝结。色拉油必须是经冬化提脂后的液态、色淡的油脂，常用含亚酸数量很高的油脂冬化制得，能够降低人体血清中胆固醇的含量。色拉油不宜作为煎炸油使用。目前市场上色拉油的品种有：大豆色拉油、菜籽色拉油、棉籽色拉油、花生色拉油、葵花籽色拉油、米糠色拉油等。色拉油的特点是既可以炒菜，又可以凉拌菜。还可以作为人造奶油、起酥油、蛋黄酱及各种调味的原料油，很适宜老人孩子食用。

（7）食用调和油　是为避免经常吃单品种食用油的缺陷，通过科学实验推出的一个营养丰富的新品种，即根据使用需要，将两种以上经精炼的油脂（香味油除外）按比例调和配制成的食用油。调和油澄清、透明、可作熘、炒、煎、炸或凉拌用油。调和油一般选用精炼大豆油、菜籽油、花生油、葵花籽油、棉籽油等为主要原料，还可配有精炼过的米糠油、玉米胚、油茶籽油、红花籽油、小麦胚油等特种油脂。其加工过程是：根据需要选择上述两种以上精炼过的油脂，再经脱酸、脱色、脱臭，调合成为调和油。调和油的保质期一般为 12 个月。目前调和油只有企业标准，没有国家标准。

调和油有以下几种类型：①营养调和油（或称亚油酸调和油）。一般以葵花籽油为主，配以大豆油、玉米胚油和棉籽油，调至亚油酸含量为 60% 左右、油酸含量约 30%、软脂酸含量约 10%。②经济调和油。以菜籽油为主，配以一定比例的大豆油，其价格比较低廉。风味调和油，就是将菜籽油、棉籽油、米糠油与香味浓厚的花生油按一定比例调配成轻味花生油，或将前三种油与芝麻油以适当比例调和成轻味芝麻油。③煎炸调和油。用棉籽油、菜籽油和棕榈油按一定比例调配，制成含芥酸低、脂肪酸组成平衡、起酥性能好、烟点高的煎炸调和油。④高端调和油。例如山茶调和油、橄榄调和油，主要以山茶油、橄榄油等高端油脂为主体，国内厂家有衢州旺盛茶业技术有限公司、中粮集团出品的天然谷物调和油，添加小麦胚芽油，米糠油等多种具有健康保健功效的油类，安全，健康，营养，老少皆宜。谷物调和油，是用多种谷物油调配而成，是以天然谷物油为基础的调和油。谷物调和油精选含有多种天然营养成分的小麦、稻谷、玉米等优质谷物原料，对其营养素丰富的谷物胚芽及种皮等部位经过特殊工艺精炼而成。按照科学配方调入了小麦胚芽油、米糠油、玉米胚芽油的天然谷物调和油，含有丰富的天然维生素 E、不饱和脂肪酸和谷维素。经常食用可以促进新陈代谢，改善肠胃功能，增强人体免疫力，补充人们日常难以摄入的谷物营养。上述调和油所用的各种油脂，除芝麻油、花生油、棕榈油外，均为全炼色拉油。

由于缺乏国家标准，特别是没有对调和油配料比例的统一要求，调和油的配料和比例由企业自己来决定，比如花生调和油，其中的花生油到底有多少，只有企业自己知道。一些花生调和油、茶籽调和油，其中纯花生油和纯茶籽油的比例不到 5%，其余都是用的棕榈油等价格比较低的油种勾兑而成。以茶籽调和油为例，现在市场上销售的便宜茶籽调和油实际上都是棕榈油或者大豆油，有些象征性地掺入 1%～2% 的茶籽油。橄榄调和油里面一般只掺入 3%～5% 的橄榄油。调和油种种乱象的背后，正是食用油国家标准至今没有规定各种成分需明确标志在外包装上，在调和油里面掺什么油，掺多少，完全由企业自己说了算。

（8）特种食用油　又称特殊食用油，指在原有的食用油制作过程中加入了一些特殊营养素如二十碳五烯酸（EPA）、茶多酚微乳液等营养素，并通过特殊生产工艺制作而成的食用油。特种食用油针对不同的人群更具有不同的营养价值。特种食用油的种类有以下几种：

■ 特种核桃食用油　其主要营养成分是：ω-3脂肪酸、ω-6脂肪酸、丰富的矿物质元素、角鲨烯、黄酮类物质、多酚化合物、胡萝卜素、维生素 E 以及维生素 A 等多种脂溶性维生素。其营养价值是：能促进婴幼儿神经和骨骼的生长发育；保护骨骼，减少因自由基造成的骨质疏松；预防心脑血管疾病。适宜人群：对婴幼儿来说，有助于平衡新陈代谢，促进其神经系统、骨骼和大脑发育；对成年人来说，核桃油对于骨质疏松有很好的预防作用，可以减缓细胞膜的衰退变化，从而延缓衰老。平时大量用脑的白领和学生，使用核桃油可以补充大脑的营养，减轻疲劳。其富含维生素 E 和叶酸，有利于胎儿生长发育。因此，孕期和哺乳期妈妈不妨多吃一些。其食用方法是：每日早晨空腹饮用 8 ~ 16mL，或调入牛奶、酸奶、蜂蜜和果汁等一齐服用；直接煎、炒、炸、煮、凉拌，或在煲汤、蒸鱼蒸鸡蛋中加入；可以用做色拉油，用于糕点制作；清晨取本品少许，加适量蜂蜜兑开水或牛奶空腹饮用能够有效地改善便秘。直接取本品少许加入面膜中，可以美容养颜，或与适量牛奶、蜂蜜调和做面膜或用作按摩液。

■ 特种葡萄籽食用油　其主要营养成分是：维生素 B_1、B_3、B_5、叶绿素、必需脂肪酸、果糖、葡萄糖、矿物质钾、磷、钙、镁和葡萄多酚、亚油酸与原花青素。其主要营养价值是：有效防止心血管硬化引起的各种疾病；降低人体血清胆固醇和血压；抗老化；帮助吸收维生素 C 和 E；强化循环系统；降低紫外线的伤害；预防黑色素沉淀；保护血管弹性；使肌肤保持应有的弹性及张力，避免皮肤下垂及皱纹产生；营养脑细胞、调节自主神经。其食用方法是：海鲜烹调。用葡萄籽油烹调（红烧、清蒸、鲜鱼汤）海鱼可以去除腥味，保持海鱼固有鲜味；对贝类、虾的烹调则适于红烧、凉拌，使色泽鲜艳风味纯正；海带等海洋藻类食品的烹调则适于凉拌以及制汤。制作色拉、凉拌蔬菜，仅使用少量的葡萄籽油就可以达到目的，以充分保持蔬菜原有的风味。葡萄籽油 1 ~ 2 瓶与市场上 5L 装食用油调匀，用于制作调和油。葡萄籽油与花生油或其他植物油调和，可以改善油的风味和品质，增加人体所需要的亚油酸含量，有效调节血液循环。

■ 特种亚麻籽食用油　其主要营养成分是：α- 亚麻酸、亚油酸、γ- 亚麻酸、谷氨酸、天门冬氨酸、精氨酸、甘氨酸、亮氨酸、色氨酸、丙氨酸、苯丙氨酸、异亮氨酸、维生素 E、多种矿物质元素。其营养价值是：改善皮肤中脂肪含量，使肌肤更嫩滑、滋润、柔软有弹性，同时令皮肤呼吸及排汗正常，减少多种皮肤疾病；可消耗身体多余脂肪，是健康减肥法；改善女性经前综合征，例如痛经等症状，配合服用其他维生素矿物质元素，在吃了新鲜的亚麻籽油后会完全消失；其所含欧米伽–3脂肪酸可减少身体受压力时所产生的有害生化学物质，可以稳定情绪，保持平静心态，减少抑郁症及失眠症；减轻过敏反应，其所含欧米伽–3脂肪酸有助减轻过敏反应，减轻哮喘，食用几天后就可以明显减轻哮喘发作；改善关节炎，实验证明，欧米伽–3脂肪酸对治疗及防止关节炎有极大作用，60%的风湿关节炎患者接受欧米伽–3及–6脂肪酸治疗后，可以完全停止食用非类固醇的抗炎药物，而另外有20%则可将非类固醇抗炎药物减半；欧米伽–3脂肪酸对预防器官组织发炎有很大帮助，其中包括脑膜炎、肌腱炎、扁桃腺炎、胃炎、回肠炎、结肠炎、动脉炎、静脉炎、肾脏炎、脾脏炎、肝炎、胰脏炎、耳炎等；欧米伽–3脂肪酸可降低血液中胆固醇25%及三酸甘油酯65%，将多余的低密度脂蛋白胆固醇转变成胆酸排出体外；减低心脏负荷，可降低高血压，减少血脂含量，同时提高不饱和脂肪酸的水平，减低血液的黏性，保持血液的流动性，预防血管阻塞及有关疾病。此外，其亦有以下功能：阻止血液凝结，预防中风（心脑动脉堵塞）、心脏病（心脏动脉堵塞）、肺脉栓塞（肺部动脉堵塞）及血管表面病症（即疮疤）；改善滞水症，帮助肾脏排除钠和水分（滞水症通常出现在脚踝肿胀、经前综合征、后期癌症和心脑血管病等症）；改善肠脏功能，增加吸收能力，增强肠的蠕动能力使排便正常，减少便秘；促进细胞健康，改善细胞膜的水分和弹性，增加细胞呼吸和营养交换功能，并加强身体细胞修补及愈合能力，使细胞健康。增加脑部传递介质，加强脑部活动功能，使脑部运作更有效，学习思考能力更佳；平衡及改善身体血糖量，令人更有活力，也能增加肌肉的持久力，更可令运动后疲劳肌肉更快复原。食用方法：亚麻籽油可用于凉拌蔬菜、调制色拉、淋在汤中或炒菜出锅前淋入作为明油使用。在调制色拉时，亚麻籽油可与各类色拉酱很好地混配并保持其原有风味；在调配凉菜调味汁时，亚麻籽油可与香油、辣椒油、花椒油、大蒜油以及芥末油混配，并很好地保持上述调料油的原有风味。亚麻籽油与液体乳酪、酸奶或甜炼乳混合，再配以葡萄干、干果颗粒等配料，制出的甜品风味极佳且利于人体对钙、天然维生素E和维生素A的消化吸收。直接食用冷藏保鲜的亚麻籽油，每日服用1勺（6~8mL），即可收到良好效果。如果将该油与纯净水或与蜂蜜、椰乳、山楂果茶等风味浓郁的饮品混合服用，则口感更好。亚麻籽油可与适量花生酱、可可酱、椰酱等混匀后涂抹在面包片上食用，口感可人。亚麻籽油可与其他食用油按一定比例预混进行低温烹饪。预混食用油建议以1周到10天用完为宜。

■ **转基因食用油**　是使用转基因原料生产出来的油脂。比如金龙鱼第二代调和油就用了转基因大豆和转基因菜籽作为生产原料。调查发现，市场上最常见的转基因食品是食用油，其中绝大部分大豆油和调和油以及部分玉米油、菜籽油都应用了转基因作物为原料。转基因就是运用科学手段从某种生物中提取所需的基因，将其转入另一种生物中，使与另一种生物的基因进行重组，从而产生特定的具有优良遗传性状的物质。转基因就是把不属于这个植物的外援基因转进了这种植物。现在虽然还没有直接确切的数据可以证明这种食物的危害。但是我们并不能说它们没有危害。其实平时食用转基因和非转基没有太大差别。转基因油里可能会含有一些营养物质，但是也有可能对人体造成不良影响，在没有经过科学验证之前建议还是用非转基因的。在推销食用油时，不少销售人员都主推"非转基因的花生油"，而对于转基因大豆油和调和油，有销售人员表示"年轻人最好不要吃，长期食用可能影响生殖能力"。经过多年的测试表明转基因食用油从营养的角度而言，和非转基因食用油是一样的，消费者可以放心食用。如今，转基因食物已经闯入了我们的生活。很多商场都有转基因食物，与我们的生活息息相关。当大家去选购转基因食用油的时候，一定要认真看清楚它上面的标签，认准品牌企业。建议购买的时候选择一些大品牌，并咨询商场的进货渠道。

■ 功能性食用油　指含有能够对人体健康起某种调节作用的营养成分的食用油，是一个营养丰富的功能性食用油。近年来，随着生活水平的不断提高，消费者对食用油的需求呈现出多样化趋，传统的调和油和色拉油在一定程度上已经难以满足消费者对美味、营养、健康的需求，而具有营养性、保健性、功能性的营养食用油将有巨大的市场空间。功能性食用油含有人体必需的维生素，如维生素 A、维生素 B、维生素 D、维生素 E 等；含有人体必需脂肪酸，比如油酸和 α-亚麻酸等；含有人体必需的矿物质元素，如钾、钠、钙、镁、磷、硫、氯等；其他，含有抗癌、美容、润发、增强人体免疫力的物质，如角鲨烯、茶油苷、异黄酮等；适合高温或其他特殊加工条件的食用油。

现在超市里食用油的种类琳琅满目，比如健脑的、抗心血管疾病的、保健的等各种各样。从营养学的角度看，评判一种油对人体是否有益，主要是看里面不饱和脂肪酸的含量。以玉米胚芽油和橄榄油为例，这两种油的不饱和脂肪酸含量远远大于大豆油和花生油等主流食用油，对人体非常有益，尤其是可以有效预防糖尿病和心血管疾病。但是，玉米胚芽油和橄榄油缺少多种人体必需的脂肪酸，长期食用，势必会造成人体营养不均衡。无论什么油，都要适量食用；摄入过量，就会转化成多余脂肪存入人体，对人体的伤害很大。所以一定要定期的更换食用油种类，只有这样才能达到营养均衡。因此，营养学家建议大家要坚持少吃油，吃好油的原则。

功能性食用油的种类有：①功能性山茶油。其不饱和脂肪酸含量接近 90%，其中单不饱和脂肪酸高达到 80%～83%，亚麻酸达到 7%～13%，并富含蛋白质和维生素 A、B、D、E 以及角鲨烯、类黄酮、茶油苷等抗癌、强心美容的物质，尤其是它的 ω-6 系列脂肪酸和 ω-3 系列脂肪酸的比例符合 4：1 理想比例。②功能性玉米油。其富含人体必需的维生素 E 和不饱和脂肪酸，含量达 80% 以上。主要为亚油酸和油酸，其中亚油酸占油脂总量的 50% 以上。③功能性核桃油。其每 100 g 含维生素 E ≥ 200 mg、油酸 ≥ 21%、亚油酸 ≥ 56%、亚麻酸 ≥ 16%、不饱和脂肪酸总量 ≥ 93%，亚麻酸和亚油酸比值接近黄金比例

1：4。④功能性山杏仁油。山杏仁油富含蛋白质、不饱和脂肪酸、维生素、膳食纤维及人体所需的矿物质元素，具有润肺、健胃、补充体力的作用。其中所含的苦杏仁苷更是天然的抗癌活性物质。

（9）地沟油　又称馊水油、坑渠油、垃圾油。泛指在生活中存在的各类劣质油，如回收的食用油、反复使用的炸油等。地沟油可分为三类：一是狭义的地沟油，即将下水道中的油腻漂浮物或者将宾馆、酒楼的剩饭、剩菜（通称泔水）经过简单加工、提炼出的油；二是劣质猪肉、猪内脏、猪皮加工以及提炼后产出的油；三是用于油炸食品的油使用次数超过一定次数后，再被重复使用或往其中添加一些新油后重新使用的油。地沟油是一种质量极差、极不卫生的非食用油。这种食用油约占全国市场的十分之一。当中包括街边摊档的高级餐馆，用于制造各式食物，如油条、羊肉串、水煮鱼、麻辣火锅等。消费者根本不知道烹煮这些食物的食油有毒。地沟油这个名称已经成为对人们身体带来伤害的各类劣质油的代名词。所以地沟油是严禁用于食用油领域的。地沟油含有微生物、铅、黄曲霉素、苯等有毒有害的物质。在炼制"地沟油"的过程中，动植物油经污染后发生酸败、氧化和分解等一系列化学变化，产生对人体有剧毒的物质。长期食用地沟油，会破坏人们的白细胞和消化道黏膜，引起食物中毒，甚至致癌的严重后果，可引起消化不良、头痛、头晕、失眠、乏力、肝区不适、剧烈腹绞痛、贫血、中毒性肝病等症状，甚至诱发胃癌、肠癌、肾癌及乳腺、卵巢、小肠等部位癌肿。

7.如何选用食用油

无论是单一食用油还是食用调和油，饱和脂肪酸、单不饱和脂肪酸和多不饱和脂肪酸的比例越均衡，对人体健康越不利。而作为日常饮食必不可少的调味品，其口味的香醇也一直是消费者的追求。因此，营养与美味是食用油最佳品的体现。食品多样化才能提供人体必需的营养素。人们可以通过日常平衡膳食改善身体健康状态。消费者在选择时应该根据自身需求，关注食用油中的成分。

（1）选用食用油原则。以前吃油不讲成分只要香，现在吃油既讲营养又要健康。健康油应具备安全、营养、均衡、稳定、健康五个基本原则。即用油安全、原料优质、工艺先进、炼制级别高、质量保证。原料是直接判断油品是否上等的主要因素。好的原料在于纯天然、无污染，采摘、储存，都经过严格的质量控制，更在于原料所处的特定的自然地理环境。优质原料的选择是保证油品纯正的首要条件。关于生产加工工艺，为保证油品的营养与风味，应首选物理压榨法。物理压榨法使用螺旋压榨机靠巨大的压力让油脂从油料中分离，再经过特殊的植物纤维网过滤得到成品油。经过这样的纯物理压榨最大限度地保留了原料中有益成分，如磷脂、维生素 E、甾醇、角鲨烯等，可以去除多环芳烃、黄曲霉素及农药残留等有害物质。关于用油营养，衡量食用油营养价值主要看不饱和脂肪酸的含量的多少。不饱和脂肪酸含量丰富的食用油对健康较为有益，其富含人体必需脂肪酸（亚油酸、α-亚麻酸）、天然维生素 E 等多种营养素。食用油的脂肪酸含量均衡，一般不饱和脂肪酸约 90%，亚油酸、α-亚麻酸约 3.5%～6.1%。关于食用的稳定性，所含的各种营养因子相对稳定，能满足传统烹调习惯的需要而不会大量损失。关于用油健康，要选择健康的食用油，必须先了解不同的食用油之间存在着哪些差异，选择那些肯定不会给人体健康造成危害的品种。

（2）油品搭配食用。每种食用油所含各种脂肪酸比例都不相同，所以应该有针对性地合理选择多种食用油来搭配使用。多种油品的搭配食用，能使营养更均衡。营养学家建议，家庭应常备两种以上的天然植物油搭配使用。核桃油、橄榄油、山茶籽油等都是不错的搭配选择。其中尤数核桃油的营养价值最高，备受健康人士的推崇。其中，红花籽油含有丰富的必需脂肪酸和维生素 E，是国际心脏协会极力推荐的食品油之一，在欧美和日本等国已被视为食用油中的上品；而核桃油其不饱和脂肪酸含量高达 90%，且含有丰富的微量营养成分维生素 E 和磷脂等，用它烹调出来的菜肴更是细腻滑爽，是孕妇、儿童和脑力工作人士的最佳选择；山茶籽油被誉为"东方橄榄油"，具有高达 90% 以上的不饱和脂肪酸，是心血管疾病的天然防御者。它独特的色清、味香更受到很多白领女士和需要降脂人群的欢迎。

（3）选富含 α-亚麻酸的食用油。我国人群膳食普遍缺乏 α-亚麻酸，日摄入不足世界卫生组织的推荐量每人每日 1 g 的一半。目前国内对于 α-亚麻酸的认知还很不够，对于 α-亚麻酸的使用也极为不普遍，专家纷纷呼吁人们在日常饮食中应补充 α-亚麻酸。在通常的食物中，α-亚麻酸的含量是极少的，只有亚麻籽、紫苏籽、火麻仁、核桃、蚕蛹、深海鱼等极少数的食物中含有丰富的 α-亚麻酸及其衍生物。富含 α-亚麻酸最理想的食品或保健品有：紫苏籽油、亚麻籽油（或称为胡麻油）、α-亚麻酸胶囊。在日常生活中食用含有 α-亚麻酸的食物调和油做菜是一个非常好的选择。食用油最重要的营养素是脂肪酸，所以脂肪酸的比例是否合理是食用油的营养核心。成人每日摄入的脂肪和植物食用油中脂肪的总比例应该是：饱和脂肪酸、单不饱和脂肪酸、多不饱和脂肪酸的最佳比例是 1：1：1，ω-6 多不饱和脂肪酸与 ω-3 多不饱和脂肪酸为的比例为 4：1。在我国，α-亚麻酸的摄入量远没有达到该推荐的比例。所以平时应该注意选择富含 α-亚麻酸的食用油，如大豆油、葵花籽油、色拉油、低芥酸菜籽油、米糠油等都是含 α-亚麻酸较丰富的。但要注意经常更换烹调油的种类，不要长期食用单一油品。

（4）因人而异选不同食用油。生长发育的儿童、青少年、孕产妇及体质虚弱的人群应选择富含亚油酸及 α-亚麻酸这两种必需脂肪酸的烹调油；高血脂、心脑血管疾病及 60 岁以上的人群应提高单不饱和脂肪酸的摄入比例。因为单不饱和脂肪酸可降低血胆固醇，预防心脑血管疾病，减少胆囊炎、胆结石发生。橄榄油、茶籽油、菜籽油，这三种油中单不饱和脂肪酸含量很高，占 80% 左右，但其必需脂肪酸亚油酸和 α-亚麻酸含量均不理想，而且橄榄油中几乎不含 α- 亚麻酸，茶籽油中所含的 α- 亚麻酸远不及于大豆油、葵花子油。但要注意，菜籽油中含有较多可能对健康不利的芥酸。适合 60 岁以上的老年人、高血脂及心脑血管疾病及消化道疾病人群的是葵花子油、大豆油、玉米油。这三种油中所含的多不饱和脂肪酸亚油酸达 50% 以上。其中大豆油、葵花籽油更富含亚油酸及 α- 亚麻酸这两种必需脂肪酸。但玉米油中的 α- 亚麻酸含量不高。但应注意，由于其富含多不饱和脂肪酸，所以容易酸败变质，要趁新鲜吃掉。它适合大多数人的日常食用，葵花子油尤其适合生长发育的儿童、青少年及孕产妇食用。花生油、芝麻油、棉籽油中含较丰富的单不饱和脂肪酸及亚油酸，但是它们所含的 α- 亚麻酸不多，并且饱和脂肪酸的含量也比大多数植物食用油高。棉籽油中含有的棉酚会影响男性的生育能力。但通过精炼后能去掉棉籽油中的棉酚，所以建议食用棉籽油的人群要选用精炼的棉籽油。它适合大多数人群，但不建议单一食用，最好和其他的食用油轮换着吃。

（5）烹调油要和日常膳食相协调。人体所需的油脂不仅来自烹调油，还来自所吃的鱼肉蛋奶等食品和一些加工食品。因为肉类脂肪以饱和脂肪酸为主，所以如果吃肉较多，烹调中就应当尽量少放猪油、牛油、黄油等含饱和脂肪酸过多的油脂。如果平日以素食为主，则可以适量在烹调中使用这些油脂，保持饱和脂肪酸和不饱和脂肪酸之间的平衡。

（6）根据烹调方式选择烹调油。不同的烹调方式使用不同的油。一般的煎炒可用豆油或玉米油、葵花籽油等。只有在大量煎炸食品时，考虑选用烤酥油、棕榈油、猪油等油脂。如果家庭中需要制作高温爆炒菜肴，应选择热稳定性较好的油脂，可以采用橄榄油、茶子油、花生油和玉米油等，或者用市场上出售的花生油—玉米调和油。油炸时最好能用动物油，而且要注意控制油温，缩短煎炸时间。煎炸后的油要尽快用掉，不能反复煎炸和长时间存放。制作凉拌菜和炖煮菜可选用不饱和脂肪酸含量高的油脂，如大豆油、亚麻籽油、葵花籽油、小麦胚芽油等，以充分保护和利用其中的亚油酸和维生素 E。

（7）热锅冷油炒菜最健康。很多人在炒菜时不见油烟不下锅，这是一种不当的做法。通常人们都认为把油加热到油烟滚滚，烧出来的菜更香、更好吃。但是油并不是越热越好。以油为传热介质的烹调方法，在中餐烹调中使用最为普遍，如滑油、炸、煎、炒、烙、塌等。不管采用何种烹调法，在原料下油锅时都应根据其色泽的变化、食物质地的老嫩恰当地掌握好火候，以确保成品达到香、酥、脆、嫩等口感效果。植物油脂性质不稳定，它们在持续高温下会发生一系列的变化，如热氧化聚合、水解、环化等，不仅损失掉维生素 E 和必需脂肪酸这些营养成分，还会生成许多有害物质。无论哪一种植物油，都是以不饱和脂肪酸为主，不适合高温油炸，炒菜时也应当控制油温。建议先把锅烧热，再倒油，尽量不要让油大量冒烟，也不要长时间地油煎。大量冒烟的时候已达到 250℃ 左右，不仅导致油脂发生高温劣变，也会损失菜肴原料当中的维生素等营养物质。

现在人们使用的成品油，大多是已经经过多道程序制成的熟油，并不需要特别热透后再使用。芝麻油、橄榄油不宜加热使用，一般适用于凉拌菜和调馅时使用；玉米油、大豆油适用于煎炸食品；炒菜宜使用，花生油、玉米油、大豆油、葵花籽油等。花生油烹调食品时最好是热锅冷油，玉米油虽然不饱和程度也高，但热稳定性好，故烹调食品时可以热锅热油。

8.烹调用油的误区

■"价格贵的食用油营养一定高"　例如橄榄油，生活经验告诉我们橄榄油有很多好处。例如，它可以降低糖尿病患者的血糖含量，预防癌症和老年失忆症，还可以软化血管，对心脑血管疾病能起到一定的防治作用等。即使如此，也不能只吃橄榄油。因为每一种植物油都有自己的独特之处，也有其不足之处。所以，各种油换着吃才是最好的选择。其他的植物油如大豆油、玉米油和葵花子油也是较好的食用油。它们含有丰富的不饱和脂肪酸，可以改善皮肤状况，加速胃溃疡的痊愈，降低血压和胆固醇，增强身体的免疫力，是大脑正常运转所必需的原料。

其实，食用油所谓的好与不好，主要是因为其所含脂肪酸的构成不同。但即使是橄榄油，它本质上仍旧是一种油脂，脂肪含量高达99%，只不过是其单不饱和脂肪酸的比例高于其他油种，所以控制油量才是最关键的，并不能说好油就可以多吃。橄榄油怎么吃才健康呢？大家知道，高温容易使油脂产生有害物质。如今不少现代人都崇尚西餐，而橄榄油在西方被誉为"液体黄金""植物油皇后"。因为它具有天然的保健和美容功效，既能平衡新陈代谢，又能促进人体发育，延缓衰老。同时橄榄油也是世界上唯一以自然状态的形式供人类食用的木本植物油。营养师学专家提醒，橄榄油的沸点较低，其中的单不饱和脂肪在加热到冒烟时，会变成不健康的反式脂肪；并且橄榄油在受热时会失去原有的味道。因为高温加热会蒸发掉一些醇类和脂类。另外，长期单一食用橄榄油，还可能对细胞造成一定的伤害，进而增加患心脏病的风险。

■"调和油实惠又营养"　调和油调配不当营养将难以保障。市面上调和油的种类不少，因为价格便宜，很多家庭都习惯购买。调和油是根据使用需要，将两种以上经精炼的油脂（香味油除外）按比例调配制成的食用油。虽然调和油的营养价值依原料的不同而有所差别，但大部富含不饱和脂肪酸和维生素E，且价格合理，比较适宜普通人家日常炒菜使用。专家提醒，一些价格异常偏低的劣质调和油也存在一定的质量隐患。有些调和油制造商为了降低成本，在调和油里添加的低价油、劣质油。这不仅会导致调和油的营养价值降低，过度提高低价油的搭配比例还会使必需脂肪酸的比例失衡，进而造成食用者肥胖。

■"植物油比动物油更健康"　应根应据体质需求选择油种类。动物油一般饱和脂肪酸更多，所以动物油在温度低时容易凝固，而植物油所含不饱和脂肪酸多，因此不易凝固；两者正常情况下无太大差别，正常人群都可食用。动物油炒青菜果蔬类更容易保证营养元素不流失，而且也更为美味，植物油则更多适合清淡饮食时使用。一些体质虚弱、病后元气较虚的人更适合选用动物油。食用油给我们的身体带来了很多营养物质。人体成长所必需的六大营养物质：蛋白质、脂肪、维生素、矿物质、碳水化合物和膳食纤维，而食用油就是脂肪的主要来源。脂肪主要有两类饱和脂肪酸。其中动物油的主要成分就是饱和脂肪酸，一般植物油主要成分是单不饱和脂肪酸，还有一些植物油主要成分为多不饱和脂肪酸。人体要想健康，要让这三种脂肪酸按一定比例摄入才行。因此，不管是动物油还是植物油都不能单纯地定位是动物油好还是植物油好。

■ "标有不含胆固醇的油就是好油" 植物油在精炼的过程中，油脂中所含有胆固醇不可以被去掉。但是，在植物油中胆固醇的含量与猪油和黄油相比，其数值还是很低的。在动物油中所含有的胆固醇大概是植物油的 10 ~ 25 倍左右。即使这样，在植物油中也不能说几乎"不含胆固醇"。

■ "食用油越清澈越好" 很多人吃油都有这样一个误区，即越清澈的油品质越高，越有益于人体健康。其实这种想法是片面的。食用油精炼的程度越高就越呈现清澈透亮。但在精炼的脱胶、脱酸等过程中，在脱去损害健康的杂质如黄曲霉素等的同时，油中对人体有益的维生素等成分也被除掉了一部分。如果将油中所有的杂质都脱去，此时的精炼油就如同蒸馏过的纯净水一样，就不再向人体提供任何营养成分了。

9. 食用油的选购与保管

时下，市面上食用油品类繁多，质量、价钱差别较大。由于大多数人不甚了解食用油的脂肪酸构成比例及其对人体的不同作用，加上商家对各种概念油的频频炒作，使多数人在购买食用油时显得不知所措。食用油的选购与保管方法如下：

（1）食用油的选购

■ 定期换品种 目前市场上食用油品种已达几十种。除了常见的大豆油、菜籽油、花生油、玉米油、葵花籽油以外，还有棉籽油、油茶籽油、红花籽油、橄榄油、葡萄籽油等。由于各种植物油的结构和营养成分不同，长期食用单一的植物油并不利于健康，定期更换食用油种类能使营养更为均衡。从营养均衡的角度出发，不同品种换着吃才是科学合理的方法。

■ 注意看外包装，侧重选品牌 消费者在购买食用油时，要注意看外包装。按国家规定，食用油的外包装上必须标明商品名称、配料表、质量等级、净含量、厂名、厂址、生产日期、保质期等内容，必须要有 QS（质量安全）标志。生产企业必须在外包装上标明产品原料生产国以及是否使用了转基因原料，必须标明生产工艺是压榨或浸出。有的产品包装上有标识如 5S 压榨，或 4S 等字样，其实这些并不是行内的专业标识，而是企业为了配合宣传提出的概念。

■ 看颜色 一般食用油的颜色呈微黄色、淡黄色、黄色和棕黄色。油的颜色深浅也因其品种不同而略有差别。一般以浅色为优，精炼油的色泽越浅越好。如油的颜色深，说明精炼度不高，品质差。普通高质量食用油颜色浅，低质量的食用油颜色深（香油除外），劣质油比合格食用油颜色要深。一级油比二级、三级、四级油的颜色要淡，这是国家标准规定的。也就是说同一品种同一级别的油，颜色基本上没有太大的差别，如果这一桶很明显要比那一桶深，产品可能有问题。但不同油脂之间颜色一般没有可比性，因为国家标准中不同油脂同样级别的油脂颜色不一定一样，这主要和油脂原料和加工工艺有关。

■ 看透明度　透明度是反应油脂纯度的重要感官指标之一。纯净的油应是透明的。一般高品质食用油在日光和灯光下肉眼观察清亮无雾状、无悬浮物、无杂质、无混浊，透明度好。优质的食油应透明而不浑浊，光亮度越高越好。透明度高，水分杂质少，质量就好。好的植物油，经静置24小时后，应该是清澈透明、不混浊、无沉淀，无悬浮物。

看有无沉淀物　高品质食用油无沉淀和悬浮物，黏度较小。沉淀物俗称油脚，主要是杂质，在一定条件下沉于油的底层。购油时应选择透明度高、色泽较浅（但芝麻油除外）、无沉淀物的油。无论哪种食用油，优质的均不应出现沉淀和悬浮物，其黏度较小。如果油中出现浓稠的沉淀物或有其他杂质，均属质次或变质食油。比如劣质豆油呈深棕色或黄色，浑浊，有悬浮物或沉淀物，有异味，在锅中加热后会爆溅、冒烟、起泡沫，煎炸的食品呈黑暗色，油中还会出现豆花状物。

■ 看有无分层　若有分层现象则很可能是掺假的混杂油。优质的植物油静置24小时后，应该清澈透明、不混浊、无沉淀、无悬浮物。

■ 看油状　取个干燥洁净细小的玻璃管，插入油中堵好上口慢慢提起，看油状，若呈乳白状，表明内中有水，而且越白说明水分越多。水分较大的油会出现混浊，极易变质，加热会出现大量泡沫和水炸声，油烟有苦味。

■ 闻油的香味　不同品种的食用油各有其独特的气味，用手指沾少许油，抹在手掌心，搓后闻其气味。质量好的油除有本身应有的气味外，一般没有其他异味。如果有异味，则为劣质油；有哈喇味、酸臭味的，说明已变质。制假者如在纯花生油中掺了棉籽油，可闻出棉籽油气味；若在食油中掺有米汤、面汤、淀粉等，可取少许油，加入几滴碘酒，就会呈现蓝紫色或蓝黑色。

食用油的质量主要表现在色泽、气味、透明度、滋味。值得注意的是，这些食用油里面总有因油的品种不同而各异的个别情况。例如：色拉油应是清澈透明、无色或淡黄色，花生油、豆油、菜籽油等呈半透明的淡黄色至橙黄色，麻油则是橙黄色或棕色。大豆、菜籽、花生仁、芝麻等经初步处理得到的是毛油，色泽深，浑浊，不宜食用。如果植物油透明度差、黏度变大、有气泡，常是变质的象征。花生油在冬天低温时会凝固成不透明状，这是正常的现象，鉴别时应有所区别。

（2）辨识地沟油

首先，纯净的植物油呈无色透明状，如果生产过程中加入色素或杂质，颜色和透明度就会改变。其次，每种油都有独特的气味。如果有一股轻微的腥味儿，可能是地沟油，正常的食用油只会散发出淡淡的香味。将油加热，如果有臭味，就更可能是地沟油了。再者，可以用筷子沾一滴油，品尝味道。如果口感偏酸或者有异味，就很有可能是地沟油。此外，可将油点燃并听其响声。燃烧正常无声响的是合格产品；燃烧不正常且发出吱吱声音的，则水分超标；燃烧时发出噼叭爆炸声的，表明油的含水量严重超标，而且有可能是掺假产品。还可以问商家的进货渠道，必要时索要进货发票或查看当地食品卫生监督部门抽样检测报告。

（3）食用油的保管

家庭食用油若保管不当，很容易引起变质。变质的油食用后对人的肠胃有强烈的刺激作用，甚至会引起中毒。为了防止食用油变质，可采取以下措施：①合理地选择食用油的储存容器。油多时可选用陶瓷缸，尽量减小容器的口径；油少时可选用不透光的深色的玻璃瓶。油装满后，应密封瓶口，使油和空气隔绝，防止食用油氧化变质。人们往往习惯用金属或塑料瓶（桶）盛装食用油（商店也是如此），实际上是很不科学的，因为金属分子和塑料中的增塑剂，能加速食油的酸败变质。②储存的容器应放置在阴凉、避光、干燥、温度低的地方。由于阳光中的紫外线和红外线能促使油脂的氧化和加速有害物质的形成。储油的容器应尽量减少与空气、阳光的接触。③储存食用油要防止高温。储存温度以 10 ~ 15℃为最好，一般不应超过 25℃。因此，夏季不宜储存，应边购边用，经常食用新鲜油。另外要注意，食油内不能混入水分，否则容易使油脂乳化，混浊变质。也可按40：1的比例往油中加入热油，可起到吸收水分的作用，防止食用油的氧化变质。若单位发放或亲朋友馈赠食用油较多一时吃不完时，可选用花椒、茴香、桂皮、丁香、维生素C 等抗氧化剂少许加入油中，以延缓或防止食用油的氧化变质。除选用有色小口玻璃瓶储存外，其余的容器储存期以半年为宜，最长也不应超过一年。

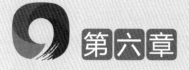

第六章

水产品类

水产品，简称水产，是海洋、江河、湖泊里生产的动物、藻类的统称。其一般都具有经济价值，如各种鱼、虾、蟹、贝类及其他水产动物、藻类等。水产品不仅味道鲜美，而且营养丰富。水产品富含人体所必需的蛋白质、维生素、矿物质以及在陆地动物脂肪中基本不存在的不饱和脂肪酸。同时，水产品种类繁多，其营养价值也各有所长，许多还具有药膳的作用。在日常生活中，在一般家庭的餐桌上离不开水产品，从较为常见的鲫鱼、鲤鱼、带鱼、海带、紫菜等，到较为珍贵的虾、蟹等。水产品营养丰富，属于高蛋白、低脂肪类食品。水产品中的蛋白质大多属于优质蛋白，容易被人体消化吸收。水产品中的磷、钙、碘、铁、锌、钠等矿物质元素及其他营养素丰富，可以为人体提供必需的生命动力。因此，人们根据其家庭条件及身体情况，经常选用一些水产品，对身体健康是有益的。

第一节　常见海水鱼类

1. 鲟鱼

鲟鱼属鱼纲鲟形目鲟科鲟属，是世界上现存的鲟形目鱼类中个体较大、生长较快的一种大型江海洄游鱼类。其为白垩纪与恐龙同时代物种残留下来的一支后裔，有"活化石"之称，在研究生物进化、海陆变迁方面具有重要的生态、社会和科学价值。鲟鱼形状奇特，体梭形，体长为体高的 5～10 倍。头大，呈大三角形。口在头的腹面，成一条横裂。眼睛很小，眼后有喷水孔，鳃孔大。有五行大的菱形骨板，背部 1 行，体侧及腹侧各 2 行。头部、背部为青灰色或灰褐色，腹部灰白色。中华鲟为高蛋白、多脂肪鱼类，由于其氨基酸含量高，故肉味鲜美，营养丰富，是古今中外人们喜爱的水产珍品。同时，鲟鱼还具有独特的药用价值，对防止老年骨质疏松、增强机体免疫力、提高大脑活力、促进人体健康十分有利。其中，中华鲟为我国特有的珍稀品种，被国家列为一级保护动物，需要人们全力给予保护。

鲟鱼的主要营养成分（每 100 g 可食部分中含量）：蛋白质 26～29 g，脂肪 3.05～4.32 g，碳水化合物 1.19 g；钙（Ca）129.18 mg，镁（Mg）5.08 mg，铁（Fe）4.278 mg，锌（Zn）2.795 mg，磷（P）57.86 mg，硒（Se）0.414 μg。

2. 孔鳐

孔鳐属鱼纲鳐目鳐属鱼类，又名老板鱼、华子鱼、锅盖鱼、劳子、虎鱼、鲂鱼、水尺、油虎等。孔鳐体扁平，略呈圆形或斜方形，一般体长 30～50 cm；尾平扁窄长，侧褶发达；眼小，呈椭圆形，其后有喷水孔；背部为褐色，腹部浅灰色。孔鳐肉中脂肪酸大多为不饱和脂肪酸，含有人体必需的 8 种氨基酸，还含有丰富的维生素和微量元素是现代人不可多得的健康食品。尤其适宜于心脑血管疾病患者，具有滋阴凉血、补益调中、补肾健骨、散结消瘀等作用，可防治肾虚体弱、肝脾肿大、肺结核等症。

孔鳐的主要营养成分（每 100 g 可食部分中含量）：能量 376.2 kJ；蛋白质 20.8 g，脂肪 0.7 g；维生素 A 27 μg，胡萝卜素 1.1 μg，硫胺素 0.01 mg，核黄素 0.11 mg，烟酸 3.6 mg，维生素 E 0.79 mg，胆固醇 48 mg；钾（K）277 mg，钠（Na）130 mg，钙（Ca）22 mg，镁（Mg）20 mg，铁（Fe）0.6 mg，锰（Mn）0.03 mg，锌（Zn）0.52 mg，铜（Cu）0.05 mg，磷（P）159 mg，硒（Se）29.4 μg。

特别提示

孔鳐肌肉中含有微量尿素，故鲜食烹调时需用沸水烫一下，除去异味。

3. 鲱鱼

鲱鱼属鱼纲鲱形目鲱科鱼类，分布于北太平洋西部，平时栖息于较深海域，繁殖时游向近海。鲱鱼体长而侧扁，体长一般 25～35 cm；口端位，眼中大，上颌骨长方形，下颌、犁骨和舌上均有细牙；体被薄圆鳞，腹部钝圆，背鳍位于体的中部，与腹鳍相对；背侧蓝黑色，腹侧银白色，为冷水性中上层鱼类。鲱鱼是营养丰富的经济鱼类，肉质细嫩鲜美，蛋白质含量高，脂肪含量中等，并含有多种维生素和矿物质，是较好的营养保健鱼类。

鲱鱼的主要营养成分（每 100 g 可食部分中含量）：能量 493.24 kJ；蛋白质 20.1 g，脂肪 4.2 g；维生素 A 42 μg，胡萝卜素 2.4 μg，硫胺素 0.03 mg，核黄素 0.07 mg，烟酸 2.9 mg，维生素 E 0.81 mg，胆固醇 108 mg；钾（K）325 mg，钠（Na）47.4 mg，钙（Ca）31 mg，镁（Mg）32 mg，铁（Fe）0.9 mg，锰（Mn）0.04 mg，锌（Zn）0.96 mg，铜（Cu）0.06 mg，磷（P）184 mg，硒（Se）37.69 μg。

4. 真鲷

真鲷属硬骨鱼纲鲈形目鲷科，又名加吉鱼、红立、铜盆鱼、海底鸡等，为海洋中的名贵鱼类。其分布于我国近海，渔期为 5～8 月份和 10～12 月份，11 月份为盛产期。真鲷体侧扁，呈长椭圆形，一般体长 1530 cm，体重 300 kg，头部至背鳍前隆起；头部和胸鳍前鳞细小而紧密，腹部和背部鳞较大；头大口小；全身呈现淡红色，体侧和背部散布有鲜艳的蓝色斑点。尾鳍后缘为墨绿色。真鲷肉质嫩滑，味道鲜美，营养丰富，无腥味，鱼肉滋味酷似鸡肉，故多出人们称它为"海底鸡"。其食法有清蒸、清炖、红烧等多。除此之外，真鲷还具有清热消炎、补气活血、养脾祛风的功效。

真鲷的主要营养成分（每 100 g 可食部分中含量）：能量 443.08 kJ；蛋白质 17.9 g，脂肪 2.6 g，碳水化合物 2.7 g；维生素 A 12 μg，胡萝卜素 1.6 μg，硫胺素 0.02 mg，核黄素 0.1 mg，烟酸 3.5 mg，维生素 E 1.08 mg，胆固醇 65 mg；钾（K）261 mg，钠（Na）

103.9 mg，钙（Ca）186 mg，镁（Mg）36 mg，铁（Fe）2.3 mg，锰（Mn）0.26 mg，锌（Zn）1.2 mg，铜（Cu）0.08 mg，磷（P）304 mg，硒（Se）31.53 μg。

5. 金枪鱼

金枪鱼属鱼纲鲭科、箭鱼科和旗鱼科近30种鱼类，又称鲔鱼、吞拿鱼，是一类生活在海洋上层水域中的鱼类。其分布在热带、亚热带和温带广阔海域，属大洋性洄游鱼类。在大海里，金枪鱼腹部和背部的颜色不一样，腹部颜色要浅一些，上下体色的差异有助于金枪鱼躲避空中和海里的天敌。金枪鱼体型呈纺锤形，其横断面略呈圆形，尾鳍呈分叉状；身体短而结实，强劲的肌肉和新月形尾鳍适于快速游动。经济价值较大的种类有蓝鳍金枪鱼、马苏金枪鱼、大眼金枪鱼、黄鳍金枪鱼、长鳍金枪鱼和鲣鱼等六种。金枪鱼长期在大海中快速游动，故肉质鲜美且不受环境污染，是现代人不可多得的绿色健康美食。尤其是其蛋白质含量高、脂肪含量很低，且鱼肉中脂肪酸大多为不饱和脂肪酸，所含氨基酸齐全，营养价值很高。鱼肉中所含二十碳五烯酸（EPA）和二十二碳六烯酸（DHA）含量高居各种鱼类之首。其中DHA被人们称作脑黄金，是人类大脑和中枢神经发育的必需之品，能促进青少年的生长发育。EPA则可抑制胆固醇，防止动脉硬化，对预防和治疗心血管疾病有着特殊的作用。

金枪鱼的主要营养成分（每100 g可食部分中含量）：能量451.44 kJ；蛋白质24.3 g，脂肪4.2 g；维生素A 20 μg，维生素B_1 0.1 mg，维生素B_2 0.15 mg，维生素C 2 mg，维生素E 3180 mg；钾（K）580 mg，钙（Ca）2 mg，铁（Fe）9 mg。

6. 带鱼

带鱼属硬骨鱼纲鲈形目带鱼科，又叫刀鱼、裙带、肥带、油带、牙带鱼等。我国青岛、日照黄海沿岸城市称其为鮰鱼。带鱼的体型侧扁如带，呈银灰色，背鳍及胸鳍浅灰色，带有很细小的斑点，尾巴呈黑色，带鱼头尖口大，至尾部逐渐变细，身高为头长的2倍，全长1米左右；性凶猛，主要以毛虾、乌贼为食。其主要分布于西太平洋和印度洋，在中国的黄海、东海、渤海一直到南海都有分布，和大黄鱼、小黄鱼及乌贼并称为中国的四大海产。带鱼因身体扁长形似带子而得名。带鱼肉肥刺少，味道鲜美，营养丰富，鲜食、腌制、冷冻均可，深受百姓欢迎。带鱼的脂肪含量高于一般鱼类，且多为不饱和脂肪酸。这种脂肪酸的碳链较长，具有降低胆固醇的作用。带鱼全身的鳞和银白色油脂层中还含有一种抗癌成分6-硫代鸟嘌呤，对辅助治疗白血病、胃癌、淋巴肿瘤等有益。带鱼含有丰富的镁元素，对心血管系统有很好的保护作用，有利于预防高血压、心肌梗死等心血管疾病。中医医学认为，带鱼性温，味甘，归肝、脾经，能暖胃、泽肤、补气、养血、健美，适宜久病体虚、血虚头晕、气短乏力、食少羸瘦、营养不良和皮肤干燥者食用。《食物中药与便方》云："带鱼，滋阴，养肝。急慢性肠炎蒸食，能改善症状。"经常食用带鱼，具有补益五脏的功效。

带鱼的主要营养成分（每 100 g 可食部分中含量）：能量 530.86 kJ；蛋白质 17.7 g，脂肪 4.9 g，碳水化合物 3.1 mg；维生素 A 29 μg，胡萝卜素 1 μg，硫胺素 0.02 mg，核黄素 0.06 mg，烟酸 2.8 mg，维生素 E 0.82 mg，胆固醇 76 mg；钾（K）280 mg，钠（Na）150.1 mg，钙（Ca）28 mg，镁（Mg）43 mg，铁（Fe）1.2 mg，锰（Mn）0.17 mg，锌（Zn）0.7 mg，铜（Cu）0.08 mg，磷（P）191 mg，硒（Se）36.57 μg。

特别提示

患有疥疮、湿疹等皮肤病或皮肤过敏者应慎食，一次也不宜食之过多。

7. 鲐鱼

鲐鱼属鱼纲鲈形目鲭科鲐属的一种鱼类，又称鲐鲅鱼、油桶鱼、鲭鱼、青花鱼、巴鱼等，为海洋洄游性上层鱼类，游泳力强，速度快。鲐鱼体粗壮微扁，呈纺锤形。一般体长 20 ~ 40 cm、体重 150 ~ 400 g，头大、口大，眼大位高，上下颌等长，各具一行细牙；体被细小圆鳞，背呈青灰色或深蓝色，腹部白而略带黄色；胸鳍浅灰色，臀鳍浅粉红色，其他各鳍为淡黄色，尾鳍呈深叉形。鲐鱼是一种高蛋白、低脂肪的鱼类，体内还含有二十碳五烯酸（EPA）和二十二碳六烯酸（DHA）。二者具有扩张血管、防止血液凝结的作用，还对大脑细胞、特别是对脑神经传导和触突生长发育作用有着重要的影响。鲐鱼肉质鲜美，性温，滋补性强，主治胃肠道疾病、神经衰弱等。

鲐鱼的主要营养成分（每 100 g 可食部分中含量）：能量 647.9 kJ；蛋白质 19.9 g，脂肪 7.4 g，碳水化合物 2.2 mg，水分 69.1 g，灰分 1.4 g；维生素 A 38 μg，胡萝卜素 1.4 μg，硫胺素 0.08 mg，核黄素 0.12 mg，烟酸 8.8 mg，维生素 E 0.55 mg，胆固醇 77 mg；钾（K）263 mg，钠（Na）87.7 mg，钙（Ca）50 mg，镁（Mg）47 mg，铁（Fe）1.5 mg，锰（Mn）0.04 mg，锌（Zn）1.02 mg，铜（Cu）0.09 mg，磷（P）247 mg，硒（Se）57.98 μg。

8. 银鲳

银鲳属鱼纲鲳科，又称平鱼、白鲳、车片鱼、长林等，主要分布于印度洋和西太平洋，我国沿海均有产出。银鲳体呈卵圆形，侧扁，一般体长 20 ~ 30 cm，体重 300 g 左右；头较小，口小，下颌较上颌短，两颌各有一排细牙；体被小圆鳞，易脱落；体背微呈青灰色，胸部、腹部为银白色，全身具银色光泽并密布黑色细斑。银鲳肉质细嫩而刺少，富含多种营养成分，有益气养血、柔筋利骨之功效，对消化不良、脾虚泄泻、贫血、筋骨酸痛、体质虚弱之人有食疗效果。

银鲳的主要营养成分（每 100 g 可食部分中含量）：能量 585.2 kJ；蛋白质 18.5 g，脂肪 7.3 g；维生素 A 24 g，胡萝卜素 1.4 μg，硫胺素 0.04 mg，核黄素 0.07 g，烟酸 2.1 mg，维生素 E 1.26 mg，胆固醇 77 mg；钾（K）328 mg，钠（Na）62.5 mg，钙（Ca）46 mg，

镁（Mg）39 mg，铁（Fe）1.1 mg，锰（Mn）0.07 mg，锌（Zn）0.8 mg，铜（Cu）0.14 mg，磷（P）155 mg，硒（Se）27.21 μg。

特别提示

由于银鲳含胆固醇较高，高血脂及冠心病患者忌食。此外，中医认为银鲳属海鲜"发物"，故患有瘙痒性皮肤病患者也应忌食。

9. 比目鱼

比目鱼又称牙鲆、牙片、我国称作多宝鱼，分布于我国沿海海域。比目鱼体延长，呈卵圆形，扁平，双眼位于头部左侧。右眼侧小体鳞，具暗色或黑色斑点，呈褐色；左眼侧端圆鳞，呈白色。体长为体高的 2~3 倍，为头长的约 3.5 倍。右眼侧的 2 个鼻孔眼间隔正中的前方；左眼侧 2 个鼻孔接近头部背缘。口大，前位，左右对称；牙尖锐，呈锥状。左右腹鳍略对称，尾鳍后缘呈双截形，其鳍均有暗色斑点。比目鱼是冷水性底栖名贵经济鱼类，肉质细嫩、味道鲜美、高蛋白、低脂肪、富含各种维生素和矿物质，深受消费者青睐。研究表明，比目鱼有调理脾胃、解毒和胃的功效，可治饮食不节、脾胃不和，脾气下限、食物中毒、恶心呕吐、胃痛腹泻等疾病。

比目鱼的主要营养成分（每 100 g 可食部分中含量）：能量 468.16 kJ；蛋白质 20.8 g，脂肪 3.2 g；胡萝卜素 1.9 μg，硫胺素 0.11 mg，烟酸 4.5 mg，维生素 E 0.5 mg，胆固醇 81 mg；钾（K）317 mg，钠（Na）66.7 mg，钙（Ca）55 mg，镁（Mg）55 mg，铁（Fe）1 mg，锰（Mn）0.04 mg，锌（Zn）0.53 mg，铜（Cu）0.02 mg，磷（P）178 mg，硒（Se）36.97 μg。

10. 白姑鱼

白姑鱼属鱼纲白姑鱼属石首鱼科，又名白姑子、白米子、白眼鱼、白花鱼等，属暖水性近底层鱼类，一般栖息于水深 40~100 m 泥沙底海区。白姑鱼体型椭圆形，一般体长 20 cm 左右，体重 200~400 g。口大，上下颌等长；额部有 6 个小孔；体被栉鳞，鳞片大而疏松；体侧灰褐色，腹部灰白色；尾鳍楔形，胸鳍及尾鳍均呈淡黄色。白姑鱼属海洋经济鱼类，其肉质厚而细嫩，食用方法以红烧、清炖为主。除鲜食外，其也可制成冻白姑鱼或制成干品。

白姑鱼的主要营养成分（每 100 g 可食部分中含量）：能量 627 kJ；蛋白质 19.1 g，脂肪 8.2 g，碳水化合物 2.2 mg，水分 71.5 g，灰分 1.2 g；胡萝卜素 1.3 μg，硫胺素 0.02 mg，核黄素 0.08 mg，烟酸 3.3 mg，维生素 E 1.49 mg，胆固醇 80 mg；钾（K）382 mg，钠（Na）152.7 mg，钙（Ca）23 mg，镁（Mg）28 mg，铁（Fe）0.3 mg，锰（Mn）0.02 mg，锌（Zn）0.86 mg，铜（Cu）0.04 mg，磷（P）171 mg，硒（Se）21 μg。

11. 石斑鱼

石斑鱼属鱼纲鲈形目，体长椭圆形稍侧扁；口大，具辅上颌骨，牙细尖，有的扩大成犬牙；体被小栉鳞，有时常埋于皮下；背鳍和臀鳍棘发达，尾鳍圆形或凹形，体色变异甚多，常呈褐色或红色，并具条纹和斑点，为暖水性的大中型海产鱼类。石斑鱼体形特征，大同小异，一般体中长，侧扁，色彩艳丽，变异甚多，常呈褐色或红色，并具有条纹和斑点，口大，牙细尖，有的扩大成犬牙，背鳍和臀鳍硬棘，很是发达，赤点石斑鱼和云纹石斑鱼，青石斑鱼因体色为青褐色，故又称青斑，是福建产量较多的一种。石斑鱼体椭圆形，侧扁，头大，吻短而钝圆，口大，有发达的铺上骨，体披细小栉鳞，背鳍强大，体色可随环境变化而改变。成鱼体长通常在 20 ~ 30 cm。石斑鱼营养丰富，肉质细嫩洁白，类似鸡肉，素有"海鸡肉"之称。石斑鱼又是一种低脂肪、高蛋白的上等食用鱼，被港澳地区推为中国四大名鱼之一。

石斑鱼的主要营养成分（每 100 g 可食部分中含量）：蛋白质 152.0 g，脂肪 33 g，碳水化合物 0.70 g，膳食纤维 0.06 g；维生素 A 0.80 μg，胡萝卜素 0.05 μg，硫胺素 85.0 mg，核黄素 18.5 mg，烟酸 1.20 mg，胆固醇 26 mg；钾（K）1.60 mg，钠（Na）78.70 mg，钙（Ca）0.20 mg，镁（Mg）0.14 mg，铁（Fe）2.5 mg，铜（Cu）91 mg，锌（Zn）0.97 mg，磷（P）1.60 mg，硒（Se）48.80 μg。

12. 黄花鱼

黄花鱼属鱼纲石首鱼科，因鱼头中有两颗坚硬的石头，叫鱼脑石，故又称"石首鱼"。黄花鱼分为大黄鱼和小黄鱼两种，为我国四大海洋业品种之一。大黄鱼也称大先、金龙、黄瓜鱼、红瓜、黄金龙、桂花黄鱼、大王鱼、大黄鲞；小黄鱼也称梅子、梅鱼、小王鱼、小先、小春鱼、小黄瓜鱼、厚鳞仔、花鱼。其形态相近，习性相似，虽有大小之分，但二者所含营养素相差不多。黄花鱼营养丰富，富含蛋白质、脂肪、多种维生素及钙、磷、铁、碘等矿物质元素。黄花鱼肉组织柔软，易于消化吸收。由于黄花鱼的肉呈蒜瓣状，其中没有碎刺，最适宜老人、儿童食用。夏季端午节前后是大黄鱼的主要鱼汛期，清明至谷雨则是小黄鱼的主要鱼汛。此时，黄鱼肥美，鳞色金黄，发育达到顶点，最具有食用价值。黄鱼对人体有很好的补益作用，对体质虚弱及中老年人来说，更具有很好的食疗效果。特别是黄鱼中富含人体需要的矿物质元素硒，能消除人体代谢中产生的过量的自由基，不仅能延缓衰老，而且对多种癌症有防治功能。黄鱼鳔含有高黏性的胶体蛋白和多糖性物质，名贵的海味产品鱼肚便由此而来。其药用价值很高，可补肾益阳、滋养筋脉、止血、散瘀，消肿，可辅助治疗肾虚、产后风痛、破伤风、吐血等症。中医认为：黄鱼性平，味甘、咸；归肾、胃经；具有健脾开胃、安神止痢之功效；可辅助治疗贫血、失眠、头晕、食欲黄花鱼的药不振及女性产后体弱等症。

黄花鱼的主要营养成分（每 100 g 可食部分中含量）：能量 406 kJ；蛋白质 17.7 g，脂肪 2.5 g，碳水化合物 0.8 mg，水分 77.7 g，灰分 1.3 g；维生素 A 10 μg，硫胺素 0.03 mg，核黄素 0.1 mg，维生素 E 0.55 mg，胆固醇 86 mg；钾（K）260 mg，钠（Na）120.3 mg，

钙（Ca）53 mg，镁（Mg）39 mg，铁（Fe）0.7 mg，锰（Mn）0.02 mg，锌（Zn）0.58 mg，铜（Cu）0.04 mg，磷（P）174 mg，硒（Se）42.57 μg。

黄花鱼虽好，但属于"发物"，哮喘患者及过敏体质的人应慎食。此外，在烹调过程中，若发现黄鱼解冻后水变黄，则表明该鱼已被染色，不能食用。黄花鱼还不能与中药荆芥同食。

13. 三文鱼

三文鱼又称撒蒙鱼或萨门鱼，是一种生长在加拿大、挪威、日本和中国黑龙江等高纬度地区的冷水鱼类。三文鱼是一个统称，是英语 Salmon 的音译。其英语词义为"鲑科鱼"或"橘红色的鲑鱼肉"。在中国大陆消费市场常见的是三文鱼中的大西洋鲑。三文鱼，是世界名贵鱼类之一。它鱼鳞小刺少，肉色橙红，肉质细嫩鲜美，营养丰富，既可生食，也可多种方式烹饪。其肝、精巢、鱼子、鱼头等均可作重要食材。在烹制三文鱼时，切勿烧得过烂，只需八成熟即可。这样既可保存其鲜嫩，又可去除其腥味。在生食三文鱼时，一定要新鲜，还要多放些芥末。三文鱼药用价值也很高。药理研究表明，它含有丰富的不饱和脂肪酸，能有效降低血脂和血胆固醇，对防治心血管疾病有益；所含的不饱和脂肪酸更是脑部、视网膜及神经系统必不可少的营养物质，具有增强脑功能，防治老年痴呆和预防视力减退的功效。中医研究证实，三文鱼性温，味甘；归肾，肺经；具有补肾固精、温肺定喘、润肠通便、散毒消肿、暖胃和中之功效；可辅助治疗消化不良、胸腹胀满、水肿等症。

三文鱼的主要营养成分（每100 g可食部分中含量）：热量556 kJ；蛋白质22.3 g，脂肪4.1 g，碳水化合物0.1 g；胆固醇54 mg，维生素A 63 μg，B_{12} 7.6 μg，维生素C 1 mg，维生素E 2.3 mg，烟酸8.8 mg，泛酸0.97 mg，叶酸21 μg；钾（K）390 mg，钠（Na）53 mg，钙（Ca）5 mg，镁（Mg）36 mg，铁（Fe）0.4 mg，锌（Zn）1.8 mg，铜（Cu）0.03 mg，磷（P）260 mg，硒（Se）17.2 μg。

痛风病患者应慎食三文鱼；糖尿病患者应忌食三文鱼酱。三文鱼的推荐食用量：熟食每次60～80 g，生食每次30 g左右。

第二节 常见淡水鱼类

1. 大麻哈鱼

大麻哈鱼属鱼纲鲑形目鲑科麻哈鱼属，又称大发哈鱼、果多鱼、罗锅鱼、孤东鱼、齐目鱼、花斑鳟、花鳟、奇猛鱼等。其主要分布在北太平洋东、西两岸。我国以乌苏里江、黑龙江、松花江为最多。大麻哈鱼体长而侧扁，略似纺锤形；头后至背鳍基部前渐次隆起，背鳍起点是身体最高点，从此向尾部低弯；头侧扁，吻端突出，口大，形似鸟喙；眼小，鳞也细小，作覆瓦状排列；胸鳍很小，位置很后，尾鳍深叉形；生活在海洋时体色银白，入河洄游时色彩则变得非常鲜艳，背部和体侧先变为黄绿色，逐渐变暗，呈青黑色，腹部银白色；体侧有 8～12 条橙赤色的横斑条纹。大麻哈鱼不仅是黑龙江省的大型珍贵鱼类，也是我国著名的名贵淡水鱼类。其肉质细腻，呈淡红色，味鲜美，脂肪含量极为丰富，含有多种维生素和矿物质，营养价值相当高。其肉有补虚劳、健脾胃、暖胃和中之功效，可以治疗水肿、消瘦、消化不良、胸闷胀饱、呕吐酸水、抽搐等症；鱼肝可提制鱼肝油。居住在黑龙江省的赫哲族人过去还用大麻哈鱼鱼皮做成皮衣服、长筒靴等日用品使用。

大麻哈鱼的主要营养成分（每 100 g 可食部分中含量）：能量 581 kJ；蛋白质 17.2 g，脂肪 7.8 g，水分 74.1 g，灰分 0.9 g；维生素 A 45 μg，胡萝卜素 0.9 μg，硫胺素 0.07 mg，核黄素 0.18 mg，烟酸 4.4 mg，维生素 E 0.78 mg，胆固醇 68 mg；钾（K）361 mg，钠（Na）63.3 mg，钙（Ca）13 mg，镁（Mg）36 mg，铁（Fe）0.3 mg，锰（Mn）0.02 mg，锌（Zn）1.11 mg，铜（Cu）0.03 mg，磷（P）154 mg，硒（Se）29.47 μg。

2. 鲈鱼

在我国共有四种鱼类统称为鲈鱼，分别是：海鲈鱼，学名日本真鲈，分布于近海，及河口海水淡水交汇处；松江鲈鱼，也称四鳃鲈鱼，降海型洄游鱼类，最为著名；大口黑鲈，也称加州鲈鱼，从国外引进的新品种；河鲈，也称赤鲈、五道黑，原产新疆北部地区。在此重点介绍松江鲈鱼。其又称鲈板、四肋鱼、鲈鲛，是我国淡水四大名鱼之一。其肉质白嫩，为蒜瓣形，清香，没有腥味。在每年的秋末冬初，成熟的鲈鱼特别肥美，鱼体内积累的营养物质也最丰富，是吃鲈鱼的最好时节。现代研究证明，鲈鱼中含有丰富的蛋白质，多种维生素和矿物质元素，可为人体补充多种养分。比如鲈鱼中含有较多的铜元素。铜能维持神经元系统的正常功能，并能促进多种物质代谢的关键元素——酶的功能的发挥。中医认为：鲈鱼性平，味甘；归肝、脾、肾经；具有补肝肾、益脾胃、化痰止咳的功效；可辅助治疗胎动不安、乳汁分泌少等症。鲈鱼是一种既补养身体，又不会导致肥胖的食物，还能补血健脾益气的食物。因此，它是孕妇、产妇的最佳补品。鲈鱼可以多种吃法，但以清蒸最宜。

鲈鱼的主要营养成分（每 100 g 可食部分中含量）：能量 438 kJ；蛋白质 18.6 g，脂肪 3.4 g，碳水化合物 0.4 g；维生素 A 19 μg，胡萝卜素 1.5 μg，硫胺素 0.03 mg，核黄素 0.17 mg，维生素 E 0.75 mg，胆固醇 86 mg；钾（K）205 mg，钠（Na）144.1 mg，钙（Ca）138 mg，镁（Mg）37 mg，铁（Fe）2 mg，锰（Mn）0.04 mg，锌（Zn）2.83 mg，铜（Cu）0.05 mg，磷（P）242 mg，硒（Se）33.06 μg。

特别提示

皮肤病、疮肿患者应忌食鲈鱼。

3. 泥鳅

泥鳅广泛分布于中国、日本、朝鲜、俄罗斯及印度等地，可食用、入药。泥鳅被称为"水中之参"，在中国各地均有，全年都可采收，以夏季最多。泥鳅捕捉后，可鲜用或烘干用。泥鳅生活在湖池，且形体小，只有 10～20 cm 长。泥鳅营养丰富，蛋白质含量高。近年来科学研究发现，泥鳅中所含的类似二十碳五烯酸的物质是一种多不饱和脂肪酸，可助人体抵抗血管衰老。因此，老年人特别患有心血管疾病及高血压疾病的老年人，食之最适宜。泥鳅味道鲜美，营养丰富，含蛋白质较高而脂肪较低，能降脂降压，既是美味佳肴，又是大众食品，素有"天上的斑鸠，地下的泥鳅"和"水中人参"之美誉，美味又滋补，还易获得，价廉物美。泥鳅可食部分占整个鱼体的 80% 左右，高于一般淡水鱼类。中医认为，泥鳅性味甘，性平。归脾、肝、肾经；主治补益脾肾、利水、解毒。对治疗脾虚泻痢、热病口渴、消渴、小儿盗汗水肿、小便不利、阳事不举、病毒性肝炎、痔疮、疔疮、皮肤瘙痒等有一定辅助作用。

主要营养成分（每 100 g 可食部分中含量）：能量 581 kJ；蛋白质 22.6 g，脂肪 2.9 g，碳水化合物 2.5 g，灰分 1.6 g；维生素 A 70 μg，硫黄素 0.08 mg，核黄素 0.16 mg，烟酸 5 mg；钙（Ca）51 mg，铁（Fe）3 mg，磷（P）154 mg；含有较多的不饱和脂肪酸。

4. 鳝鱼

鳝鱼属鱼纲合鳃目合鳃科黄鳝亚科，又名黄鳝。鳝鱼体型似蛇，圆筒状。头粗尾细，体表有一层光滑的黏膜保护去，无鳞，色泽黄褐色，体则有不规则的暗黑斑点，各鳍不发达基本消失。常生活在稻田、小河、小溪、池塘、河渠、湖泊等淤泥质水底层，在我国各地均有生产，以长江流域、辽宁和天津产量较多。产期在 6～10 月，以 6～8 月所产的最肥。全身只有一根三棱刺，刺少肉厚，肉嫩味美。鳝鱼富含蛋白质、脂肪、多种矿物质元素和维生素。其含有丰富的二十二碳六烯酸（DHA）和二十碳五烯酸（EPA），也就是所谓的脑黄金和卵磷脂，不仅可以健脑益智，而且还具有抑制心血管疾病、抗癌、消炎的作用。因为 DHA 和 EPA 不仅是人体细胞膜的主要成分，而且还是脑细胞不可缺少的营养素。鳝鱼所含有的特种物质"鳝鱼素"能降低和调节血糖，因而是糖尿病患者的理想食品。鳝食中含有特别丰富的维生素 A，对眼部疾病有很好的食疗效果，"秋吃一季鳝，冬吃一枝参"，是我国民间流传已久的说法。之所以这样说，是因为鳝鱼和人参一样具有很高的药用价值。

鳝鱼的主要营养成分（每 100 g 可食部分中含量）：能量 372 kJ；蛋白质 17.8 g，脂肪 1.4 g，碳水化合物 2.1 g；维生素 A 890 μg，胡萝卜素 0.8 μg，硫胺素 0.06 mg，核黄素 0.98 mg，烟酸 3.7 mg，维生素 E 1.348 mg；钾（K）263 mg，钠（Na）70.2 mg，钙（Ca）42 mg，镁（Mg）18 mg，铁（Fe）2.5 mg，锌（Zn）1.97 mg，铜（Cu）0.05 mg，磷（P）206 mg，硒（Se）34.6 μg。

5. 鲫鱼

鲫鱼又称鲋鱼、喜头鱼、童子鲫、鲭，为我国重要食用鱼类之一，含各种营养素比较全面。鲫鱼除富含蛋白质外，还含有多种人体必需的矿物质元素和碳水化合物，而脂肪含量较少。其肉质细嫩，味道甜美，吃起来既新鲜又不腻。鲫鱼药用价值较高。中医认为，鲫鱼性味甘、温，有开脾健胃、增进食欲、行水消肿、止吐发乳之功效。可用于治疗麻疹、腮腺炎、牙疼、牙龈肿痛、乳疮、乳癌初起、肺病、肺脓肿、外痔、脾胃虚弱、食欲不振、水肿、腹水、反胃吐食、胃病、产妇缺奶等症。其胆汁能治无名肿痛和臁疮等症。鲫鱼所含的蛋白质品质优，种类全，容易消化吸收，是肝肾疾病、心脑血管疾病患者的良好蛋白质来源。经常食用鲫鱼，可补充营养，增强抗病能力。因先天不足，后天失调以及手术后、病后体虚形弱者，经常吃一些鲫鱼是很有益的。患有肝炎、肾炎、高血压、心脏病、慢性支气管炎等疾病的患者也可以经常食用，以补营养，增强抗病能力。鲫鱼子能补肝养目，鲫鱼脑有健脑益智作用。

鲫鱼的主要营养成分（每 100 g 可食部分中含量）：能量 451.44 kJ；蛋白质 17.1 g，脂肪 2.7 g，碳水化合物 3.8 g；维生素 A 17 μg，胡萝卜素 1 μg，硫胺素 0.04 mg，核黄素 0.09 mg，烟酸 2.5 mg，维生素 E 0.68 mg，胆固醇 130 mg；钾（K）290 mg，钠（Na）41.2 mg，钙（Ca）79 mg，镁（Mg）41 mg，铁（Fe）1.3 mg，锰（Mn）0.06 mg，锌（Zn）1.94 mg，铜（Cu）0.08 mg，磷（P）193 mg，硒（Se）14.31 μg。

特别提示

鲫鱼籽中胆固醇含量较高，故中老年人和高血脂、高胆固醇者应忌食。

6. 草鱼

草鱼又称鲩、鲩鱼、油鲩、草鲩、白鲩、草根（东北）、海鲩（南方）、混子、黑青鱼等，栖息于平原地区的江河湖泊，一般喜居于水的中下层和近岸多水草区域。草鱼性活泼，游泳迅速，常成群觅食，为典型的草食性鱼类。草鱼幼鱼期则食幼虫，藻类等。草鱼也吃一些荤食，如蚯蚓，蜻蜓等。其在干流或湖泊的深水处越冬，生殖季节亲鱼有溯游习性，已繁殖到亚、欧、美、非各洲的许多国家。因其生长迅速，饲料来源广，是中国淡水养殖的四大家鱼之一。草鱼中含有丰富的蛋白质、脂肪、多种矿物质元素和维生素等营养成分，不仅具有很好的食用价值，而且其医疗保健作用也很好。它含的丰富的不饱和脂肪酸，对血液循环有利，是心血管患者的良好食物。它含有较丰富的矿物质元素硒，经常食用，不仅具有抗衰老、养颜美容的功效，而且对防治肿瘤也有一定的作用。中医认为：草鱼性温，味甘；归脾、胃经；具有平肝、祛风、活痹、截疟、暖胃的功效，是温中补虚的养生佳品，对脾虚纳差、胃脘胀痛、风湿头痛等症有较好的食疗作用。草鱼入药始见于唐代的《本草拾遗》。在明代李时珍的《本草纲目》中也有"暖胃和中"的记载。

草鱼的主要营养成分（每 100 g 可食部分中含量）：能量 472.34 kJ；蛋白质 16.6 g，脂肪 5.2 g；维生素 A 11 μg，胡萝卜素 1.1 μg，硫胺素 0.04 mg，核黄素 0.112.8，烟酸 2.8 mg，维生素 E 2.03 mg，胆固醇 86 mg；钾（K）312 mg，钠（Na）46 mg，钙（Ca）38 mg，镁（Mg）31 mg，铁（Fe）0.8 mg，锰（Mn）0.05 mg，锌（Zn）0.87 mg，铜（Cu）0.05 mg，磷（P）203 mg，硒（Se）6.66 μg。

特别提示

草鱼肉若食用过多，有可能诱发疮疥；女性经期不宜多食草鱼，否则会加重水肿症状，易产生疲倦感。另外，草鱼胆性寒、味苦、有毒，不可吞服，否则可能引起水肿、休克甚至死亡。

7. 鲤鱼

鲤鱼俗称鲤拐子、毛子等，鲤科，其身体侧扁而腹部圆，口呈马蹄形，须 2 对；背鳍基部较长，背鳍和臀鳍均有一根粗壮带锯齿的硬棘；体侧金黄色，尾鳍下叶橙红色；鳞有十字纹理，所以名鲤，死后鳞不反白；有从头至尾的胁鳞一道，不论鱼的大小都有三十六鳞，每鳞上有小黑点。鲤鱼肉味道绝佳，处处都有生产，是中国人餐桌上的美食之一。另有艳色图纹锦鲤，在亚洲有很高的观赏价值。鲤鱼平时多栖息于江河、湖泊、水库、池沼的水草丛生的水体底层，以食底栖动物为主。其适应性强，耐寒、耐碱、耐缺氧，在流水或静水中均能产卵。产卵场所多在水草丛中，卵黏附于水草上发育。鲤鱼是淡水鱼类中品种最多、分布最广、养殖历史最悠久、产量最高者之一。鲤鱼体态肥壮，肉质鲜美，是人们喜爱食用并且很熟悉的水产品。鲤鱼经人工培育的品种很多，如红鲤、团鲤、草鲤、锦鲤、火鲤、芙蓉鲤、荷包鲤等。品种不同，其体态颜色各异，深受大家的喜爱。逢年过节，家家餐桌上都少不了它。娶妻生子办喜事，有"年年有余""鱼跃龙门"之意，增添喜庆气氛。在中医学中，鲤鱼入药的历史非常悠久，东汉《神农草本经》将其列为上品。中医认为，鲤鱼性平，味甘；归脾、胃经。其全身都是宝，具有滋补健胃、利水消肿、通乳、清热解毒、止嗽下气等功效；可辅助治疗水肿、浮肿、腹胀、少尿、黄疸、乳汁不通等症。鲤鱼血可用于辅助治疗小儿丹肿，对口眼歪斜也有很好的治疗作用；其眼可辅助治疗中风、肿痛、视力减退等症；其胆虽味道苦涩但可清热明目、散瘀消肿，对目赤肿痛、咽喉肿痛有较好的辅助治疗作用；其脑可止痛、健脑。另外，鲤鱼对孕妇胎动不安、妊娠性浮肿也有很好的食疗效果。值得注意的是，鲤鱼为"发物"，溃疡患者，慢性病患者应慎食；鱼胆有毒，不可轻易吞食，应遵医嘱食用。

鲤鱼的主要营养成分（每 100 g 可食部分中含量）：能量 455.62 kJ；蛋白质 17.7 g，脂肪 4.1 g，碳水化合物 0.5 g；维生素 A 25 μg，胡萝卜素 1.1 μg，硫胺素 0.03 mg，核黄素 0.09 mg，烟酸 2.7 mg，维生素 E 1.27 mg，胆固醇 84 mg；钾（K）334 mg，钠（Na）53.7 mg，钙（Ca）50 mg，镁（Mg）33 mg，铁（Fe）1 mg，锰（Mn）0.05 mg，锌（Zn）2.08 mg，铜（Cu）0.06 mg，磷（P）204 mg，硒（Se）15.38 μg。

特别提示

痛风患者、风热者慎食鲤鱼；有慢性疾病者不宜食用；每次食用量以 100 g 左右为宜。另外，女性通乳用时，应在烹调时少放盐。

8. 鳙鱼

鳙鱼属鱼纲鲤科、鲢亚科，又称花鲢，俗称鳙鱼，分布在全国各大水系，是我国主要淡水养殖鱼类之一。也是我国著名的四大家鱼之一，因外形似鲢，有的地方把它与鲢鱼统称为花鲢。鳙鱼头大而肥，肉质雪白细嫩，深受人们喜爱。特别是近几年鱼头火锅的时兴，使得它更受人们青睐。鳙鱼属高蛋白、低脂肪、低胆固醇鱼类，对心血管系统有保护作用。鳙鱼富含磷脂及可改善记忆力的垂体后叶素，特别是其头部的脑髓含量很高，经常食用，能暖胃、祛头眩、益智、助记忆、延缓衰老。经常吃鳙鱼还能起到润泽皮肤的美容作用。鳙鱼还有疏肝解郁、健脾利肺、补虚弱、祛风寒、益筋骨的作用，咳嗽、水肿、肝炎、眩晕、肾炎、小便不利和身体虚弱者都可用它来进行食疗。《食物本草》云：鳙鱼，暖胃，益人。《本草求原》云：鳙鱼，暖胃，去头眩，益脑髓，老人痰喘宜之。《随息居饮食谱》云：鳙鱼甘温，其头最美，以大而色较白者良。

鳙鱼的主要营养成分（每 100 g 可食部分中含量）：能量 418 kJ；蛋白质 15.3 g，脂肪 2.2 g，碳水化合物 4.7 g；维生素 A 34 μg，胡萝卜素 1.3 μg，硫胺素 0.04 mg，核黄素 0.11 mg，烟酸 2.8 mg，维生素 E 2.65 mg，胆固醇 112 mg；钾（K）229 mg，钠（Na）

60.6 mg，钙（Ca）82 mg，镁（Mg）26 mg，铁（Fe）0.8 mg，锰（Mn）0.08 mg，锌（Zn）0.76 mg，铜（Cu）0.07 mg，磷（P）180 mg，硒（Se）19.47 μg。

特别提示

鳙鱼食用过多容易引发疮疥，每次食用量以 100 g 为宜；鱼胆有毒不要食用。另外，有瘙痒性皮肤病以及有内热、荨麻疹、癣病者应少食鳙鱼。

9. 鲇鱼

鲇鱼称塘虱、怀头鱼、鲶鱼等，它的同类几乎是分布在全世界。多数种类是生活在池塘或河川等的淡水中，但部分种类生活在海洋里。其体上没有鳞，有扁平的头和大口，口的周围有数条长须，利用此须能辨别出味道，这是它的特征。全世界约有两万三千种鱼类，光鲇鱼家族就超过两千四百种，也就是说全球的鱼类里面有一成以上是鲇鱼类。鲇鱼家族主要分布在以赤道为中心的热带地区，其实除了南北极地以外的所有大陆都可以见到它们的踪迹。市场上常见鲇鱼有鲇、怀头鲇、南方大口鲇、埃及革胡子鲇等，其中埃及革胡子鲇为引进的热带鱼，生长快，有 8 根胡须；其余为温水性鱼类。鲇鱼含有的蛋白质和脂肪较多，对体弱虚损、营养不良之人有较好的食疗作用。鲇鱼性温，味甘。有滋阴养血、补中气、开胃、利尿的作用，适宜体弱虚损、营养不良、乳汁不足、小便不利、水气浮肿者食用。同时，它还是催乳的佳品，是妇女产后食疗滋补的首选食物。《食经》记载：鲇鱼"主虚损不足，令人皮肤肥美"。鲇鱼不仅像其他鱼类一样含有丰富的营养，而且肉质细嫩，美味浓郁，刺少，开胃、易消化，特别适合老人和儿童。据说，挪威人捕沙丁鱼，抵港时如果鱼仍然活着，卖价就会高出许多。但长途运输中想让鱼活着是件困难的事。后来他们发现，只要在鱼槽里放进一条鲇鱼，由于环境陌生而四处游动的它会令沙丁鱼紧张而加速游动。这样一来，一条条活蹦乱跳的沙丁鱼就能被运到渔港。人们把这种现象称之为"鲇鱼效应"。

鲇鱼的主要营养成分（每 100 g 可食部分中含量）：能量 426.4 kJ；蛋白质 17.3 g，脂肪 3.7 g，碳水化合物 0.5 g；维生素 A 71 μg，硫胺素 0.33 mg，核黄素 0.1 mg，烟酸 2.5 mg，叶酸 10 μg，维生素 E 6.3 mg；钾（K）351 mg，钠（Na）49.6 mg，钙（Ca）42 mg，镁（Mg）22 mg，铁（Fe）2.1 mg，锌（Zn）0.53 mg，铜（Cu）0.09 mg，磷（P）195 mg，硒（Se）27.5 μg。

特别提示

鲇鱼属发物，有痼疾、疮病者要慎食，最好不吃。另外，根据前人经验，鲇鱼忌与鹿肉、牛肝、野猪肉、荆芥一同食用。

10. 鳜鱼

鳜鱼俗称桂花鱼、季花鱼、花鲫鱼等，肉食性，有鳞鱼类；属于分类学中的脂科鱼类。鳜鱼身体侧扁，背部隆起，身体较厚，尖头，是我国"四大淡水名鱼"中的一种。鳜鱼肉质细嫩，刺少而肉多，其肉呈瓣状，味道鲜美，实为鱼中之佳品。唐朝诗人张志和在其《渔歌子》写下的著名诗句"西塞山前白鹭飞，桃花流水鳜鱼肥"，赞美的就是这种鱼。明代医学家李时珍誉之为"水豚"，意思是其味如同河豚一样鲜美。还有人将其比做"天上的龙肉"，说明鳜鱼的风味的确不凡。所以，鳜鱼历来被认为是鱼中上品、宴中佳肴。春季的鳜鱼最为肥美，被称为"春令时鲜"。鳜鱼具有补气益脾的滋补功效。鳜鱼富含多种营养成分，肉质细嫩，极易消化。对儿童、老人及体弱、脾胃消化功能不佳的人来说，吃鳜鱼既能补虚，又不必担心消化困难。吃鳜鱼有"杀痨虫"的作用，也就是说其有利于肺结核患者的康复。鳜鱼肉的热量不高，而且富含抗氧化成分，对于贪恋美味，想美容又怕肥胖的女士是极佳的选择。

鳜鱼的主要营养成分（每 100 g 可食部分中含量）：热量 489.1 kJ；蛋白质 19.9 g，脂肪 4.2 g，碳水化合物 0.5 g；维生素 A 12 μg，硫胺素 0.02 mg，核黄素 0.07 mg，烟酸 5.9 mg，维生素 D 32 μg，维生素 E 0.8 mg；钾（K）295 mg，钠（Na）68.6 mg，钙（Ca）63 mg，镁（Mg）32 mg，铁（Fe）1 mg，锌（Zn）1.07 g，铜（Cu）0.1 mg，磷（P）217 mg，硒（Se）26.5 μg。

特别提示

患有哮喘、咯血的患者不宜食用鳜鱼。

11. 鳗鱼

鳗鱼又称白鳝、白鳗、河鳗、鳗鲡、青鳝、风鳗、日本鳗，是指属于鳗鲡目分类下的物种总称，简称鳝。其是一种外观类似长条蛇形的鱼类，具有鱼的基本特征，无鳞。此外，鳗鱼与鲑鱼类似具有洄游特性，一般产于咸淡水交界海域。鳗鱼在全世界有 18 种，主要生长于热带及温带地区水域，除全世界鳗鱼主要生长于热带及温带地区水域，除欧洲鳗及美洲鳗分布在大西洋外，其余均分布在印度洋及太平洋区域。闽江、珠江流域、海南岛及江河湖泊中。鳗鱼富含维生素 A 和维生素 E，含量分别是普通鱼类的 60 倍和 9 倍。其中维生素 A 为牛肉的 100 倍、猪肉的 300 倍以上。丰富的维生素 A、维生素 E，对于预防视力退化、保护肝脏、恢复精力有很大益处，也是夜盲患者的优良食品。鳗鱼中的其他维生素，如维生素 B_1、维生素 B_2 的含量同样很丰富。鳗鱼还含有丰富的"好"脂肪。其中所含的磷脂，为脑细胞不可缺少的营养素。另外，鳗鱼还含有被俗称为"脑黄金"的 DHA 及 EPA（深海鱼油成分，DHA 为二十二碳六烯酸，EPA 为二十碳五烯酸），含量比其他海鲜、肉类均高，而 DHA 和 EPA 被证实有预防心血管疾病的重要作用。此外，鳗鱼还含有大量的钙质，能使血钙值有所增加，对于预防骨质疏松症也有一定的效果。鳗鱼脊椎骨几乎具备了完美钙源所需的一切，由此为国内外科学家所尊崇，被公认为"理想的天然生物钙源""人类钙质的天然供给者"。鳗鱼脊椎骨钙磷比例接近2：1，与母乳天然吻合，是国际公认的钙质吸收最佳比例，所含钙质的生物利用率极高。而鳗钙正是以鳗鱼骨粉、低聚糖、维生素D、奶粉为主要原料制成的保健食品，具有补钙的保健功能。鳗钙是天然生物钙，安全易吸收。特别添加异麦芽低聚糖，对人体肠道内有益细菌双歧杆菌有极佳的增强效果，可调节肠胃功能。最让女士动心的是，鳗鱼的皮、肉都含有丰富的胶原蛋白，可以养颜美容、延缓衰老，故被称之为"可吃的化妆品"。中医认为：鳗鱼具有补虚养血、祛湿、抗痨等功效，是久病、虚弱、贫血、肺结核等患者的良好营养品。鳗鱼体内含有一种很稀有的西河洛克蛋白，具有良好的强精壮肾的功效，是年轻夫妇、中老年人的保健食品。食疗食谱推荐：红枣炖鳗鱼。原料：鳗鱼1个，当归、黄芪、红枣、米酒适量。做法：先将鳗鱼洗净，切段备用；再向锅中加入水，将所有材料及调味料一起放入，移入锅中炖煮40~50分钟，待鳗鱼熟烂即可。功效：适宜妇女产后坐月子食用。

鳗鱼的主要营养成分（每100 g可食部分中含量）：能量2554 kJ；蛋白质14.5 g，脂肪8 g，碳水化合物1.4 g；维生素A 47 μg，胡萝卜素1.2 μg，硫胺素0.06 mg，核黄素0.45 mg，烟酸3.8 mg，维生素E 3.6 mg，胆固醇177 mg；钾（K）207 mg，钠（Na）58.8 mg，钙（Ca）95 mg，镁（Mg）34 mg，铁（Fe）1.0 mg，锌（Zn）1.15 mg，铜（Cu）0.18 mg，磷（P）70 mg，硒（Se）33.66 μg。鳗鱼鱼身黏滑，其黏液中还含有葡糖胺0.65 mg，半乳糖胺6.5 mg，葡萄糖醛酸0.16 mg。

特别提示

鳗鱼为"发物"，患有慢性疾病和水产品过敏史的人应忌食；感冒、发热及红斑狼疮患者也应慎食。另外，鳗鱼在营养方面唯一明显的缺陷就是几乎不含维生素C，吃鳗鱼时应搭配一些蔬菜能弥补这个缺陷。

12. 青鱼

青鱼属鱼纲鲤形目鲤科青鱼属，主要分布在我国长江流域，是长江中、下游和沿江湖泊、池塘里主要养殖鱼类，为我国淡水养殖的"四大家鱼"之一。青鱼体型较大，尾部稍侧扁，头顶宽平，口端位，呈弧形；上颌稍长于下颌，无须；眼位于头侧正中，体被六角形大圆鳞；背鳍短，无硬刺；胸鳍不达腹鳍，腹鳍不达尾鳍；体青灰色，背部尤甚；腹面灰白色，各鳍均为灰黑色。青鱼肉质细嫩，刺粗而少，味鲜美，含有比较丰富的蛋白质、脂肪、维生素和矿物质，还含有丰富的硒、碘等微量元素，故有抗衰老和抗癌的作用。鱼肉中丰富的核酸，是人体细胞所必需的物质，可使人年轻并医治多种疾病。中医认为：青鱼肉味甘平、无毒，有益气化湿、和中截疟、养肝明目、养胃舒脾的功效，主治脚气湿痹、烦闷、疟疾、血淋等症。其胆性味苦寒，有毒，可以泄热、消炎、明目、退翳；外用主治目赤疼痛、结膜炎、翳障、喉痹、突发性耳聋、恶疮、白秃等症，内服能治扁桃体炎。

青鱼的主要营养成分（每 100 g 可食部分中含量）：能量 493.24 kJ；蛋白质 20.1 g，脂肪 4.2 g；维生素 A 42 μg，胡萝卜素 2.4 μg，硫胺素 0.03 mg，核黄素 0.07 mg，烟酸 2.9 mg，维生素 E 0.81 mg，胆固醇 108 mg；钾（K）325 mg，钠（Na）47.4 mg，钙（Ca）31 mg，镁（Mg）32 mg，铁（Fe）0.9 mg，锰（Mn）0.04 mg，锌（Zn）0.96 mg，铜（Cu）0.06 mg，磷（P）184 mg，硒（Se）37.69 μg。

特别提示

由于青鱼胆汁有毒，不宜滥服，过量服用青鱼胆汁会发生中毒。

13. 银鱼

银鱼属鱼纲鲑形目银鱼科，又称面鱼、面丈鱼、面条鱼，生活于近海，具有海洋至江河洄游习性，在我国多个湖泊中均有存在。我国的银鱼种类很多，不同湖泊品种多有不同，有时同一湖泊也有不同类型的银鱼。银鱼体型细长，近圆筒形，后段略侧扁。头部极扁平，眼大，口大，吻长而尖，成三角形。背鳍和尾鳍中央有一透明小脂鳍。银鱼全身透明，体柔软无鳞，死后呈乳白色。银鱼通体无硬骨刺，肉质细嫩，整个鱼体均可食用，是一种高蛋白、低脂肪的食品。银鱼体内蛋白质中谷氨酸和甘氨酸含量较高，因此具有鲜美的味道。中医认为，银鱼味甘、性平，归脾、胃经，有润肺止咳、善补脾胃、益肺、利水的功效，可治脾胃虚弱、肺虚咳嗽、虚劳等疾，高脂血症患者食之亦益。

银鱼的主要营养成分（每 100 g 可食部分中含量）：能量 438.9 kJ；蛋白质 17.2 g，脂肪 4 g，水分 76.2 g，灰分 2.6 g；胡萝卜素 2.6 μg，维生素 A 76.2 μg，硫胺素 0.03 mg，核黄素 0.05 mg，烟酸 0.2 mg，维生素 E 1.86 mg，胆固醇 361 mg；钾（K）246 mg，钠（Na）8.6 mg，钙（Ca）46 mg，镁（Mg）25 mg，铁（Fe）0.9 mg，锰（Mn）0.07 mg，锌（Zn）0.16 mg，磷（P）22 mg。

14. 鲳鱼

鲳鱼属硬骨鱼纲鲈形目鲳科，又名镜鱼、鲍鱼、昌侯龟、昌鼠、狗瞌睡鱼、平鱼、白昌、叉片鱼等。其体短而高，极侧扁，略呈菱形；头较小，吻圆，口小，牙细；成鱼腹鳍消失；尾鳍分叉颇深，下叶较长；体银白色，上部微呈青灰色。鲳鱼为近海中下层鱼类，以小鱼、水母、甲壳类等动物及硅藻等为食，也是热带和亚热带的食用和观赏兼备的大型鱼类。鲳鱼有季节性洄游现象，生殖期 5 ~ 6 月。怀卵量 11.7 ~ 21.8 万粒，卵浮性，径 1.6 ~ 1.9 mm。中医认为，鲳鱼味甘，性平，具有益气养血、补胃益精、滑利关节、柔筋利骨之功效，对消化不良、脾虚泄泻、贫血、筋骨酸痛等很有效。鲳鱼还可用于小儿久病体虚、气血不足、倦怠乏力、食欲不振等症。

鲳鱼的主要营养成分（每100 g可食部分中含量）：能量685.2 kJ；蛋白质18.5 g，脂肪7.3 g；维生素A 24 μg，胡萝卜素1.4 μg，硫胺素0.04 mg，核黄素0.07 mg，烟酸2.1 mg，维生素E 1.26 mg，胆固醇77 mg；钾（K）328 mg，钠（Na）62.5 mg，钙（Ca）46 mg，镁（Mg）39 mg，铁（Fe）1.1 mg，锰（Mn）0.07 mg，锌（Zn）0.8 mg，铜（Cu）0.14 mg，磷（P）155 mg，碘（I）7.7 μg，硒（Se）27.21 μg。

特别提示

鲳鱼忌用动物油炸制，不要和羊肉同食；鲳鱼腹中鱼子有毒，能导致腹泻。另外，瘙痒性皮肤病患者忌食。

15. 罗非鱼

罗非鱼属辐鳍鱼纲鲈形目丽鱼科（慈鲷科）罗非鱼属，又称非洲鲫鱼，非鲫、越南鱼、南洋鲫等。原指以莫桑比克为模式产地的口孵非鲫属鱼类物种：莫桑比克口孵非鲫，现为慈鲷科非鲫属及口孵非鲫属等属数种鱼类的共同俗称，现在它是世界水产业的重点科研培养的淡水养殖鱼类，且被誉为未来动物性蛋白质的主要来源之一。罗非鱼通常生活于淡水中，也能生活于不同盐分含量的咸水中，也可以存活于湖，河，池塘的浅水中。它有很强的适应能力，在面积狭小之水域中亦能繁殖，甚至在水稻田里能够生长，且对溶氧较少之水有极强之适应性。绝大部分罗非鱼是杂食性，常吃水中植物和碎物。罗非鱼外形类似鲫鱼，鳍条多棘，形似鳜鱼，对低氧环境具有较强的适应能力，一般栖息在水的底层，通常随水温度变化或鱼体大小改变栖息水层。罗非鱼的肉味鲜美，肉质细嫩，含有多种不饱和脂肪酸和丰富的蛋白质，在日本，称这种鱼为"不需要蛋白质的蛋白源"。无论是红烧还是清烹，味道俱佳。

罗非鱼的主要营养成分（每100 g可食部分中含量）：能量409.64 kJ；蛋白质18.4 g，脂肪1.5 g，碳水化合物2.8 mg；维生素B_1 0.11 mg，胡萝卜素1.3 μg，维生素A 76 μg，硫胺素0.11 mg，核黄素0.17 mg，烟酸3.3 mg，维生素E 1.91 mg，胆固醇78 mg；钾（K）289 mg，钠（Na）19.8 mg，钙（Ca）12 mg，镁（Mg）36 mg，铁（Fe）0.9 mg，锰（Mn）0.09 mg，锌（Zn）0.87 mg，铜（Cu）0.05 mg，磷（P）161 mg，硒（Se）22.6 μg。

16. 鲢鱼

鲢鱼属硬骨鱼纲鲤形目鲤科鲢属，又称鲢子、白鲢，为我国养殖的"四大家鱼"之一，我国各大水系随处可见。鲢鱼具有生长快、疾病少、不需专门人工投饲的特点。鲢鱼栖息于水的中上层，在天然江湖中，最大个体可达到20 kg。鲢鱼体侧扁，头较大，但远不及鳙鱼。口阔，端位，下颌稍向上斜。眼小，位置偏低。鳞小，胸鳍末端仅伸至腹鳍起点。体银白色，各鳍灰白色。鲢鱼肌肉的营养随体长和季节的变化，肌肉的生化成分也随之而变化。例如，当水分含量逐渐下降时，肌肉中的蛋白质和脂肪含量则逐渐增加。研究表明，鲢鱼肉可供药用。其味甘、性温，具有温中益气的功能，主治久病体虚、食欲不振、头晕乏力，对于皮肤粗糙、脱屑、头发干易脱落等症也有一定疗效。

鲢鱼的主要营养成分（每 100 g 可食部分中含量）：能量 418 kJ；蛋白质 15.3 g，脂肪 2.2 g，水分 76.5 g，灰分 1.3 g；维生素 A 34 μg，胡萝卜素 1.2 μg，硫胺素 0.04 mg，核黄素 0.11 mg，维生素 E 2.65 mg，胆固醇 112 mg；钾（K）229 mg，钠（Na）60.6 mg，钙（Ca）82 mg，镁（Mg）26 mg，铁（Fe）0.8 mg，锰（Mn）0.08 mg，锌（Zn）0.76 mg，铜（Cu）0.07 g，磷（P）180 mg，硒（Se）19.47 μg。

第三节　常见虾蟹类

1. 虾

虾指一类生活在水中的长身动物，属节肢动物门甲壳纲。其种类很多，包括河虾、草虾、小龙虾、对虾、明虾、基围虾、琵琶虾、龙虾等，具有很高的食疗价值，并可以用做中药材。主要分为淡水虾和海水虾，常见的青虾、河虾、草虾、小龙虾都是淡水虾，对虾、明虾、基围虾、琵琶虾、龙虾等都是海水虾。虾肉质肥嫩鲜美，食之既无鱼腥味，又无骨刺，老幼皆宜，备受青睐。虾营养丰富，不仅可为人体提供营养素，而且还具有重要的食疗保健价值。它可以补肾壮阳，养血固精，益气通乳。对肾虚阳痿、体质虚弱、男性不育、遗精早泄、女性产后乳汁不足、神经衰弱、筋骨疼痛等病症有显著的食疗作用。中医认为，虾性温，味甘；归肝、肾经；具有补肾壮阳、通乳、解毒之功效。龙虾的肉和壳均可入药，具有补肾壮阳，滋补健脾、化痰等功效。对肾虚阳痿，脾虚食少，神经衰弱等病有很好的食疗作用。虾壳具有镇静作用，常用来治疗神经衰弱、自主神经功能失常等症。

烹制虾时应注意以下几点：①做白灼虾时，在烧虾的汤里放几片柠檬，可以去腥增鲜。②做蒜蓉虾或奶酪虾时，从虾背上将壳剪开，但不要剥去壳，这样更易入味。③煮龙虾时，要用大火，小火容易煮得太熟而失去鲜味。④处理大虾时，在腹部切一刀，炒时能很快熟，且较易入味。⑤炸虾时，时间要短，再回锅炒时，动作要迅速，如此操作虾肉才不会老。

特别提示

食用虾时，需注意以下问题：①高脂血症、动脉硬化、急性炎症及皮肤病患者慎食虾，过敏者忌食，忌与獐肉、鹿肉同食。②哮喘病患者，过敏性鼻炎患者、支气管炎，反复发作的过敏性皮炎患者，均应慎食或忌食。③虾背上的虾线是虾未排出的废物，有泥腥味，在烹调前应去掉。④在购买虾时，若发现其色发红，身软，掉头时，表明其已不新鲜，不宜食用。

（1）河虾　节肢动物门甲壳纲十足目长臂虾科沼虾属，又名沼虾青虾。河虾广泛分布于我国江河、湖泊、水库和池塘中，是我国优质的淡水虾类。河虾杂食性，喜食小型动物及其尸体，也食水生植物或有机碎屑。河虾体侧扁，体长一般510 cm，最大可长40 cm；额角发达，上、下缘均具锯齿；头部较粗大，腹部较小，尾节呈三角形；5对步足中，前两对呈钳状，第一对较；螯强壮有力。其最适生长水温为18～30℃，当水温下降到4℃时进入越冬期，当水温升到10℃以上时活力加强，摄食逐步加强。营底栖生活，喜欢栖息在水草丛生的缓流处，栖息水深从1～2 m到6～7 m不等。夏秋季青虾在岸边浅水处寻食和繁殖，冬季则移到较深的水区越冬，很少摄食和活动。青虾具背光性，白天隐伏在暗处，夜间出来活动。生殖季节却一反常态，白天也会出来进行交配活动；还有投料时，白天也会出来争食。青虾游泳能力差，只能作短距离的游动，常在水底草丛中攀缘爬行。但是其在受惊或受到敌害时，能用腹部急剧收缩、尾扇拨水后退，然后身体突然伸直一弹便从水中逃遁。河虾营养丰富，且其肉质松软，易消化，对身体虚弱以及病后需要调养的人是极好的食物。河虾性温味甘、微温，入肝、肾经；虾肉有补肾壮阳，通乳抗毒、养血固精、化瘀解毒、益气滋阳、通络止痛、开胃化痰等功效；适宜于肾虚阳痿、遗精早泄、乳汁不通、筋骨疼痛、手足抽搐、全身瘙痒、皮肤溃疡、身体虚弱和神经衰弱等病人食用。河虾中含有丰富的镁，镁对心脏活动具有重要的调节作用，能很好地保护心血管系统，它可减少血液中胆固醇含量，防止动脉硬化，同时还能扩张冠状动脉，有利于预防高血压及心肌梗死。河虾的通乳作用较强，并且富含磷、钙，对小儿、孕妇尤有补益功效。河虾体内很重要的一种物质就是虾青素，就是表面红颜色的成分。虾青素是目前发现的最强的一种抗氧化剂，颜色越深说明虾青素含量越高。虾青素广泛用在化妆品、食品添加，以及药品，经研究发现，虾青素还有助于消除因时差反应而产生的"时差症"。

河虾的主要营养成分（每100 g可食部分中含量）：能量361.66 kJ；蛋白质16.4 g，脂肪2.4 g；维生素A 48 μg，胡萝卜素2.5 μg，硫胺素0.04 mg，核黄素0.03 mg，烟酸2.2 mg，维生素E 5.33 mg，胆固醇240 mg；钾（K）329 mg，钠（Na）133.8 mg，钙（Ca）325 mg，镁（Mg）60 mg，铁（Fe）4 mg，锰（Mn）0.27 mg，锌（Zn）2.24 mg，铜（Cu）0.64 g，磷（P）186 mg，硒（Se）29.65 μg。

（2）草虾　属节肢动物门甲壳纲十足目长对虾科沼虾属，学名斑节对虾，又称黑壳虾，属对虾科。由于该虾喜欢栖息于水草场所，故称为草虾。草虾具有生长快、食性杂、广盐性、养殖周期短、个体大、肉味鲜美、营养丰富、成虾产量高等特点。草虾额角齿式为7～8/2～3。头胸甲具触角刺、肝刺及胃上齿，无额胃脊，肝脊明显而平直；额角侧沟短，向后超不过头胸甲中部；第五步足无外肢；体由暗绿、深棕和浅黄横斑相间排列，构成腹部鲜艳的斑纹。草虾生命力强，肉味鲜美，个体大，是对虾属中最大的一种，最大的雌虾长达 33 cm，体重超过 500 g，杂食性。草虾性温味甘，入肝、肾经。虾肉有补肾壮阳、通乳抗毒、养血固精、化瘀解毒、益气滋阳、通络止痛、开胃化痰等功效，适宜于肾虚阳痿、遗精早泄、乳汁不通、筋骨疼痛、手足抽搐、全身瘙痒、皮肤溃疡、身体虚弱和神经衰弱等患者食用。草虾中含有丰富的镁，镁对心脏活动具有重要的调节作用，能很好地保护心血管系统，它可减少血液中胆固醇含量，防止动脉硬化，同时还能扩张冠状动脉，有利于预防高血压及心肌梗死。

草虾的主要营养成分（每 100 g 可食部分中含量）：热量 397 kJ；蛋白质 18.6 g，脂肪 0.8 g，碳水化合物 2.8 g；胆固醇 193 mg；维生素 A 15 μg，硫胺素 0.01 μg，核黄素 0.07 μg，烟酸 1.7 mg，泛酸 3.8 mg，吡哆素 0.12 μg，叶酸 22 μg，钴胺素 1.9 μg，维生素 D 123 μg，维生素 E 0.62 mg；钾（K）215 mg，钠（Na）165.2 mg，钙（Ca）62 mg，镁（Mg）47 mg，铁（Fe）1.6 mg，锌（Zn）2.36 mg，铜（Cu）0.44 mg，磷（P）228 mg，硒（Se）33.72 μg。

（3）小龙虾　属节肢动物门软甲纲十足目螯虾科原螯虾属，又名克氏原螯虾、红螯虾和淡水小龙虾。小龙虾是淡水经济虾类，因肉味鲜美广受人们欢迎。因其杂食性、生长速度快、适应能力强而在当地生态环境中形成绝对的竞争优势。其摄食范围包括水草、藻类、水生昆虫、动物尸体等，食物匮缺时亦自相残杀。小龙虾形似虾而甲壳坚硬，成体长约 5.6~11.9 cm，整体颜色包括红色、红棕色、粉红色。背部是酱暗红色，两侧是粉红色，带有橘黄色或白色的斑点。甲壳部分近黑色，腹部背面有一楔形条纹。幼虾体为均匀的灰色，有时具黑色波纹；螯狭长。甲壳中部不被网眼状空隙分隔，甲壳上明显具颗粒。额剑具侧棘或额剑端部具刻痕。爪子是暗红色与黑色，有亮橘红色或微红色结节。小龙虾体形较大，呈圆筒状，甲壳坚厚，头胸甲稍侧扁，前侧缘除海螯虾科外，不与口前板愈合，侧缘也不与胸部腹甲和胸肢基部愈合；颈沟明显。第 1 触角较短小，双鞭；第 2 触角有较发达的鳞片；3 对颚足都具外肢。步足全为单枝型，前 3 对螯状，其中第 1 对特别强大、坚厚，故又称螯虾；末 2 对步足简单、爪状。鳃为丝状鳃；头部有触须 3 对，触须近头部粗大，尖端小而尖。在头部外缘的一对触须特别粗长，一般比体长长 1/3；在一对长触须中间为两对短触须，长度约为体长的一半。栖息和正常爬行时 6 条触须均向前伸出，若受惊吓或受攻击时，两条长触须弯向尾部，以防尾部受攻击。小龙虾体内的蛋白质含量很高，且肉质松软，易消化，对身体虚弱以及病后需要调养的人是极好的食物；虾肉内还富含镁、锌、碘、硒等，镁对心脏活动具有重要的调节作用，能保护心血管系统，它可减少血液中胆固醇含量，防止动脉硬化，同时还能扩张冠状动脉，有利于预防高血压及心肌梗死。

小龙虾的主要营养成分（每100 g可食部分中含量）：能量397 kJ；蛋白质14.8 g，脂肪3.8 g；硫胺素0.02 mg，核黄素0.18 mg，烟酸2.7 mg，维生素E 4.31 mg；钾（K）550 mg，钠（Na）225.2 mg，钙（Ca）85 mg，镁（Mg）2 mg，铁（Fe）6.4 mg，锰（Mn）3.25 mg，锌（Zn）1.45 mg，铜（Cu）1.07 g，磷（P）228 mg，硒（Se）7.9 μg。

特别提示

小龙虾体内含有大量细菌和寄生虫，但是基本都在头部内，所以食用时一定要去头。虾线一定要去除，这个部位是仅次于头部第二脏的地方。最后一点就是烹饪时间要足够，不能小于20分钟。外面的商家为了节省燃料费用和时间成本，很多的烹饪时间是不够，这是有卫生安全隐患的。

（4）对虾　属节肢动物门软甲纲十足目对虾科对虾属，又名东方对虾、中国对虾、斑节虾。对虾系一年生虾，一般成对出售，故名对虾。对虾多生活在水温20℃以上沿岸浅海水域。对虾体呈长筒形，左右侧扁，身体分为头、胸和腹部，体长而侧扁。雌体长一般16～24 cm，重约50～80 g，最大的可达30 cm，重250 g；雄性较小，体长13～18 cm，重30～50 g。对虾甲壳薄，光滑透明。雌体青蓝色，雄体呈棕黄色。通常雌虾个体大于雄虾。对虾全身由20节组成，头部5节，胸部8节，腹部7节，除尾节外，各节均有附肢一对。有5对步足，前3对呈钳状，后两对呈爪状。头胸甲前缘中央突出形成额角，额角上下均有锯齿。对虾为名贵海产品，营养丰富，经济价值高。虾肉蛋白质含量丰富，并有多种微量元素。鲜活对虾经过蒸煮以后，分解出一种虾红素，体色鲜艳，十分诱人，是筵席上的美味佳肴。中医认为：海水虾性温湿、味甘咸，入肾、脾经，虾肉有补肾壮阳、通乳抗毒、养血固精、化瘀解毒、益气滋阳、通络止痛、开胃化痰等功效，适宜于肾虚阳痿、遗精早泄、乳汁不通、筋骨疼痛、手足抽搐、全身瘙痒、皮肤溃疡、身体虚弱和神经衰弱等患者食用。

对虾的主要营养成分（每100 g可食部分中含量）：能量388.74 kJ；蛋白质18.6 g，脂肪0.8 g，碳水化合物2.8 g；维生素A 15.0 μg，胡萝卜素1.3 μg，硫胺素0.01 mg，核黄素0.07 mg，烟酸1.7 mg，维生素E 0.62 mg，胆固醇193 mg；钾（K）215 mg，钠（Na）165.2 mg，钙（Ca）62.0 mg，镁（Mg）43.0 mg，铁（Fe）1.5 mg，锰（Mn）0.12 mg，锌（Zn）2.386 mg，铜（Cu）0.34 g，磷（P）22.8 mg，硒（Se）33.72 μg。

特别提示

宿疾者、正值上火之时不宜食对虾；患有皮肤疥癣者忌食对虾；患过敏性鼻炎、支气管炎、反复发作性过敏性皮炎的老年人不宜食对虾。另外，虾含有比较丰富的蛋白质和钙等营养物质。如果把它们与含有鞣酸的水果，如葡萄、石榴、山楂、柿子等同食，不仅会降低蛋白质的营养价值，而且鞣酸和钙离子结合形成不溶性结合物刺激肠胃，引起人体不适，出现呕吐、头晕、恶心和腹痛腹泻等症状。

（5）明虾　属节肢动物门软甲纲十足目对虾科对虾属，又名对虾。对虾是指对虾属 50 多种经济虾类的统称。因市场上常成对出售，所以称作对虾；又因其较大，又叫大虾。在我国，其主要指中国对虾、长毛对虾、斑节对虾、墨吉对虾、日本对虾、短沟对虾等。明虾只是对虾中常见的一种，也是我国重要的海鲜品之一。明虾虾须很长，眼为复眼，胸部五对步足，腹部五对步足，身体挺且有弯曲度，虾节间外壳相互分离，可自由伸缩，雌虾每斤小于 7 个头为真正大虾，雄虾每斤大于 13 个头，叫虾钱。明虾生活在浅海泥沙层，春季洄游产卵，可进行春季捕捞出虾籽，产卵后亲虾大部分死亡，幼虾长到秋季成为成虾，可见对虾生长繁殖很快，寿命为一年。中医认为，明虾性温湿、味甘咸，入肾、脾经，虾肉有补肾壮阳、通乳抗毒、养血固精、化瘀解毒、益气滋阳、通络止痛、开胃化痰等功效，适宜于肾虚阳痿、遗精早泄、乳汁不通、筋骨疼痛、手足抽搐、全身瘙痒、皮肤溃疡、身体虚弱和神经衰弱等患者食用。明虾是海水虾，肉质肥厚，味道鲜美，富含蛋白质。中医认为，其味甘咸性温，可补肾壮阳，滋阴健胃，适于多种烹调法制菜。

明虾的主要营养成分（每 100 g 可食部分中含量）：能量 355.30 kJ；蛋白质 13.4 g，脂肪 1.8 g，碳水化合物 3.8 g；硫胺素 0.01 mg，核黄素 0.04 mg，烟酸 4 mg，维生素 E 1.55 mg，胆固醇 273 mg；钾（K）238 mg，钠（Na）119 mg，钙（Ca）75 mg，镁（Mg）31 mg，铁（Fe）0.6 mg，锰（Mn）0.02 mg，锌（Zn）3.59 mg，铜（Cu）0.09 g，磷（P）189 mg，硒（Se）25.48 μg。

（6）基围虾　属节肢动物门甲壳纲十足目对虾科刀额新对虾，又称泥虾、麻虾、花虎虾、虎虾、砂虾、红爪虾、卢虾、刀额新对虾，基围虾是商业上的称呼，近岸浅海虾类。它具有杂食性强、广温、广盐和生长迅速、抗病害能力强等优点，而且能耐低氧，具有潜底习性。因其壳薄体肥，肉嫩味美能活体销售而深受消费者青睐，是目前"海虾淡养"的优良品种。基围虾体淡棕色，额角上缘 6～9 齿，下缘无齿。无中央沟，第一触角上鞭约为头胸甲技的 1/2，腹部第 1～6 节背面具纵脊，尾节无侧刺。第一对步足具座节刺，末对步足不具外肢。基围虾广泛栖息于沙底、沙泥底、泥底的海区，在沿海 50 m 等深浅范围内均有分布，而以 10 m 内数量较多。基围虾水温适应范围很广，在海区 8～29°C 均有分布。养殖水温以 18～25°C 为宜。基围虾是广盐性种类，盐度范围可在 0‰～34‰。食性很杂，以捕食底栖生物为主，兼食底层浮游生物及游泳生物。基围虾为经济虾类中的中小型对虾。基围虾体长一般为 7.5～16 cm，体重均为 4～50 g。广东沿海的河口海区产量较高，且体肥壳薄，是经济价值较高的虾类。目前广东已开始养殖，在中国香港地区养两个月左右即可上市。捕捞成活率高，较耐于运，是珠江口一带渔民向港澳出口活虾的重要品种。

基围虾的主要营养成分（每 100 g 可食部分中含量）：能量 422.2 kJ；蛋白质 18 g，脂肪 1 g，碳水化合物 4 g，膳食纤 3.10 g；维生素 A 3.1 μg，胡萝卜素 1 μg，硫胺素 0.12 mg，核黄素 0.31 mg，烟酸 3 mg，泛酸 0.11 mg，叶酸 14.80 μg，烟酸 3 mg，泛酸 0.11 mg，维生素 C 2.6 mg，维生素 E 2 mg，维生素 K 0.70 μg，胆固醇 181 mg；钾（K）250 mg，钠（Na）172 mg，钙（Ca）83 mg，镁（Mg）45 mg，铁（Fe）2 mg，锌（Zn）1 mg，磷（P）139 mg，硒（Se）40 μg。

（7）琵琶虾　属于节肢动物门软甲纲口足目口虾蛄属，旗下的广温性品种——口虾蛄分布最广、产量最大。中国不同地域的百姓对于琵琶虾的叫法不一，如：虾蛄、虾爬子、爬虾、虾虎、皮带虾、虾婆、虾公、撒尿虾、虾狗弹、弹虾、富贵虾、花不来虫、虾皮弹虫、蚕虾、水蝎子、皮皮虾等。琵琶虾体长最长可长到 30 cm，体重甚至能达到 400 g 以上，以蟹类、龙虾和蜗牛等带壳动物为食，身体窄长筒状，略平扁，头胸甲仅覆盖头部和胸部的前 4 节，后 4 胸节外露并能活动。有 1 对带柄的复眼。这两个体节在头部前端能活动。腹部宽大，共 6 节，最后另有宽而短的尾节，与腹部最后 1 对附肢构成尾扇，其背面有中央脊，后缘具强棘。口位于腹面两个大颚之间，肛门开口于尾节腹面。头胸甲前缘中央有一片能活动的梯形额角板，其前方有能活动的眼节和触角节。口器、大颚十分坚硬，分为白齿部和切齿部，都有齿状突起，能切断和磨碎食物。步足细弱无螯，原肢三节，下接内外肢，不适于爬行。腹部前五腹节各有一对腹肢，由柄节和扁叶状的内外肢构成，有游泳和呼吸的功能。腹部最后一对附肢为发达的尾肢。琵琶虾的口位于腹面两个大颚之间，口经食道通入胃，后接肠道，纵穿腹部，向后通至肛门。虾蛄性情凶猛，视力十分锐利。由于善于游泳，因此其猎物大部分为底栖性不善于游泳的生物，包括各种贝类、螃蟹、海胆等。它们能够轻易破坏猎物的外层硬壳，享用内里的肉。螳螂虾非常善于打埋伏。强烈的攻击可将敌人置于死地。披着钙化装甲的龙虾、立着脚尖悄然路过的螃蟹也常成为螳螂虾的攻击对象。琵琶虾常在浅海沙底或泥沙底掘穴，穴多为"U"字形。琵琶虾是一种营养丰富、汁鲜肉嫩的海味食品。其肉质含水分较多，肉味鲜甜嫩滑，淡而柔软，并且有一种特殊诱人的鲜味。每年春季是其产卵的季节，此时食用为最佳。肥壮的琵琶虾脑部满是膏脂，肉质十分鲜嫩，味美可口，可惜壳多肉少。但其蛋白质含量高达 20%，脂肪 0.7%，以及维生素、肌苷酸、氨基丙酸等人体所需的营养成分。琵琶虾性温、味甘。有补肾壮阳、通乳脱毒之功效。

琵琶虾主要营养成分（每 100 g 可食部分中含量）：能量 418 kJ；蛋白质 11.66 g，脂肪 1.7 g，碳水化合物 4.8 g，膳食纤维 0.44 g；胡萝卜素 1.3 μg，维生素 A 80.6 μg，硫胺素 0.04 mg，核黄素 0.04 mg，烟酸 0.9 mg，维生素 E 3.18 mg，胆固醇 177 mg；钾（K）132 mg，钠（Na）136.6 mg，钙（Ca）22 mg，镁（Mg）32 mg，铁（Fe）1.7 mg，锰（Mn）0.11 mg，锌（Zn）3.31 mg，铜（Cu）2.99 g，磷（P）206 mg，硒（Se）46.55 μg。

（8）龙虾　属节肢动物门软甲纲十足目螯虾科原螯虾属，又名大虾、龙头虾、虾魁、海虾、虾王等。它头胸部较粗大，外壳坚硬，色彩斑斓，腹部短小，体长一般在20～40 cm之间，重0.5 kg上下，部分无螯，腹肢可后天演变成螯；最重的能达到5 kg以上，人称龙虾虎。龙虾体呈粗圆筒状，背腹稍平扁，头胸甲发达，坚厚多棘，前缘中央有一对强大的眼上棘，具封闭的鳃室；腹部较短而粗，后部向腹面卷曲，尾扇宽短。龙虾有坚硬、分节的外骨骼；胸部具五对足，其中一或多对常变形为螯，一侧的螯通常大于对侧者；眼位于可活动的眼柄上；有两对长触角；腹部形长，有多对游泳足，尾呈鳍状，用以游，尾部和腹部的弯曲活动可推展身体前进。其主要分布于热带海域，是名贵海产品。螯虾的适应能力很强，从调查情况看，无论湖泊、河流、池塘、水渠、水田均能生存，甚至在一些鱼类难以存活的水体也能存活。龙虾对水体溶氧的适应能力很强，在水体缺氧的环境下它不但可以爬上岸来，而且可以借助水中的飘浮植物或水草将身体侧卧于水面，利用身体一侧的鳃呼吸以维持生存。龙虾耐低氧能力较强，在水体缺氧的环境下它可以爬上岸进行鳃呼吸以维持生存。龙虾有很强的趋水流性，喜新水、活水，逆水上溯，且喜集群生活。在养殖池中常成群聚集在进水口周围。下大雨天，该虾可逆向水流上岸边作短暂停留或逃逸，水中环境不适时也会爬上岸边栖息，因此养殖场地要有防逃的围栏设施。龙虾的食性很杂，各种鲜嫩的水草、水体中的底栖动物、贝类、软体动物、大型浮游动物，及各种鱼、虾的尸体及同类尸体都是龙虾的喜食饵料，对人工投喂的饲料也很喜食。在生长旺季，池塘下风处浮游植物很多的水表面，能够观察到龙虾将口器置于水平面处用两只大螯不停划动水将水面藻类送入口中的现象，表明龙虾甚至能够利用水中藻类。龙虾是偏动物性的杂食性动物，但食性在不同的发育阶段稍有差异。刚孵出的幼体以其自身存留的卵黄为营养，之后不久便摄食轮虫等小浮游动物，随着个体不断增大，摄食较大的浮游动物、底栖动物和植物碎屑，成虾兼食动植物，主食植物碎屑、动物尸体，也摄食水蚯蚓、摇蚊幼虫、水草小型甲壳类及一些水生昆虫。龙虾肉味鲜美，营养丰富，高蛋白、低脂肪，蛋白质、碳水化合物、微量元素等多种营养成分含量高。龙虾还有药用价值，能化痰止咳，促进手术后伤口的愈合。龙虾出肉率高，可达35%～40%，有利于发展加工业。虾壳富含钙、磷、铁等营养元素，可加工成甲壳素、几丁质和加壳糖胺等，广泛应用于多个行业。

龙虾的主要营养成分（每100 g可食部分中含量）：能量376.2 kJ；蛋白质18.9 g，脂肪1.1 g，碳水化合物1.0 g，水分77.6 g，灰分1.4 g；维生素A 77.6 μg，胡萝卜素1.4 μg，核黄素0.03 mg，烟酸4.3 mg，维生素E 3.58 mg，胆固醇121.0 mg；钾（K）257.0 mg，钠（Na）21.0 mg，钙（Ca）21.0 mg，镁（Mg）22.0 mg，铁（Fe）1.3 mg，锰（Mn）0.08 mg，锌（Zn）2.79 mg，铜（Cu）0.54 g，磷（P）221.0 mg，硒（Se）39.36 μg。

（9）虾皮　毛虾的加工产品。虾皮个体成片状，弯钩型，甲壳透明，色红白或微黄，肉丰满，体长25～40 mm。毛虾是我国海产虾类中产量最大的虾类资源。常见的有中国毛虾和日本毛虾。前者主要分布在黄、渤海，后者多见于东海。两者极为相似，如不仔细观察，还以为是同种虾。毛虾个体小，一般只有 3 cm，因此不为人注意。然而，用它加工的虾皮却是我国出口创汇的重要海产品之一。虾皮是我们甚为喜爱的产品，虽然不是主菜，但平时做汤、拌凉菜、蒸鸡蛋、包饺子均可加入调味。味道鲜美，且经济实惠。虾皮可以分为生晒虾皮和熟晒虾皮两种。前者无盐，淡晒成品，鲜度高，不易返潮霉变；后者加盐煮沸，沥干晒燥，仍保持鲜味。辨别其品质的优劣，可以用手紧握一把，松手后虾皮个体即散开是干燥适度的优质品，松手后不散且碎末多或发黏的则为次品或者变质品。保管时，两种虾皮不能混放，分别保存可保持其原味。中医认为，虾皮味甘、咸，性温，具有补肾壮阳、理气开胃之功效。

虾皮的主要营养成分（每 100 g 可食部分中含量）：能量 639.5 kJ；蛋白质 30.7 g，脂肪 2.2 g，碳水化合物 2.5 g；维生素 A 19 μg，硫胺素 0.02 mg，核黄素 0.14 mg，烟酸 3.1 mg，叶酸 20.7 μg，维生素 E 0.92 mg，胆固醇 428 mg；钾（K）617 mg，钠（Na）5057.7 mg，钙（Ca）991 mg，镁（Mg）265 mg，铁（Fe）6.7 mg，锰（Mn）0.82 mg，锌（Zn）1.93 mg，磷（P）582 mg，碘（I）264.5 μg，硒（SE）74.43 μg。

特别提示

不能和虾皮一起吃的东西：①菠菜＋虾皮，虾皮中含有的丰富的钙会与菠菜中的草酸形成草酸钙，影响人体对钙的吸收。②红枣＋虾皮，会中毒。③虾皮不宜直接煮汤。在日常生活中，有些人把虾米、虾皮直接煮汤或者烧菜，这样做对健康不利。因为，虾米或虾皮在加工过程中易感染上一些致癌物，不宜直接煮汤。正确的方法是将虾米或虾皮煮数分钟后再换成水煮汤。此外，晚餐不宜吃虾皮。晚餐最佳时间是 18 点左右，晚餐后四个小时内别睡觉。大家都知道睡觉前补钙的效果好，比如睡前喝杯牛奶，既促进睡眠，又补了钙。大家还知道虾皮里的钙含量非常丰富。于是，有些人觉得晚餐睡觉前吃虾皮补钙的效果一定会超过牛奶。其实这种看法是完全错误的，它不但不能达到补钙的目的，更容易增加尿道结石的患病危险。虾皮营养丰富，钙含量高达 991 mg/100 g（成人的每日钙推荐摄入量为 800 mg），素有"钙的仓库"之称。虾皮还具有开胃、化痰等功效，但需要注意的是，正是因为虾皮含钙高，因此不能在晚上吃，以免引发尿道结石。因为尿道结石的主要成分是钙盐，而食物中含的钙除一部分被肠壁吸收利用外，多余的钙全部从尿液中排出。人体排钙高峰一般在饭后 4～5 小时，而晚餐食物中含钙过多，或者晚餐时间过晚，甚至睡前吃虾皮，当排钙高峰到来时，人们已经上床睡觉，尿液就会全部潴留在尿路中，不能及时排出体外。这样，尿路中的尿液的钙含量也就不断增加，并沉积下来，久而久之极易形成尿道结石。日本松下医院曾对 270 名尿道结石患者进行调查，其中 97 人大都在 21 点后进晚餐，25 人有吃完夜宵就上床睡觉的习惯。所以，晚上补钙不能过晚过多，补钙食物的选择尽量选择易消化吸收的，而睡前 1～2 小时喝一杯牛奶，就是非常不错的选择。

2. 螃蟹

螃蟹为甲壳类动物，身体被硬壳保护着，靠鳃呼吸。螃蟹的种类很多，世界上约 4700 种，我国蟹的种类就有 600 种左右。蟹类中可供食用的主要有三疣梭子蟹、远海梭子蟹、青蟹和中华绒螯蟹等。蟹壳可用以提炼工业原料甲壳素，也可提制葡糖胺。有些蟹类可作中药用。因分布的地理位置不同，所以其也有等级之分：一等是湖蟹，如阳澄湖、嘉兴湖；二等是江蟹，如九江、芜湖；三等是河蟹；四等是溪蟹；五等是沟蟹；六等是海蟹。我国人吃螃蟹有悠久远的历史，可以上溯到周朝时代。螃蟹是公认的食中珍味，有"一盘蟹，顶桌菜"的民谚。螃蟹肉质鲜美，营养丰富，深受人的喜爱。市面上常见螃蟹为大闸蟹和梭子蟹。

螃蟹含有丰富的蛋白质和多种矿物质元素、维生素，对人体有很好的滋补作用。近年来研究发现，螃蟹有防治结核病的作用，吃螃蟹对结核病患者的康复大有补益。中医认为：螃蟹性寒，味咸，归肝、胃经；具有清热解毒、补骨添髓、养筋活血、通经络、利肢节、续绝伤、滋肝阴、充胃液之功效；对瘀血、损伤、黄疸、腰腿疼痛和风湿性关节炎等疾病有一定食疗效果。中医经典中有"蟹愈漆疮者，以其能解漆毒故也"和"蟹性能败漆"的记载。据传在清朝年间，有一位青年即将洞房花烛夜却得了一种怪病。往日清秀的脸肿得变形，明亮的眼睛也被极度浮肿的眼睑遮盖得不见了踪影，头大如斗，笔挺挺的新婚礼服再也无法容纳肿胀而又布满疹子的躯体。这突如其来的打击，使新娘甜蜜的心好像被黄柏汁泡过一样苦不堪言。家人震惊之后赶紧去请清代名医——叶桂。叶桂诊病有个特点，凡诊一病，一定要弄清病由。他为新郎诊脉，六脉平和，只是略有一点虚弱。觉得这病有点蹊跷。沉思了良久，便把目光移开了患者，扫视了一下房间。忽然，他发现床、衣柜、桌子、椅子是全新的，而且嗅到一股熏人的漆味，顿时，他恍然大悟，原来，新郎是中了漆毒。他叫人把患者搬出新房，又派人到集市上买了几斤鲜螃蟹，捣烂成糊，然后遍敷患者身上。不到两天。患者肿消疹退。古人对漆过敏早有认识，在古医书上称为"漆咬人""漆疮"，而螃蟹可以解漆毒。集市上挑选河蟹时应把握的特征是：青背、白肚、黄毛、金爪、体壮。其一青背，背青得发亮，清爽，半透明，烧熟后，显纯红，红得鲜艳。其二白肚，蟹肚呈白色，白得有光泽。其三黄毛，蟹螯上的绒毛、蟹爪上的须毛呈黄色。其四金爪，蟹爪尖上呈烟丝般金黄色。其五体壮，墩厚，结实，两螯八爪粗壮有力，放在玻璃上能撑起，爬行自如。

特别提示

①柿子、梨、羊肉不宜于螃蟹同食。蟹肉中富含蛋白质，而柿子中含有大量的鞣酸，二者同食，柿子中的鞣酸可使蟹肉中的蛋白质凝固成块状物，食后难以消化，长时间停留

在肠道内还会发酵腐败，引起恶心、呕吐、腹痛、腹泻等不适，甚至会引起"胃柿石症"。许多人吃完螃蟹后总是习惯性地喝点茶水，殊不知，吃螃蟹时饮茶水会冲淡胃液，不仅妨碍消化吸收，还降低了胃液的杀菌作用，为细菌提供了可乘之机；另一方面，茶水和柿子一样，也含有鞣酸，同食会引起肠胃不适。梨是缓解秋燥的"良药"，但吃蟹时最好和梨暂时保持距离，特别是脾胃虚寒者更应格外注意。这是因为梨为凉性食物，与寒性的螃蟹同食，会损伤脾胃，引起消化不良。同理，吃完螃蟹也不宜立即饮用冰水或进食雪糕等冷饮，否则容易产生腹泻。羊肉也不宜与螃蟹同食，这是因为羊肉性味甘热，而螃蟹性寒，二者同食后极易引起脾胃功能失常，进而影响人体的元气。②医生提醒，患有感冒、发热及身体不适者、腹泻和脾胃虚寒者、过敏体质者以及患有高脂血症和心血管疾病的患者都不宜吃螃蟹。③螃蟹性寒，吃时可用姜醋做调味料，既可帮助消化，亦有助杀菌。

（1）三疣梭子蟹　属节肢动物们甲壳纲十足目游泳蟹科梭子蟹属，又名广泛分布在太平洋西海岸，主要产于潮间带海滩广阔的内湾水域，是我国沿海重要的经济蟹类。三疣梭子蟹蟹头胸甲呈梭形，表面有3个显著地疣隆起，1个在胃区，2个在心区。两前侧缘各具9个锯齿。额部两侧有1对能转动的带柄的复眼。有胸足5对。螯足发达，敌第4对步足指节扁平，宽薄如桨，适于游泳。腹部扁平，雄蟹腹部呈三角形，雌蟹呈圆形。三疣梭子蟹肉多，肉色洁白，肉质细嫩，膏似凝脂，味道鲜美，食用部分营养丰富。尤其是两钳状螯足之肉，呈丝状而带甜味。蟹黄色艳味香，食之别有风味，因而久负盛名。三疣梭子蟹主要供鲜食，以蒸食为主，近年也有加工成冻品出口。此外，其内脏及壳均可入药，还可提炼可溶性甲壳质，广泛应用于纺织印染、人造纤维、造纸、木材加工、塑料等多个行业。

三疣梭子蟹的主要营养成分（每100 g可食部分中含量）：能量397 kJ；蛋白质15.9 g，脂肪3.1 g，碳水化合物0.9 g，水分77.5 g，灰分2.6 g；维生素A 121 μg，硫胺素0.03 mg，核黄素0.3 mg，烟酸1.9 mg，维生素E 4.56 mg，胆固醇142 mg；钾（K）208 mg，钠（Na）481.4 mg，钙（Ca）280 mg，镁（Mg）65 mg，铁（Fe）2.5 mg，锰（Mn）0.26 mg，锌（Zn）5.5 mg，铜（Cu）1.25 g，磷（P）152 mg，硒（Se）90.96 μg。

（2）远海梭子蟹　属节肢动物门软甲纲十足目梭子蟹科梭子蟹属，又名远洋梭子蟹、花蟹、蓝蟹、外海蟹、梭子蟹、沙蟹，主要分布在印度洋及西太平洋，中国大陆的广西、广东、福建、浙江及台湾等地均有分布。远海梭子蟹生活在远海，常生活于水深10～30 m的泥质或沙质海底。远海梭子蟹甲宽20 cm左右。雄性除在螯脚之可动指与不可动指及各步脚的前节、指节为深蓝色外，其余部位大都呈蓝绿色并布有浅蓝或白色斑驳。雌性头胸甲前部为深绿色，后部布有黄棕色斑驳；螯脚前节腹面淡橙色、延伸至可动指及不可动指基部，二指前端为深红色；步脚前节和指节淡橙色。雄性头胸甲长647 mm，甲宽1353 mm；雌性头胸甲长653 mm，甲宽1320 mm。头胸甲宽约为长的2倍，梭形，表面具粗糙的颗粒，雌性的颗粒较雄性显著；前额具 4 齿，中间 1 对额齿较短小，成体的较尖锐，幼体的较圆钝；前侧缘具 9 尖齿，末齿比前面各齿大得多，向两侧突出。螯脚左右大小不同，瘦长，雄性螯脚长度约等于头胸甲长的 4 倍，表面具花纹。头胸甲宽约为长的 2 倍，梭形，表面具粗糙的颗粒，雌性的颗粒较雄性显著；前额具 4 齿，中间 1 对额齿较短小，成体的较尖锐，幼体的较圆钝；前侧缘具 9 尖齿，末齿比前面各齿大得多，向两侧突出。螯脚左右大小不同，瘦长，雄性螯脚长度约等于头胸甲长的 4 倍，表面具花纹。远海梭子蟹营养丰富，肉质细嫩，肥硕鲜美，为蟹类中的上品。远海梭子蟹可供药用，其性寒、味咸，有小毒，入肝经，具有散瘀血、通经络、利尿消肿、解漆毒、续筋接骨、滋补等功能。其肉、卵巢、肝脏均可食用。蟹黄为高级的调味品和滋补品。活蟹一般有灰蓝色和红色两种颜色。红色的肉比较多一点，灰蓝色的味道要更鲜美一些。

远海梭子蟹的主要营养成分（每 100 g 可食部分中含量）：能量 217 kJ；蛋白质 25.6 g，脂肪 1.6 g，碳水化合物 26.3 g，水分 76.5 g，灰分 1.3 g；维生素 A 2 μg，胡萝卜素 1.2 μg，硫胺素 0.04 mg，核黄素 0.11 mg，维生素 E 2.65 mg，胆固醇 112 mg；钾（K）229 mg，钠（Na）60.6 mg，钙（Ca）228 mg，镁（Mg）42 mg，铁（Fe）14.30 mg，锰（Mn）0.08 mg，锌（Zn）0.76 mg，铜（Cu）0.07 g，磷（P）152.30 mg，硒（Se）23.60 μg。

（3）青蟹　属节肢动物们软甲纲十足目梭子蟹科青蟹属，又名锯缘青蟹、黄甲蟹、蝤蛑、蝑。青蟹喜穴居近岸浅海和河口处的泥沙底内，性凶猛，肉食性，主食鱼虾贝类。肉质鲜美，营养丰富，兼有滋补强身之功效。尤其是将要怀孕的雌蟹，体内会产生红色或者黄色的膏，这种在中国南方叫作"膏蟹"，有"海上人参"之称。其盛产于温暖的浅海中，主要分布在中国浙江、广东、广西、福建和台湾的沿海等地，江浙一带尤多。青蟹因体色青绿而得名。青蟹头胸甲略呈椭圆形，表面光滑，中央稍隆起，分区不明显。甲面及附肢呈青绿色。额具 4 个突出的三角形齿，较内眼窝突出，前侧缘有 9 枚中等大小的齿，末齿小而锐突出，指向前方。螯足壮大，两螯不对称。掌节肿胀而光滑，雄性个体尤为肿胀。前三对步足指节的前、后缘具短毛，末对步足的前节与指节扁平浆状，适于游泳。雄性腹部呈宽三角形，第 6 节末缘内凹，其缘直，两侧缘直，末节末缘钝圆，雌性腹呈宽圆形。甲宽可达 20 cm，体重有 1.5 kg。青蟹各组分含有丰富的蛋白质，其中雌性生殖腺含量高达 30.98%，居鲜品蛋白质含量之最。并且青蟹的蛋白质氨基酸种类齐全，必需氨基酸得分为 84.23 ~ 93.58。蛋白质可促进人体的生长发育，维持机体的氮平衡，增强免疫功能。青蟹为高钾低钠食品，所以青蟹更有利于高血压患者食用。它的肝脏钙含量极高，且天然有机钙易于人体消化吸收。青蟹中微量元素硒的含量很高，特别是雌性生殖腺内含量更丰。硒是人体内谷胱甘肽过氧化物酶的组成分，且参与辅酶 A、辅酶 Q 的合成，具有保护细胞膜的结构与功能、抗氧化、消除自由基、拮抗和降低某些毒物毒性，刺激免疫球蛋白及抗体产生的功能，有滋补、抗衰老、抗癌的功效。

青蟹的主要营养成分（每100 g可食部分中含量）：能量80 kJ；蛋白质14.6 g，脂肪1.6 g，碳水化合物1.7 g；维生素A 402 μg，胡萝卜素2.3 μg，硫胺素0.02 mg，核黄素0.39 mg，烟酸2.3 mg，维生素E 2.79 mg，胆固醇119 mg；钾（K）206 mg，钠（Na）102.9 mg，钙（Ca）228 mg，镁（Mg）42 mg，铁（Fe）0.9 mg，锰（Mn）0.17 mg，锌（Zn）4.34 mg，铜（Cu）2.84 g，磷（P）262 mg，硒（Se）75.9 μg。

（4）中华绒螯蟹 属节肢动物们软甲纲十足目方蟹科绒螯蟹属，又名河蟹、毛蟹、大闸蟹、清水蟹等。中华绒螯蟹是一种经济蟹类，为中国久负盛名的美食。其螯足用于取食和抗敌，掌部内外缘密生绒毛，绒螯蟹因此而得名。杂食性动物，鱼、虾、螺、蚌、蠕虫、蚯蚓、昆虫及其幼虫等均可作为大闸蟹的动物性饵料。其头胸甲呈圆方形，后半部宽于前半部；背面隆起，额及肝区凹陷，胃区前面有6个对称的突起，各具颗粒；胃区与心区分界显著，前者的周围有凹点；额宽，分四齿；眼窝上缘近中部处突出，呈三角形。前侧缘具四锐齿，最后者最小，并引入一隆线，斜行于鳃区的外侧；沿后侧缘内方亦具一隆缜。螯足，雄比雌大，掌节与指节基部的内外面密生绒毛，腕节内末角具一锐刺，长节背缘近末端处与步足的长节同样具一锐刺。步足以最后三对较为扁平，腕节与前节的背缘各具刚毛，第四步足前节与指节基部的背缘与腹缘皆密具刚毛。腹部，雌圆雄尖。头胸甲长54.6 mm，宽61.0 mm。体近圆形，头胸甲背面为草绿色或墨绿色，腹面灰白，头胸甲额缘具4尖齿突，前侧缘亦具4齿突，第4齿小而明显。腹部平扁，雌体呈卵圆形至圆形，雄体呈细长钟状，但幼蟹期雌雄个体腹部均为三角形，不易分辨。螯足用于取食和抗敌，其掌部内外缘密生绒毛，绒螯蟹因此而得名。中华绒螯蟹肉质细腻，味道鲜美，含有较多的维生素A，对皮肤的角化有帮助；对儿童的佝偻病、老年人的骨质疏松也能起到补充钙质的作用。其中又以固城湖大闸蟹最为著名，历来被称为蟹中之冠，是国家工商总局认定为中国驰名商标，其他较为著名的还有太湖大闸蟹、阳澄湖大闸蟹、长荡湖大闸蟹等。

中华绒螯蟹的主要营养成分（每100 g可食部分中含量）：能量430.54 kJ；蛋白质17.5 g，脂肪2.6 g，碳水化合物2.3 g；维生素A 389.0 μg，胡萝卜素1.8 μg，硫胺素0.06 mg，核黄素0.28 mg，烟酸1.7 mg，维生素E 6.09 mg，胆固醇267 mg；钾（K）181 mg，钠（Na）193.5 mg，钙（Ca）126 mg，镁（Mg）23 mg，铁（Fe）2.9 mg，锰（Mn）0.42 mg，锌（Zn）3.68 mg，铜（Cu）2.97 g，磷（P）182 mg，硒（Se）56.72 μg。

特别提示

因死蟹体内的蛋白质分解后，会产生蟹毒碱，故此蟹只可食活蟹。

第四节 其他水产动物

1. 海蜇

海蜇俗称水母、海蛇、白皮子、石镜、蜡、樗、蒲鱼和水母鲜等，钵水母纲，是生活在海中的一种腔肠软体动物。体形程半球状，可食用，上面呈伞状，直径达 50 cm，最大可达 1m，胶质较坚硬，通常青蓝色，借以伸缩运动，称为海蜇皮，下有八条口腕，其下有丝状物，呈灰红色，叫海蜇头。其广布于中国南北各海中，尤其是浙江沿海最多。海蜇可供食用，并可入药。加工后的产品，称伞部者为海蜇皮，称腕部者为海蜇头。其商品价值海蜇头贵于海蜇皮。海蜇头比海蜇皮稍硬，营养成分相近。海蜇不仅可为人体提供多种营养素，而且还具有多种食疗功能。它可以清热化痰，软坚散结，消积通便，降血压。对慢性支气管炎、烦热口渴、咳嗽痰多、哮喘、大便秘结等病有良好的食疗作用。

海蜇的主要营养成分（每 100 g 可食部分中含量）：热量 136 kJ；蛋白质 3.7 g，脂肪 0.3 g，碳水化合物 3.8 g；维生素 E 2.13 mg；钾（K）160 mg，钠（Na）325 mg，钙（Ca）150 mg，镁（Mg）124 mg，铁（Fe）4.8 mg，磷（P）30 mg，硒（Se）15.54 μg。

特别提示

食用海蜇时，需注意以下问题：①新鲜的海蜇不能吃。这是因为在鲜海蜇的刺串中含有毒素，鲜海蜇含有大量的致病菌——副溶血性弧菌，容易引发急性胃肠炎，其症状酷似痢疾。此外，还会引起发热、脱水、酸中毒、休克、神志不清等中毒症状。一般要用食盐和明矾加工、腌渍 3 次（俗称"三矾"），除去水分。因此，海蜇在食用前需反复浸泡，漂洗，洗去食盐、明矾，才能安全食用。三矾海蜇呈浅红或浅黄色，厚薄均匀且有韧性，用力挤也挤不出水，这种海蜇方可食用。到海蜇产地旅游，会遇到兜售不经处理或只经 1～2 次腌渍处理的海蜇，可千万别去品尝或选购。②吃凉拌海蜇要用醋调。附在海蜇上的溶血性弧菌对酸最敏感，一般在醋中浸泡 5 分钟就会死亡。另外，弧菌在淡水中也很难存活。因此，凉拌海蜇前，应先把已经泡好的海蜇在淡水中泡 2 天，然后切碎放醋调之。

2. 海参

海参为海参纲，生活在海边至 8km 的海洋棘皮动物，距今已有 6 亿多年的历史。海参以海底藻类和浮游生物为食。海参全身长满肉刺，广布于世界各海洋中。我国南海沿岸种类较多，约有 20 余种海参可供食用。海参同人参等齐名，是世界八大珍品之一。海参不仅是珍贵的食品，而且也是名贵的药材。据资料记载，全世界约有 1300 多种海参，中国约有 140 多种，绝大多数海参不能食用。据统计，全世界有 40 种可食用海参。中国可食用海参占一半，达 20 种。海参分布于中国的黄海、渤海交界处蓬莱海域、辽宁、山东、和河北沿海。主产于青岛，大连、长山岛、威海、烟台等。捕捞期为每年 11 月至次年的 6 月，尤其是 6 月和 12 月捕捞量最大，7 ～ 9 月是海参夏眠季节。根据海参背面是否有圆锥肉刺状的疣足分为"刺参类"和"光参类"两大类。其中"刺参类"主要是刺参科的种类，"光参类"主要是海参科、瓜参科和芋参科的种类。海参含有蛋白质、钙、钾、锌、铁、硒、锰等活性物质外，海参体内其他活性成分有海参素及由氨基己糖、己糖醛酸和岩藻糖等组成刺参酸性黏多糖，另含 18 种氨基酸且不含胆固醇。

海参性温，具有补肾益精、滋阴健阳，补血润燥、调经祛劳、养胎利产等阴阳双补功效，能提高男性内分泌能力，提高女性的新陈代谢，促进性激素分泌能力，提高性功能。海参适合与琼珍灵芝搭配食用，具有增强人体免疫力，辅助治疗糖尿病，病后或术后修复的作用。非常适合身体虚弱的人群用于调理身体。从中医角度讲，肾是人体之本，只要肾脏出现问题，则不仅仅是性生活质量降低的问题，而且其他器官会相应枯竭。而宫品海参对人体的作用主要补肾固本，也就是俗话说的培元固本。只要人体肾脏强健，各器官经络都会相应强健，最终人体会更加健康，抵抗疾病的能力大大增强。从西医角度讲，海参能有众多功能是因为修复和增强人体免疫力。将海参的各项成分进行分析发现，这主要是因为海参中含有的活性物质酸性多糖、多肽等能大大提高人体免疫力，人体只要免疫力强，就能抵抗各种疾病的侵袭。海参含有大量的硒能有效防癌抗癌；硫酸软骨素能延缓衰老；精氨酸、锌能滋阴壮阳等。海参的修复再生功能是一个重大特点例如，其可快速使伤口愈合、修复多年受损的胃肠、修复免疫系统、修复胰岛、恢复造血功能等，无不体现海参的强大修复再生特征。

海参的主要营养成分（每 100 g 可食部分中含量）：热量 1095.2 kJ；蛋白质 50.2 g，脂肪 4.8 g，碳水化合物 4.5 g；维生素 A 39 μm，硫胺素 0.04 mg，核黄素 0.13 mg，烟酸 1.3 mg，胆固醇 62 mg；钾（K）356 mg，钠（Na）4967.8 mg，钙（Ca）10 mg，镁（Mg）1047 mg，铁（Fe）9 mg，锌（Zn）2.24 mg，硒（Se）150 μg；海参黏多糖 80 mg。

特别提示

食用海参时，需注意以下问题：①儿童一般不宜多吃海参。②有类风湿的人也要少吃或者不吃海参（类风湿性关节炎患者没有太多忌口，如果不是伴有高血压病、高脂血症、冠心病、肥胖症、糖尿病等都可以吃）。③在吃一些个别中药时，也要少吃或不吃。④伤风感冒、身体发热者不宜进食。⑤海参润五脏，滋津利水，脾胃有湿、咳嗽痰多、舌苔厚腻者不宜食用。⑥脾胃虚弱勿食，但可有选择的服用海参保健食品。⑦感冒及腹泻患者，最好暂时别吃海参。⑧高尿酸血症患者不易长期食用海参。⑨容易对蛋白质过敏的人不易多吃海参。

3. 鱿鱼

鱿鱼又称句公、柔鱼或枪乌贼，是软体动物门头足纲管鱿目开眼亚目的动物。其身体细长，呈长锥形；有十几只触腕，其中两只较长。触腕前端有吸盘，吸盘内有角质齿环，捕食食物时用触腕缠住将其吞食。枪乌贼科中共包括约 50 种，其中已成为捕捞对象的约 16 种，最长可达 550 mm，最大体重可达 5.6 kg。鱿鱼和墨鱼、章鱼等软体腕足类海产品在营养功用方面基本相同，都是富含蛋白质、钙、磷、铁等，并含有十分丰富的诸如硒、碘、锰、铜等矿物质元素的食物。鱿鱼富含蛋白质，多种矿物质元素和维生素。它含有大量的牛磺酸，是一种低热量物质，可抑制血液中的胆固醇的含量，并能缓解疲劳和恢复视力。鱿鱼所含的多肽和矿物质元素硒，具有抗病毒，抗辐射的作用。鱿鱼中含有丰富的钙、磷、铁元素，对骨骼发育和造血十分有益，可预防贫血。中医认为：鱿鱼性平，味甘、咸，归肝、胃经，具有润肠通便、滋阴养胃、祛火清热、补肾润肤、缓解疲劳等功效。现代医学研究发现，鱿鱼中虽然胆固醇含量较高，但鱿鱼中同时含有一种物质——牛磺酸，而牛磺酸有抑制胆固醇在血液中蓄积的作用，只要摄入的食物中牛磺酸与胆固醇的比值在 2 以上，血液中的胆固醇就不会升高。而鱿鱼中牛磺酸与胆固醇的比值为 2.2。因此，食用鱿鱼时，胆固醇只是正常地被人体所利用，而不会在血液中积蓄。

鱿鱼的主要营养成分（每 100 g 可食部分中含量）：含热量 351.1 kJ；蛋白质 17.4 g，脂肪 1.6 g，碳水化合物 7.9 g；胆固醇 638 mg；维生素 A 35 μg，硫胺素 0.02 mg，核黄素 0.06 mg，维生素 D 18 mg，维生素 E 1.68 mg；钾（K）1130 mg，钠（Na）965.3 mg，钙（Ca）44 mg，镁（Mg）42 mg，铁（Fe）0.9 mg，锌（Zn）2.38 mg，铜（Cu）0.45 mg，磷（P）393 mg，硒（Se）155.6 μg。

特别提示

鱿鱼胆固醇含量较高（每 100 g 鱿鱼中含 638 mg），高血脂、高胆固醇、动脉硬化及肝病患者应慎食鱿鱼。鱿鱼是"发物"，患有荨麻疹、湿疹的人应忌食。因鲜鱿鱼中有一种多肽成分，未熟透食用，会导致肠运动失调，故必须煮熟透后再食用。

4. 鲍鱼

鲍鱼又称石块鱼、明目鱼、海耳等，虽名为鱼，其实不是鱼，而属贝类。鲍鱼是一种外壳椭圆爬行在岩礁上的软体动物，属于单壳软体动物，其只有半面外壳，壳坚厚、扁而宽。鲍鱼是中国传统的名贵食材，位居四大海味之首，被人们称为"海洋的耳朵"，和古代"用盐腌制的鱼"是两种东西。其肉质柔嫩细滑，滋味鲜美之极，非其他海味能比。无论做菜还是煮汤，味道皆上乘。鲍鱼还有很强的滋补作用，食之对身体大有裨益。鲍鱼的等级按"头"数计，每司马斤（俗称港秤，约合 605 g）有"2 头""3 头""5 头""10 头""20 头"不等，"头"数越少价钱越贵；即所谓"有钱难买两头鲍"。目前以网鲍头数最少，吉品鲍排第二，禾麻鲍体积最小，头数也最多，已犹如古董珍品一样。在鲍鱼的身体外边，包被着一个厚的石灰质的贝壳，是一个右旋的螺形贝壳，呈耳状，它的拉丁文学名按字义翻译可以叫作"海耳"，就是因为它的贝壳的形状像耳朵的缘故。中国古代，给鲍鱼起名叫"九孔螺"，就是从它的这种特征而来的。"干鲍鱼"因产地和加工的不同，具体又被称为"网鲍""窝麻鲍""吉品鲍"，以及鲜为人知的中国历代朝迁贡品"硇洲鲍"等。鲍鱼含有丰富的维生素 A，若由于阴虚导致眼干涩者，食用鲍鱼亦有效。鲍鱼还是餐桌上的抗癌食品。据现代医学报到，鲍鱼内含有的鲍灵素Ⅰ、Ⅱ等成分，具有较强的抑制癌细胞生长的作用。鲍鱼壳在中药上称"石决明"，含精氨酸、甘氨酸等多种氨基酸，还含有碳酸钙、铁、镁、碘等，可捣碎入药，具有平肝潜阳、息风、清热明目、通淋之功效，对治疗头晕目眩、骨蒸劳热等疾病都有一定疗效。中医认为：鲍鱼肉味甘、咸、性温，有润肺益胃、调经、利肠、滋肾补虚之功能。明代李时珍《本草纲目》中记载：鲍鱼之肉与壳功同，久服，益精轻身，还有治疗月经不调，大便燥结等功效。鲍鱼属养阴之食品，在治疗功效上，可平肝炎、补肾阴。如果常感头晕、目眩、耳鸣、口干舌燥、津液不足、两眼干涩，男性多因肾阴不足，女性多由于患贫血及神经衰弱所致，食用鲍鱼便有治疗之效。

鲍鱼的主要营养成分（每 100 g 可食部分中含量）：热量 322 kJ；蛋白质 54.1 g，脂肪 5.6 g，碳水化合物 13.7 g；维生素 A 28 μg，硫胺素 0.02 mg，核黄素 0.13 mg，烟酸 7.2 mg，维生素 E 0.85 mg；钾（K）366 mg，钠（Na）2316.2 mg，钙（Ca）143 mg，镁（Mg）352 mg，铁（Fe）6.8 mg，锰（Mn）0.32 mg，锌（Zn）1.68 g，铜（Cu）0.45 mg，磷（P）251 mg，硒（Se）66.6 μg。

特别提示

①夜尿频、气虚哮喘、血压不稳、头晕目眩、精神难以集中者适宜多吃鲍鱼，建议食用量为每次 1 个。②勿以辣酱、芥菜、豉油等一起食用，以免破坏鲍鱼的鲜美口感。

5. 甲鱼

甲鱼学名为鳖，俗称水鱼、团鱼、鲵鱼、王八等。卵生爬行动物，水陆两栖生活。体形扁平，略呈圆形或椭圆形。体表披以柔软的革质皮肤。有背腹二甲。背甲稍凸起，周边有柔软的角质裙边，腹甲则呈平板状。二甲的侧面由韧带组织相连。背面通常为暗绿色或黄褐色，上有纵行排列不甚明显的疣粒。腹面为灰白色或黄白色。其属变温动物，当温度降至15℃以下时，停食冬眠。为水陆两栖，用肺呼吸。杂食性。4 ~ 5 龄以上性成熟。中国现存主要有中华鳖、山瑞鳖、斑鳖、鼋，其中以中华鳖最为常见。甲鱼是人们喜爱的滋补水产品之一。一直以来被人们视为珍贵补品。现代营养学研究也发现，甲鱼营养丰富，含有丰富的蛋白质、多种人体必需的矿物质元素和维生素；具有较强的抗氧化作用，能提高人体的免疫力，延缓衰老；它不仅有利于肺结核、贫血等多种疾病的恢复，而且还能降低胆固醇，因而对高血压、冠心病患者有益。中医认为：甲鱼性平，味甘；归肝经；具有较高的药用（食疗）价值。《随息居饮食谱》称其"滋肝肾之阴，清虚劳之热，主脱肛、崩带、瘰疬、瘤瘕"。《日用本草》称其可"大补阴之不足"。可见久病阴虚、骨蒸劳热、消瘦烦渴者均可用甲鱼补之。肿瘤患者久病体虚，放疗化疗之后出现口干舌燥、小便短赤、五心烦热、消瘦乏力等也适合吃甲鱼。甲鱼亦有较好的净血作用，常食者可降低血胆固醇。甲鱼还能"补劳伤、壮阳气、大补阴之不足"。食甲鱼对肺结核、贫血、体质虚弱等多种病患亦有一定的辅助疗效。甲鱼全身都是宝。其肉具有滋阴凉血的作用，可用于骨蒸热劳、疟疾、玄痢、崩漏带下等症；其血能滋阴退热，适用于肺结核患者，同时可治疗口眼歪斜、虚劳潮热和脱肛等症；甲鱼头可用来治疗痢疾脱肛、骨结核、产后宫下垂等症；甲鱼卵具有补阴、止下痢、治痔漏等症；甲鱼脖是滋补强壮之佳品，可治疗眼睫倒毛等症；甲鱼胶具有补血、退热、消淤的作用；甲鱼的背甲称鳖甲，是颇有名气的中药材，具有滋阴潜阳、软坚散结功能，用于热病伤阴、虚风内动、闭经、肝脾肿大、胁肋胀痛等症。其也是中医肿瘤科的常用药物，现代医学研究证实鳖甲可以提高细胞免疫功能，抑制肿瘤。

甲鱼的主要营养成分（每100g可食部分中含量）：热量493.2 kJ；蛋白质17.8 g，脂肪4.3 g，碳水化合物2.1 g；维生素A 139 μg，胡萝卜素0.8 μg，硫胺素0.07 mg，核黄素0.14 mg，烟酸3.1 mg，维生素E 1.88 mg；钾（K）196 mg，钠（Na）96.9 mg，钙（Ca）70 mg，镁（Mg）15 mg，铁（Fe）2.8 mg，锌（Zn）2.83 g，铜（Cu）0.12 mg，磷（P）114 mg，硒（Se）15.19 μg。

特别提示

甲鱼蛋白质好，但并非人人皆补。腹满厌食，大便下泄，脾胃虚寒者不宜吃甲鱼；有水肿、胸腔腹腔积液、高脂蛋白症者不应吃甲鱼。儿童及孕妇当慎吃。对于慢性肾衰患者来说，甲鱼的蛋白质可使其血尿素氮水平进一步升高，从而加重尿毒症的症状。还有肾功能衰弱、消化不良或患感冒、失眠、孕妇及产后下泻者均不宜食用。另外，已死的甲鱼不能食用。因甲鱼死后，其体内的组胺酶会分解出大量的组胺，食用后会中毒，严重时会出现全身涨红、头晕、心慌、胸闷、呼吸急促、恶心、呕吐、四肢麻木等症状。

6. 墨鱼

墨鱼属软体动物头足纲十腕目乌贼科，又称乌贼鱼、墨斗鱼、目鱼等，干者叫明鱼。其产地分布很广，中国、朝鲜、日本及欧洲各沿海均有出产，中国舟山群岛出产最多。是我国著名的海产品之一，在浙江，和大黄鱼、小黄鱼、带鱼统称为"四大经济鱼类"，深受广大消费者喜爱。墨鱼分头、胴体两部分：头部前端有五对腕，其中四对较短，每个腕上长有四行吸盘，另一对腕很长，吸盘仅在顶端；胴体部分稍扁，呈卵圆形，灰白色，肉鳍较窄，位于胴体两侧全缘，在末端分离，背肉中央一块背骨（即海螵蛸）。雄的乌贼背宽有花点，雌的肉鳍发黑。中国产墨鱼主要分布在黄海，渤海一带，越冬期为12月至翌年3月底，4月后离开越冬场而进入产卵、洄游，由南向北。墨鱼是一种大型的肉食性软体动物，之所以与普通的贝类不像，有其生存的演变过程。常见的贝类，由于背着重重的贝壳，或埋栖在滩涂里，或匍匐在岩礁上，或用足丝附着于固着物上，守株待兔式地滤食着细小的浮游动植物，活动范围很小，移动速度很慢；而墨鱼为了主动出击掠取高营养食物，需要更大的活动空间，因而经过漫长的演化过程，外形有了很大的变化。为了适应游泳，它的身体渐呈卵圆形、腹背扁；贝壳退化成一个石灰质的小舟板，被越来越发达的外套膜所包裹，形成胴部；作快速运动时，没有鱼类尾鳍的摆动功能，就利用液压原理，把吸进的水经嘴巴喷射出一道水柱，借以推动身体前进，瞬间游动速度可超过普通鱼类；特别是遇到敌害时，不但像火箭似地作反向逃离运动，还会施放"烟幕弹"，从墨囊里喷出"墨汁"，制造屏障，迷惑对方，然后逃之夭夭；并且，"墨汁"中含有毒素，可以用来麻痹敌害，起到较强的御敌效果。墨鱼不但味感鲜脆爽口，蛋白质含量高，具有较高的营养价值，而且富有药用价值。墨鱼干和绿豆干煨汤食用起到明目降火等保健作用；"乌贼板"学名叫"乌贼骨"，又是中医上常用的药材，称"海螵蛸"。中医认为：墨鱼干具有壮阳健身、益血补肾、明目通经、健胃理气的功效。有关墨鱼，还有一个广为流传的民间传说。相传秦始皇统一中国后，有一年南巡到海边，和众随从都被黄海的美景迷住，一太监观赏得乐不可支，竟将一只装有文房四宝和奏章的白绸袋子丢失在海滩上，天长日久，袋子受大海之滋润，得天地之精英，变为一个小精灵，袋身变成雪白的肉体，两根袋带变成两条腕须，袋内的墨裹在肉体中的墨囊内，小精灵生活在海里，神出鬼没，一遇强敌，即鼓腹喷出墨汁把水搅黑，趁机逃之夭夭，小精灵喷射墨汁，行动神速如贼，故后人又称墨鱼为"乌贼"。

　　墨鱼的主要营养成分（每100 g可食部分中含量）：能量346.944 kJ；蛋白质15.2 g，脂肪0.9 g，碳水化合物3.4 g；硫胺素0.03 mg，核黄素0.04 mg，烟酸1.8 mg，叶酸7.2 μg，维生素E 1.49 mg，胆固醇226 mg；钾（K）400 mg，钠（Na）165.5 mg，钙（Ca）15 mg，镁（Mg）39 mg，铁（Fe）1 mg，锰（Mn）0.1 mg，锌（Zn）1.34 mg，铜（Cu）0.69 g，磷（P）165 mg，碘（I）13.9 μg，硒（Se）37.52 μg。

特别提示

　　墨鱼与茄子相克，同食容易引起霍乱。

7. 章鱼

章鱼属软体动物门头足纲八腕目章鱼科（蛸科），又名八爪鱼、石居、死牛、石吸、望潮等。章鱼为章鱼科 26 属 252 种海洋软体动物的通称，为头足纲最大科。它们的大小相差极大。章鱼体呈短卵圆形，囊状，无鳍；头与躯体分界不明显。章鱼的头胴部约 7 ~ 9.5 cm，头上有大的复眼及 8 条可收缩的腕，每条腕均有两排肉质的吸盘，短蛸的腕长约 12 cm，长蛸的腕长约 48.5 cm，真蛸的腕长约 32.5 cm；平时用腕爬行，有时借腕间膜伸缩来游泳，能有力地握持他物，用头下部的漏斗喷水作快速退游；腕的基部与称为裙的蹼状组织相连，其中心部有口；口有一对尖锐的角质腭及锉状的齿舌，用以钻破贝壳，刮食其肉。章鱼为温带性软体动物，生活在水下，适应水温不能低于 7℃，海水比重 1.021 最为适宜，低盐度的环境会死亡。其能摄食大型动物性浮游生物而成长，广泛分布于世界各大洋的热带及温带海域。章鱼不仅可连续六次往外喷射墨汁，而且还能够像最灵活的变色龙一样，改变自身的颜色和构造，变得如同一块覆盖着藻类的石头，然后突然扑向猎物，而猎物根本没有时间意识到发生了什么事情。章鱼能利用灵活的腕足在礁岩、石缝及海床间爬行，有时把自己伪装成一束珊瑚，有时又把自己装扮成一堆闪光的砾石。澳洲墨尔本大学的马克·诺曼，在 1998 年于印尼苏拉威西岛附近的河口水域发现一种章鱼能迅速拟态成海蛇、狮子鱼及水母等有毒生物，避免攻击。最大的章鱼是北太平洋巨型章鱼，1973 年 2 月，一名潜水员在华盛顿的夏胡德运河捕捉到一只大章鱼，这只章鱼腕足展开后直径达 15.6 m，重达 53.6 kg。身长 1.5 ~ 2 m 的章鱼，吸盘直径约为 6 mm，吸重力约为 100 g。它们往往能拖采超过自身重 5 倍、10 倍、甚至 20 倍的大石块。

章鱼的主要营养成分（每 100 g 可食部分中含量）：能量 564.30 kJ；蛋白质 18.9 g，脂肪 0.4 g，碳水化合物 14 g；硫胺素 0.04 mg，核黄素 0.06 mg，烟酸 5.4 mg，维生素 E 1.34 mg；钾（K）447 mg，钠（Na）65.4 mg，钙（Ca）21 mg，镁（Mg）50 mg，铁（Fe）0.6 mg，锌（Zn）0.68 mg，铜（Cu）0.24 g，磷（P）63 mg，硒（Se）27.3 μg。

特别提示

章鱼与猪肝相克，忌同食，章鱼与啤酒相克，同食引发痛风症。

8. 沙蚕

沙蚕属环节动物门多毛纲游走目沙蚕科，又称海虫、海蛆、海蜈蚣、海蚂蟥。我国的沙蚕种类有约 80 多种，经济种类和用于养殖的品种主要有：日本刺沙蚕、多刺围沙蚕、双齿围沙蚕等。沙蚕喜栖息于有淡水流入的沿海滩涂、潮间带中区到潮下带的沙泥中，幼虫食浮游生物，成虫以腐殖质为食。沙蚕有很高的营养价值，在水产养殖中得到广泛应用。沙蚕体长 2.5 ~ 90 cm，一般褐色、鲜红或鲜绿；头部有锐利可伸缩的腭；身体第 1 节有两根短触手和 4 个眼，第 2 节有 4 对触手状须。体节数可超过 200，除前 2 节外，各有一对疣足，用于移动，用鳃呼吸，为多毛纲叶须虫目的1科。其体长圆柱形，两侧对称、后端尖，具许多（80～200多个）体节，可分为头部、躯干部和尾部。头部发达，由口前叶和围口节两个主要部分组成。口前叶为伸于口前方的圆三角形或圆锥形肉质叶突，具2对简单的圆形眼，1～2个前伸的头触手和其前端腹侧两个大的分节的触角。围口节为一大的环状节，腹面具横长的口，其两侧具3～4对触须，肌肉质的吻可由口伸出，吻前端具1对几丁质大颚，吻表面平滑或具几丁质颚齿或软乳突；躯干部有许多结构相似的体节，每个体节两侧具外伸的肉质扁平突起，即疣足。疣足多为双叶型具内足刺，外有刺状或镰状复型刚毛；尾部为虫体最后1节或数节（亦称肛节），具一对肛须，肛门开口于肛节末端背面。沙蚕主要以其他蠕虫及海产小动物为食，在潮间带极为多见，亦见于深海，在岩岸石块下、石缝中、海藻丛间，以及珊瑚礁或软底质中均为占优势的无脊椎动物。福建、广东、广西沿海居民还视生殖腺成熟的沙蚕为营养珍品。干制后，煮汤白如牛奶，味极鲜美，且浓度大，有"天然味精"之称。油炸后酥松香脆，为下酒佳肴。沙蚕无论在国内或出口，都十分畅销。

沙蚕的主要营养成分（每100 g可食部分中含量）：能量430.54 kJ；蛋白质17.5 g，脂肪2.6 g，碳水化合物2.3 g；维生素A 389.0 μg，胡萝卜素1.8 μg，硫胺素0.06 mg，核黄素0.28 mg，烟酸1.7 mg，维生素E 6.09 mg，胆固醇267 mg；钾（K）181 mg，钠（Na）193.5 mg，钙（Ca）126 mg，镁（Mg）23 mg，铁（Fe）2.9 mg，锰（Mn）0.42 mg，锌（Zn）68 mg，铜（Cu）2.97 g，磷（P）182 mg，硒（Se）56.72 μg。

9. 牡蛎

牡蛎属牡蛎科或燕蛤科，是双壳类软体动物，又名蛎黄、生蚝，主要分布于温带和热带各大洋沿岸水域，为一种软体动物，身体呈卵圆形有两面壳，生活在浅海泥沙，肉味鲜美，壳烧成灰可入药。牡蛎的两壳形状不同，表面粗糙，暗灰色；上壳中部隆起；下壳附着于的方法个的广泛，较大，颇扁，边缘较光滑；两壳的内面均白色光滑。两壳于较窄的一端以一条有弹性的韧带相连。壳的中部有强大的闭壳肌，用以对抗韧带的拉力。蚝乃软体有壳，依附寄生的动物，咸淡水交界所产尤为肥美。我国传统人工养蚝区称蛎塘或蚝塘。石蚝附石而生；竹蚝则插竹海边为浮田，亦称蚝塘。牡蛎以体大而肥满、颜色淡黄、光泽新鲜、大小均匀者为上品。这种上品是有季节性的，即冬、春两季。所以西方人有句俗语说："不带字母R的月份，不吃牡蛎。"这里所谓"不带字母R的月份"，是指英文的5～8月这段时间不吃牡蛎。在这一期间，牡蛎进入成熟期，其间牡蛎体内营养成分几乎消耗殆尽，因而口味不佳，成熟后的牡蛎生殖巢内，还容易积聚许多毒素，人们吃了容易中毒。到了9月以后，牡蛎已完成了产卵任务，为了使衰弱的身体恢复健康，就专心进食，体质逐渐充实并肥腴，特别是贮存了大量的一种叫作"糖原"的营养成分。从10月开始，到次年的3月，糖原达到高峰，也正是在此育肥期间，牡蛎体内的另一种物质，甜菜碱（三甲胺乙内脂）的成分也增加了，所以提高了鲜美的滋味。牡蛎是所有食物中含锌最丰富的。每 100 g 牡蛎肉，含水 87.1%，含锌 71.2 mg。其富含蛋白锌，是很好的补锌食物。在亚热带、热带沿海都适宜牡蛎的养殖，我国分布很广，北起鸭绿江，南至海南岛，沿海皆可产蚝。牡蛎乃软体有壳、依附寄生的动物，咸淡水交界所产尤为肥美。中医认为：牡蛎可以安神补阴、软坚散结、收敛固涩，用于治疗惊悸失眠、眩晕耳鸣、瘰疬痰核、癥瘕痞块、自汗盗汗、遗精崩带、胃痛泛酸。

牡蛎的主要营养成分（每 100 g 可食部分中含量）：能量 238.26 kJ；蛋白质 10.9 g，脂肪 1.5 g；维生素 A 87.1 μg，硫胺素 0.04 mg，核黄素 0.13 mg，烟酸 1.5 mg，维生素 E 0.13 mg，胆固醇 94 mg；钾（K）375 mg，钠（Na）270 mg，钙（Ca）35 mg，镁（Mg）10 mg，铁（Fe）5 mg，锰（Mn）0.3 mg，锌（Zn）71.2 mg，铜（Cu）11.5 g，磷（P）100 mg，硒（Se）41.4 μg。

特别提示

牡蛎，又称为"海里的牛奶"。其富含大量蛋白质和人体所缺的锌。食用牡蛎可防止皮肤干燥，促进皮肤新陈代谢，分解黑色素。它是难得的美容圣品。但国外学者认为生牡蛎居高风险食物之首。因其含有两种破坏力极大的病原体：诺罗病毒和霍乱弧菌。诺罗病毒可能引起胃肠炎，霍乱弧菌可引发高烧、感染性休克、皮肤溃烂性水泡，甚至可引起致命性的败血症。所以牡蛎一定要煮透后再食用。

10. 青蛤

青蛤属软体动物门双壳钢帘蛤目帘蛤科，又名赤嘴仔、赤嘴蛤、环文蛤、海蚬、蛤蜊，为贝类动物。青蛤贝壳中型，韧带外在，位于后方，主齿加上前侧齿有 3 个。其大多分布中国和日本，可以做水产养殖的经济动物。青蛤贝壳略呈圆形，长 3 ~ 5 cm，高 3 ~ 5 cm，厚约 0.5 mm，壳外表黄白或青白色；壳顶歪向一方，并有以壳顶为中心的同心层纹，排列紧密，沿此纹或有数条灰蓝色轮纹，腹缘带细齿状；壳内面乳白色或青白色，光滑无纹。其体轻，质坚硬略脆，断面层纹不明显；气稍腥，味淡；壳顶向两侧膨胀而偏向前方；外壳颜色为黄褐色，但在外缘有紫色，有如一紫色环，因而得名赤嘴蛤。其壳上有成长轮及放射肋，在紫色的外环部分特别清晰而成为网纹雕刻；壳的内面为白色，内壳边缘带有紫色并有细小的锯齿排列，铰齿发达而坚硬。青蛤多分布于日本及中国大陆，中国台湾地区产量以西部河口或砂泥底质的海域居多。青蛤的贝肉水分含量（77.23 g/100 g）、总糖含量（4.45 g/100 g），灰分 4.91 g/100 g、粗脂肪 1.07 g/100 g。在镉、铬、铜、镍、铅和锌这 6 种重金属中锌含量最高，青蛤的含量仅 1277 mg/100 g。除铅在青蛤略超标外，其余均未超标。青蛤具有高蛋白、高微量元素、高铁、高钙、少脂肪的营养特点，青蛤肉含有一种具有降低血清胆固醇作用的代尔太 7- 胆固醇和 24- 亚甲基胆固醇，它们兼有抑制胆固醇在肝脏合成和加速排泄胆固醇的独特作用，从而使体内胆固醇下降。人们在食用蛤蜊和贝类食物后，常有一种清爽宜人的感觉，这对解除一些烦恼等不良情绪无疑是有益的。青蛤肉味咸、性凉，富含蛋白质、脂肪、糖类和多种矿物质，可以滋阴润燥、化痰明目，对于干咳、失眠等病症有调理作用，对淋巴结肿大、甲状腺肿大也有疗效。

青蛤的主要营养成分（每 100 g 可食部分中含量）：能量 430.54 kJ；蛋白质 17.5 g，脂肪 2.6 g，碳水化合物 2.3 g；维生素 A 389.0 μg，胡萝卜素 1.8 μg，硫胺素 0.06 mg，核黄素 0.28 mg，烟酸 1.7 mg，维生素 E 6.09 mg，胆固醇 267 mg；钾（K）181 mg，钠（Na）193.5 mg，钙（Ca）126 mg，镁（Mg）23 mg，铁（Fe）2.9 mg，锰（Mn）0.42 mg，锌（Zn）3.68 mg，铜（Cu）2.97 g，磷（P）182 mg，硒（Se）56.72 μg。

特别提示

气虚体质、湿热体质、特禀体质、阴虚体质及有宿疾者应慎食，脾胃虚寒者不宜多吃青蛤。

11. 扇贝

扇贝属双壳纲翼形亚纲珍珠贝目扇贝属中的一类双壳类软体动物，约有 400 余种。该科的 60 余种是世界各地重要的海洋渔业资源之一。其壳、肉、珍珠层具有极高的利用价值。很多扇贝作为美食食用。颜色鲜艳呈辐射状花纹的扇贝受收藏者喜爱，花纹被采纳为艺术品的图案。扇贝为双壳纲翼形亚纲珍珠贝目中的一科。广泛分布于世界各海域，以热带海的种类最为丰富。中国已发现约 45 种，其中北方的栉孔扇贝和南方的华贵栉孔扇贝及长肋日月贝是重要的经济种。扇贝又名海扇，其肉质鲜美，营养丰富，它的闭壳肌干制后即是"干贝"，被列入八珍之一。扇贝壳扇形，但蝶铰线直，蝶铰的两端有翼状突出。其大小约 2.5 ~ 15 cm 以上；壳光滑或有辐射肋；肋光滑、鳞状或瘤突状，色鲜红、紫、橙、黄到白色；下壳色较淡，较光滑；有个大闭壳肌。外套膜边缘生有眼及短触手，触手能感受水质的变化，壳张开时如垂帘状位于两壳间。扇贝常见于沙中或清净海水细沙砾中，取食微小生物，靠纤毛和黏液收集食物颗粒并移入口内。扇贝能游泳，双壳间歇性地拍击，喷出水流，借其反作用力推动本身前进。卵和精排到水中受精，孵出的幼体自由游泳，随后幼体固定在水底发育，有的能匍匐移动。后幼体形成，足丝腺，用以固着在他物上。有的终生附着生活，有的中途又自由游泳。海星是其最重要敌害，会用腕将其包围，用管足吸附使壳张开，将胃翻出消化其壳内柔软肉体。原始人即食扇贝并把贝壳作为器皿、货币。中世纪时，朝圣扇贝的壳的图案成为一种宗教标志。扇贝的大闭壳肌可食。扇贝的贝壳色彩多样，肋纹整齐美观，是制作贝雕工艺品的良好材料。到海边工作、拿来旅行或休养的人们，都很喜欢搜集一些扇贝的贝壳作为送给朋友的纪念品。扇贝味道鲜美，营养丰富，与海参、鲍鱼齐名，并列为海味中的三大珍品。扇贝的闭壳肌很发达，是用来制作干贝的主要原料。我国自 20 世纪 70 年代以来，先后在山东、辽宁沿海地区人工养殖扇贝。人工养殖扇贝，可缩短扇贝的成熟期，产量高，收获也比较方便。

扇贝的主要营养成分（每 100 g 可食部分中含量）：能量 430.54 kJ；蛋白质 17.5 g，脂肪 2.6 g，碳水化合物 2.3 g；维生素 A 389 μg，胡萝卜素 1.8 μg，硫胺素 0.06 mg，核黄素 0.28 mg，烟酸 1.7 mg，维生素 E 6.09 mg，胆固醇 267 mg；钾（K）181 mg，钠（Na）193.5 mg，钙（Ca）126 mg，镁（Mg）23 mg，铁（Fe）2.9 mg，锰（Mn）0.42 mg，锌（Zn）3.68 mg，铜（Cu）2.97 g，磷（P）182 mg，硒（Se）56.72 μg。

12. 田螺

田螺属软体动物门腹足纲前鳃亚纲田螺科，又名中华圆田螺、在中国大部地区均有分布。田螺对水体水质要求较高，产量少，可在夏、秋季节捕取。田螺雌雄异体，区别田螺雌、雄的方法主要是依据其右触角形态。雄田螺的右触角向右内弯曲（弯曲部分即雄性生殖器）。此外，雌螺个体大而圆，雄螺小而长。田螺是一种卵胎生动物，其生殖方式独特，田螺的胚胎发育和仔螺发育均在母体内完成。从受精卵到仔螺的产生，大约需要在母体内孕育一年时间。田螺为分批产卵，每年 3 ~ 4 月开始繁殖，在产出仔螺的同时，雌、雄亲螺交配受精，同时又在母体内孕育次年要生产的仔螺。一只母螺全年约产出 100 ~ 150 只仔螺。为软体动物，身体分为头部、足、内脏囊等 3 部分，头上长有口、眼、触角以及其他感觉器官。其体外有一个外壳。田螺的足肌发达，位于身体的腹面。足底紧贴着的膜片，叫作厣，它像一个圆盖子，当遇到不测或需要休息时，田螺便把身体收缩在贝壳里，并通过足的肌肉收缩，用厣将贝壳严严实实地盖住。田螺的血液颜色较为特殊，为白色。田螺可以食用，可食部分主要是它的肉质足。田螺在全国大部地区均有分布，淡水中常见有中国圆田螺等。中型个体，壳高约 44.4 mm，宽 27.5 mm。贝壳近宽圆锥形、具 6 ~ 7 个螺层，每个螺层均向外膨胀，螺旋部的高度大于壳口高度，体螺层明显膨大，壳顶尖，缝合线较深，壳面无滑无肋，呈黄褐色，壳口近卵圆形，边缘完整、薄，具有黑色框边。唇为角质的薄片，小于壳口，具有同心圆的生长纹，厣核位于内唇中央。田螺喜栖息于底泥富含腐殖质的水域环境，如水草繁茂的湖泊、池沼、田洼或缓流的河沟等水体中，常以泥土中的微生物和腐殖质及水中浮游植物、幼嫩水生植物、青苔等为食，也喜食人工饲料，如蔬果、菜叶、米糠、麦麸、豆粉（饼）和各种动物下脚料等。田螺耐寒而畏热，其生活的适宜温度为 20 ~ 28℃，水温低于 10℃或高于 30℃即停止摄食、钻入泥土、草丛避寒避暑。当水温超过 40℃，田螺即被烫死。在干旱的季节，它将软体部完全缩入壳内，借以减少水分蒸发；在寒冷的冬季，它会钻入泥土中不食不动，呈冬眠状态。待到春暖时期，气温上升到适合它活动时，即将头足伸出壳外爬行。田螺最适宜生长温度为 20 ~ 26℃时，此时其摄食最旺盛，生长也最快。田螺不耐高温，但却十分耐寒，严寒季节它会掘穴越冬繁殖。春末夏初水温上升到15℃时，田螺从越冬的孔穴中爬出在水底摄食生长。到4月份开始繁殖，7~8月份是田螺繁殖旺盛季节。1~2龄雌螺可产仔20~30个，4龄以上的雌螺可产仔40~50个。仔螺出生后生长迅速，一年可发育成性成熟，每年4~9月是产仔季节。

田螺的主要营养成分（每100 g可食部分中含量）：能量250.8 kJ；蛋白质11 g，脂肪0.2 g，碳水化合物3.6 g，灰分3.3 g，水分81 g；胡萝卜素3.2 μg，维生素A 82 μg，硫胺素0.02 mg，核黄素0.19 mg，烟酸2.2 mg，维生素E 0.75 mg，胆固醇154 mg；钾（K）98 mg，钠（Na）26 mg，钙（Ca）1030 mg，镁（Mg）77 mg，铁（Fe）19.7 mg，锰（Mn）1.26 mg，锌（Zn）2.71 mg，铜（Cu）0.8 g，磷（P）93 mg，硒（Se）16.73 μg。

特别提示

田螺必须用活田螺，死田螺体内会有比活田螺更多细菌与寄生虫滋生繁殖严重不建议食用。

第五节　藻类

藻类泛指生长在水中的绿色植物，绝大多数生长在海洋中，极少数生长在淡水或咸水湖中。其主要包括：海带、紫菜、昆布、石花菜、裙带菜、羊栖菜、石莼、海苔、麒麟菜、螺旋藻等。藻类营养丰富，风味独特，不仅可作为食品补充人体所需要的多种营养素，而且还可以作为药物而具有多种重要的食疗价值；不仅可供食用，而且还可作为重要的工业和农业的原料。其营养成分几乎包含了人体所需要的各种营养素：蛋白质（如多种植物活性物质和超氧化物歧化酶）、碳水化合物（多种糖类）、脂肪（如多种不饱和脂肪酸，即二十碳五烯酸、二十二碳六烯酸和牛磺酸）、矿物质元素（如碘、铁、锌、钙、硒等）、维生素和膳食纤维。藻类不仅有天然产品，而且还可以人工栽培。其产地主要在浅海、滩涂、港湾等水域。其栽培方式有：海底栽培、梯田栽培、筏式栽培和网箱栽培等。中国是藻类生产大国，其产地主要在沿海地区。

1. 海带

海带又称江白菜、海草、海马蔺，为褐藻门海带科植物。藻体褐色，扁片带状，最长可达20米，生长于水温较低的海中。其主要是自然生长，也有人工栽培。中国北部及浙江、福建沿海大量栽培。其产量居世界第一，可供食用及作为提取碘、福藻胶、甘露醇等产品的工业原料。海带营养丰富。中医认为：海带性寒，味咸；归肺经，具有软坚散结、祛湿止痒、清热解毒、行气利水、消肿祛疾、润肠通便等功效。现代营养学和现代医学研究结果表明，海带营养十分丰富，其中的一些特殊营养素具有重要的食疗价值：①所含丰富的碘，有助于提高人体甲状腺机能，经常食用可预防"大脖子病"（甲状腺机能减退症）。碘还可使卵巢滤泡黄体化，从而降低其体内雌激素水平，使内分泌失调得到调整，以消除乳腺增生的隐患。②所含丰富的甘露醇，具有利尿消肿的功效。同时，甘露醇与碘、钾、烟酸等有协同作用，对防治动脉硬化、高血压等症有较好的效果。③海带中所含的褐藻胶在人体内可形成凝胶状物质，可减轻电磁辐射、放射性辐射对人体的危害，同时可使体内的放射物质随大便排出。④所含的多糖类物质，不仅可抑制人体免疫细胞的凋亡，而且可减轻电磁辐射和 γ 射线（一种穿透力极强的中性放射线）对人体免疫功能的损害。同时，因多糖类物质吸水性很强，并产生高效脱盐效应，能将体内吸入的有害金属镉排出。所含的硫酸多糖可阻止胆固醇的吸收，从而对防治动脉硬化症有益。⑤海带中的钾元素可以调节体内钠元素的含量，有利于体内多余水分的代谢、排出，从而消除水肿。⑥英国的一项研究结果显示，海带中所含的藻朊酸盐能有效抑制人体对脂肪的消化和吸收，因此其有一定的减肥作用。⑦所含丰富的岩藻多糖、昆布素等物质具有类似肝素的功能，既能防治血栓形成，又能降低低密度脂蛋白胆固醇，起到抑制动脉粥样硬化的作用。日本的一项历时十年的研究结果证实，岩藻多糖有降低胆固醇、抗肿瘤和延年益寿的作用。岩藻多糖分 F 和 U 两种类型。其中 U 型的能使癌细胞自杀，但不损伤正常细胞。⑧海带中丰富的牛磺酸可降低血液和胆汁中的胆固醇，还可阻止脂肪在血管壁及心脏上的沉积，从而预防心血管疾病。⑨所含的镁元素有保护心脏的作用。⑩所含丰富的膳食纤维有助于及时清除肠道内的废物和毒素，并可预防便秘。⑪所含的褐藻氨酸不仅具有降血脂、降低血液黏稠度、防止血栓形成，从而维持正常血压的功效，而且还有一定的止血作用。⑫所含的褐藻酸钠具有降低血压的作用，同时对预防白血病和骨痛病也有一定的作用。⑬所含的不饱和脂肪酸能清除附着血管壁上的胆固醇，对预防心血管疾病有一定的作用。⑭所含的钙和铁元素可提高人体的抗寒能力，因此冬天常吃海带能御寒。

海带的主要营养成分（每 100 g 可食部分中含量）：热量 267.5 kJ；蛋白质 4 g，脂肪 0.1 g，碳水化合物 11.9 g，膳食纤维 6.1 g；胡萝卜素 0.24 μg，硫胺素 0.04 mg，核黄素 0.23 mg，烟酸 0.8 mg，泛酸 0.33 mg，吡哆素 0.07 mg，叶酸 19 mg，维生素 E 0.85 mg，维生素 K 74 mg；钾（K）1338 mg，钠（Na）354 mg，钙（Ca）1199 mg，镁（Mg）129 mg，铁（Fe）150 mg，锰（Mn）0.07 mg，铜（Cu）0.14 mg，碘（I）113 mg，磷（P）52 mg，硒（Se）9.5 μg。

特别提示

食用海带时，需注意以下问题：①由于海水被污染，海带中可能含有对人体有害的汞、镉、铜和砷元素，所以干海带一定要用清水浸泡24个小时左右，并多次清洗后再食用。②患甲状腺功能亢进的患者不宜食用海带，以免因其富含碘而加重病情。③孕妇、乳母不宜多食。因海带中的碘可随血液进入胎儿和婴儿的体内，引起甲状腺功能障碍。

2. 紫菜

紫菜又称子菜、索菜，红藻门红毛菜科植物，是生长在沿海潮间带岩礁上的一种藻类。藻体膜状，呈紫色或褐绿色，干燥后的呈黑紫色，形状随种类不同而不同。紫菜种类多，主要有甘紫菜、条斑紫菜、坛紫菜等，有天然生长的，也有人工栽培的，中国沿海地区已进行人工栽培。中国的紫菜产量居世界第一。紫菜营养丰富，含有蛋白质、多种不饱和脂肪酸和维生素及矿物质元素、膳食纤维、碳水化合物及多种植物活性物质。现代营养学和现代医学的研究结果表明，紫菜是百姓餐桌上不可缺少的食材，具有如下多种生理功能和食疗价值：①蛋白质含量丰富，是鲜蘑菇的9倍。在其所含的20种氨基酸中8种是人体必需氨基酸。其中丰富的谷氨酸、丙氨酸和甘氨酸是呈味物质，具有独特的鲜美味道。英国的一项研究显示，其所含的藻胆蛋白具有降血糖、抗肿瘤的应用前景。②其所含丰富的维生素不仅是体必需的营养素，还具有特殊的食疗价值。比如胆碱是神经递质（传递神经信号的物质），具有增强记忆力、防止记忆力衰退的作用；维生素U是胃溃疡的克星，具有养胃的功能。③紫菜是低脂肪食物。但在其所食的少量脂肪中，不饱和脂肪酸的比例很高，而且活性脂肪酸二十碳五烯酸和二十二碳六烯酸含量更多，因而对降低血脂和胆固醇、扩张血管及改善血液循环大有益处；其中的牛磺酸对降低血脂和促进神经发育很有益处；其中的藻朊酸有助于清除对人体有损害的重金属镉。④所含多种矿物质元素都是人体必需的营养素。其中钙、铁不仅可辅助治疗贫血，而且可促进儿童骨骼、牙齿的生长。医学研究结果证明，耳聋、耳鸣与缺少铁元素有关。缺铁会使红细胞变硬，运输氧的能力下降，使耳部营养供给不足，导致听觉细胞受损，使听力下降。紫菜中含铁丰富，经常食用有助于改善听力。紫菜中的碘可直接作用于甲状腺激素的分泌，不仅可辅助治疗甲状腺肿大，而且还可起到调节生理基础代谢的作用。紫菜中的锰对缓解因缺锰而引起的皮肤瘙痒很有效。所含的微量元素硒有一定的抗癌作用。⑤紫菜是高膳食纤维食材。膳食纤维有利于将有毒物质排出体外，有益于保持肠道健康，预防大肠癌。⑥紫菜中的甘露醇是一种有效的利尿剂。中医认为：紫菜性寒，味甘、咸、无毒；入肺经；具有软肾散洁、清热利水、清肺化痰、补胃养心等功效。有"化痰软坚的长寿菜"之美称。

紫菜的主要营养成分（每100 g可食部分中含量）：热量902.9 kJ；蛋白质28.2 g，脂肪3.9 g，碳水化合物16.9 g，膳食纤维27.3 g；维生素A 403 μg，胡萝卜素2.42 μg，硫胺素0.44 mg，核黄素2.07 mg，烟酸7.3 mg，泛酸1.24 mg，吡哆素0.06 mg，叶酸720 μg，维生素E 1.82 mg，维生素K 110 mg；钾（K）1640 mg，钠（Na）365.6 mg，钙

（Ca）442 mg，镁（Mg）105 mg，铁（Fe）46.8 mg，锰（Mn）4.32 mg，锌（Zn）2.3 mg，铜（Cu）1.68 mg，碘（I）18 mg，磷（P）350 mg，硒（Se）7.2 μg。

特别提示

①紫菜中含有一定量血尿酸，被人体吸收后能在关节处形成尿酸盐沉淀，加重关节炎症状。故痛风及关节炎患者应慎用。②海苔由紫菜加工而成。目前市售海苔有两种，一种是日式海苔，以加入糖、酱油、调料制成，口感较甜；一种是韩式海苔，以加入食用油、盐、味精制成，海苔的营养成分与紫菜差不多，但其含盐量很高，故不宜多吃。

3. 螺旋藻

螺旋藻为蓝藻门颤藻科螺旋藻属单细胞水生藻类。藻体由许多细胞连接成细丝，长0.3 ~ 0.5 mm，并卷曲成螺旋状，故得名。其种类共有35种，多数分布于淡水区域，仅有4种分布于海洋或咸水湖中。其中极大螺旋藻和钝顶螺旋藻已在世界各地大量养殖。螺旋藻性寒，无毒。因其富含食蛋白质、不饱和脂肪酸、维生素和矿物质等营养物质，不仅是鱼、虾、家畜家禽的优质饲料，而且还可制成营养食品供人食用。同时螺旋藻还有一定的食疗价值。另外，还含有少量肌醇藻蓝素和亚麻酸等营养素。研究资料显示，螺旋藻在提高人体免疫力、降低胆固醇方面可能有一定作用。所含丰富的D- 甘露糖，D- 葡萄糖、D-牛乳糖等物质，不仅有益于胸腺、脾脏等免疫器官的健康，而且还可促进T淋巴细胞的生长，提高其活性，从而提高人体免疫力。在此还应特别指出的是，现在一些媒体关于螺旋藻能防治多种疾病的说法。权威专家表示尚无研究数据的支持，实属夸大其词。同时，还应看到螺旋藻有富集水中汞、铅等重金属的问题。此外螺旋藻是单细胞植物，其主要特征之一就是核酸含量非常高，而核酸并不是人体必需的营养成分。如果摄取核酸过多，会增加肾脏的负担，还会产生更多的尿酸。尿酸过多，就可能诱发痛风病。因此，不宜多食螺旋藻及其制品。

螺旋藻的主要营养成分（每100 g可食部分中含量）：蛋白质60 ~ 70 g，矿物质元素7 ~ 13 g，膳食纤维8 ~ 10 g，碳水化合物15 ~ 25 g；B族维生素0.2 ~ 0.3 mg，β- 胡萝卜素140 ~ 350 μg，叶绿素1 ~ 2 g，钙（Ca）130 mg，铁（Fe）33 mg。

4. 石花菜

石花菜属红藻门石花菜科的一种海藻，又称海冻菜、冻菜、琼脂、龙须菜。藻体紫红色或棕红色，扁平直立，丛生，呈羽状分枝；一般高10 ~ 30 cm。石花菜生长于海岸潮间带的岩礁上，为中国黄海、渤海、东海沿岸常见的种类，可供食用，也是提取琼脂的主要原料。中医认为：石花菜性寒，味甘、咸；归肝、肺经，具有清肺化痰、清热燥湿、滋阴降火、凉血止血、解暑等功效。石花菜含有蛋白质、脂肪、碳水化合物、多种矿物质元素和维生素等营养成分。另外，其所含丰富的琼脂是多糖体的聚合物，具有抗病毒的功效，所含的褐藻酸盐类具有一定的降压作用；所含的硫酸酯是琼胶的衍生物，不仅对防治高血压、高血脂有一定作用，而且还可抑制脑炎病毒；所含的另一些成分在肠道中可以吸收水分，使肠内物质膨胀，刺激肠壁蠕动，促进排便，因而对防治便秘有一定作用。石花菜既可以单独为主菜，凉拌、焖炒、也可以与其他菜搭配食用。一般人群均可食用。但因其性寒，脾胃虚寒、肾阳虚者及孕妇不宜多食。

石花菜的主要营养成分（每 100 g 可食部分中含量）：热量 1314 kJ；蛋白质 5.4 g，脂肪 0.1 g，碳水化合物 72.9 g；硫胺素 0.06 mg，核黄素 0.2 mg，烟酸 3.3 mg，维生素 E 14.8 mg；钾（K）141 mg，钠（Na）380.8 mg，钙（Ca）167 mg，镁（Mg）15 mg，铁（Fe）2 mg，锰（Mn）0.04 mg，锌（Zn）1.94 mg，铜（Cu）0.12 mg，硒（Se）15.2 μg。

5. 裙带菜

裙带菜属褐藻门褐藻纲翅藻科海带目裙带菜属，又名海芥菜、裙带。藻体褐色，长约 1~2 m，于中国北方沿海浙江嵊泗一带均有分布。其在中国北方沿海已有大规模人工栽培，可供食用及工业原料。裙带菜营养丰富，含有多种人体所需要的营养成分，不仅有营养价值，而且还有药用价值。其含有丰富的蛋白质（11.6%）、碳水化合物（37.8%），还含有少量脂肪（0.32%）及多种维生素、矿物质元素和膳食纤维。其蛋白质含量是海参的 1.5 倍，也高于海带；其钙的含量是牛奶的 10 倍；其铁的含量是菠菜的 21 倍；其锌的含量是牛肉的 3 倍；其碘的含量比海带还多；还含有微量元素硒及维生素 A、B 族维生素、维生素 C 和胡萝卜素（100 g 干品中含 3300 mg，是菠菜的 3 倍）等。其食疗价值主要在以下三个方面：①是补钙、锌、铁的好食材。②所含的碘可以防治甲状腺亢进症。③所含的微量元素硒、维生素 A 和胡萝卜素均有一定的抗癌功效。因维生素 A 和胡萝卜素都是脂溶性物质，所以其在食用时一定要和食用油一起烹制。

裙带菜的主要营养成分（每 100 g 可食部分中含量）：热量 497.42 kJ；蛋白质 25 g，脂肪 1.70 g，碳水化合物 41.5 g，膳食纤维 30.6 g。此外，还含有维生素 A、维生素 B_1、维生素 B_2、维生素 C、叶酸，以及矿物质元素镁（Mg）、钠（Na）和多种氨基酸及褐藻胶酸等。

6. 昆布

昆布属褐藻门海带目翅藻科，又名黑菜、鹅掌菜、五掌菜等。昆布孢子体大型，褐色、革质，长 50~150 cm，宽 10~40 cm，厚约 1.5 mm。基部叉状分枝，固着在岩礁上。"茎"圆柱状，中实；"叶"厚而宽，羽状分裂，"叶面"有皱纹，无中脉。分叶片、柄部、固着器、固着器假根状。叶片两侧羽状或复羽状分支，中部稍厚，居间生长，长 1~12 cm，粗 3~7 mm，粗锯齿叶缘。游动孢子生于叶片两面，有明显的不等世代交替。昆布是《中国药典》收录的草药，药用来源为昆布（鹅掌菜）的干燥叶状体。夏、秋二季采捞，晒干，供食用和药用。鲜活的昆布为深褐色，干燥后变黑，革质。昆布质地粗而生长慢，至今尚未进行养殖。昆布食用可烹调成："昆布煮黄豆""昆布海藻汤""昆布鹅肠菜汤"等，十分可口。昆布气腥，味寒、咸，归肝、胃、肾经，有软坚散结，消痰，利水之功能，临床上用于甲状腺肿、颈淋巴结肿、支气管炎、肺结核、咳嗽和老年性白内障等，亦试用于治疗癌症。昆布是一种具有很高药用价值的海藻，昆布属有二个种，我国只有一种，为北太平洋西部的暖水性藻类。其主要分布在我国东海福建省平潭、莆田一带，浙江省鱼山中岛亦有分布，至今尚未进行人工养殖。昆布是一种含碘量很高的海藻。养殖的昆布一般含碘3～5%，多可达7～10%。从昆布中提制得的碘和褐藻酸，广泛应用于医药、食品和化工。碘是人体必需的元素之一，缺碘会患甲状腺肿大，多食昆布能防治此病，还能预防动脉硬化，降低胆固醇与脂的积聚。昆布中褐藻酸钠盐有预防白血病和骨痛病的作用；对动脉出血亦有止血作用，口服可减少放射性元素锶 -90 在肠道内的吸收。褐藻酸钠具有降压作用。昆布淀粉具有降低血脂的作用。研究还发现昆布的一种提取物具有抗癌作用。此外，昆布甘露醇对治疗急性肾功能衰退、脑水肿、乙型脑炎、急性青光眼都有效。

昆布的主要营养成分（每 100 g 干品中含量）：能量 1095.16 kJ；粗蛋白质 8.2 g，脂肪 0.1 g，碳水化合物 16.9 g，膳食纤维 9.8 g；维生素 A 403 μg，胡萝卜素 0.57 μg，硫胺素 0.69 mg，核黄素 0.36 mg，烟酸 16 mg。与菠菜、油菜相比，除维生素 C 外，其粗蛋白、糖、钙、铁的含量均高出几倍、几十倍。

特别提示

昆布和海带在植物学上有严格区别，不是同一种藻类。海带为海带目海带科海带属，而昆布为海带目翅藻科的一属。故二者不是"亲兄弟"，而是"堂兄弟"。脾胃虚寒者应少食用昆布。

7. 羊栖菜

羊栖菜属褐藻门马尾藻科藻类，又称鹿角尖、海菜芽、羊奶子、海大麦。藻体黄褐色，高约 1 m，由固着器，茎叶和气囊组成。其生长于沿海低潮带的岩石上，中国南方沿海生长繁茂，山东、辽宁沿海也有分布，可供食用及药用。其干燥体中药名为"海藻"。中医认为：羊栖菜性寒、味苦、咸，具有软坚、散洁、化痰之功效。中医药典记载：主治瘿瘤（因缺碘引起的甲状腺肿大，俗称"粗脖子病"）、瘰疬、睾丸肿痛等症，清气、利小便。现代医学研究结果显示，羊栖菜在防治胆结石、降低胆固醇、降血糖、降血压、防治动脉硬化、促进造血功能、增强机体免疫力、预防大肠癌及肥胖症等方面有一定作用。羊栖菜营养丰富，富含蛋白质、脂肪、碳水化合物、膳食纤维、多种维生素和矿物质元素。其中含粗蛋白（有人体所需要的 18 种氨基酸，特别是有 8 种人体不能合成的必需氨基酸）、甘露醇、碘、藻胶酸等更为丰富。因此，羊栖菜是一种保健食品，更有"长寿菜"之美称。

羊栖菜的主要营养成分（每 100 g 可食部分中含量）：热量 234 kJ；蛋白质 10.6 g，脂肪 1.3 g，碳水化合物 47 g，膳食纤维 9.6 g，灰分 18.3 g；维生素 A 0.05 μg，胡萝卜素 0.55 μg，维生素 C 30.2 mg；钾（K）20 mg，钠（Na）19.6 mg，钙（Ca）329 mg，铁（Fe）99.4 mg，磷（P）203 mg，碘（I）63 mg；褐藻胶 22.7 g，甘露醇 6.6 g。此外，其还含有多种维生素和微量元素等。

8. 麒麟菜

麒麟菜属红藻门红翎科藻类，又称鸡脚菜、鹿角菜、鸡胶菜，生长于热带或亚热带海域珊瑚礁上的海藻。藻体褐黄色，圆柱形，不规则分枝；轻骨质，肥厚多肉；长 12 ~ 30 cm；宽 2 ~ 3 mm；基部有盘状固着器。在中国见于海南岛、西沙群岛等沿海，有天然和人工栽培的两类。人工栽培的品种主要有琼枝和珍珠麒麟菜。其富含胶质，可提取卡拉胶，主要营养成分是多糖、纤维素和矿物质元素，而蛋白质和脂肪的含量很低。多糖和纤维素是膳食纤维，这是人体必需的一类营养素。麒麟菜具有防治胃溃疡、抗凝血、润肠通便、降血脂等作用，对减肥也有一定效果。在其所含的矿物质元素中，钙和锌的含量尤为丰富。其每 100 g 可食部分中钙的含量为 2.45 g，是海带的 5.5 倍，是裙带菜的 3.7 倍，是紫菜的 9.3 倍。钙是人体必需的常量元素，对人体正常的生理活动具有主要作用；其锌的含量是 3.4 mg，是海带的 3.5 倍，是裙带菜的 6 倍，是紫菜的 1.5 倍。锌是人体必需的微量元素，人体中大约有 200 多种酶和 14 种激活剂与锌元素有关。因此，缺锌可引起人体内一系列代谢活动紊乱，生理功能产生异常，并可严重影响儿童的智力发育。麒麟菜可直接凉拌或做成皮冻食用。

麒麟菜的主要营养成分（每 100 g 可食部分中含量）：热量 314 kJ；蛋白质 5.4 g，脂肪 0.1 g，碳水化合物 72.9 g；胡萝卜素 6 μg，维生素 A 15.6 μg，硫胺素 0.06 mg，核黄素 0.2 mg，烟酸 3.3 mg，维生素 E 14.88 mg；钾（K）141 mg，钠（Na）380.86 mg，钙（Ca）167 mg，镁（Mg）15 mg，铁（Fe）2 mg，锰（Mn）0.04 mg，锌（Zn）1.94 mg，铜（Cu）0.12 mg，磷（P）209 mg，硒（Se）15.19 μg。

9. 石莼

石莼属于绿藻门石莼目石莼科石莼属，又称孔石莼、海白菜、海青菜、海莴苣、绿菜、青苔菜、纶布，属常见海藻。藻体碧绿色，干燥后呈浓绿色；有卵形、椭圆形、枝针形；叶片上有形状、大小不一的孔；叶边缘略有皱褶或呈波状；叶基部有盘状圆着器，附着在岩石面上，但无柄；株高 10 ~ 40 cm。生长在海岸潮间带。世界各地沿海的均有分布。中国主要产在辽宁、河北、山东和江苏沿海，长江口以南沿海也有稀少分布，冬、春两季采收。中医认为：孔石莼性平，味甘，无毒，可供食用，也可入药。其含有多种人体需要的营养素，具有清热解毒、软坚散洁、利水等功效，对防治甲状腺肿大、颈部淋巴结肿大、疮病及高血压等症有一定辅助作用。

　　石莼的主要营养成分（每 100 g 可食用部分中含量）：能量 253.34 kJ；蛋白质 11.2 g，脂肪 0.10 g，食用纤维 4.30 g，水分 11.51 g，灰分 51.11 g（二氧化硅、钙、镁、钠、氯等），尚含有氨基酸、乙酸、丙酸、丁酸、戊酸，以及豆蔻酸、棕榈酸、亚麻酸等脂肪酸，丙烯酸、葛缕醛、糠醛、苯甲醛、丙醛、柠檬醛、茴香醛、香草醛、异香荚兰醛、桂皮醛、香茅醛、异松油烯、α- 蒎烯、柠檬烯、黄樟醚、对聚伞花素、桉叶素、丁香油酚、芳樟醇、α- 松油醇、生物素和维生素 B_{12} 等营养物质。

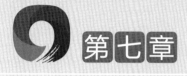

第七章

瓜果类

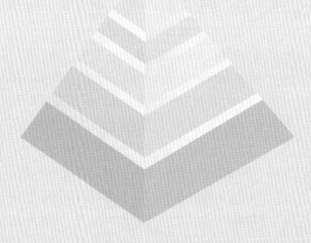

瓜果是指多汁且有甜味或特殊香气的植物果实，是对部分可以食用的植物果实和种子的统称。瓜果不但含有丰富的营养且具有一定的保健功能和药用价值。瓜果中含有的丰富维生素、糖、有机酸、果胶、多酚以及多种矿物质元素，有益于人身体的健康。瓜果的功效由其营养成分所决定，不同的瓜果所含营养成分不同，其功效也不同。不同身体状况的人应该选择适宜的瓜果，才能真正起到营养和保健的作用。

第一节　水果类

水果是瓜果的一类，分南方水果和北方水果。水果种类繁多，且含有丰富的营养，尤其是丰富的维生素 A、C、B、E，氨基酸，胶质，多种矿物质元素，是其他粮食所不及的。随着人们生活水平的提高和对水果健康功能的认识，水果已经成为人们一日三餐不可或缺的食物之一。

1. 苹果

苹果为蔷薇科落叶乔木苹果树的果实，又称奈、频婆、滔婆。其原产于我国新疆及欧洲。苹果的果实近球形，通常为红色、黄色或绿色。苹果酸甜适口，果肉清脆香甜，是普通的最常见水果之一，也是世界上栽培面积最广、产量最高的果树之一，它和葡萄、柑橘、香蕉并列为世界四大水果。苹果具有较高的营养和食疗价值，不少人将其称为"全科医生""大夫第一药"，还有"每天吃苹果，医生远离我""饭后吃苹果，老头赛小伙"的谚语。苹果丰富的营养包括糖类，主要是蔗糖、蛋白质、脂肪、磷、铁、钾等物质，还含有苹果酸、柠檬酸、酒石酸、单宁酸、果胶、纤维素、B族维生素、维生素C及锌、铬微量元素。苹果不仅是一种低热量、无胆固醇、高膳食纤维的食物，含有丰富的营养物质，还可以为人类提供黄酮类化合物等多种有重要医疗保健价值的成分。苹果中的维生素C可维持心血管健康；苹果中的胶质（果胶）和微量元素铬可以维持血糖的稳定，苹果中的果胶是一种可溶性膳食纤维，可以与体内的铅、汞等重金属离子结合，并和多余的胆固醇一起排出体外；苹果中的酒石酸、苹果酸具有消除体内高油脂食物的功能，还可以驱动肾脏排除体内多余的水分和毒素。科研人员试验认为，吃苹果可以减少血液中胆固醇含量，增强胆汁分泌功能，因而可避免胆固醇沉淀在胆汁中形成胆结石。苹果中所含的锌元素，不仅是构成前列腺液的重要元素，而且是体内多种酶的组成元素。因此，多吃苹果可以增加体内的锌元素，因而不仅是治疗前列腺疾病的好方法（苹果疗法），而且还有预防疲劳、增加记忆力、促进儿童生长发育的功效。苹果中的黄酮类物质（苹果多酚），很容易被人体吸收，不仅具有预防心血管疾病、抑制过敏反应、抗氧化、抑制黑色素产生、预防蛀牙、去除鱼腥味和口臭等多种功效，而且还可以抑制小肠中一种能够帮助人体分解吸收脂类物质的酶的活性，减少血液中中性脂肪的数量，促进脂类物质的排出，从而具有减肥的功效。苹果中的槲皮苷（黄酮类抗氧化物质）能维护肺部使其免受大气污染和吸烟的危害，改善肺部功能，减少肺癌发病率。孕妇多吃苹果可以使孩子患哮喘病的概率大大下降。苹果中的12种三萜类化合物具有抑制癌细胞生长和杀灭癌细胞的作用。苹果中的钾元素，可以调节引起高血压的钠元素的摄入量，从而预防高血压的发生或减缓高血压病的症状。苹果中营养成分可溶性大，易被人体吸收，故有"活水"之称，有利于溶解硫元素，使皮肤润滑柔嫩。苹果中有铜、碘、锰、锌、钾等元素，人体若缺乏这些元素，皮肤就会干燥、易裂、奇痒。所以，苹果是美容佳品，既能减肥，又可使皮肤润滑柔嫩，把它敷在黑眼圈的地方，可助于消除黑眼圈。中医认为：苹果性凉，味甘、酸，归脾、肺经，具有补心益气、健脾养胃、消食顺气、生津止渴、解酒养颜之功效。同时，由于苹果中鞣酸的收敛作用和苹果中膳食纤维的改善肠道菌群构成以及软化大便的作用，使之具有既能止泻又能通便的功效。

　　苹果的主要营养成分（每100 g可食用部分中含量）：热量217 kJ；蛋白质0.5 ~ 1.7 g，脂肪0.1 ~ 0.3 g，碳水化合物12.3 ~ 15 g，膳食纤维0.5 ~ 1.8 g；维生素A 3 ~ 15 μg，胡萝卜素20 ~ 60 μg，生物素66 μg，维生素B_1 0.01 ~ 0.06 mg，维生素B_2 0.02 ~ 0.03 mg，烟酸0.1 mg，泛酸0.09 mg，维生素B_6 0.06 mg，叶酸5 μg，维生素C 5 ~ 8 mg，维生素E 0.11 ~ 1.46 mg；钾（K）100 mg，钠（Na）0.9 ~ 14 mg，钙（Ca）5 ~ 11 mg，镁（Mg）5 ~ 7 mg，铁（Fe）0.1 ~ 0.3 mg，锰（Mn）0.03 mg，锌（Zn）0.14 mg，铜（Cu）0.13 mg，磷（P）5 ~ 11 mg，硒（Se）0.01 ~ 0.13 μg。

特别提示

　　苹果虽好，但由于其含钾元素，故肾病患者不宜多食。

2. 梨

　　梨为蔷薇科梨属植物多年生落叶乔木梨树的果实，又称玉乳。梨的栽培品种有很多，如香蕉梨、鸭梨、砀山梨、库尔勒香梨等。一般梨果的颜色为外皮呈现出金黄色或暖黄色，也有红色，果肉则为通亮白色，清脆多汁，口味甘甜，是北方常见的水果之一。梨自古被称为"百果之宗"。其营养丰富，含有蛋白质、脂肪、钙、磷、铁和葡萄糖、果糖、苹果酸、胡萝卜素及多种维生素。梨还是治疗疾病的良药，民间常用冰糖蒸梨治疗喘咳，"梨膏糖"更是闻名中外，对患肺热久咳症的患者有明显疗效。梨有较多糖类物质和多种维生素，易被人体吸收，增进食欲，对肝脏具有保护作用；梨中含有丰富的B族维生素，能保护心脏，减轻疲劳，增强心肌活力，降低血压；梨所含的配糖体及鞣酸等成分，能祛痰止咳，对咽喉有养护作用；梨中的果胶含量很高，有助于消化、通利大便。食梨能防止动脉粥样硬化，抑制致癌物质亚硝胺的形成，从而防癌抗癌。煮熟的梨有助于肾脏排泄尿酸和预防痛风、风湿病、关节炎等。另外，梨籽含有木质素，是一种不可溶纤维，能在肠子中溶解，形成像胶质的薄膜，能在肠子中与胆固醇结合而排出。有科学家和医师把梨称为"全方位的健康水果"。研究发现，吃较多梨的人远比不吃或少吃梨的人感冒概率要低。所以，在空气污染比较严重时，多吃梨可改善呼吸系统和肺功能，保护肺部少受空气中灰尘和烟尘的影响。中医认为：梨味甘微酸，性凉，入肺、胃经；具有润肺、生津，润燥，清热、化痰、解毒等功效，适用于热咳、痰热、口渴失音、眼赤肿痛等症。

梨的主要营养成分（每100 g可食用部分中含量）：热量155 kJ；蛋白质0.2～0.7 g，脂肪0.4～0.5 g。碳水化合物9.6～20 g，膳食纤维1.1～2.1 g；维生素A 2 μg，胡萝卜素10 μg，生物素57 μg，维生素B_1 0.01～0.07 mg，维生素B_2 0.02～0.10 mg，烟酸0.2 mg，泛酸0.09 mg，维生素B_6 0.09 mg，叶酸5 μg，维生素C 3～4 mg，维生素E 0.31～1.77 mg；钾（K）115 mg，钠（Na）0.7 mg，钙（Ca）3～5 mg，镁（Mg）5～10 mg，铁（Fe）0.2～0.9 mg，锰（Mn）0.05～0.06 mg，锌（Zn）0.1 mg，铜（Cu）0.08 mg，磷（P）6～14 mg，硒（Se）0.28～0.98 μg。

特别提示

梨性偏寒助湿，多吃会伤脾胃，故脾胃虚寒者应少吃；梨含果酸较多，胃酸多者，不可多食；夜尿频者，睡前少吃梨；血虚、畏寒、腹泻者不可多吃梨，如果食用最好煮熟再吃，以防湿寒症状加重。

3. 桃

桃为蔷薇科李属桃亚属落叶小乔木桃树的果实，又称蜜桃、毛桃、桃实。桃果近球形，表面有茸毛（果实表面无茸毛者称油桃），为橙黄色到乳白色，向阳面着红晕，果实多汁有香味，果肉甜或酸甜；有带深麻点和沟纹的核，内含白色种子。中国是桃树的故乡。《礼记》中把桃列为祭祀神仙的五果（桃、李、梅、杏、枣）之一。桃子素有"寿桃"和"仙桃"的美称。因其肉质鲜美，又被称为"天下第一果"。桃果肉含蛋白质、脂肪、粗纤维、钙、磷、铁、胡萝卜素、维生素B_1以及有机酸（主要是苹果酸和柠檬酸）、糖分（主要是葡萄糖、果糖、蔗糖、木糖）和挥发油。自古有"桃养人、杏伤人"的谚语，多食桃益于身体健康。桃果丰富的葡萄糖、果糖、蔗糖、木糖以及苹果酸、柠檬酸等有机酸，可以生津消渴。另外其钾多钠少，易于水肿者减轻症状。桃果中铁的含量是苹果和梨的4～6倍，适宜低血钾和缺铁性贫血患者食用。《中国大药典》介绍，桃树根、皮、枝、叶、花、果、仁，均具有药用价值。桃仁中所含的苦杏仁苷经苦杏仁酶等水解后对呼吸道器官有镇静作用，并能抑制咳喘中枢而止咳，还可以使血压下降，因此其可以辅助治疗高血压。桃仁提取物有抗凝血作用，可以促进肝血液循环，提高肝组织胶原酶的活性，促进分解代谢，因此其对肝硬化、脂肪肝有辅助治疗作用，还能够使肝循环内红细胞流速增加，促进胆汁分泌。中医认为：桃可以生津润肠，活血化瘀，可以辅助治疗便秘、女性血瘀痛经、闭经以及体内瘀血肿块和肝脾肿大等症。桃尤其有益于低血糖、肺病、肝病、水肿患者及消化力弱者食用。

桃的主要营养成分（每100 g可食用部分中含量）：热量140 kJ；蛋白质0.5 ~ 0.9 g，脂肪0.1 g，碳水化合物9 ~ 11 g，膳食纤维0.5 ~ 2.8 g；维生素A 2 ~ 5 μg，维生素B_1 0.01 ~ 0.02 mg，维生素B_2 0.02 ~ 0.03 mg，烟酸0.7 mg，泛酸0.1 ~ 1 mg，维生素B_6 0.02 mg，叶酸5.0 μg，维生素C 4 ~ 9 mg，维生素E 0.7 ~ 1.0 mg；钾（K）114 mg，钠（Na）1 mg，钙（Ca）7 ~ 12 mg，镁（Mg）7 ~ 9 mg，铁（Fe）0.5 ~ 0.8 mg，锰（Mn）0.11 mg，锌（Zn）0.06 ~ 0.15 mg，铜（Cu）0.05 ~ 0.08 mg，磷（P）20 ~ 32 mg，硒（Se）0.01 ~ 0.23 μg。

特别提示

桃子性热，有内热生疮、毛囊炎和面部痤疮、糖尿病者忌食。另外，桃仁为常用中药，含有苦杏仁苷，分解可产生氢氰酸，有镇咳作用，但不能随意食用，吃多了可致中毒。中毒轻者可以出现恶心、呕吐、头痛头晕、视力模糊、心跳加速等症状，严重者可以出现麻痹呼吸中枢而导致心跳停止。

4. 葡萄

葡萄为葡萄科葡萄属落叶藤本植物葡萄树的果实，又称提子、蒲桃、山葫芦。葡萄果实多为圆球形或椭圆形，色泽随品种而异，有黄、绿、白、紫、黑等颜色。葡萄种类繁多，全世界有8000多个品种，中国有500个以上。栽培品种有巨峰、玫瑰香、无核白鸡心、龙眼等。人们在很早以前就开始栽培这种果树，产量几乎占全世界水果的四分之一，是世界四大水果之一。其营养价值很高，可制成葡萄汁、葡萄干和葡萄酒。把葡萄制成葡萄干后，糖和铁的含量会相对高，是妇女、儿童和体弱贫血者的滋补佳品。其产于我国新疆吐鲁番的葡萄，因为吐鲁番气候干燥，降雨量小，病虫害少，昼夜温差大，特别甘甜。葡萄中含有矿物质钙、钾、磷、铁以及葡萄糖、果糖、蛋白质、酒石酸以及多种维生素等，葡萄含糖量高达10% ~ 30%，而且以葡萄糖为主。葡萄汁被科学家誉为"植物奶"。葡萄中的果酸有助于消化，适当多吃些葡萄能健脾和胃。葡萄还含有多种人体所需的氨基酸。常食葡萄对神经衰弱、疲劳过度者大有裨益。此外，它还含有多种具有生理功能的物质。葡萄中含有一种抗癌微量物质白藜芦醇，可以防止健康细胞癌变，阻止癌细胞扩散。葡萄汁可以帮助器官移植手术患者减少排异反应，促进早日康复。法国科学家研究发现，葡萄能阻止血栓形成，并能降低人体血清胆固醇水平，降低血小板的凝聚力，对预防心脑血管疾病有一定作用。

葡萄中的维生素 P 属于水溶性维生素，人体无法自身合成，因此必须从食物中摄取。它在对维生素 C 的消化吸收上是不可缺少的物质，它能减少血管脆性，降低血管通透性，增强维生素 C 的活性，预防脑溢血、视网膜出血、紫癜等症。葡萄籽富含维生素 E 和维生素 C，二者是抗衰老最有效的两种物质，常用以葡萄籽为原料的护肤品或食品，可以护肤美容，延缓衰老，使皮肤洁白细腻富有弹性。另外，医学研究表明，直接饮用葡萄汁还有抗病毒的作用。中医认为：葡萄具有较高药用价值，其性平味甘，能滋肝肾、生津液、强筋骨，有补益气血、通利小便的作用，用于脾虚气弱、气短乏力、水肿、小便不利等病症的辅助治疗。《神农本草经》介绍，葡萄主"筋骨湿痹，益气，倍力强志，令人肥健，耐饥，忍风寒。久食，轻身不老延年。"

葡萄的主要营养成分（每 100 g 可食用部分中含量）：热量 180 kJ；蛋白质 0.1 ~ 0.9 g，脂肪 0.2 ~ 0.4 g，碳水化合物 15 ~ 30 g，膳食纤维 0.5 ~ 2.8 g；维生素 A 8 ~ 10 μg，维生素 B_1 0.03 ~ 0.04 mg，维生素 B_2 0.01 ~ 0.02 mg，烟酸 0.1 ~ 0.2 mg，泛酸 0.1 ~ 0.3 mg，维生素 B_6 0.04 mg，叶酸 4.0 μg，维生素 C 25 mg，维生素 E 0.34 ~ 0.7 mg；钾（K）124 mg，钠（Na）0.5 mg，钙（Ca）4 ~ 11 mg，镁（Mg）8 ~ 9 mg，铁（Fe）0.2 ~ 0.6 mg，锰（Mn）0.06 ~ 0.12 mg，锌（Zn）0.02 ~ 0.33 mg，铜（Cu）0.09 ~ 0.27 mg，磷（P）7 ~ 15 mg，硒（Se）0.07 ~ 0.50 μg。

特别提示

因葡萄含糖量高，故糖尿病患者不宜多吃；便秘、阴虚内热、津液不足者忌食；肥胖之人也不宜多食。

5. 樱桃

樱桃又称莺桃、英桃、樱珠、含桃、玛瑙，是木本乔木樱桃树的果实，蔷薇科李亚科植物，分为小樱桃、甜樱桃、酸樱桃、毛樱桃 4 大类，作为栽培种前两类栽培最普遍。樱桃号称"春果第一枝"。中国樱桃个小，甜樱桃较中国樱桃个大、果肉厚、韧，出肉率高，偏酸，但属酸甜可口。樱桃果实心脏形、肾形或圆形。果皮光泽亮丽，紫色、红色或黄色。果肉酸甜可口。果实富含糖、蛋白质、维生素及钙、铁、磷、钾等多种元素。樱桃营养丰富，所含蛋白质、糖、磷、胡萝卜素、维生素 C 等均比苹果、梨高，尤其含铁量高，每 100 g 樱桃中含铁量多达 5.9 mg，位于各种水果之首。铁是合成人体血红蛋白、肌红蛋白的原料，在人体免疫、蛋白质合成及能量代谢等过程中，发挥着重要的作用，同时也与大脑及神经功能、衰老过程等有着密切关系。常食樱桃可补充体内对铁元素量的需求，促进血红蛋白再生，既可防治缺铁性贫血，又可增强体质，健脑益智。樱桃中含有丰富的花青素、维生素 E 等。这些营养元素都是有效的抗氧化剂，对消除肌肉酸痛有很好的功效，食用樱桃几天之内，便能消肿，减轻疼痛。人体中如果缺乏维生素 A 和相关营养素，会导致眼痛、视力下降、怕光等病症。每 100 g 樱桃中维生素 A 的含量要比葡萄、苹果等水果高 3 ~ 4 倍，常食樱桃可以有效保护视力，尤其对电脑工作者大有裨益。中医认为：樱桃性热，味甘；具有益气、健脾、和胃、祛风湿等功效。在麻疹流行时，给小儿饮用樱桃汁能够预防感染。樱桃适用于脾胃虚寒、便溏腹泻、食欲不振、贫血、乏力者和痛风、关节炎、慢性肝炎患者的调理。

樱桃的主要营养成分（每 100 g 可食用部分中含量）：热量 275 kJ；蛋白质 0.1 ~ 1.4 g，脂肪 0.2 ~ 0.3 g，碳水化合物 9.4 ~ 14.4 g，膳食纤维 0.3 ~ 0.6 g；维生素 A 35 μg，胡萝卜素 0.15 ~ 0.21 mg 生物素 18 μg，硫胺素 0.02 ~ 0.04 mg，核黄素 0.02 ~ 0.08 mg，烟酸 0.4 ~ 0.6 mg，泛酸 0.2 mg，吡哆素 0.02 mg，叶酸 38 μg，维生素 C 10 mg，维生素 E 2.22 mg；钾（K）232 ~ 258 mg，钠（Na）8 mg，钙（Ca）5.9 ~ 18 mg，镁（Mg）12 ~ 10.6 mg，铁（Fe）5.9 mg，锌（Zn）0.23 mg，铜（Cu）0.1 mg，磷（P）27 mg，硒（Se）0.21 μg。

特别提示

热性病及虚热咳嗽、便秘者忌食。另外，樱桃虽好但也注意不要多吃。因为，其中除了含铁多以外，还含有一定量的氰苷，若食用过多会引起铁中毒或氰化物中毒。

6. 石榴

石榴又称为安石榴、丹若、若榴、金罂、涂林、天浆，是落叶乔灌木石榴树的果实。石榴属于石榴科石榴属植物。其浆果球形，顶端有宿存花萼裂片，果皮厚，多室，每室内有多数籽粒；外种皮肉质半透明，呈鲜红、淡红或白色，多汁，甜酸可口，即为可食用的部分；内种皮为角质，也有退化变软的，即软籽石榴。石榴品种很多，河阴石榴为其主要代表品种。

中国栽培石榴的历史，可上溯至汉代，据记载是张骞从西域引入。中国传统文化视石榴为吉祥物，视它为多子多福的象征。石榴果实营养价值高，富含丰富的果糖类、优质蛋白质、脂肪等，可以补充人体能量和热量，但是不增加身体负担。果实中还含维生素 C 及 B 族维生素以及钙、磷、钾等矿物质，能够补充人体所缺失的矿质元素和营养成分；石榴还含丰富的多种酸类包括有机酸、叶酸等对人体具有保健功效。石榴不仅果实营养成分丰富，而且它的叶子和果核都非常有价值的；石榴果实维生素 C 含量比苹果、梨要高出很多。医学研究发现，深受人们欢迎的深红色石榴汁，在实验室试验以及老鼠的身上进行试验研究时，发现能够抵制癌细胞。研究人员让老鼠患上前列腺瘤，然后再给喝石榴汁，经过一段时间"食疗"后发现，肿瘤缩小了。石榴汁中含有丰富的抗氧化剂，让其拥有深的颜色，而且也会抵制损害细胞继而发展成癌症或其他疾病的化学物质。因为石榴中丰富的矿物质以及花青素和红石榴多酚两大抗氧化成分，丰富的维生素 C、亚麻油酸以及叶酸等，能够为肌肤迅速补水，具有养颜之功效。中医认为：石榴性温、味甘酸涩，入肺、肾、大肠经；具有生津止渴、收敛固涩、止泻止血的功效；主治口燥咽干、烦渴、久泻、久痢、便血、崩漏等病症。石榴有益于口干舌燥者、腹泻者、扁桃体发炎者恢复健康；但不适宜便秘者、糖尿病者、实热积滞者。

石榴的主要营养成分（每100 g可食用部分中含量）：热量268 kJ；蛋白质0.6 ~ 1.5 g，脂肪0.6 ~ 6.1 g，碳水化合物19.4 g，膳食纤维2.5 ~ 4.9 g；硫胺素0.05 mg，核黄素0.03 mg，维生素C 11 ~ 24.7 mg，维生素E 3.72 mg；钾（K）216 ~ 249.1 mg，钠（Na）0.8 mg，钙（Ca）11 ~ 13 mg，镁（Mg）6.5 ~ 6.7 mg，铁（Fe）0.1 ~ 1.6 mg，铜（Cu）0.17 mg，锌（Zn）0.19 mg，铜（Cu）0.17 mg，磷（P）8.9 ~ 16 mg。

7. 杏

杏又称为甜梅，是蔷薇科李亚科杏属落叶乔木或小乔木杏树的果实，也是常见水果之一。据考证，杏树原产于中国新疆，是中国最古老的栽培果树之一。果实近圆形。果皮多为白色、黄色至黄红色，向阳面常具红晕和斑点。橘黄色果肉，味甜多汁。杏仁多苦味少甜味。杏果营养丰富，含较多的糖、蛋白质以及钙、磷等矿物质，另含维生素A、维生素C和B族维生素等。患有受风、肺结核、痰咳、浮肿等病症者，经常食用杏大有裨益；人食杏果、杏仁后，经过消化分解，所产生的氢氰酸和苯甲醛两种物质，都能起到防癌、抗癌、治癌的作用，长吃还可延年益寿；杏仁可以止咳平喘、润肠通便，常吃有美容护肤的作用。中医认为：杏能润肺定喘，止咳平喘，生津止渴，润肠通便，其种子（苦杏仁）苦，微温，有小毒，用于治疗咳嗽气喘、胸满痰多、血虚津枯、肠燥便秘等症。杏性温热，适合代谢速度慢、贫血、四肢冰凉的虚寒体质之人食用，但实热体质的人多食杏容易发热，会加重口干舌燥、便秘等上火症状。杏的种仁，即杏仁，有甜、苦之分，其中苦杏仁有毒，成人吃40 ~ 60粒，小孩吃10 ~ 20粒，就有中毒的危险，需要用凉水浸泡后才能食用。将杏仁制成的杏仁茶，既好吃，又安全。

杏的主要营养成分（每100 g可食用部分中含量）：热量151 kJ；蛋白质0.9 g，脂肪0.1 g，碳水化合物7.8 ~ 23 g，膳食纤维0.8 ~ 1.3 g；维生素A 75 μg，胡萝卜素450 μg，生物素11 μg，硫胺素0.02 ~ 0.04 mg，核黄素0.02 ~ 0.03 mg，烟酸0.5 ~ 5.6 mg，泛酸0.3 mg，吡哆素0.05 mg，叶酸2 μg，维生素C 10 mg，维生素E 2.22 mg；钾（K）226 mg，钠（Na）2.3 mg，钙（Ca）14 ~ 20 mg，镁（Mg）11 mg，铁（Fe）0.6 ~ 0.96 mg，锰（Mn）0.06 mg，锌（Zn）0.2 mg，铜（Cu）0.11 mg，磷（P）15 ~ 22 mg，硒（Se）0.2 μg。

8. 李

李又称布霖、李子、玉皇李、山李子，是蔷薇科植物李树的果实。其果实近圆形，圆润美艳，口味甘甜，是人们最喜欢的水果之一，世界各地广泛栽培。李子的营养略低于桃子，含糖、蛋白质、脂肪、维生素 B_1、维生素 B_2、维生素 B_3、维生素 C、胡萝卜素、钙、磷、铁、脯氨酸、苏氨酸、天门冬素、谷酰胺、丝氨酸、甘氨酸、丙氨酸等成分。李子味酸，能促进胃酸和胃消化酶的分泌，并能促进胃肠蠕动，因而有改善食欲，促进消化的作用，尤其对胃酸缺乏、食后饱胀、大便秘结者有特效。新鲜李肉中的丝氨酸、甘氨酸、脯氨酸、谷酰胺等氨基酸，有利尿消肿的作用，对肝硬化有辅助治疗效果。李子中含有的多种营养成分，有养颜美容、润滑肌肤的作用。研究人员还发现，李子果中抗氧化剂含量高得惊人，堪称是抗衰老、防疾病的"超级水果"。中医认为：李果性甘、味酸、平；归肝脾胃经；可清肝涤热、生津利水。食用李子可以去骨节间劳热，利于肝病患者辅助治疗。李子具有镇痛消肿、治疗摔跌引起的筋折骨伤、骨痛瘀血功效。李核仁中含苦杏仁苷和大量的脂肪油。药理证实，它有显著的利水降压作用，并可加快肠道蠕动，促进干燥的大便排出，同时也具有止咳祛痰的作用。李果对发热、口渴、虚痨骨蒸、肝病腹水者，教师、演员音哑或失音者，慢性肝炎、肝硬化者尤益食用。但李果不能常吃多吃，多食李果能使人虚热、头昏脑涨等不适之。食之过多，还能引起流鼻血、烂口舌，而且李果含果酸，多食伤脾胃。另外，李果含有微量氢氰酸，多食会出现中毒。

李的主要营养成分（每 100 g 可食用部分中含量）：热量 167 kJ；蛋白质 0.5 g，脂肪 0.1 ~ 0.25 g，碳水化合物 8.8 ~ 9.3 g，膳食纤维 0.5 g；维生素 A 60 μg，胡萝卜素 100 ~ 360 μg，硫胺素 0.01 mg，核黄素 0.01 mg，烟酸 0.6 mg，叶酸 0.3 μg，维生素 C 2.7 mg，维生素 E 0.98 mg；钾（K）138 mg，钠（Na）10.8 mg，钙（Ca）16 mg，镁（Mg）7 mg，铁（Fe）0.10.3 mg，锌（Zn）0.05 mg，磷（P）12 mg。

9. 猕猴桃

猕猴桃又称阳桃、奇异果、麻藤果，猕猴桃科猕猴桃属大型落叶木本藤本植物猕猴桃树的果实。猕猴桃原产中国，广泛分布于中国南方山岭之间。猕猴桃种类很多，栽培品种多为中华猕猴桃和美味猕猴桃。猕猴桃浆果圆形或椭圆形，果皮深褐色，果肉亮绿色、黄色或带红色，果肉间有黑色的种子。果肉质地柔软多汁，成熟时香甜美味。一颗猕猴桃能提供一人一日维生素 C 需求量的两倍多，被誉为"水果之王"。据专家提供的资料，世界上消费量最大的前 26 种水果中，猕猴桃营养最为丰富全面。猕猴桃果实中的维生素 C、镁及微量元素含量最高。在前三位低钠高钾水果中，猕猴桃由于较香蕉及柑橘含有更多的钾而位居榜首。

猕猴桃作为水果最引人注目的地方当属其所含的具有出众抗氧化性能的植物活性化学物质——超氧化物歧化酶。据国外专家研究，猕猴桃的综合抗氧化指数在水果中名列居前，仅次于刺梨、蓝莓等小水果，远强于苹果、梨、西瓜、柑橘等日常水果。猕猴桃与蓝莓等同属第二代水果中颇具代表性的果品，猕猴桃所含的维生素 C 成分是甜橙和柠檬这两种水果的 2 倍。定期喝猕猴桃汁，可以帮助稳定血液中胆固醇的水平。猕猴桃具有抗糖尿病的潜力。它含有铬，有治疗糖尿病的药用价值。它刺激孤立组细胞分泌胰岛素，因此，可以降低糖尿病患者的血糖。

常吃猕猴桃果实，可以治口腔溃疡。猕猴桃果肉中含有丰富的维生素 C 和维生素以及微量元素，对预防口腔溃疡有天然的药效作用。猕猴桃食用纤维素含量达到了优秀标准，猕猴桃可以防治、预防大便秘结、防治结肠癌及动脉硬化。此外，一杯猕猴桃果汁就可以减少肠胃不适。猕猴桃果实含有肌醇。肌醇是细胞内第二信使系统的一种前体，预防抑郁症有效。猕猴桃富含植物化学成分叶黄素。叶黄素可在人的视网膜上堆积，可以预防眼病（白内障）。猕猴桃可以消除紧张疲劳。猕猴桃中含有相当高的 5- 羟色胺（血管收缩剂）。5- 羟色胺对人体有镇静作用。每天一杯猕猴桃饮料可以在一个月以内很好的改善肤色和质地，可用于保健抗衰老。

猕猴桃的功效还包括提升免疫功能、治疗肝脏疾病、贫血、泌尿系统问题、呼吸系统疾病、脑疾病等。它还增加红细胞生产，加强牙齿和指甲强韧度。已经证明猕猴桃含有一种抗突变成分谷胱甘肽，有利于抑制诱发癌症基因的突变。中医认为：猕猴桃果性寒；味酸、甘。其功能是调中理气，生津润燥，解热除烦。可生食，或去皮后和蜂蜜煎汤服，用于消化不良，食欲不振，呕吐，烧烫伤。

猕猴桃的主要营养成分（每 100 g 可食用部分中含量）：热量 234 kJ；蛋白质 0.8 ~ 1.6 g，脂肪 0.3 ~ 0.6 g，碳水化合物 11.9 ~ 14 g，膳食纤维 2.6 g；维生素 A 22 ~ 66 μg，胡萝卜素 130 μg，生物素 33 μg，硫胺素 0.01 ~ 0.05 mg，核黄素 0.02 mg，烟酸 0.3 mg，泛酸 0.29 mg，吡哆素 0.1 mg，叶酸 36 μg，维生素 C 400 ~ 650 mg，维生素 E 0.3 ~ 2.4 mg；钾（K）144 mg，钠（Na）3.3 mg，钙（Ca）27 ~ 51.6 mg，镁（Mg）12 mg，铁（Fe）1.2 ~ 1.6 mg，锰（Mn）0.73 mg，锌（Zn）0.57 mg，铜（Cu）1.87 mg，磷（P）26 ~ 42 mg，硒（Se）0.28 μg。

10. 蓝莓

蓝莓又称为越橘、笃斯、笃斯越橘，是杜鹃花科越橘属多年生小浆果蓝莓树的果实。蓝莓起源于北美，因多数果实呈蓝色，故称为蓝莓。其果实球形、椭圆、扁圆或梨形。果肉细软，多浆汁，风味酸甜适度，有香气。全世界分布的越橘属植物可达 400 余种。蓝莓的人工驯化栽培始于 1900 年前后。我国野生蓝莓主要产在长白山、大兴安岭和小兴安岭林区。目前，也已经大量引种栽培外国品种。蓝莓果实含有蛋白质、维生素、矿物质，而且还含有极为丰富的黄酮类和多糖类化合物。因此其又被称为"水果皇后"，是目前世界粮农组织推荐的五大健康水果之一。蓝莓中的花青素是一种非常重要的植物水溶性色素，属于纯天然的抗衰老营养补充剂，是目前人类发现的最有效的抗氧化生物活性剂。蓝莓中花青素含量非常高，同时花青素种类也十分丰富，研究发现高丛蓝莓果中含花青素成分竟高达 15 种之多。蓝莓中有机酸含量约占总酸含量的一半以上且大部分是枸橼酸，其他的有熊果酸、奎宁酸和苹果酸等。需要一提的是熊果酸。熊果酸又称乌索酸，属于一种弱酸性五环三萜类化合物，是多种天然产物的功能成分，具有广泛的生物学活性，特别在抗肿瘤等方面作用突出。

蓝莓中含有多种多酚类物质，酚酸就是其中重要的一类。酚酸类物质是酚类物质的一种，具有良好的营养功能和抗氧化等药理活性。蓝莓中的酚酸有十余种，其中含量最高的是氯原酸。研究发现其对多种癌症（肺癌、食管癌等）有明显的抑制作用，同时抗氧化作用也非常强大。蓝莓中超氧化物歧化酶含量丰富，是广泛存在于生物体内的一种酸性金属酶，是生物体内重要的自由基清除剂，其主要作用是能专一地清除生物氧化中产生的超氧阴离子自由基，被誉为"21世纪的保健黄金"。蓝莓中丰富的果胶约是一般苹果或香蕉果胶含量的1~3倍。科学家首次在蓝莓果实中分离出紫檀芪（紫檀芪，因最早在紫檀植物中被发现而得名）。紫檀芪同样具有良好的抗氧化、抗癌、抗炎等功效。紫檀芪在抗癌方面的作用也受到人们的高度关注，尤其是在抗结肠癌方面，紫檀芪表现出非常喜人的功效。蓝莓维生素E含量相对高，还含有丰富的铜、铁、锌、钙、镁元素，如锌有助于治疗慢性肾病，如尿毒症患者补锌后可缓解病情。试验研究表明，蓝莓还可以治疗一般的伤风感冒、咽喉疼痛以及腹泻等症。蓝莓果实老少皆宜，尤其适宜心脏病患者，每次10~20个。由于蓝莓汁液中的某些成分会导致蛋白质的凝固，所以不可与乳制品同食。

蓝莓的主要营养成分（每100g可食用部分中含量）：热量242kJ；蛋白质0.4~0.7g，脂肪0.1~0.6g，碳水化合物1215g，膳食纤维3.9~4.7g；维生素A80~100μg，胡萝卜素0.25μg，核黄素45~47mg，维生素C8~7mg，维生素E2.7~9.5mg，维生素P5~12mg；钾（K）75~85mg，钠（Na）1.0~1.5mg，钙（Ca）22~92mg，镁（Mg）11.4~25mg，铁（Fe）0.7~3.0mg，锰（Mn）2~5mg，锌（Zn）0.14mg，铜（Cu）0.2~0.3mg，锗（Ze）0.08~0.12μg，磷（P）9.8~27mg，硒（Se）10~20μg。此外，还含有植物活性物质花青素0.1~0.38g，果酸1.6~2.7g，单宁酸0.2~0.28g，超氧化物歧化酶5.39国际单位。

特别提示

由于蓝莓汁液中的某些成分会导致蛋白质的凝固，所以其不可与乳制品同食。

11. 草莓

草莓又称红莓、洋莓，草本植物草莓的果实。草莓属于蔷薇科草莓属多年生草本植物，各地均有栽培。其果实为红色或黄色的花果，呈心形，果肉多汁味美，含有特殊的芳香。草莓具有较高的营养和医疗价值，富含各种氨基酸、蔗糖、果糖、葡萄糖、柠檬酸、苹果酸、果胶、维生素B₁、维生素B₂、烟酸、胡萝卜素及矿物质钙、镁、磷、钾、铁等。草莓的维生素C含量远高于苹果、葡萄，这些营养素对人身体生长发育有很好的促进作用，尤其对老人、儿童大有裨益。草莓中含有一种胺类物质，对白血病、再生障碍性贫血等血液病亦有辅助治疗作用。草莓中丰富的维生素 C 除了可以预防坏血病以外，对动脉硬化、心绞痛、冠心病、脑溢血、高血脂、高血压等，都有预防作用。草莓含有的果胶及纤维素，可促进胃肠蠕动，改善便秘，预防痔疮、肠癌的发生。风热咳嗽、咽喉肿痛、声音嘶哑、夏季烦热口干或腹泻如水者尤宜食用草莓。中医认为：草莓性味甘、凉，入脾、胃、肺经。《本草纲目》记载其有补脾气，固元气，壮精神，益气，宽痞，消痰，解酒毒的作用。草莓润肺生津，健脾和胃，利尿消肿，解热祛暑，用于肺热咳嗽、食欲不振、小便短少、暑热烦渴等症。

草莓的主要营养成分（每 100 g 可食用部分中含量）：热量 125 kJ；蛋白质 0.4 ~ 1 g，脂肪 0.1 ~ 0.2 g，碳水化合物 5.6 g，膳食纤维 1.1 ~ 1.6 g；维生素 A 2 ~ 5 μg，胡萝卜素 30 μg，生物素 155 μg，硫胺素 0.2 mg，核黄素 0.03 mg，烟酸 0.3 mg，泛酸 0.33 mg，吡哆素 0.04 mg，叶酸 90 μg，维生素 C 50 ~ 100 mg，维生素 E 0.4 ~ 0.71 mg；钾（K）170 mg，钠（Na）6.5 mg，钙（Ca）15 ~ 18 mg，镁（Mg）12 mg，铁（Fe）1.8 ~ 2.2 mg，锰（Mn）0.49 mg，锌（Zn）0.14 mg，铜（Cu）0.04 mg，磷（P）27 mg。

特别提示

草莓含有较多的草酸钙，尿结石患者不宜多食；过敏体质、痰湿内盛、肠滑便泻者忌食。

12. 柿子

柿子为柿树科柿树属植物柿树的果实，属于浆果类水果。其果实形状较多，如球形、长圆形、磨盘形、扁圆形等。不同的品种颜色从浅橘黄色到深橘红色不等，果个大小也不一。柿原产地在中国，栽培已有一千多年的历史。甜柿可以直接食用，涩柿则需要人工脱涩后方可食用。柿子整个晒干之后可以制成柿饼。柿饼外部有一层白色粉末，叫作柿霜。柿霜并不是淀粉，主要是由内部渗出的葡萄糖凝结成的晶体构成，这也有利于柿饼的保存。柿子的营养价值和药用价值在于其含有丰富的胡萝卜素、核黄素、丰富的蔗糖、葡萄糖、果糖、蛋白质、维生素 C、瓜氨酸、碘、钙、磷、铁、锌等。柿子所含维生素和糖分比一般水果高 1 ~ 2 倍。假如一个人一天吃 1 个柿子，所摄取的维生素 C 基本上就能满足一天需要量的一半。

新鲜柿子含碘很高，可以防治地方性甲状腺肿大。柿子富含的果胶，是一种水溶性的膳食纤维，有良好的润肠通便作用，对于治疗便秘，保持肠道正常菌群有很好的功效。柿子有消炎和消肿的作用，能改善血液循环，促进肌腱炎症和外伤的康复。中医认为：柿果性寒、味甘微涩；归肺脾胃大肠经；具有润肺化痰、清热生津、涩肠止痢、健脾益胃、生津润肠、凉血止血等多种功效。《本草纲目》中记载"柿乃脾、肺、血分之果也。其味甘而气平，性涩而能收，故有健脾涩肠，治嗽止血之功。"同时，柿蒂、柿霜、柿叶均可入药。吃柿饼具有涩肠、润肺、止血等功效。虽然柿子营养价值很高，但柿子中的鞣酸能与食物中的钙、锌、镁、铁等矿物质形成不能被人体吸收的化合物，使这些营养素不能被利用，故而多吃柿子容易导致这些矿物质缺乏，又因为柿子中含糖较多，所以人们吃柿子比吃同样数量的苹果、生梨更有饱腹感，从而会影响食欲，并减少正餐的摄入。一般认为，在不空腹的情况下，每次吃柿子不超过200 g为宜。柿子含有较多的果胶、单宁酸，都能与胃酸发生化学反应生成难以溶解的凝胶块，从而形成胃结石。

柿子的主要营养成分（每100 g可食用部分中含量）：热量297 kJ；蛋白质0.40 g，脂肪0.10 g，碳水化合物14.1 ~ 18.5 g，膳食纤维1.4 g；维生素A 20 μg，胡萝卜素120 μg，硫胺素0.02 mg，核黄素0.02 mg，烟酸0.3 mg，泛酸0.33 mg，吡哆素0.06 mg，维生素C 30 mg，维生素E 1.12 mg；钾（K）151 mg，钠（Na）0.80 mg，钙（Ca）11.1 mg，镁（Mg）19 mg，铁（Fe）0.2 mg，锰（Mn）0.5 mg，铜（Cu）0.05 mg，锌（Zn）0.07 mg，铜（Cu）0.05 mg，磷（P）23 mg，硒（Se）0.24 μg。

特别提示

心肌梗死和糖尿病患者勿食柿子；患有慢性胃炎、排空延缓、消化不良等胃动力功能低下者，胃大部切除术后，不宜食柿子。

13. 山楂

山楂又名山里红、山里果、红果、红果子，是落叶乔木山楂树的果子，属于蔷薇科苹果亚科山楂属植物。山楂果实近球形或梨形，深红色，果面稍具棱。果实内有小核3~5个，核质硬，果肉酸甜可口。其可生吃或作果脯果糕，干制后入药，是中国特有的药果兼用树种。山楂果实含糖类、蛋白质、脂肪、维生素C、胡萝卜素、淀粉、苹果酸、枸橼酸、钙、铁以及黄酮类物质等。其所含有的维生素C、胡萝卜素等物质能阻断并减少自由基的生成，能增强机体的免疫力，有防衰老作用。山楂具有降压，降脂，抗氧化，增强免疫力，清除胃肠道有害细菌等，具有抗癌的作用。山楂含有的主要成分黄酮类物质，对心血管系统有明显的药理作用，到2012年，从山楂中分离的黄酮成分有30余种。山楂能显著降低血清胆固醇及甘油三酯，有效防治动脉粥样硬化；山楂还能通过增强心肌收缩力、扩张冠状动脉血管、增加冠脉血流量、降低心肌耗氧量等起到强心和预防心绞痛的作用。此外，山楂中的总黄酮还有持久降压的作用。山楂能开胃消食，特别对消肉食积滞作用更好，很多助消化的药中都采用了山楂；山楂也有利尿和镇静作用，同时其含有的某些成分有平喘化痰的功能。中医认为：山楂味酸甘，性微温，归入脾、胃、肝经，具有消食积、散瘀血、驱绦虫的功能，主治肉食积滞、痰饮、泻痢、腰痛和小儿乳食停滞。用于肉食积滞、胃脘胀满、泻痢腹痛、瘀血经闭、心腹刺痛、高脂血症。

山楂的主要营养成分（每100 g可食用部分中含量）：热量397 kJ；蛋白质0.5 g，脂肪0.6 g，碳水化合物25.1 g，膳食纤维3.1 g；维生素A 17 μg，胡萝卜素100 μg，硫胺素0.01～0.02 mg，核黄素0.03 mg，烟酸0.4 mg，维生素C 53～89 mg，维生素E 7.32 mg；钾（K）299 mg，钠（Na）0.28 mg，钙（Ca）52～85 mg，镁（Mg）19 mg，铁（Fe）0.9 mg，锌（Zn）0.28 mg，铜（Cu）0.11 mg，磷（P）24 mg，硒（Se）1.22 μg。

特别提示

脾胃虚弱者慎食山楂。另外，山楂不能与海产品同食。中均含有的丰富的钙、铁、碘等矿物质和蛋白质，而山楂中含有鞣酸，若与海产品同食，会合成鞣酸蛋白。这种物质会导致便秘，引发恶心、腹痛等症状。

14. 海棠果

海棠果又名沙果、楸子、红海棠、柰子，是落叶小乔木海棠树的果子。海棠属于蔷薇科苹果亚科苹果属植物。其果实卵形，果皮色泽鲜红，先端稍具隆起，果梗细长。果肉黄白色，成熟后2～5室，每室含种子1～2颗。果香，鲜食酸甜香脆。海棠果含有大量的营养物质如糖类、多种维生素、有机酸等，能够补充人体所需的营养，提高机体功能，增强对疾病的抵抗力，海棠果还可帮助补充人体的细胞内液，从而具有生津止渴的效果；海棠果中维生素、有机酸含量较为丰富，能帮助胃肠对食物进行消化，故可用于治疗消化不良、食积腹胀之症。中医认为：海棠果性平，味甘、微酸，入脾、胃二经；有生津止渴、健脾止泻的功效；主治消化不良、食积腹胀、肠炎泄泻以及痔疮等病症。海棠果还能祛风湿、平肝舒筋，主治风湿疼痛、脚气水肿、吐泻引起的转筋、尿道感染等症。海棠果营养价值可与猕猴桃媲美，以"百益之果"著称，是药食兼用食品。果实除生食外，还可酿酒、做蜜饯、果酱、果醋、果酒、果丹皮。

主要营养成分（每100 g可食用部分中含量）：热量305 kJ；蛋白质0.3 g，脂肪0.2 g，碳水化合物19.2 g，膳食纤维1.8 g；维生素A 118 μg，胡萝卜素710 μg，硫胺素0.01～0.05 mg，核黄素0.03～0.04 mg，烟酸0.2～0.3 mg，维生素C 3～20 mg，维生素E 0.25 mg；钾（K）246～263 mg，钠（Na）0.6 mg，钙（Ca）15～49 mg，镁（Mg）13 mg，铁（Fe）0.3～0.4 mg，锰（Mn）0.11 mg，锌（Zn）0.02～0.04 mg，铜（Cu）0.11 mg。

特别提示

海棠味酸，胃溃疡及胃酸过多患者忌食。

15. 无花果

无花果又称映日果、文仙果、奶浆果、品仙果，为桑科榕属一种落叶植物无花果树的果实。无花果果实呈球根状，尾部有一小孔，成熟时紫红色或黄色，味道浓甜。无花果具有较高的营养和药用价值。无花果营养丰富，含有丰富的葡萄糖、果糖、蔗糖、柠檬酸以及少量苹果酸、琥珀酸等。其未成熟果实和植物的乳汁中含淀粉糖化酶、酯酶、脂肪酶、蛋白酶等。果实含多种矿物质元素以及丰富的果胶纤维，并含有 18 种氨基酸（总量为 0.994 mg/100 g）。现已从无花果中提取"补骨脂素"等多种抗癌抗衰老活性物质。现代研究表明，无花果有一定的轻泻作用，在便秘时，可以用作食物性的轻泻剂。中医认为：无花果性平味甘，具有健胃清肠、消肿解毒和利咽喉、开胃驱虫等功效，主治肠炎、痢疾、便秘、痔疮、喉痛、痈疮疥癣等疾病。在《本草纲目》《中医大辞典》《常用药用植物》等书中均详细记载有无花果的药用价值。果实成熟时摘取鲜果，晒干，研成细末，吹喉用，可以治疗咽喉刺痛。用无花果 5 ~ 7 枚，水煎，连汁带果同服，可以治疗久泻不止。无花果的鲜果或干果，吃后都不会上火或产生过敏，实属老少皆宜的果中佳品。孕妇宜常吃适量的无花果，因为无花果不仅有丰富的营养成分，还能够治疗痔疮及通乳。尤其是消化不良、食欲不振、高血脂、高血压、冠心病、动脉硬化、癌症、便秘者均可食用无花果。

无花果的主要营养成分（每 100 g 可食用部分中含量）：热量 247 kJ；蛋白质 1.5 g，脂肪 0.1 g，碳水化合物 16 ~ 20 g，膳食纤维 3 g；维生素 A 5 μg，胡萝卜素 30 μg，硫胺素 0.03 mg，核黄素 0.02 mg，烟酸 0.1 mg，泛酸 0.1 mg，维生素 C 2 mg，维生素 E 1.82 mg；钾（K）212 mg，钠（Na）5.5 mg，钙（Ca）67 mg，镁（Mg）17 mg，铁（Fe）0.1 mg，锰（Mn）0.17 mg，锌（Zn）0.42 mg，铜（Cu）0.01 mg，磷（P）18 mg，硒（Se）0.67 μg。

特别提示

脂肪肝、腹泻不适宜食用无花果；大便溏薄者不宜生食无花果。

16. 梅子

梅子又称青梅、酸梅，是蔷薇科李属植物梅树的果实。梅原产于中国，是亚热带特产果树。果实近球形。主要品种分类有青梅、白粉梅、软枝大粒梅等品种。果实将成熟时采摘，其色青绿，称为青梅。青梅经烟熏烤或置笼内蒸后，其色乌黑，称为乌梅。梅果营养丰富，含有多种有机酸、维生素、黄酮和矿物质等人体所必需的物质。梅子含有丰富的钙、镁、钾、钠、磷、铁、锰、铜、锌多种矿物质，其中钙、磷、铁等含量较其他种类水果高出甚多。此外，梅子有含量极高的柠檬酸，占青梅有机酸含量的 85% 以上，其他还有酒石酸、苹果酸、草酸、琥珀酸等有机酸。蛋白质含量更是明显高于草莓、柑橘，含的苏氨酸等 8 种氨基酸和黄酮等有利于人体蛋白质构成与代谢功能的正常进行。青梅可防止心血管等疾病的产生。

研究认为，乌梅水煎液对炭疽杆菌、白喉和类白喉杆菌、葡萄球菌、肺炎球菌等皆有抑制作用，对大肠杆菌、变形杆菌、伤寒和副伤寒杆菌、绿脓杆菌、霍乱弧菌等肠内致病菌也有抑制功效；乌梅水煎液在试管内对须疮癣菌、絮状表皮癣菌、石膏样小芽孢菌等致病皮肤真菌有抑制作用；乌梅体外试验对人体子宫颈癌有抑制作用，常食梅肉可以防癌抗癌，益寿延年。梅果肉含有较多的钾，用乌梅制作的酸梅汤，可防止汗出太多引起的低钾现象，如倦怠、乏力、嗜睡等，是清凉解暑生津的良品。梅子治疗角质化肌肤，尤其对干燥角质化的肌肤更有效。果实主要用于食品加工，其加工品有咸梅干、话梅、糖青梅、梅汁、梅酱、梅干、梅醋、梅酒等。梅子属碱性食品，与酸性食物搭配可以改善人体的酸碱值，达到健康养生之目的。中医认为：梅子性温，味甘、酸，入肝、脾、肺、大肠经；具有敛肺止咳、涩肠止泻、生津止渴、杀虫安蛔、止痛止血的作用；主治久咳、虚热烦渴、久疟、久泻、尿血、血崩、呕吐等病症。

梅子的主要营养成分（每 100 g 可食用部分中含量）：热量 138 kJ；蛋白质 0.9 g，脂肪 0.9 g，碳水化合物 5.2 ~ 7.01 g，膳食纤维 0.08 g；维生素 A 91.1 μg，胡萝卜素 0.9 μg；钙（Ca）11 mg，铁（Fe）1.8 mg。

特别提示

胃酸过多、外感咳嗽、湿热泻痢者忌食梅子。

17. 大枣

大枣又名红枣、干枣、枣子，为落叶乔木枣树的果实，枣树属于鼠李科枣属植物。我国是枣的故乡。枣起源于中国，已有八千多年的种植历史，自古以来就被列为"五果"（栗、桃、李、杏、枣）之一，各地其品种很多，如灰枣、骏枣、晋枣、梨枣等。其果卵形至长圆形，熟时深红色，果肉味甜。大枣富含蛋白质、脂肪、糖类、胡萝卜素、B族维生素、维生素C、维生素P以及钙、磷、铁和环磷酸腺苷等营养成分。其中维生素C的含量在果品中名列前茅，有"维生素C王"之美称。此外，大枣中含树脂、黏液质、香豆素类衍生物、儿茶酚、鞣质、挥发油、13 种氨基酸及钙、磷、铁、硒等 36 种矿物质元素。枣所含有的环磷酸腺苷，是人体细胞能量代谢的必需成分，能够增强肌力、消除疲劳、扩张血管、增加心肌收缩力、改善心肌营养，对防治心血管系统疾病有良好的作用，并有较强的抗癌、抗过敏作用。大枣具有滋润肌肤、益颜美容功效，民间有"一日食仁枣，百岁不显老""要使皮肤好，粥里加红枣"之说。究其原因是红枣中大量的维生素 B 可促进皮下血液循环，使皮肤和毛发光润，皱纹平整健美。红枣中所含的维生素 C 是一种活性很强的还原性抗氧化物质，防止黑色素沉淀，可减少色素老年斑的产生。红枣中所含的糖类、脂肪、蛋白质是保护肝脏的营养剂，能促进肝脏合成蛋白，增加血清红蛋白与白蛋白含量，有预防输血反应、降低血清谷丙转氨酶水平等作用。用大米 100 g、红枣 50 g，熬成稠粥食之，对养脾护肝大有裨益。"脾好则皮坚"，皮肤容光焕发，毛发则有了安身之处，所以常食营养丰富的红枣不仅可以防止毛发脱落，而且还有乌发作用。另外，红枣还有补充钙质、防治遗精、防腹泻等作用。中医认为：红枣甘、温，归脾、胃经，具有补虚益气、养血安神、健脾和胃等作用；红枣对贫血、过敏性紫癜等病症有较好疗效；大枣能润心肺、止咳、补五脏，还能安中养脾、平胃气、通九窍。

大枣的主要营养成分（每100 g可食用部分中含量）：热量264 kJ；蛋白质1.2～3.2 g，脂肪0.1～0.5 g，碳水化合物33.1 g，膳食纤维1.6～6.2 g；维生素A 2 μg，胡萝卜素10 μg，硫胺素0.046 mg，核黄素0.05 mg，烟酸0.9 mg，维生素C 380～600 mg，维生素E 3.04 mg，胡萝卜素10 μg，钾（K）349 mg，钠（Na）6.2 mg，钙（Ca）41 mg，镁（Mg）27～36 mg，铁（Fe）2.3 mg，锰（Mn）0.39～0.47 mg，锌（Zn）0.65 mg，铜（Cu）0.1～0.27 mg，镁（Mg）27～36 mg，锌（Zn）0.65 mg，锰（Mn）0.39～0.47 mg，硒（Se）0.21 μg。

特别提示

食用大枣时，需注意以下问题：①枣虽然可以经常食用，但一次最好别超过20枚，吃得过量会有损消化功能，引发便秘。过多食用大枣会引起胃酸过多和腹胀。②红枣具有补血的效果，一般认为最适合女性食用。但有些情况下却并非如此，如月经期间有眼肿或脚肿、腹胀现象的女性不适合吃红枣，否则水肿的情况会更严重。

18. 酸枣

酸枣又名棘子、野枣、山枣等，是酸枣的果实。酸枣树为鼠李科枣属落叶木本灌木或小乔木，原产中国华北。果小、圆或椭圆形、皮厚、紫红或紫褐色。果肉疏松、薄，味酸甜，内含种子1至2枚，种仁饱满可作中药。酸枣为野果，一直未被列入果品之谱，但其营养非常丰富。酸枣的营养主要体现在它的成分中。它不仅与其他水果一样，含有钾、铁、锌、磷、硒等多种矿物质元素，更重要的是，新鲜的酸枣中含有大量的维生素C，其含量是红枣的2～3倍、柑橘的20～30倍，在人体中的利用率可达到86.3%，是人们日常食用的所有水果中的佼佼者。研究表明，在对虚弱症患者的观察中，凡是连续按时吃酸枣者，比单纯服用多种维生素类药物者康复速度快6倍以上。因此，酸枣被证明具有防病抗衰老与养颜益寿的作用。常喝酸枣汁则可以益气健脾，能改善面色、面目浮肿等症状。另外，酸枣中含有大量维生素E，使皮肤与毛发具有光泽，让面部皱纹舒展，同样具有养颜作用。中医认为：酸枣味甘，性平，具有健脾、养肝、宁心、安神、敛汗功效。《神农本草经》中很早就有记载，酸枣可以"安五脏，轻身延年"。常见的中药"镇静安眠丸"，就是以酸枣仁为主要成分制成的。

酸枣的主要营养成分（每100 g可食用部分中含量）：热量1162 kJ；蛋白质3.5 g，脂肪1.5 g，碳水化合物74.8 g，膳食纤维10.6 g；维生素A 18.3 μg，胡萝卜素10 μg，硫胺素0.01 mg，核黄素0.02 mg，泛酸0.9 mg，维生素C 900 mg，维生素E 3.04 mg；钾（K）

84 mg，钠（Na）3.8 mg，钙（Ca）270 mg，镁（Mg）96 mg，铁（Fe）6.6 mg，锰（Mn）0.39 mg，锌（Zn）0.68 mg，铜（Cu）0.34 mg，磷（P）59 mg，硒（Se）1.3 μg。

特别提示

体质燥热、痰多者不宜食酸枣。

19. 黑枣

黑枣学名君迁子，又称软枣、丁香枣、牛奶柿、野柿子。"黑枣"虽然也叫枣，但其实不属于通常认识的枣，为柿科柿属落叶植物，广泛分布于我国北方地区。因其适应性强，常作为栽培柿子品种的砧木利用。果实近球形，熟时蓝黑色，有白蜡层，近无柄。黑枣是传统补肾食品"黑五类"之一。黑枣具有丰富的营养价值，含有碳水化合物、膳食纤维、脂肪、果胶和蛋白质以及丰富的维生素和矿物质，如保护眼睛的维生素A、帮助身体代谢的B族维生素、13种氨基酸及36种促进生长的矿物质元素钙、铁、镁、钾等。其丰富的维生素C对于人体健康的维持非常重要，从胶原蛋白的合成到微小血管功能的维护，从预防牙龈萎缩到减轻动脉硬化，再从清除自由基抗氧化到提高免疫力抗癌症，到处都需要维生素C的参与。尤其是黑枣钾元素含量高，而钠含量则相对低得多。这对于控制血压和保持心脏健康非常重要；黑枣富含膳食纤维，一方面促进胃肠蠕动，另一方面增加消化液的分泌，因此起到良好的润肠通便的作用，同时，膳食纤维还可以发挥降低血脂、降低血糖的功效。黑枣中的黄色素是天然黄色素，不仅可以作为食品工业的色素，研究发现其还具有一定的抗菌作用。中医认为：黑枣性温味甘，入脾胃经，能补中益气、养血、安神及明目，具有补肾与养胃功效，有"营养仓库"之称；黑枣堪称"天然的综合维生素丸"，对于青少年视力保健有极佳的效果。果实去涩生食或酿酒、制醋，可提取供医用；种子入药，能消渴去热。

黑枣的主要营养成分（每100 g可食用部分中含量）：热量228 kJ；蛋白质3.7 g；脂肪0.5 g；碳水化合物52.2 g；膳食纤维9.2 g；矿物质元素钙（Ca）42 mg，铁（Fe）3.7 mg，磷（P）66 mg，钾（K）498 mg，钠（Na）1.2 mg，铜（Cu）0.97 mg，镁（Mg）46 mg，锌（Zn）0.71 mg，硒（Se）0.23 μg；维生素A 32.6 μg，维生素B$_1$ 0.07 mg，维生素B$_2$ 0.09 mg，烟酸1.1 mg，维生素C 6 mg，维生素E 0.24 mg，胡萝卜素1.8 μg。

特别提示

过多食用黑枣会引起胃酸过多和腹胀。另外，黑枣单宁高，忌与海鲜同食。

20. 沙棘

沙棘又称醋柳、黄酸刺、酸刺柳、黑刺、酸刺，是一种落叶灌木的果实，属于胡颓子科沙棘属植物。其耐旱、抗风沙，可以在盐碱化土地上生存，因此被广泛用于水土保持。

我国西北部大量种植沙棘，主要用于沙漠绿化。沙棘果实圆球形，直径 4 ~ 6 mm，橙黄色或橘红色，果期 9 ~ 10 月。沙棘虽为野果，但沙棘被日本称为"长寿果"、俄罗斯称为"第二人参"、印度称为"神果"、中国称为"圣果"。

沙棘果实营养丰富，具有抗炎、预防动脉硬化、抗辐射以及抗肿瘤作用。沙棘果中含有多种维生素、脂肪酸、矿物质元素、亚油素、沙棘黄酮、超氧化物等活性物质和人体所需的各种氨基酸（异亮氨酸、亮氨酸、赖氨酸、含硫氨基酸、蛋氨酸、胱氨酸、芳香族氨基酸、苯丙氨酸、酪氨酸、苏氨酸、色氨酸、缬氨酸、精氨酸、组氨酸、丙氨酸、天冬氨酸、谷氨酸、甘氨酸、脯氨酸、丝氨酸）。沙棘中的活性成分高达 12 类 190 多种。其中黄酮和酚类多达 36 种，维生素 14 种，脂肪酸 22 种，脂类 42 种。其中维生素 C 含量极高。沙棘油中含有 206 种对人体有益的活性物质，其中有 46 种生物活性物质，含有大量的维生素 E、维生素 A、黄酮等，不仅具有抗疲劳和增强机体活力及抗癌等特殊药理性能，而且也具有保护和加速修复胃黏膜、减少血管壁中胆固醇含量的作用，能防治高脂血症和动脉粥样硬化症，并有促进伤口愈合的作用。同时，大量维生素 E、维生素 A、黄酮和,超氧化物歧化酶活性成分能够有效防止自由基以达到抗衰老的作用。其高温萃取物"果素"，已经成为祛痘精华液的主要成分，相比普通技术萃取的植物精华，有着更为丰富的营养护肤成分。沙棘性温味酸涩，具有活血散淤、化痰、生津止渴、清热止泻的功效，主治跌打损伤、肺脓肿、咳嗽痰多、呼吸困难、消化不良、肠炎痢疾、胃痛等病症。沙棘中黄酮可提高血清补体水平，增强巨噬细胞的功能，故既可补充营养，又能提高机体的抗病能力。

沙棘的主要营养成分（每 100 g 可食用部分中含量）：热量 498 kJ；蛋白质 0.9 g；脂肪 1.8 g；碳水化合物 25.5 g；膳食纤维 0.8 g；矿物质元素钙（Ca）104 mg，铁（Fe）8.8 mg，磷（P）54 mg，钾（K）659 mg，钠（Na）28 mg，铜（Cu）0.56 mg，镁（Mg）33 mg，锌（Zn）1.16 mg，锰（Mn）0.66 mg，硒（Se）2.8 μg；维生素 A 640 mg，维生素 B_1 0.05 mg，维生素 B_2 0.21 mg，烟酸 0.04 mg，维生素 C8 25 mg，维生素 E 0.01 mg，胡萝卜素 3840 mg。

21. 刺梨

刺梨又名茨梨、木梨子、文先果，为蔷薇科蔷薇属植物刺梨的果实，是天然野果，也是滋补健身的营养珍果。刺梨为野生小灌木，夏花秋实。刺梨的果实多为扁圆球形，横径一般为 2 ~ 4 cm，八至九月果实成熟，黄色，有时带红晕。成熟后果肉有浓芳香味，果皮上密生小肉刺，俗称之为"刺梨"。刺梨肉质肥厚、味酸甜，果实富含糖、维生素、胡萝卜素、有机酸和 20 多种氨基酸、10 种对人体有益的微量元素锌、锰、铜、钴、镍、铬、锶、铁、锂、铷、黄酮、过氧化物歧化酶，尤其是维生素 C 含量极高，是当前水果中最高的，具有"维生素 C 之王"的美称。特别是刺梨富含超氧化物歧化酶。该物质是国际公认具有抗衰、防癌作用的活性物质，其还具有抗病毒、抗辐射的作用，在心血管、消化系统和各种肿瘤疾病防治方面，应用十分广泛。研究表明，刺梨果实有很高医疗价值。其花、叶、果、籽可入药，有健胃、消食、滋补、止泻的功效。刺梨是预防心血管疾病、高血压、动脉硬化的理想果品。中医认为刺梨味甘、酸，性凉；归脾、胃、大肠经；具有健胃消食、清热解暑的功效，可用于治疗多种疾病，如暑热伤津、心烦口渴、小便短赤、咽喉肿痛、高血脂等。

刺梨的主要营养成分（每100 g可食用部分中含量）：热量230 kJ，蛋白质0.7 g，肪0.1 g，碳水化合物16.9 g，膳食纤维4.1 g，矿物质元素钙（Ca）68 mg，铁（Fe）3.1 mg，磷（P）13 mg，铜（Cu）0.13 mg，锌（Zn）0.6 mg，锰（Mn）1.78 mg，钴（Co）0.008 mg，铬（Cr）0.125 mg，镍（Ni）0.122 mg，锶（Sr）0.48 mg，锂（Li）0.058 mg，铷（Rb）1.643 mg；维生素A 483 μg，维生素B_1 0.05 mg，维生素B_2 0.03 mg，维生素C 841.5～3541.13 mg，维生素E 2.89 mg，维生素D 2.8 mg，胡萝卜素0.13 μg。

22. 木瓜

木瓜又名榠楂、木李，是蔷薇科苹果亚科木瓜属植物木瓜树结出的果实。果实长椭圆形，暗黄色，木质，味芳香，果梗短。果期9～10月。木瓜是常见的观赏植物，其果实果皮干燥后仍光滑，不皱缩，故有"光皮木瓜"之称。产于安徽、山东、河南等地。蔷薇科木瓜不宜鲜食，可药用，含齐敦果酸、木瓜酚、皂苷、苹果酸、酒石酸、柠檬酸、维生素C、黄酮类、鞣质等。药理研究证实，木瓜制剂有保肝作用，能减轻肝细胞坏死，减轻肝细胞酶变，防止肝细胞肿胀等作用，并有显著的降低转氨酶的作用，有提高机体免疫力的作用，还有降低血压和抑菌、杀虫的作用。中医认为：木瓜性平、微寒，味甘，归肝、脾经，助消化之余还能消暑解渴、润肺止咳。木瓜果实味涩，水煮或浸渍糖液中供食用，入药有解酒、去痰、顺气、止痢之效。木瓜10 g、西瓜翠衣和丝瓜各15 g、姜皮5 g，水煎服，用于水肿、小便不利。木瓜、明矾各适量，水煎，趁热熏洗，用于治脚气。

木瓜的主要营养成分（每100 g可食用部分中含量）：热量112.86 kJ；蛋白质0.4 g，脂肪0.1 g，碳水化合物7 g，膳食纤维0.8 g；维生素A 145 μg，胡萝卜素870 μg，生素B_1 0.01 mg，核黄素0.02 mg，烟酸0.3 mg，维生素C 43 mg，维生素E 0.3 mg；钾（K）18 mg，钠（Na）28 mg，钙（Ca）17 mg，镁（Mg）9 mg，铁（Fe）0.2 mg，锰（Mn）0.05 mg，锌（Zn）0.25，铜（Cu）0.03 mg，磷（P）12 mg，硒（Se）1.8 μg。

23. 番木瓜

番木瓜为番木瓜科番木瓜属植物番木瓜树的果实，原产于美洲的墨西哥南部，17世纪初引入中国栽培。番木瓜与蔷薇科的观赏药用木瓜有很大的区别，番木瓜是鲜美的果品，而木瓜则不易鲜食。番木瓜果皮光滑美观，果肉厚实、香甜可口、营养丰富，有"百益之果""水果之皇"之雅称。番木瓜色香味俱佳，无论作水果之用还是煲汤，都是清心润肺佳品。番木瓜含有多种营养素，包括维生素A、B_1、B_2、C及蛋白质、铁、钙、有机酸及膳食纤维等，含有的营养素之多，几乎可在众水果中称王。其中维生素A及维生素C

的含量特别高，番木瓜的果实富含 17 种以上氨基酸及大量 β 胡萝卜素。β 胡萝卜素是一种天然的抗氧化剂，能有效对抗破坏身体细胞、使人体加速衰老的游离基，因此也有防癌的功效，所以得到"万寿瓜"的封号。番木瓜富有营养、低卡路里，故对进行减肥的人大有益处。多吃番木瓜就能减轻便秘和消化不良的症状；番木瓜碱和木瓜蛋白酶具有抗结核杆菌及寄生虫如绦虫、蛔虫、鞭虫、阿米巴原虫等作用，故可用于杀虫抗痨。经常食用木瓜能使肌肤滋润美白，更能滋养人的心情。番木瓜中特有的木瓜蛋白酶能清心润肺还可以帮助消化、治胃病。它独有的番木瓜碱具有抗肿瘤功效，对淋巴性白血病细胞具有强烈抗性。番木瓜性平味甘，清心润肺、健胃益脾。用做妇女催乳的汤品时采用未成熟的木瓜，用做润肺健胃的汤品则采用成熟的木瓜。番木瓜主治肌肤麻木、关节肿痛、脚气等。另外，作饮料喝，可以治愈呕逆，心膈痰唾，有消食作用。番木瓜的糖分高，而且有助于消化。如果经常熬夜，身体中的酶会减少，对消化系统有一定影响，这种水果可作为补充。

木瓜的主要营养成分（每 100 g 可食用部分中含量）：热量 112 kJ；蛋白质 0.4 ~ 0.7 g，脂肪 0.3 ~ 0.7 g，碳水化合物 6.2 ~ 12.7 g，膳食纤维 0.8 g；维生素 A 145 μg，硫胺素 0.01 mg，烟酸 0.3 mg，维生素 C 43 mg，维生素 E 0.3 mg；钾（K）18 mg，钠（Na）28 mg，钙（Ca）17 mg，镁（Mg）9 mg，铁（Fe）0.2 mg，锌（Zn）0.25 mg，铜（Cu）0.03 mg，磷（P）12 mg，硒（Se）1.8 μg。

特别提示

小便淋涩疼痛患者忌食番木瓜。

24. 香蕉

香蕉又称金蕉、弓蕉，是南方四大水果之一。为芭蕉科芭蕉属植物香蕉树的果实。香蕉味香、富于营养，终年可收获。果序弯垂，结果 10 ~ 20 串，约 50 ~ 150 个。果身弯曲，略为浅弓形，长 12 ~ 30 cm，直径 3.4 ~ 3.8 cm，果棱明显，有 4 ~ 5 棱，果皮青绿色。在高温下催熟，果皮呈绿色带黄；在低温下催熟，果皮则由青变为黄色，并且生麻黑点（即"梅花点"）。香蕉果肉香甜软滑，是人们喜爱的水果之一。欧洲人因为它能解除忧郁而称它为"快乐水果"，而且香蕉还是女士们钟爱的减肥佳果。传说因为佛祖释迦牟尼吃了香蕉而获得智慧。所以，香蕉又被称为"智慧之果"。香蕉果肉营养价值颇高。香蕉含有称为"智慧之盐"的磷，又有丰富的钾，同时纤维也多，堪称相当好的营养食品。香蕉果肉含糖、蛋白质、脂肪，丰富的磷、钙、钾、维生素 C 等，还含有淀粉 0.5%、灰分 1%，维生素 A、B、C、E 等，并含少量 5- 羟色胺、去甲肾上腺素和二羟基苯乙胺。香蕉富含钾、镁。钾能防止血压上升及肌肉痉挛，镁具有消除疲劳的效果。因此，香蕉是高血压患者的首选水果。香蕉含有的泛酸等成分是人体的"开心激素"，能减轻心理压力，解除忧郁。睡前吃香蕉，还有镇静的作用。荷兰科学家研究结果表明，最符合营养标准又能为人脸上增添笑容的水果是香蕉。德国研究人员表示，香蕉可治抑郁和情绪不安，提高工作效率。经常工作压力比较大的朋友可以多食用。香蕉还有促进肠胃蠕动、润肠通便、润肺止咳、清热解毒、助消化和滋补的作用。香蕉容易消化、吸收，小孩、老年人都能食用。早餐午餐和晚餐分别吃一根香蕉，能够为人体提供丰富的钾，从而使得大脑血凝块概率降低约21%。中医认为：香蕉味甘性寒，可清热润肠，促进肠胃蠕动，并具有清热解毒、利尿消肿、安胎等功效。香蕉尤其适宜发热、口干烦渴、喉癌、大便干燥难解、痔疮、肛裂、大便带血、癌症患者及放疗、化疗后食用；同时，其对便秘、消化不良等症状，有良好治疗效果。

香蕉的主要营养成分（每100 g可食用部分中含量）：热量380 kJ；蛋白质1.4 g，脂肪0.6 g，碳水化合物20 g，膳食纤维1.55 g；维生素A 10 μg，胡萝卜素60 μg，硫胺素0.02 mg，核黄素0.04 mg，泛酸0.7 mg，吡哆素0.54 mg 维生素C 24 mg 维生素E 0.24 mg；钾（K）400 mg，钙（Ca）19 mg，镁（Mg）43 mg，铁（Fe）0.8 mg，锰（Mn）0.65 mg，锌（Zn）0.18 mg，铜（Cu）0.14 mg，磷（P）53 mg，硒（Se）0.87 μg。

特别提示

香蕉性寒体质虚寒者最好避之，因为香蕉中含有大量的钾、镁元素，肾炎患者也不要吃香蕉。香蕉的含糖量是比较高的，会使血液循环减慢，代谢物堆积，因此，关节炎和糖尿病患者不应该吃香蕉，否则会加重病情。

25. 杧果

杧果又称望果、面果，为漆树科杧果属植物杧果树的果实。杧果果大，肾形（栽培品种其形状和大小变化极大），成熟时黄色，中果皮肉质，肥厚，鲜黄色，味甜，果核坚硬。杧果为著名热带水果，因其果肉细腻，风味独特，营养丰富，深受人们喜爱，是世界十大水果之一，被誉为"热带果王"。杧果营养价值高，含有氨基酸、糖、脂肪酸、矿质元素、有机酸、蛋白质、维生素、粗纤维等。杧果所含有的维生素A的前体胡萝卜素成分特别高，是所有水果中少见的。其维生素C含量也不低。近年来，药物专家对杧果研究发现，杧果含有杧果苷、槲皮素、儿茶酚等药理成分。杧果苷对慢性支气管炎有良好的疗效。另外，杧果叶煎水外洗可以治疗湿疹瘙痒，另外还有抗癌作用。中医认为：杧果味甘、酸、性凉、无毒，具有益胃、解渴、利尿、治晕、止呕作用。另外，杧果可治疗咽炎。患肾炎病者不宜食用杧果。

杧果的主要营养成分（每100 g可食用部分中含量）：热量134 kJ；蛋白质0.6 g，脂肪0.2 g，碳水化合物15 g，膳食纤维1.3 g；维生素A 1342 μg，胡萝卜素8050 μg，硫胺素0.01 mg，核黄素0.04 mg，泛酸0.3 mg 维生素C 56.4～98.6 mg，维生素E 0.21 mg；镁（Mg）14 mg，铁（Fe）0.2 mg，锰（Mn）0.3 mg，锌（Zn）0.09 mg 磷（P）11 mg，硒（Se）1.41 μg。

26. 荔枝

荔枝又称丹荔、丽荔、离枝，是无患子科荔枝属植物荔枝树的果实，是我国的特产珍果。荔枝原产于中国南部，属于常绿果树。果卵圆形至近球形，长 2.0 ~ 3.5 cm，成熟时暗红至鲜红色，种子全部被肉质假种皮包裹，果皮有鳞斑状突起。果肉鲜时半透明凝脂状，味美，但不耐储藏。荔枝与香蕉、菠萝、龙眼一同号称"南国四大果品"。荔枝营养丰富，含有糖、多种维生素、蛋白质、纤维素等。荔枝所含丰富的糖分具有补充能量、减轻疲劳症状等作用；荔枝肉含丰富的维生素 C，可促进微细血管的血液循环，防止雀斑的发生，令皮肤更加光滑。中医认为：荔枝味甘、酸，性温，入心、脾、肝经；可止腹泻，是顽固性呃逆及五更泻者的食疗佳品。同时其有补脑健身、开胃益脾、促进食欲之功效。但荔枝性热，多食易上火，并可引起"荔枝病"（即某些人大量进食鲜荔枝后，头晕、出汗、面色苍白、心慌、口渴、饥饿等症状，重者可有四肢厥冷、脉搏细数、血压下降，甚至抽搐和突然昏迷等）。在吃荔枝前后适当喝点盐水、凉茶或绿豆汤，或者把新鲜荔枝去皮浸入淡盐水中，放入冰柜里冰后食用。这样不仅可以防止虚火，还具有醒脾消滞的功效。用荔枝壳煎水喝，能解荔枝热。成年人每天吃荔枝一般不要超过 300 g，儿童一次不要超过 5 枚。

荔枝的主要营养成分（每 100 g 可食用部分中含量）：热量 293 kJ；蛋白质 0.09 g，脂肪 0.2 g，碳水化合物 16.6 g，膳食纤维 0.5 g；维生素 A 2 μg，硫胺素 1 mg，核黄素 0.04 mg，泛酸 1.1 mg，维生素 C 41 mg；钾（K）151 mg，钠（Na）1.70 mg，钙（Ca）2 mg，镁（Mg）12 mg，铁（Fe）0.4 mg，锰（Mn）0.09 mg，锌（Zn）0.17 mg，铜（Cu）1.16 mg，磷（P）24 mg，硒（Se）0.14 μg。

特别提示

荔枝性热，出血病患者、妊娠妇女以及小儿均应忌食。糖尿病患者忌食。老年人多食荔枝可加重便秘。长青春痘、生疮、伤风感冒或有急性炎症时，也不适宜吃荔枝。

27. 柑橘

柑橘为芸香科属植物的果实。芸香科柑橘亚科分布在北纬 16° ~ 37° 之间，是热带、亚热带常绿果树（除枳以外），用作经济栽培的有 3 个属：枳属、柑橘属和金柑属。中国和世界其他国家栽培的柑橘主要是柑橘属。柑橘是果树的一类，指柑、橘、柚、橙、金柑，枳。柑和橘的名称长期以来都很混乱。从按科学的角度来衡量，橘是基本种，花小、果皮好剥、种子的胚多属深绿色；柑是橘与甜橙等其他柑橘的杂种，花大，果实皮不如橘好剥，种子的胚为淡绿色。柑和橘在植物分类学上是同科同属而不同种的木本植物。另外，柑和橘两者常统称为"柑橘"。柑橘品种繁多，都具有营养丰富、通身是宝的共同优点。柑橘类水果所含有的人体保健物质，已分离出 30 余种，其中主要有：类黄酮、单萜、香豆素、类胡萝卜素、类丙醇、吖啶酮、甘油糖脂质等。其汁富含柠檬酸、氨基酸、碳水化合物、脂肪、多种维生素、钙、磷、铁等营养成分。橘子中维生素 C、维生素 A、维生素 B_1 的含量均较高。柑橘中所含的矿物质以钙为最高，磷的含量也超过大米。柑橘的皮、核络都是有名的中药。常吃柑橘可以预防坏血病及夜盲症。现代药理研究认为，橘皮中的胡萝卜素、维生素 C、维生素 P 比果肉含量高，橘瓣上面的白色网状丝络，叫"橘络"，含有一定量的维生素 P，有通络、化痰、理气、消滞等功效。橘皮中还含有硫胺素、核黄素、挥发油、黄酮类。橘皮中的挥发油对消化道有刺激作用，可以增加胃液分泌，促进胃肠蠕动，健胃祛风。黄酮有扩张冠状动脉、增加冠状动脉血流量的作用。此外，橘皮还有消炎、抗溃疡、抑菌及利胆等效果。柑橘中所含有的香豆素是已被科学家充分肯定的抗癌物质。柑橘类水果所含的类黄酮有三种类型：Ⅰ型是以芦丁为代表的一般性黄酮类，Ⅱ型是橘皮苷、柚皮苷之类柑橘类水果特有的黄烷酮，Ⅲ型是其他蔬菜水果中至今尚未发现而只有柑橘类才具有的柑橘黄酮等含有聚甲氧基的特殊黄酮类物质。中医认为：橘核性味苦、无毒，有理气止痛的作用，可以用来治疗疝气、腰痛等症。就连橘根、橘叶等也可入药，具有舒肝、健脾、和胃等不同功能。它最主要的功能就是治疗肠胃问题，可以调和肠胃、刺激肠胃蠕动、帮助排气；还能镇定消化道、增加胃口、刺激食欲。

柑子的主要营养成分（每 100 g 可食用部分中含量）：热量 213 kJ；蛋白质 0.7 g，脂肪 0.2 g，碳水化合物 10.6 ~ 11.5 g，膳食纤维 0.3 ~ 0.4 g；维生素 A 148 μg，胡萝卜素 890 μg，硫胺素 0.08 mg，核黄素 0.04 mg，烟酸 0.4 mg，泛酸 0.4 mg，维生素 C 8 ~ 28 mg，维生素 E 0.92 ~ 1.24 mg；钾（K）169 mg，钠（Na）2.1 mg，钙（Ca）35 mg，镁（Mg）11 ~ 13 mg，铁（Fe）0.2 mg，锰（Mn）0.14 mg，锌（Zn）0.08 ~ 0.16 mg，铜（Cu）0.04 mg，磷（P）18 ~ 22 mg，硒（Se）0.3 μg。

橘子的主要营养成分（每 100 g 柑可食用部分中含量）：热量 167 kJ；蛋白质 0.6 ~ 0.7 g，脂肪 0.1 ~ 0.2 g，碳水化合物 9.7 g，膳食纤维 0.6 ~ 0.7 g；维生素 A 87 μg，胡萝卜素 520 μg，维生素 B_1 0.24 mg，核黄素 0.04 mg，烟酸 0.3 mg，泛酸 0.2 mg，维生素 C 33 mg，维生素 E 0.27 mg；钾（K）105 mg，钠（Na）1.7 mg，钙（Ca）45 mg，镁（Mg）45 mg，铁（Fe）0.5 ~ 1.4 mg，锰（Mn）0.03 mg，锌（Zn）0.1 ~ 0.17 mg，铜（Cu）0.04 ~ 0.1 mg，磷（P）25 mg，硒（Se）0.3 μg。

特别提示

柑、橘、橙、柚是柑橘类水果中的不同品种，由于它们外形相似，易被人们所混淆。为了便于区分，柑、橘、橙、柚的特点简单概括如下：

（1）柑子　为芸香科植物柑类的果实。果实较大，近于球形，皮显黄色，橙黄色或橙红色，果皮粗厚，海绵层厚，质松，剥皮稍难，种子呈卵形。味甜酸适度，耐储藏。

（2）橘子　为芸香科植物橘类的果实。果实较小，常为扁圆形，皮色橙红、朱红或橙黄。果皮薄而宽松，海绵层薄，质韧，容易剥离，囊瓣7至11个。味甜或酸，种子呈尖细状，不耐储藏。

（3）橙子　为芸香科柑橘亚科柑橘族柑橘亚族以下的一群植物的果实。果实呈圆形或长圆形，表皮光滑，较薄，包囊紧密，不易剥离。肉酸甜适度，富有香气。

（4）柚子　为芸香科植物柚树的果实，又名文旦。大型果，皮光滑，果圆形或葫芦型。柚子的果实部分非常紧密，很难掰开。柚子的每片果肉都包裹完整，果皮不会炸裂开，味道纯甜无渣，汁水非常丰富。如沙田柚500~1000 g，大者1500~2000 g。

此外，风寒咳嗽、痰饮咳嗽者不宜食用柑橘。

28. 橙子

橙子又叫金环、黄果，是芸香科柑橘属植物橙树的果实，是世界四大名果之一。橙果圆形至长圆形，橙黄色，油胞凸起，果皮不易剥离，无苦味，中心柱充实，汁味甜而香。它是种植了很久的混合品种，是柚子与橘子的杂交品种，起源于东南亚。橙子有甜橙和酸橙之分。酸橙味酸带苦，不宜食用，大多用来制取果汁，很少鲜食，一般鲜食以甜橙为主。橙子具极高的营养价值。柑橘类水果是水果第一大家族，包括橙子、橘子、柚子、葡萄柚、金橘、柠檬等多个品种。其中橙子传统上被看作是西方膳食当中维生素C的主要供应来源，也能提供相当数量的胡萝卜素和钾、钙、铁等矿物质。橙子含有大量的糖和一定量的柠檬酸、苹果酸、琥珀酸等有机酸以及丰富的维生素C、P，可以有效地补充多种维生素。据分析，可食用部分还含橙皮苷、柚皮芸香苷、柚皮苷、柠檬苦素、那可汀。澳大利亚的科学家称，在所有的水果当中，柑橘类中所含的抗氧化物质最高，其中有170种以上的植物化学物质，包括60多种黄酮类物质，还有17种类胡萝卜素。橙子中含量丰富的维生素C、P，能增加机体抵抗力，增加毛细血管的弹性，降低血中胆固醇。高脂血症、高血压、动脉硬化者常食橙子有益。橙子所含纤维素和果胶物质，可促进肠道蠕动，有利于清肠通便，排除体内有害物质。黄酮类物质具有抗炎症、抗肿瘤、强化血管和抑制凝血的作用。类胡萝卜素则具有很强的抗氧化功效。澳大利亚联邦科学和工业研究组织发现，每天吃柑橘类水果，还可以使中风的发生率降低19%。女性摄取维生素C不足容易患胆囊疾病。虽然其中的机理尚不清楚，但经常食用橙子对预防胆囊疾病确实有效。中医认为：橙子性凉、味甘、酸，入手太阴、肺经，具有生津止渴、和胃健脾之功能；主治食欲不振、胸腹胀满作痛、腹中雷鸣及便溏或腹泻。但柑橘类水果也不宜过多食用。过量多食容易患上"橘皮病"，使人皮肤发黄，严重者还会出现恶心、呕吐、烦躁、精神不振等症状，医学上称为"胡萝卜素血症"。一般不需治疗，只要停吃这类食物即可好转。不建议用橙皮泡水饮用，因为橙皮上一般都会有保鲜剂，很难用水洗净。

橙子的主要营养成分（每 100 g 可食用部分中含量）：热量 197 kJ；蛋白质 0.8 g，脂肪 0.2 g，碳水化合物 10.5 g，膳食纤维 0.6 g；维生素 A 27 μg，胡萝卜素 160 μg，硫胺素 0.05 mg，核黄素 0.04 mg，烟酸 0.3 mg，泛酸 0.3 mg 维生素 C 33～49 mg 维生素 E 0.56 mg；钾（K）150 mg，钠（Na）0.2 mg，钙（Ca）20 mg，镁（Mg）14 mg 铁（Fe）0.4 mg，锰（Mn）0.05 mg，锌（Zn）0.14 mg，铜（Cu）0.03 mg，磷（P）22 mg，硒（Se）0.31～0.70 μg。

29. 柠檬

柠檬又称柠果、洋柠檬，属于芸香科柑橘属常绿小乔木柠檬树的果实，原产于东南亚。果椭圆形或卵形，两端狭，顶部通常较狭长并有乳头状突尖。果皮厚粗糙、黄色、难剥离，富含柠檬香气的油点，瓤囊 8～11 瓣，汁胞淡黄色，果汁甚酸。

柠檬是世界上最有药用价值的水果之一。它富含糖类、钙、磷、铁、维生素 C、维生素 B_1、维生素 B_2、烟酸、奎宁酸、柠檬酸、苹果酸、橙皮苷、柚皮苷、香豆精、高量钾元素和低量钠元素等，对人体十分有益。柠檬富含维生素 C 和维生素 P，能增强血管弹性和韧性，可预防和治疗高血压和心肌梗死症状，预防坏血病、感冒、有助于降低多种癌症的风险等作用。柠檬还具有许多药用价值，可以利尿并缓解风湿和肠道疾病。国外研究还发现，青柠檬中含有一种近似胰岛素的成分，可以使异常的血糖值降低。柠檬酸具有防止和消除皮肤色素沉着的作用，爱美的女性应该多食用。中医认为：柠檬具有化痰止咳、生津、健脾功效。柠檬皮的祛痰功效比柑橘还强。柠檬适宜暑热口干烦渴、消化不良者食用。因此，夏季痰多、咽喉不适时，将柠檬汁加温水和少量食盐，可将喉咙积聚的浓痰顺利咳出。但柠檬一般不生食，而是加工成饮料或食品，如柠檬汁、柠檬果酱、柠檬片、柠檬饼等，可以发挥同样的药物作用，如提高视力及暗适应性，减轻疲劳等。柠檬味极酸，易伤筋损齿，不宜食过多。牙痛者忌食，糖尿病患者亦忌。

柠檬的主要营养成分（每 100 g 可食用部分中含量）：热量 146 kJ；蛋白质 1.1 g，脂肪 1.2 g，碳水化合物 6.2 g，膳食纤维 1.3 g；维生素 A 4 μg，胡萝卜素 130 μg，生物素 37 μg，硫胺素 0.05 mg，核黄素 0.02 mg，烟酸 0.6 mg 泛酸 0.2 mg，叶酸 31 μg 维生素 C 22～40 mg，维生素 E 1.14 mg；钾（K）2.9 mg，钠（Na）1.1 mg，钙（Ca）101 mg，镁（Mg）37 mg，铁（Fe）0.8 mg，锰（Mn）0.05 mg，锌（Zn）0.65 mg，铜（Cu）0.14 mg，磷（P）22 mg，硒（Se）0.5 μg。

30. 柚子

柚子又名文旦、朱栾、胡柑等，是芸香科柚子属植物柚子树的果实，产于我国福建、江西、广东、广西等南方地区。柚子果圆球形、扁圆形或葫芦形，淡黄或黄绿色，杂交种有朱红色的，果皮海绵质，油胞大，凸起，果心实但松软，瓤囊 10～15 或多至 19 瓣，汁胞白色、粉红或鲜红色，少有带乳黄色。种子多，亦有无子的，形状不规则，花期 4～5

月，果期 9～12 月。柚子含有糖类、维生素 B_1、B_2、C、P、胡萝卜素、钾、钙、磷、枸橼酸等。柚皮主要成分有柚皮苷、新橙皮苷等。柚核含有脂肪酸、黄柏酮、黄柏内酯等。柚子清香，酸甜，凉润，营养丰富，药用价值很高，是人们喜食的水果之一，也是医学界公认的最具食疗效果的水果之一。柚子茶和柚子皮也都具实用价值，且可入药。柚子中含有高血压患者必需的天然矿物质元素钾，几乎不含钠，因此是患有心脑血管病及肾脏病患者最佳的食疗水果之一；柚中含有大量的维生素 C，可以降低血液中的胆固醇；柚子的果胶不仅可降低低密度脂蛋白水平，而且可以减少动脉壁的损坏程度；柚子还有增强体质的功效，它帮助身体更容易吸收入钙及铁质；柚子所含的天然叶酸，对于孕妇有预防贫血症状发生和促进胎儿发育的功效；新鲜的柚子肉中含有作用类似于胰岛素的成分铬，能降低血糖；柚子含有生理活性物质皮苷，可降低血液的黏滞度，从而减少血栓的形成，对脑血管疾病如脑血栓、中风等有较好预防作用；柚子是含维生素 C 和胡萝卜素丰富的水果，具有保护肝脏、促进肝细胞再生的功能。柚皮与其他黄酮类相似，有抗炎作用。柚子含有的维生素 P 能强化皮肤毛细孔功能，加快受伤的皮肤组织的恢复。比起其他水果来，它属于柑橘类，维生素 C 的含量丰富，而且纤维含量也很多，易产生饱腹感。然而它的热量却很低，可以和西瓜媲美。例如，一片沙田柚（140 g）20 大卡。柚子发挥卓越减肥功效的在于它含有丰富果酸等，能有效刺激胃肠黏膜，影响营养物质的吸收，从而抑制亢性食欲。中医认为：柚子味甘酸，性寒；具有理气化痰、润肺清肠、补血健脾等功效，能治食少、口淡、消化不良等症，能帮助消化、除痰止渴、理气散结。柚子适宜消化不良、慢性支气管炎、咳嗽、痰多气喘者食用。

柚子的主要营养成分（每 100 g 可食用部分中含量）：热量 171 kJ；蛋白质 0.7 g，脂肪 0.2 g，碳水化合物 12.2 g，膳食纤维 0.4～0.8 g；维生素 A 2 μg，胡萝卜素 10 μg，硫胺素 0.07 mg，核黄素 0.03 mg，吡哆素 0.05 mg，维生素 C 23～41m；钾（K）119 mg，钙（Ca）41 mg，镁（Mg）4 mg，铁（Fe）0.9 mg，锰（Mn）0.08 mg，镁（Mg）4 mg，锌（Zn）0.4 mg，铜（Cu）0.18 mg，磷（P）24～43 mg，硒（Se）0.7 μg。

特别提示

因柚子性寒，故气虚体弱之人不宜多食。另外柚子中含有大量的钾，肾病患者要在医生指导下食用。

31. 金橘

金橘又称金弹、金蛋、罗浮，是芸香科金柑属植物金橘的果实。果椭圆形或卵状椭圆形，长 2～3.5 cm，橙黄或橙红色，果皮厚、味甜，油胞常稍凸起，瓤囊 5 或 4 瓣，果肉味酸，有种子 2～5 粒。花期 3～5 月，果期 10～12 月。盆栽的有多次开花，农家保留的有 7～8 月的花期，至春节前夕果成熟。金橘不仅营养丰富，还具有重要医疗价值。金橘含蛋白质、脂肪、膳食纤维、碳水化合物、胡萝卜素、多种维生素 B、C、E、P 以及钾、钙、镁、锌、铁、磷等矿物质，并含有有机酸、多种氨基酸等。果皮亦含丰富维生素 C、松柏苷、丁香苷。金橘果实中的金苷及丰富的维生素 C（其中 80% 在皮中）、维生素 P，对防止血管破裂，减少毛细血管脆性和通透性，减缓血管硬化有良好的作用，对高血压、血管硬化及冠心病患者非常有益。常食金橘，还可增强机体的抗寒能力，防治感冒。中医认为：金橘性温，味辛甘酸；入肝、肺、脾、胃经，具有理气、解郁、化痰、醒酒功效；主治气郁不舒、食滞纳呆，伤酒口渴、咳嗽等病症。其是腹胀、咳嗽痰多、烦渴、咽喉肿痛者的食疗良品。金橘味辛而入肝、肺二经，也具有行气散结、化痰止咳、止痛的作用，可治疗咽喉肿痛、疝气、睾丸肿痛、乳房结块等病症。

金橘的主要营养成分（每 100 g 可食用部分中含量）：热量 226 kJ；蛋白质 1.0 g，脂肪 0.1 ~ 0.2 g，碳水化合物 13.7 ~ 16.8 g，膳食纤维 1.1 ~ 1.4 g；钾（K）138 ~ 144 mg，钠（Na）1.2 ~ 3.0 mg，钙（Ca）56 ~ 61 mg，镁（Mg）21 mg，铁（Fe）0.3 ~ 1.0 mg，锰（Mn）0.25 mg，锌（Zn）0.2 ~ 1.3 mg，铜（Cu）0.07 mg，磷（P）12 ~ 20 mg，硒（Se）0.62 μg。维生素 A 62 μg，胡萝卜素 640 μg，硫胺素 0.03 mg，核黄素 0.05 mg，烟酸 0.4 mg，泛酸 0.3 mg 维生素 C 56 mg，维生素 E 2.53 mg。

特别提示

糖尿病、牙龈肿痛、脾弱气虚者慎食金橘。

32. 椰子

椰子也称椰瓢、大椰，是棕榈科槟榔亚科椰子树的果实，产于热带地区。椰果为大坚果，外层为纤维壳组成。果卵球状或近球形，顶端微具三棱，长约 15 ~ 25 cm。外果皮薄，中果皮厚纤维质，内果皮木质坚硬，基部有 3 孔，其中的 1 孔与胚相对，萌发时即由此孔穿出，其余 2 孔坚实。花果期主要在秋季。鲜果有清澈的椰汁。椰子汁甘甜爽口，含有蛋白质、脂肪、维生素 B、维生素 C、氨基酸、复合多糖物质及钙、磷、铁、钾、镁等矿物质，是营养极为丰富的饮料，也是极好的清凉解渴之品。椰肉就是椰子囊，喝完椰汁后，砸开果皮就可以看到里面白白的椰肉。椰肉色白，芳香。滑脆，是老少皆宜的美味佳果，其也含有大量蛋白质、各种维生素以及矿物质。椰子水富含蛋白质、脂肪和多种维生素，能够促进细胞再生长。中医认为：椰汁具有滋补、清暑解渴的功效；主治暑热类渴、津液不足之口渴；椰子壳油治癣，疗杨梅疮。

椰子的主要营养成分（每 100 g 可食用部分中含量）：热量 969 kJ；蛋白质 4 g，脂肪 12.1 g，碳水化合物 26.2 g，膳食纤维 4.7 g；硫胺素 0.01 mg，核黄素 0.01 mg，烟酸 0.5 mg，泛酸 0.5 mg；钾（K）475 mg，钠（Na）55.6 mg，钙（Ca）2 mg，镁（Mg）65 mg，铁（Fe）1.8 mg，锰（Mn）0.06 mg，锌（Zn）0.92 mg，铜（Cu）0.19 mg，磷（P）90 mg。

33. 榴梿

榴梿为木棉科榴梿属热带常绿乔木榴梿树的果实。其果巨型椭圆状，淡黄色或黄绿色长 15～30 cm，粗 13～15 cm，每室种子 2～6。果皮坚实，密生三角形刺。果肉是由假种皮的肉包组成，肉色淡黄，黏性多汁，有强烈的特殊气味。花果期 6～12 月。榴梿也称"珍果之珍"，是热带著名水果之一，原产于马来西亚，中国广东、海南都有种植。榴梿营养价值很高，果实含有淀粉 11%，糖分 13%，蛋白质 3%，还有多种维生素、脂肪、钙、铁和磷等。榴梿果中氨基酸的种类齐全，含量丰富，除色氨酸外，还含有 7 种人体必需氨基酸。其中，谷氨酸含量特别高。动物实验进一步证明，谷氨酸是核酸、核苷酸、氨基糖和蛋白质的重要前体，参与其合成代谢，能提高机体的免疫功能，调节体内酸碱平衡，以及提高机体对应激的适应能力。榴梿果的中还含有人体必需的矿质元素。其中，钾和钙的含量特别高。榴梿果的维生素 A、B、C 含量都较高。维生素 A 是人体必需的重要微量营养素，具有维持正常生长、生殖、视觉及抗感染的生理功能。医学研究表明，从榴梿汁液和果皮中提取出的蛋白水解酶，口服后能加强体内纤维蛋白的水解，能将血液凝块溶解，改善体液的局部循环，从而使炎症和水肿消除，临床可用作抗水肿和消炎药。榴梿蛋白酶与抗生素、化疗药物并用，能促进药物对病灶的渗透，可用于多种原因导致的炎症、水肿和血栓等病症，如支气管炎、急性肺炎、乳腺炎、视网膜炎等。据报道，榴梿果皮治疗老年性瘙痒病的疗效较好。

中医认为：榴梿辛、甘，性热，入肝、肾、肺三经。榴梿食用后可以起到活血散寒、缓解经痛的作用。榴梿对寒性体质者非常有帮助，尤其是榴梿有大补的功效，特别是病后体弱者以及产后的妇女，更加适当多吃。此外，榴梿具有活血驱寒功效，对于胃寒及痛经妇女有缓解作用。榴梿适宜偏寒者食用，是寒性体质者的理想补品。所以，广东人称"一个榴梿三只鸡"。榴梿一次不可多吃，肠胃无法完全吸收时会上火。患有某些疾病的人食用甚至会引起猝死。咽干、舌燥、喉痛等热病体质和阴虚体质、糖尿病、心脏病和高胆固醇血症患者不应食用。榴梿不可与酒一起食用，因为酒与榴梿皆属热燥之物，如糖尿病患者两者同吃，会导致血管阻塞，严重的会有血管破裂、中风情况出现。榴梿含有的热量及糖分较高，因此肥胖人士宜少食。榴梿含有较高钾元素，肾病及心脏病患者少食。老年人应特别注意，榴梿果汁黏稠，须少吃、慢吃。榴梿中含有非常丰富的膳食纤维，可以促进肠蠕动，治疗便秘。但需要注意的是，吃榴梿治便秘可要多喝开水，不然，丰富的纤维会吸肠道里的水分，反而不利于排便。

榴梿的主要营养成分（每 100 g 可食用部分中含量）：热量 614 kJ；蛋白质 2.6 g，脂肪 3.3 g，碳水化合物 28.3 g，膳食纤维 1.7 g；维生素 A 3 μg，胡萝卜素 20 μg 硫胺素 0.2 mg，核黄素 0.13 mg，烟酸 0.19 mg，泛酸 0.1 mg，吡哆素 0.14 mg，叶酸 116.9 μg，维生素 C 2.8 mg，维生素 E 2.28 mg；钾（K）261 mg，钠（Na）2.9 mg，钙（Ca）4 mg，

镁（Mg）27 mg，铁（Fe）0.3 mg，锰（Mn）0.22 mg，锌（Zn）0.16 mg，铜（Cu）0.12 mg，磷（P）38 mg，硒（Se）3.26 μg。

34. 杨梅

杨梅又称圣生梅、白蒂梅，属于杨梅科杨梅属小乔木或灌木植物，原产于中国，具有很高的药用和食用价值。杨梅核果球状，外表面具乳头状凸起，径 1～1.5 cm，栽培品种可达 3 cm 左右，外果皮肉质，多汁液及树脂，味酸甜，成熟时深红色或紫红色。6～7 月果实成熟。优质杨梅果肉的含糖量为 12%～13%，含酸量为 0.5%～1.1%，富含纤维素、矿质元素、维生素和一定量的蛋白质、脂肪、果胶及 8 种对人体有益的氨基酸，其果实中钙、磷、铁含量要高出其他水果 10 多倍。果实含葡萄糖、果糖、柠檬酸、苹果酸、草酸、乳酸和蜡质等；又含花色素的单葡萄糖苷和少量双葡萄糖苷。杨梅中的纤维素有利于肠胃蠕动，对排毒具有良好的作用，能够调节营养代谢，起到养颜作用。杨梅的花青素和维生素 C 有较好的抗氧化作用，并能够提高免疫力，杨梅的果酸能阻止体内的糖向脂肪转化，有助于减肥。另外，杨梅对大肠杆菌、痢疾病菌有抑制作用。杨梅中丰富的钾可以维持心脏功能，参与新陈代谢，降低血压，减低胆固醇，减少中风的发生概率。杨梅的矿质元素结构十分合理，符合人体所需的吸收比例，能够调节营养代谢，去除皮肤炎症，令肌肤恢复健康。杨梅对关节炎、风湿病有一定的辅助恢复作用。中医认为：杨梅性温，味甘、酸，归肺、胃经，具有生津解渴、和胃消食功效，主治烦渴、吐泻、痢疾、腹痛、涤肠胃、解酒。

杨梅的主要营养成分（每 100 g 可食用部分中含量）：热量 117 kJ；蛋白质 0.9 g，脂肪 0.2 g，碳水化合物 13 g，膳食纤维 1 g；维生素 A 92 μg，胡萝卜素 40 μg，硫胺素 0.01 mg，核黄素 0.05 mg，烟酸 0.3 mg，泛酸 0.3 mg，维生素 C 9 mg，维生素 E 0.81 mg；钾（K）149 mg，钠（Na）0.7 mg，钙（Ca）14 mg，镁（Mg）10 mg，铁（Fe）1 mg，锰（Mn）0.72 mg，锌（Zn）0.14 mg，铜（Cu）0.02 mg，磷（P）8 mg，硒（Se）0.31 μg。

35. 橄榄

油橄榄又称齐墩果，是木樨科木樨榄属常绿乔木，是世界著名的木本油料兼果用树种。栽培品种有较高食用价值，含丰富优质食用植物油——油橄榄油，原产于地中海地区，果实主要用于生产橄榄油。青橄榄又称黄榄、青果、山榄、青子，橄榄科橄榄属植物，我国是世界栽培橄榄最多的国家。橄榄果卵圆形至纺锤形，横切面近圆形，长 2.5～3.5 cm，无毛，成熟时黄绿色；外果皮厚，干时有皱纹；内有果核，果核渐尖，种子 1～2，不育时稍退化。花期 4～月，果 10～12 月成熟。果实主要用作水果，微苦带甜。青橄榄营养丰富。橄榄富含钙质和维生素 C。果肉内含蛋白质、碳水化合物、脂肪、17 种人体所需要的氨基酸及磷、铁等矿物质。果肉质细，口感好，主要是用于药用保健鲜食的品种。普通橄榄果实常常加工成烤扁榄、大福果、十香橄榄、去皮酥、咸橄榄、玫瑰橄榄等。中医认为：橄榄性味甘、酸、平，入脾、胃、肺经，有清热，清肺利咽、生津止渴、解毒、治咽喉疼痛之功能，主治消化不良，又治小儿痘疮后生痣。橄榄生食、煮饮，都可解酒醉，解河豚毒；嚼汁咽下，治鱼骨鲠及鱼蟹毒。冬春季节，每日嚼食 2 ~ 3 枚鲜橄榄，可防止上呼吸道感染。儿童经常食用橄榄，对骨骼的发育大有益处。

橄榄的主要营养成分（每 100 g 可食用部分中含量）：热量 205 kJ；蛋白质 0.8 g，脂肪 0.2 g，碳水化合物 15.1 g，膳食纤维 4 g；维生素 A 22 μg，胡萝卜素 130 μg，硫胺素 0.01 mg 核黄素 0.01 mg，泛酸 0.7 mg，维生素 C 2 mg；钾（K）23 mg，钙（Ca）49 mg，镁（Mg）10 mg，铁（Fe）0.2 mg，锰（Mn）0.28 mg，磷（P）18 mg，锌（Zn）0.25 mg，磷（P）18 mg，硒（Se）0.35 μg。

36. 枇杷

枇杷又名金丸、炎果、芦枝，为蔷薇科枇杷属植物枇杷树的果实，原产于中国东南部。枇杷与大部分果树不同，在秋天或初冬开花，果子在春天至初夏成熟，比其他水果都早。枇杷果球形或长圆形，或长状"琵琶形"，呈黄色或橘黄色，外有锈色柔毛。成熟的枇杷果子亦成束挂在树上，成熟后果肉软而多汁，主要可分为白色及橙色两种，称"白沙"及"红沙"。每个枇杷果子内有五个子房，内有棕色的种子，人工开发的无籽品种则无种子。成熟的枇杷营养颇丰，含有多种果糖、葡萄糖、钾、磷、铁、钙以及维生素 A、B、C 等，其胡萝卜素含量在各水果中为较高者。其丰富的维生素，尤其是胡萝卜素对视力保护大有益处。枇杷中含有粗纤维以及矿物质，是减肥的果品之一。枇杷中还含有苦杏仁苷和白藜芦醇等防癌抗癌物质，并有助于延缓衰老。有机酸能够促进食欲，帮助消化。苦杏仁苷能够润肺止咳、祛痰。中医认为枇杷性凉，而味甘、酸，果实有润肺、止咳、止渴的功效。枇杷不论是叶、果和核都含有扁桃苷。枇杷叶亦是中药的一种，以大块枇杷叶晒干入药，有清肺胃热、降气化痰的功用，常有与其他药材制成"川贝枇杷膏"。但枇杷与其他相关的植物一样，种子及新叶轻微带有毒性。

枇杷的主要营养成分（每 100 g 可食用部分中含量）：热量 163 kJ；蛋白质 0.4 ~ 0.8 g，脂肪 0.2 g，碳水化合物 8.5 g，膳食纤维 0.8 g；维生素 A 117 μg，胡萝卜素 700 μg，硫胺素 0.01 mg，核黄素 0.03 mg，泛酸 0.3 mg，维生素 C 8 mg，维生素 E 0.24 mg；钙（Ca）17 mg，镁（Mg）10 mg，铁（Fe）0.1 mg，锰（Mn）0.34 mg，锌（Zn）0.21 mg，铜（Cu）0.06 mg，磷（P）8 mg，硒（Se）0.72 μg。

37. 波罗蜜

波罗蜜又名波罗蜜、木菠萝、树菠萝、大树菠萝、蜜冬瓜，是世界上最重的水果，一般重达 5 ~ 20 kg，加之果实肥厚柔软，清甜可口，香味浓郁，故被誉为"热带水果皇后"，是桑科波罗蜜属常绿乔木菠萝树的果实。其在隋唐时从印度传入中国，宋代改称波罗蜜，沿用至今。果椭圆形至球形，或不规则形状，幼时浅黄色，成熟时黄褐色，表面有坚硬六角形瘤状凸体和粗毛；核长椭圆形。波罗蜜的营养价值很高，含有碳水化合物、蛋白质、淀粉、维生素 B₁、维生素 B₂、维生素 C、氨基酸以及对人体有用的多种矿物质。波罗蜜果肉中钙、镁含量特别高，也含较多锌、铁、锰等有益元素。波罗蜜还有很高的药用价值。波罗蜜果肉对改善局部血液和体液循环、支气管炎、支气管哮喘、急性肺炎、咽喉炎、视网膜炎、乳腺炎、产后乳房充血、产后血栓性静脉炎、关节炎、关节周围炎、蜂窝组织炎、小腿溃疡等疾病均有疗效。研究发现波罗蜜有抗氧化、抑菌、抗炎、辅助抗肿瘤、抑制黑色素生成和辅助降血糖等现代药用功效。此外，用波罗蜜树汁直接外涂局部，可治疗淋巴管炎、痔疮等疾病。中医认为：其味甘、微酸，性平；具有生津除烦、解酒醒脾之功效；主治胃阴不足、口中干渴。《本草纲目》中记载，波罗蜜能止渴解烦、醒脾益气，还有健体益寿的作用。

波罗蜜的主要营养成分（每 100 g 可食用部分中含量）：热量 439 kJ；蛋白质 0.2 g，脂肪 0.48 g，碳水化合物 25.4 g，膳食纤维 0.8 g；维生素 A 73.2 μg，胡萝卜素 18 μg，硫胺素 0.31 mg，核黄素 0.05 mg，烟酸 0.7 mg，维生素 C 4.81 mg，维生素 E 0.52 mg；钾（K）330 mg，钠（Na）11.4 mg，钙（Ca）25 mg，镁（Mg）24 mg，铁（Fe）0.5 mg，锰（Mn）0.3 mg，铜（Cu）0.12 mg，镁（Mg）24 mg，锌（Zn）0.12 mg，铜（Cu）0.12 mg，磷（P）18 mg，硒（Se）4.17 μg。

38. 桑葚

桑葚又叫桑实、葚、乌椹、桑枣、桑葚子，为桑科落叶乔木桑树的成熟果实，是人们常食的水果之一。果实为聚花果，由多数小核果集合而成，呈长圆形，长 2~3 cm，直径 1.2~1.8 cm。初熟时为绿色，成熟后变肉质、红色、棕红色至暗紫色（比较少见的颜色多成熟后呈乳白色），有短果序梗。味微酸而甜，果期 5~6 月。成熟的桑葚果营养丰富，含糖、蛋白质、脂肪、糅酸、苹果酸及维生素 A、维生素 B₁、维生素 B₂、维生素 C、铁、钙、镁、磷、钾、胡萝卜素和花青素。此外，其还含有脂肪酸等营养素。其脂肪酸主要为亚油酸、油酸、软脂酸、硬脂酸和少量辛酸、壬酸、癸酸、肉豆蔻酸、亚麻酸等营养素。研究表明，桑葚中含有脂肪酸，主要是亚油酸，具有分解脂肪、降低血脂、防止血管硬化等作用。桑葚中的鞣酸、脂肪酸、苹果酸等能帮助脂肪、蛋白质及淀粉的消化，故有健脾胃助消化之功效，桑葚中大量的水分、碳水化合物、多种维生素、胡萝卜素及人体必需的矿质元素等，能有效地扩充人体的血容量，且补而不腻，适宜于食疗。桑葚中所含的芸香苷、花色素、葡萄糖、果糖、苹果酸、无机盐、胡萝卜素、多种维生素等成分，都有预防肿瘤细胞扩散、避免癌症发生的功效。桑葚有改善皮肤（包括头皮）血液供应、营养肌肤、使皮肤白嫩及乌发等作用，并能延缓衰老。中医认为：桑葚味甘、酸，性寒；归肝、肾经；具有滋阴补血、生津润燥、润肠排毒之功能，主治因肝肾不足和血虚精亏而引起的头晕目眩、腰酸耳鸣、须发早白、失眠多梦、津伤口渴、肠燥便秘。一般成人均适合食用桑葚，女性、中老年人及过度用眼者更宜食用。每日推荐摄入量为 30 ~ 50 g（20 ~ 30 颗）。桑葚尤其适合肝肾阴血不足、少年发白、病后体虚、体弱、习惯性便秘者食用。但是，体虚便溏者不宜食用，儿童不宜大量食用。天然果实桑葚中含有丰富的锰，对纠正智力降低有重大意义。在《本草纲目》中提到桑葚子"令人聪明"。这与现代人认识桑葚具有开发智力功效不谋而合。现代儿童表现有缺锌的状况众所周知。缺锌不仅影响正常的食欲，也影响智力。中药白术含有丰富的锌，用桑葚配合白术食用，确有功效。锰对心血管系统具有保护作用。因此，患有心血管疾病的老年人不妨经常吃一点。

桑葚的主要营养成分（每 100 g 可食用部分中含量）：热量 201 kJ；蛋白质 1.6 g，脂肪 0.2 g，碳水化合物 12.9 g，膳食纤维 3.3 g；维生素 A 3 μg，胡萝卜素 20 μg，核黄素 0.05 mg，维生素 E 12.7 mg；钾（K）32 mg，钠（Na）1.90 mg，钙（Ca）30 mg，铁（Fe）0.3 mg，锰（Mn）0.29 mg，锌（Zn）0.25 mg，铜（Cu）0.06 mg，磷（P）33 mg，硒（Se）6.5 μg。

39. 火龙果

火龙果不仅味道香甜，还具有很高的营养价值。它集水果、花卉、蔬菜、医药优点于一身，不但营养丰富、功能独特，很少有病虫害，几乎不使用任何农药都可以生长。因此，火龙果是一种绿色、环保果品和具有必定疗效的保健养分食品。火龙果含有一般植物少有的植物性白蛋白以及花青素，水溶性膳食纤维、丰富的维生素 B$_1$、B$_2$、B$_3$、B$_{12}$、C 和胡萝卜素等，尤其果核内（黑色芝麻之种子）更含有丰富的钙、磷、铁等矿物质及多种酶、高浓度天然色素花青素（尤以红肉为最）。值得注意的是，火龙果的果肉几乎不含果糖和蔗糖，糖分以葡萄糖为主。这种天然葡萄糖，容易吸收，适合运动后食用。现代科学研究分析成果表明，火龙果具备诸多对人类有益的成分，还有更多促进健康、美容、防病强身的元素。

火龙果是一种低能量的水果，富含水溶性膳食纤维，具有减肥、降低胆固醇、预防便秘、大肠癌等功效。火龙果中含有一般蔬果中较少有的植物性白蛋白。这种白蛋白会与人体内的重金属离子结合而起到解毒的作用。它富含抗氧化剂维生素 C，能美白皮肤防黑斑。除此之外，火龙果中铁的含量也非常丰富，摄入适量的铁质还可以预防贫血。火龙果的果皮含有非常珍贵的营养物质——花青素。花青素是一种强力的抗氧化剂，强于胡萝卜素 10 倍以上，且能在人体血液中保存活性 75 小时，能有效防止血管硬化，从而可阻止心脏病发作和血凝块形成引起的脑中风；它还能对抗自由基，有效抗衰老；还能提高对脑细胞变性的预防，抑制痴呆症的发生。

火龙果的主要营养成分（每 100 g 可食用部分中含量）：热量 247 kJ；蛋白质 0.62 g，脂肪 0.17 g，碳水化合物 13.91 g，膳食纤维 1.62 g；维生素 A 1.8 μg，胡萝卜素 0.01 μg，硫胺素 0.08 mg，烟酸 0.4 mg，吡哆素 0.04 mg 维生素 C 7 mg；钠（Na）76 mg，钙（Ca）6.3 ~ 8.8 mg，镁（Mg）41 mg，铁（Fe）0.55 ~ 0.65 mg，锌（Zn）2.28 mg，铜（Cu）0.03 mg，磷（P）36.1 mg，硒（Se）3.36 μg。

40. 山竹

山竹又名莽吉柿、山竺、山竹子，是金丝桃科藤黄属植物山竹的果实。山竹原产于东南亚，对环境要求非常严格，因此是名副其实的绿色水果，与榴梿齐名，号称"果中皇后"。山竹营养丰富。山竹果肉含丰富的蛋白质、脂类、膳食纤维、糖类、维生素及镁、钙、磷、钾等矿物元素，对机体有很好的补养作用，对体弱、病后、营养不良都有很好的调养作用。山竹富含羟基柠檬酸、山酮素等成分。羟基柠檬酸对抑制脂肪合成、抑制食欲和降低体重有良好功效；山酮素则具有止痛抗菌、抗病毒、抗突变等作用，特别是山酮素还能抗氧化、消除氧自由基的活性，对心血管系统有很好的保护作用。山竹含有一种特殊物质，具有降燥、清凉解热的作用，这使山竹能克榴梿之燥热。如果吃了过多榴梿上了火，吃上几个山竹就能缓解。中医认为：山竹性凉，味苦、涩，有小毒，具有健脾生津、止泻、消炎止痛之功效，对肠炎、小儿消化不良、溃疡病轻度出血、口腔炎、牙周炎等有一定疗效。山竹果肉性寒，对平时爱吃辛辣食物、肝火旺盛、皮肤不太好的人，常吃山竹可以清热解毒，改善皮肤。但体质本身虚寒者则不宜多吃，肾病、心脏病、糖尿病者慎食。

山竹的主要营养成分（每 100 g 可食用部分中含量）：热量 288 kJ；蛋白质 0.4 g，脂肪 0.2 g，碳水化合物 18 g，膳食纤维 0.5 ~ 1.8 g；维生素 A 0.55 μg，硫胺素 0.08 mg，核黄素 0.02 mg，烟酸 0.3 mg，吡哆素 0.03 mg，叶酸 7.4 μg，维生素 C 1.2 mg，维生素 E 0.36 mg；钾（K）48 mg，钠（Na）3.8 mg，钙（Ca）11 mg，镁（Mg）19 mg，铁（Fe）0.3 mg，锰（Mn）0.1 mg，锌（Zn）0.06 mg，铜（Cu）0.03 mg，磷（P）9 mg，硒（Se）0.54 μg。

特别提示

体质本身虚寒者则不宜多吃山竹；肾病、心脏病、糖尿病者慎食。

41. 槟榔

槟榔又称宾门、槟楠、大白槟，是棕榈科槟榔属植物槟榔的果实。果实长圆形或卵球形，长 3 ~ 5 cm，橙黄色，中果皮厚，纤维质，种子卵形。槟榔果实含有浓缩单宁（原花青素）。此原花青素尚未证实具有抗老化"自由基"的作用，咀嚼果实有些微成瘾性，萃取物已证实有抗抑郁效果。槟榔吃后会面红耳赤，如醉酒一般。槟榔种子含多种生物碱，含量约 0.3% ~ 0.7%，以槟榔碱为主，在常温下为油状液体，为驱虫的有效成分。其他为结晶性生物碱：如槟榔次碱，槟榔副碱，去甲基槟榔次碱，去甲基槟榔碱等，多为无效成分。此外，尚含鞣质约 15%、脂肪油 14% ~ 18%、红色素（槟榔红）、无色矢车菊素、少量的蛋白质、挥发油、胆碱及树胶等。槟榔煎液有驱虫作用，对绦虫、蛔虫、蛲虫、姜片虫、血吸虫等皆有作用。将其剖开煮水喝即可驱蛔虫，其驱虫性在临床上也得到研究证实。槟榔碱对平滑肌作用最显著，适当剂量时，可以增加肠管的张力和蠕动，有缓泻作用，并能减轻胃肠胀气；能使胃肠黏膜分泌亢进，随之食欲增加；能兴奋汗腺及唾液腺，使汗液及唾液分泌增加。此外，槟榔有抑制流行性感冒病毒、抗真菌作用，1 : 3 的槟榔煎液对部分皮肤真菌有不同程度的抑制作用。中医方面，槟榔主要为驱除绦虫的特效中药之一。槟榔可用于治食积满闷或痰涎呕吐，或脾胃两虚、食不消化、腹中胀满疼痛等。另外，槟榔也常用来治脚气水肿。

特别提示

值得注意的是，过量槟榔碱可以引起流涎、呕吐、利尿、昏睡及惊厥。更重要的是，国际癌症研究机构已经将含烟草的槟榔咀嚼物和不含烟草的槟榔咀嚼物列入一类致癌物名单。致癌原因一般认为有三方面原因，槟榔含有的化学物质经咀嚼后形成亚硝胺类物质；槟榔比较硬，经常使口腔黏膜处于受损状态，增加癌变风险；烟草和槟榔共同促进口腔癌的形成。因此，槟榔不但是一级致癌物，长期嚼食对牙齿磨耗严重。

42. 阳桃

阳桃又称杨桃、洋桃、三廉子等，属于酢浆草科阳桃属植物阳桃的果实，是一种产于热带亚热带的水果，具有非常高的营养价值。果子因横切面如五角星，故国外又称之为"星梨"。海南阳桃 5 月到 12 月份均可结果。阳桃鲜果营养丰富，且果汁充沛。阳桃果汁中含有大量有机酸如草酸、柠檬酸、苹果酸，大量的挥发性成分、胡萝卜素类化合物、糖类、维生素 B、维生素 C 等。阳桃中所含的大量糖类及维生素等，是人体生命活动的重要物质，能迅速补充人体的水分而止渴，常食之，可补充机体营养，增强机体的抗病能力。阳桃果汁中大量的草酸、柠檬酸、苹果酸等，能提高胃液的酸度，促进食物的消化而达和中消食之效，并使体内部热或酒毒随小便排出体外。阳桃果实中大量的挥发性成分，有清热利咽作用。中医认为：阳桃性寒，味甘酸；入肺、心、小肠经，具有清热生津、利水解毒、下气和中、利尿通淋、生津消烦、醒酒、助消化等功效，用于治风热咳嗽、口渴烦躁、咽喉疼痛、口腔炎、牙痛、肝病、小便不利、结石症、坏血病、食毒酒毒。

阳桃的主要营养成分（每 100 g 可食用部分中含量）：热量 121 kJ；蛋白质 0.6 g，脂肪 0.1 ~ 0.2 g，碳水化合物 5.3 ~ 6.2 g，膳食纤维 2.1 ~ 6.7 g；维生素 A 3 μg，胡萝卜素 20 μg，硫胺素 0.01 ~ 0.02 mg，核黄素 0.03 ~ 0.05 mg 阳烟酸 1.0 mg，泛酸 0.7 mg，维生素 C 27.2 mg；矿物质元素钙（Ca）3 ~ 4 mg，铁（Fe）0.4 ~ 0.6 mg，磷（P）18 ~ 27 mg，钾（K）126 mg，钠（Na）0.7 mg，铜（Cu）0.04 mg，镁（Mg）6 ~ 10 mg，锌（Zn）0.37 ~ 0.5 mg，锰（Mn）0.36 mg，硒（Se）0.83 μg。

特别提示

阳桃鲜果多食易使脾胃湿寒、便溏泄泻，有碍食欲及消化吸收。

43. 黑加仑

黑加仑又名黑醋栗、黑茶藨子、旱葡萄，为茶藨子科茶藨子属小型灌木黑穗醋栗的果实。果实近圆形，直径 8 ~ 10 mm。其成熟果实为黑色小浆果。花期 5 ~ 6 月，果期 7 ~ 8 月。

黑加仑含有非常丰富的维生素 C、磷、镁、钾、钙、花青素、酚类物质，可以加工成果脯、果汁、果酱、罐头、饮料等食品，尤其是黑加仑葡萄干，深受世界各地欢迎。目前已经知道的黑加仑的保健功效包括：预防痛风、贫血、水肿、关节炎、风湿病、口腔和咽喉疾病、咳嗽，对心脑血管健康，高血压、高血脂有很好的效果。黑加仑果实中含有相当多的钾盐和镁盐。钾盐的主要功能是加强肌肉的兴奋性，稳定心肌肉细胞膜；镁盐对高血压和心肌梗死有一定的预防和治疗作用。人们脑力或体力超负荷时，进入血液中的一种荷尔蒙可的松物质可以造成心肌坏死，经医学专家临床证明，黑加仑对心脏病患者有一定的保健作用。黑加仑果实中含有较高量的生物类黄酮，能有效降低动脉硬化程度，作为延缓衰老的物质，具有抗氧化作用，而且对抗坏血酸也有增效作用。另外，黑加仑籽中的锌含量高，可作为供锌来源；维生素 C 的含量明显高于柑橘、山楂。研究人员从黑加仑籽中提取的天然油脂中突破性地发现了 α- 亚麻酸和 γ- 亚麻酸。γ- 亚麻酸是人体不能合成的特有成分。这两种亚麻酸不但具有降低血压、血脂、预防和治疗心脑血管疾病的作用，而且还对防止肿瘤发生、延缓衰老、调节人体生理功能、增加免疫能力有显著功效，同时还有保护肝脏、美容、减肥、改善视力、补血补气作用。中医认为：平常多吃黑加仑，可以缓解手脚冰冷、腰痛、贫血等现象，提高免疫力。上班的女性不妨每天吃一小把黑加仑葡萄干，连服 7 天就能收到明显的效果。需要注意的是，服用黑加仑期间应不食瓜类等寒性食物，以免影响疗效。

黑加仑的主要营养成分（每 100 g 可食用部分中含量）：热量 263 kJ；蛋白质 1.4 g，脂肪 0.4 g，碳水化合物 15.4 g，膳食纤维 2.4 g；硫胺素 0.05 mg，核黄素 0.05 mg，烟酸 0.3 mg 维生素 C 181 mg；钾（K）322 mg，钠（Na）2 mg，钙（Ca）55 mg，镁（Mg）24 mg，铁（Fe）1.5 mg，锌（Zn）0.27 mg，铜（Cu）0.09 mg，磷（P）59 mg。

44. 鳄梨

鳄梨又称牛油果，是樟科鳄梨属常绿乔木鳄梨的果实。木本油料树种之一，原产于墨西哥和中美洲，后在加利福尼亚州被普遍种植，因此加利福尼亚州成为世界上最大的牛油果生产地。中国的广东、海南、福建、广西、云南及四川等地都有少量栽培。果实梨形，有时卵形或球形，长 8 ~ 18 cm，黄绿色或红棕色，外果皮木栓质，中果皮肉质，可食。花期 2 ~ 3 月，果期 8 ~ 9 月。鳄梨果实为一种营养价值很高的水果，含多种维生素、丰富的脂肪酸和蛋白质，钠、镁、钙等含量也高。营养价值与奶油相当，有"森林奶油"的美誉。鳄梨富含钾、叶酸以及丰富的维生素 B_6，也含有多种矿质元素（钾、钙、铁、镁、磷、钠、锌、铜、锰、硒等）、食用植物纤维。鳄梨是一种高能低糖水果。鳄梨脂肪含量很高，其含有大量的酶，有健胃清肠的作用，并具有降低胆固醇和血脂、保护心血管和肝脏系统等重要生理功能。成熟的鳄梨果富含甘油酸、蛋白、维生素，是天然的抗衰老食物，不但能软化和滋润皮肤，还可以防皱。鳄梨含丰富的叶黄素，可以减少前列腺癌的发病率。鳄梨果中含谷胱甘肽可以保护肝脏，加速体内酒精以及尼古丁的代谢。鳄梨果仁含油量8%～29%。牛油果的提炼油是一种不干性油，没有刺激性，酸度小，乳化后可以长久保存，除食用外，也是高级护肤品以及按摩油的原料之一。

鳄梨的主要营养成分（每100 g可食用部分中含量）：热量673 kJ；蛋白质1.21～2.3 g，脂肪14.6～15.3 g，碳水化合物0.69～7.89 g，膳食纤维2.1～6.7 g；维生素A 61 μg，硫胺素0.08～0.12 mg，核黄素0.12～0.21 mg，烟酸0.16～1.9 mg，泛酸，0.9～1.41 mg，吡哆素60.39～0.61 mg，叶酸18～39 μg，维生素C 8～23 mg，维生素E 0.01 mg；钾（K）599 mg，钠（Na）10 mg，钙（Ca）11 mg，镁（Mg）39 mg，铁（Fe）1.0 mg，铁（Fe）1.0 mg，锰（Mn）0.27 mg，锌（Zn）0.42 mg，磷（P）41 mg。

45. 菠萝

菠萝俗称凤梨、番梨，为凤梨科凤梨属多年生草本植物菠萝的果实，属于热带水果之一。菠萝原产于南美洲巴西、巴拉圭的亚马孙河流域一带。其可食部分主要由肉质增大之花序轴、螺旋状排列于外周的聚花果。宿存的花被裂片围成一空腔，腔内藏有萎缩的雄蕊和花柱。菠萝果实含有大量的果糖、葡萄糖、维生素B、维生素C、有机酸等物质。菠萝还含有一种叫"菠萝朊酶"的物质，它能分解蛋白质，帮助消化，溶解阻塞于组织中的纤维蛋白和血凝块，改善局部的血液循环，稀释血脂，消除炎症和水肿。此外，菠萝有一定的利尿作用，对肾炎和高血压者有益。菠萝汁还能有效预防支气管炎。当出现消化不良时，吃点菠萝能开胃顺气，解油腻，能起到助消化的作用，还可以缓解便秘。除此之外，菠萝富含维生素B$_1$，能促进新陈代谢，消除疲劳感。经医学研究，自古以来，人类就常常凭借菠萝中含有的菠萝蛋白酶来舒缓嗓子疼和咳嗽的症状。据国外专家20多年实验，长期食用菠萝皮，心脑血管、糖尿病发病率显著降低，并有一定的抗癌效果。中医认为：菠萝性平、微寒；味甘、微酸、微涩；具有清暑解渴、消食止泻、补脾胃、固元气、益气血、消食、祛湿、养颜瘦身等功效，为夏令医食兼优的时令佳果。部分人会对菠萝过敏，过敏反应最快可以在15分钟内发生。这样的症状被称为"菠萝病"或者"菠萝中毒"。比如腹痛、呕吐、头昏、皮肤潮红发痒、四肢及口舌发麻，过敏严重的还出现呼吸困难、休克等反应。初次吃菠萝的宝宝尽量少食，如果无异常，下次可适当加量。菠萝蛋白酶在45～50℃就开始变性，到100℃时90%以上都被破坏，从而失去使人过敏的能力，并丧失对某些过敏体质的毒性。把菠萝泡在盐水里再吃，还能使其中所含的一部分有机酸分解在盐水里，去掉酸味，让菠萝吃起来更甜。菠萝与蜂蜜可以同时食用，而且菠萝加蜂蜜煎水服可治支气管炎。但是对于身体不适或腹泻症状的人建议不要食用。

菠萝的主要营养成分（每 100 g 可食用部分中含量）：热量 171 kJ；蛋白质 0.5 g，脂肪 0.1 g，碳水化合物 8.5 ~ 9.5 g；膳食纤维 1.3 g；维生素 A 33 μg，胡萝卜素 200 μg，硫胺素 0.04 mg，核黄素 0.02 mg，烟酸 0.2 mg，泛酸 0.28 mg，维生素 C 18 ~ 30 mg；钾（K）147 mg，钠（Na）1.2 mg，钙（Ca）12 ~ 20 mg，镁（Mg）8 mg，铁（Fe）0.6 mg，锰（Mn）0.03 mg，锌（Zn）1.04 mg，铜（Cu）0.07 mg，硒（Se）0.24 μg。

46. 番石榴

番石榴又名芭乐，鸡屎果，拔子，喇叭番石榴，桃金娘科乔木。其高达 13 m；树皮平滑，灰色，片状剥落；嫩枝有棱，被毛。叶片革质，长圆形至椭圆形，先端急尖或钝，基部近于圆形，上面稍粗糙，下面有毛，侧脉 12 ~ 15 对，常下陷，网脉明显；叶柄长 5 mm。花单生或 2 ~ 3 朵排成聚伞花序；萼管钟形，有毛，萼帽不规则裂开；花瓣白色；雄蕊长 6 ~ 9 mm；子房下位，与萼合生，花柱与雄蕊同长。浆果球形、卵圆形或梨形，顶端有宿存萼片，果肉白色及黄色，胎座肥大，肉质，淡红色；种子多数。其原产于南美洲，中国华南各地栽培，常见有逸为野生种，北达四川西南部的安宁河谷，生于荒地或低丘陵上；果供食用；叶含挥发油及鞣质等，供药用，有止痢、止血、健胃等功效；叶经煮沸去掉鞣质，晒干作茶叶用，味甘，有清热作用。番石榴本身富含丰富的营养成分，其中蛋白质和维 C 的含量尤其的高，另外还有钙、磷、铁、钾等矿物元素。番石榴还富含有膳食纤维、胡萝卜素、脂肪等营养成分。另外番石榴中含有果糖、蔗糖、氨基酸等营养成分。番石榴味道甘甜多汁，果肉柔滑，果心较少无籽，常吃可以补充人体所缺乏的营养成分，可以强身健体提高身体素质。番石榴的营养成分不仅全面而且微量元素含量高，早餐吃一颗番石榴就可以满足身体所需营养如蛋白质、脂肪等以及补充体内所缺乏的营养物质如钙、铁、膳食纤维、维生素等，最重要的是番石榴所含的脂肪热量较低。

番石榴的主要营养成分（每 100 g 可食用部分中含量）：热量 17138 kJ；蛋白质 1.1 g，脂肪 0.4 g，碳水化合物 8.3 g，膳食纤维 5.9 g；胡萝卜素 0.4 μg，维生素 A 0.4 μg，硫胺素 0.02 mg，核黄素 0.05 mg，烟酸 0.3 mg，维生素 C 68 mg；钾（K）235 mg，钠（Na）3.3 mg，钙（Ca）13 mg，镁（Mg）10 mg，铁（Fe）0.2 mg，锰（Mn）0.11 mg，锌（Zn）0.21 mg，铜（Cu）0.08 mg，磷（P）16 mg，硒（Se）1.62 μg。

47. 椰枣

椰枣又名波斯枣、番枣、伊拉克枣，是枣椰树的果实，《本草纲目》称无漏子，原植物属棕榈科刺葵属，分布于西亚、北非以及中国的福建、广西、云南、广东等地，目前已由人工引种栽培。椰枣树生长在热带、亚热带地区，是一种在西亚和北非沙漠绿洲中常见的绿色乔木，主要生长在伊拉克北部地区，呈乔木状，高达 35 m。其茎具宿存的叶柄基部，上部的叶斜升，下部的叶下垂，形成一个较稀疏的头状树冠。叶长达 6 m；叶柄长而纤细，多扁平；羽片线状披针形，长 18 ~ 40 cm，顶端短渐尖，灰绿色，具明显的龙骨突起，

2 或 3 片聚生，被毛，下部的羽片变成长而硬的针刺状。椰枣果实扁平，两端锐尖，腹面具纵沟。花期 3 ~ 4 月，果期 9 ~ 10 月。果实为浆果，长圆形或长圆状椭圆形，似枣子，长 3.5 ~ 7 cm，成熟时深橙黄色，果肉肥厚。椰枣的成分组成几乎都是单纯的果糖，非常易于消化，甚至可以是糖尿病患者的代糖。此外，脂肪及胆固醇极低，因其丰富的维生素与矿物质可以增进机能。椰枣有极高的营养价值，它含有对人体有用的多种维生素和天然糖分。不仅如此，椰枣果肉味甜，营养丰富，既可作粮食和果品，又是制糖、酿酒的原料。可以制成各种糖果，高级糖浆、饼干和菜肴，以及制醋和酒精。中医认为：椰枣有治疗肠内扰动并恢复与增强肠的功能，椰枣汁可由于强壮心脏，可以增强老人的体力，同时能够排毒养颜。椰枣内含有的大量多种营养能够抵御饥饿感。椰枣具有补中益气，止咳润肺，化痰平喘功效。其所含纤维素非常柔软，不会对敏感的胃肠造成伤害，可治疗胃溃疡：椰枣本身的营养又能满足身体的需求，还能刺激肠胃，这样就可以大量消耗热量。椰枣还具有排毒功效，椰枣的排毒功效会清理肝脏里的毒素和重金属。另外，饮用椰枣汁也可治疗扁桃体发炎以及感冒、发烧。椰枣对酗酒者也有益，饮用新鲜椰枣的汁液会加速其新陈代谢有利健康。

椰枣的主要营养成分（每 100 g 可食用部分中含量）：蛋白质 2.50 g，脂肪 0.40 g，碳水化合物 75.8 g，食用纤维 3.90 g，水分 15.3 g；钙（Ca）0.12 g。椰枣还含有其他矿物质元素，如镁、铁、磷等，以及胡萝卜素、维生素 C、维生素 B_1、维生素 B_2 等多种维生素。椰枣表皮的白色粉物为天然糖衣，也可食用。椰枣的成分组成几乎都是单纯的果糖，非常易于消化，甚至可以是糖尿病患者的代糖。此外，其脂肪及胆固醇极低，但其丰富的维生素与矿物质可以增进机能，达到健康的需求。

特别提示

椰枣汁性偏温热，不宜过量饮用；同时病毒性肝炎、脂肪肝、支气管哮喘、高血压、脑血管、胰腺炎、糖尿病等患者也应忌食。

48. 莲雾

莲雾又名洋蒲桃、紫蒲桃、水蒲桃、水石榴、天桃、辇雾、爪哇浦桃、琏雾，桃金娘科，原产于印度、马来西亚，尤以爪哇栽培的最为著名，故又有"爪哇蒲桃"之称。在海南莲雾被称为"甜不"，也称为"扑通"，因为经常从树上掉下来扑通一声响。在广东它也被称作"棉花果"，潮汕地区称为"莲雾"。随着科学证明，莲雾除了原来的红色和绿色以外，还有新品种的暗红色莲雾。在马来西亚被称为"水翁"，马来西亚人一般是切开后沾酸梅粉（话梅粉）吃。果实顶端扁平，下垂状表面有蜡质的光泽。果肉呈海绵质，略有苹果香味。莲雾的种类很多，果色鲜艳，有的呈青绿色，有的呈粉红色，还有的呈大红色。莲雾的果实中含有蛋白质、脂肪、碳水化合物及钙、磷、钾等矿物质，适合治清热利尿和安神，对咳嗽、哮喘也有效果。中国广东、广西、福建、台湾、海南等地均有栽培，果实可供食用。莲雾富含碳水化合物，碳水化合物是构成机体的重要物质，能够储存和提供热能；维持大脑功能必需的能源，调节脂肪代谢，提供膳食纤维，节约蛋白质。所含蛋白质、膳食纤维、糖类、维生素 B、维生素 C 等营养物质，可治多种疾病。其所含水分，有利尿的作用且含糖量低。食用莲雾，有助肝脏解毒消除体内有害物质，增进身体健康；能清除体内毒素和多余的水分，促进血液和水分新陈代谢，有利尿、消水肿作用。其所含镁和钙共同作用可用来放松肌肉和神经，从而使身心放松，避免紧张不安、焦躁易怒，帮助入睡。莲雾所含有的碳水化合物可以补充大脑消耗的葡萄糖，缓解脑部葡萄糖供养不足而出现的疲惫、易怒、头晕、失眠、夜间出汗、注意力涣散、健忘、极度口渴等症状，起到镇静安神的作用。

莲雾的主要营养成分（每 100 g 可食用部分中含量）：莲雾果肉中，水分含量为 90.75 g、总糖含量为 7.68 g，蛋白质含量为 0.69 g，维生素 C 为 7.807 mg；另外，有机酸含量为 0.205 mg/kg、果皮花青素含量为 0.073 mg/kg。莲雾果品汁多味美，含有特殊水果风味，含少量蛋白质、脂肪、矿物质。莲雾具有清甜、淡香、丰富水分等特性，不但风味特殊，亦是清凉解渴的圣品。

> **特别提示**
>
> 有尿频习惯的人不宜吃太多莲雾。

第二节　瓜类以及其他类

瓜类种类有很多，主要有西瓜、甜瓜。瓜类所含大量的水分和丰富的营养，尤其是丰富的维生素、氨基酸、多种矿物质元素，是人们食物结构中重要组成成分之一。随着人们对瓜果生理活性物质和健康功能的认识，其有多种饮用方法，如鲜食、榨汁等。

1. 西瓜

西瓜又称夏瓜、寒瓜，是葫芦科一年生草本植物西瓜的果实，原产于非洲，唐代引入中国新疆。果实大型，近于球形或椭圆形，为葫芦科瓜类所特有的一种肉质果，果皮光滑，色泽及纹饰各式，肉质多汁。西瓜堪称"盛夏之王"，清爽解渴，味道甘甜多汁，是盛夏佳果。西瓜除不含脂肪和胆固醇外，西瓜果肉含有蛋白质、葡萄糖、蔗糖、果糖、苹果酸、瓜氨酸、谷氨酸、精氨酸、丙氨酸、甜菜碱、胡萝卜素、番茄素、维生素 A、维生素 B、维生素 C，以及挥发性成分，瓤肉含糖量一般为 5%～12%，是人们喜爱的营养食品。西瓜皮及种子壳所制成的西瓜霜，能够治疗口疮、急性咽喉炎等症。西瓜果皮、果肉、种子都可食用及药用。瓜肉中的瓜氨酸及精氨酸能利尿，孕妇在妊娠期间常吃些西瓜，可以利尿消肿，西瓜还可以增加乳汁的分泌。因此，孕妇吃些西瓜对身体是有益的。西瓜种子含脂肪油、蛋白质、维生素 B_2、淀粉、戊聚糖、蔗糖等。有清肺润肺功效。另外，西瓜种子也有降血压作用，尚有缓解急性膀胱炎功能，以及清肺、润肠、和中、止渴等作用，为医治肠、胃、脾内壅之要药。另外，因为西瓜皮富含维生素 C、维生素 E，用它擦肌肤，或将它捣成泥浆状涂在皮肤上，10 分钟后用水洗净，有养肤、嫩肤、美肤和防治痱疖的作用。西瓜中含有丰富的钾元素，能够迅速补充在夏季容易随汗水流失的钾，驱走倦怠情绪。中医认为：西瓜味甘，性寒，无毒；归入心、肝、肺三经；具有清热解暑、除烦止渴、利小便功效，主治暑热烦渴、热盛津伤、小便不利、喉痹、口疮等症。西瓜含糖主要是葡萄糖、蔗糖和部分果糖，也就是说吃西瓜后会致血糖增高。糖尿病患者、肾功能不全者少吃或不吃西瓜为好。因为西瓜属于"生冷食品"，吃多了都会导致食欲不佳、消化不良及胃肠抵抗力下降，引起腹胀、腹泻。

西瓜的主要营养成分（每 100 g 可食用部分中含量）：热量 155 kJ；蛋白质 0.6 g，脂肪 0.1 g，碳水化合物 5.8~6.5 g，膳食纤维 0.2~0.3 g；维生素 A 75 μg，胡萝卜素 450 μg，硫胺素 0.01 mg，核黄素 0.03 mg，烟酸 0.2 mg，维生素 C 4 mg，维生素 E 0.04~0.1 mg；钾（K）87~152 mg，钠（Na）1.7 mg，钙（Ca）8~28 mg，镁（Mg）8~22 mg，铁（Fe）0.3 mg，锰（Mn）0.05 mg，锌（Zn）0.1 mg，铜（Cu）0.04~0.05 mg，磷（P）9~17 mg，硒（Se）0.17 μg。

2. 甜瓜

甜瓜是葫芦科黄瓜属一年生蔓性草本植物的果实。果实的形状、颜色因品种而异，有香味，我国各地均有栽培。甜瓜品种繁多，其中菜瓜、哈密瓜和白兰瓜也各属于不同的变种或者品系，果实作水果。甜瓜果实含有蛋白质、碳水化合物、胡萝卜素、维生素 B_1、维生素 B_2、维生素 C、烟酸、钙、磷、铁等营养素，还含有可以将不溶性蛋白质转变成可溶性蛋白质的转化酶。中医认为：甜瓜味甘，性寒，无毒；归心、胃经；具有清热解暑、除烦止渴、利尿的功效，用于暑热所致的胸膈满闷不舒、食欲不振、烦热口渴，热结膀胱、小便不利等症。甜瓜性寒，凡脾胃虚寒、腹胀、腹泻便溏者忌食。由于甜瓜的助泻利便作用显著，所以一般人甜瓜多吃就会出现腹泻腹痛症状。患有脚气病、黄疸症、腹胀、便滑的人及产后的女性、大病初愈的患者尤其不宜食用甜瓜。

甜瓜的主要营养成分（每 100 g 可食用部分中含量）：热量 18.7 kJ；蛋白质 0.4 g，碳水化合物 5.8 g，膳食纤维 0.4 g；维生素 A 5 μg，胡萝卜素 0.4 μg，硫胺素 0.02 mg，核黄素 0.03 mg，烟酸 0.3 mg，维生素 C 15 mg，维生素 E 0.47 mg；钾（K）139 mg，钠（Na）8.8 mg，钙（Ca）14 mg，镁（Mg）11 mg，铁（Fe）0.7 mg，锰（Mn）0.04 mg，锌（Zn）0.09 mg，铜（Cu）0.04 mg，磷（P）17 mg，硒（Se）0.4 μg。

3. 哈密瓜

哈密瓜又名雪瓜、贡瓜，是一类优良甜瓜品种。果型圆形或卵圆形，出产于新疆，味甜，果实大，以哈密所产最为著名，故称为哈密瓜。哈密瓜有 180 多个品种及类型，又有早熟夏瓜和晚熟冬瓜之分。哈密瓜形态各异，风味独特，有的带奶油味，有的含柠檬香，但都味甘如蜜，奇香袭人，饮誉国内外，有"瓜中之王"的美称。哈密瓜不但香甜，而且富有营养价值。据分析，哈密瓜的干物质中，含有糖分、纤维素，还有苹果酸、果胶物质和维生素 A、B、C、烟酸以及钙、磷、铁等元素，其中铁的含量较高。铁对人体的造血功能和发育有很大关系。哈密瓜肉中维生素的含量成倍高于西瓜、苹果、杏子。这些成分有利于人的心脏和肝脏工作以及肠道系统的活动，促进内分泌和造血机能。哈密瓜虽然不是夏天消暑的水果，但是能够有效防止人被晒出斑来。另外，每天吃半个哈密瓜可以补充水溶性维生素 C 和 B 族维生素，能确保机体保持正常新陈代谢的需要。哈密瓜中钾的含量高。钾对身体是非常有益的，可以给身体提供保护，还能够保持正常的心率和血压，有效地预防冠心病。同时，钾能够防止肌肉痉挛，让人的身体尽快从损伤中恢复过来。中医认为：哈密瓜属于甜瓜，甜瓜类的果品性质偏寒，还具有疗饥、益气、清肺热止咳的功效。

哈密瓜的主要营养成分（每 100 g 可食用部分中含量）：热量 142 kJ；蛋白质 0.4 g，脂肪 0.1 g，碳水化合物 7.7 g，膳食纤维 0.2 g；维生素 A 153 μg，胡萝卜素 0.92 μg，核黄素 0.01 mg，维生素 C 12 mg；钾（K）190 mg，钠（Na）26 mg，钙（Ca）14 mg，镁（Mg）19 mg，铁（Fe）1.0 mg，锰（Mn）0.01 mg，锌（Zn）0.13 mg，铜（Cu）0.01 mg，磷（P）19 mg，硒（Se）1.1 μg。

特别提示

哈密瓜性凉，不宜吃得过多，以免引起腹泻。哈密瓜含糖较多，糖尿病患者应慎食。

4. 草莓

草莓又称红莓、洋莓，草本植物草莓的果实。草莓属于蔷薇科草莓属多年生草本植物，各地均有栽培。其果实为红色或黄色的花果，呈心形，果肉多汁味美，含有特殊的芳香。草莓具有较高的营养和医疗价值，富含各种氨基酸、蔗糖、果糖、葡萄糖、柠檬酸、苹果酸、果胶、维生素 B₁、维生素 B₂、烟酸、胡萝卜素及矿物质钙、镁、磷、钾、铁等。草莓的维生素 C 含量远高于苹果、葡萄，这些营养素对人身体生长发育有很好的促进作用，尤其对老人、儿童大有裨益。草莓中含有一种胺类物质，对白血病、再生障碍性贫血等血液病亦有辅助治疗作用。草莓中丰富的维生素 C 除了可以预防坏血病以外，对动脉硬化、心绞痛、冠心病、脑出血、高血脂、高血压等病症都有预防作用。草莓含有的果胶及纤维素，可促进胃肠蠕动，改善便秘，预防痔疮、肠癌的发生。风热咳嗽、咽喉肿痛、声音嘶哑、夏季烦热口干或腹泻如水者尤宜食用草莓。中医认为：草莓性味甘、凉，入脾、胃、肺经。《本草纲目》记载有"补脾气，固元气，壮精神，益气，宽痞，消痰，解酒毒。"草莓润肺生津，健脾和胃，利尿消肿，解热祛暑，用于肺热咳嗽、食欲不振、小便短少、暑热烦渴等症。

草莓的主要营养成分（每 100 g 可食用部分中含量）：热量 125 kJ；蛋白质 0.4 ~ 1.0 g，脂肪 0.1 ~ 0.2 g，碳水化合物 5.6 g，膳食纤维 1.1 ~ 1.6 g；维生素 A 2 ~ 5 μg，胡萝卜素 30 μg，生物素 155 μg，硫胺素 0.2 mg，核黄素 0.03 mg，烟酸 0.3 mg，泛酸 0.33 mg，吡哆素 0.04 mg，叶酸 90 μg，维生素 C 50 ~ 100 mg，维生素 E 0.4 ~ 0.71 mg；钾（K）170 mg，钠（Na）6.5 mg，钙（Ca）15 ~ 18 mg，镁（Mg）12 mg，铁（Fe）1.8 ~ 2.2 mg，锰（Mn）0.49 mg，锌（Zn）0.14 mg，铜（Cu）0.04 mg，磷（P）27 mg，硒（Se）0.7 μg。

特别提示

过敏体质、痰湿内盛、肠滑便泻者忌食草莓。此外，因草莓含有较多的草酸钙，故尿结石患者不宜多食。

5. 雪莲果

雪莲果又称雪莲薯、菊薯，是菊科葵花属多年生植物雪莲的地下块根，原产于南美洲的安第斯山脉。雪莲果是热带高山水果，果肉口感很像水梨，汁多而香甜脆爽。雪莲果的块根含有丰富的水分与果寡糖，既甜又脆。日本学者研究并发现，每天服用 3 ~ 6 g 的果寡糖，3 周之内，人的粪便中有毒致癌化合物的含量可减少 40% 以上。资料表明，雪莲果富含人体所需的多种氨基酸及多种维生素、钙、镁、铁、锌、钾、硒等矿质元素，特别是寡糖含量最高。雪莲果的果寡糖含量是所有植物中最高的（雪莲果果寡糖含量是干物质的60% ~ 72%，鲜果含量 6% ~ 12%），能促进有益微生物的生长、促进消化，调理胃肠道，清除高血脂，有效地控制胆固醇，还有通便、防治下痢、提高免疫力的作用。人体内没有酶可以水解这种碳水化合物寡糖，糖尿病患者及减肥者亦可使用。雪莲果最神妙之处还在于它是肠内双歧杆菌的增殖因子，克服了由于生活节奏紧张、过量使用抗生素等原因造成的双歧杆菌等肠内有益菌减少失衡引起的系统疾病，可清除由食物带入人体内的环境污染物，是肠胃的清道夫和保护神。此外，雪莲果具有非常高的药用价值，其含有的 20 种氨基酸和钙、铁、钾、硒等矿物质元素，经常食用可提高人体的免疫力，有强身健体的功效。雪莲果也是有效的防治面痘、暗疮，养颜美容的天然保健品。另外，雪莲果能抗氧化，消除自由基，可减少或避免结石症的发生。雪莲果性大寒，具有清肝解毒、降火降血压的功效。

雪莲果的主要营养成分（每 100 g 可食用部分中含量）：热量 251 kJ；蛋白质 0.4 ~ 2 g，脂肪 0.3 g，碳水化合物 10.6 g，膳食纤维 0.3 ~ 0.7 g；维生素 A 2.7 μg，胡萝卜素 0.16 μg，硫胺素 0.05 mg，核黄素 0.04 mg，维生素 C 33 mg；钾（K）230 mg，钠（Na）0.7 mg，钙（Ca）87 mg，磷（P）24 mg。

特别提示

肠胃不好者慎食。大量食用后会出现胃寒、便溏、狂泻不止等症状。

6. 荸荠

荸荠又名马蹄、水栗、地梨、荠米，是莎草科荸荠属植物荸荠的球茎。荸荠属浅水性宿根草本。之所以称它为马蹄，仅指其外表与马蹄相似，又因它是在泥中结果，所以有地栗之称。荸荠扁圆形，上面尖，表面光滑有光泽，荸荠皮色紫黑，肉质洁白，味甜多汁，清脆可口，有"地下雪梨"之美誉，北方人称之为"江南人参"，既可做水果吃，又可做菜用，是大众喜爱的时令之品。荸荠营养丰富，含碳水化合物、脂肪、蛋白质、纤维素以及矿质元素。荸荠所含的磷是根茎类果菜中较高的，能促进人体生长发育和维持生理功能的需要，对牙齿骨骼的发育有很大好处，同时可促进体内的糖、脂肪、蛋白质三大物质的代谢，调节酸碱平衡。因此，荸荠适于儿童食用。荸荠不仅可以促进人体代谢，还具有一定的抑菌功效。英国在对荸荠的研究中发现一种"荸荠英"。这种物质对黄金色葡萄球菌、大肠杆菌、产气杆菌及绿脓杆菌均有一定的抑制作用，对降低血压也有一定效果。荸荠水煎汤汁能利尿排淋，对于小便淋沥涩痛者有一定治疗作用，可作为尿路感染患者的食疗佳品。荸荠质嫩多津，可治疗口渴之症，对糖尿病有一定的辅助治疗作用。中医认为：荸荠味甘、微寒、滑，能清肺热，又富含黏液质，有生津润肺、化痰利肠、通淋利尿、消痈解毒、凉血化湿、消食除胀；主治热病消渴、黄疸、目赤、咽喉肿痛、小便赤热短少、外感风热、痞积等病症。荸荠既可清热生津，又可补充营养，最宜用于发烧患者。

荸荠的主要营养成分（每100 g可食用部分中含量）：热量247 kJ；蛋白质1.0～1.52 g；脂肪0.1～0.2 g；碳水化合物14.2～21.8 g；膳食纤维0.6～1.1 g；钙（Ca）5 mg，铁（Fe）0.5 mg，磷（P）68 mg，钾（K）306 mg，钠（Na）15.7 mg，铜（Cu）0.07 mg，镁（Mg）12 mg，锌（Zn）0.34 mg，锰（Mn）0.11 mg，硒（Se）0.7 μg；维生素A 3 μg，维生素B_1 0.04 mg，维生素B_2 0.02 mg，烟酸0.4～0.7 mg，维生素C 3 mg，维生素E 0.65 mg，胡萝卜素10～20 μg。

7. 甘蔗

甘蔗又称薯蔗、糖蔗、果蔗，是禾本科甘蔗属植物的总称，原产于热带、亚热带地区，用作水果，但主要用于制糖。甘蔗汁多味甜，营养丰富，被称作果中佳品，还有人称："秋日甘蔗赛过参"。甘蔗中含有丰富的蔗糖、葡萄糖和果糖，很容易被人体吸收，含有丰富的铁、钙、磷、锰、锌等人体必需的矿物质元素，其中铁的含量特别多，故甘蔗素有"补血果"的美称。甘蔗中含有多种有利于人体的膳食纤维、脂肪、蛋白质、氨基酸以及维生素B_1、B_2、B_6、C等。现代医学研究表明，甘蔗可以提供人体所需的天门冬氨酸、谷氨酸、丝氨酸、丙氨酸、缬氨酸、亮氨酸、赖氨酸、谷氨酰胺、脯氨酸、酪氨酸、胱氨酸、苯丙氨酸、γ- 氨基丁酸等多种氨基酸，延胡索酸、琥珀酸、甘醇酸、苹果酸、柠檬酸、草酸等多种有机酸。我国古代医学家还将甘蔗列入"补益药"。中医认为：甘蔗味甘、涩，性平，无毒；归肺、胃经；具有清热解毒、生津止渴、和胃止呕、滋阴润燥等功效；可助脾、利大肠、消痰止渴、除心胸烦热、解酒毒。一般人群均可食用。

甘蔗的主要营养成分（每 100 g 可食用部分中含量）：热量 268 kJ；蛋白质 0.4 g，脂肪 0.1 g，碳水化合物 16 g，膳食纤维 0.6 g；维生素 A 2 μg，胡萝卜素 10 μg，硫胺素 0.01 mg，核黄素 0.02 mg，烟酸 0.2 mg，维生素 C 2 mg；钾（K）95 mg，钠（Na）3 mg，钙（Ca）14 mg，镁（Mg）4 mg，铁（Fe）0.4 mg，锌（Zn）1 mg，铜（Cu）0.14 mg，磷（P）14 mg，硒（Se）0.13 μg。

特别提示

脾胃虚寒、胃腹寒疼、糖尿病患者不宜食用。孕妇常吃甘蔗易引起血糖升高。

第三节　干果类

人们一直认为新鲜蔬果的营养价值比干果高，但据一些研究报告指出，由于鲜果制干后只会失去水分和部分维生素 C，其他营养成分均不会流失，故鲜果和干果中所含的营养几乎相等。

1. 核桃

核桃又称胡桃，胡桃科落叶乔木核桃树的果实，品种分为野生山核桃和人工嫁接改良品种核桃。其原产于中亚地带，现在中国各地均有种植。一般选择种植人工改良后的品种。因为改良后的品种要比野生的品种产量高，壳薄，俗称泡核桃。野生的具有壳厚、个大、油多等特点，吃起来较香，俗称铁核桃。核桃同扁桃、腰果、榛子在国际市场上被并称为"四大坚果"。核桃球形，先端急尖或渐尖，基部圆或楔形，有时为心脏形，全缘或有不明显钝齿，表面深绿。幼时具腺毛，老时无毛，内部坚果球形，黄褐色，表面有不规则槽纹。其主要食疗功效为：补虚强体、消炎杀菌、养护皮肤、防癌抗癌、健脑防老、净化血液、降低胆固醇、防止动脉硬化、保护肝脏、润肺黑发、舒缓疲劳、润燥滑肠。

核桃的主要营养成分（每 100 g 可食用部分中含量）：含脂肪 50～64 g，蛋白质 15～20 g，碳水化合物 6.1 g；维生素 E 43 mg；钙（Ca）56 mg，锌（Zn）2.17 mg，磷（P）

294 mg。还含有铁、胡萝卜素、维生素 B_2、维生素 B_6、胡桃叶醌、磷脂、鞣质等营养物质。核桃中的脂肪 71% 为亚油酸、12% 为亚麻酸，蛋白质亦为优质蛋白。核桃中脂肪和蛋白是大脑最好的营养物质。核桃中还含有大量的不饱和脂肪酸，特别是含有很多 ω-6 和 ω-3 脂肪酸，对人体健康十分有益。

特别提示

食用核桃时，需注意以下问题：①核桃不能与野鸡肉一起食用。②肺炎支气管扩展患者不宜食用核桃。③核桃不宜与酒同食。④核桃每次不宜食用过多。

2. 开心果

开心果又称无名子、阿月浑子，为漆树科开心果果树黄连木属植物的果实。子房卵圆形，果实较大，长圆形，长约 2 cm，宽约 1 cm。先端急尖，熟时呈黄绿色或粉红色，漂白过的壳是白色的。其原产于叙利亚、伊拉克、伊朗等国，中国仅在新疆有种植。开心果约有 20 种，分为中亚类群和地中海类群两类，该分类是由瑞典植物学家林奈于 1753 年在他的《植物志种》一书中发表的。50% 数量左右是坚果，其仁可食用。果仁味鲜美，具有特殊香味，不仅可鲜食、炒食，还广泛用于制糖、糕点、巧克力、烤面包、冰淇淋、蜜饯、干果罐头等食品工业及榨高级食用油。其主要功效和作用如下：①富含维生素 E。可以保护不饱和脂肪酸，使其免于被氧化。有助于延缓衰老、保养皮肤、抗动脉粥样硬化等。②富含油酸。其含量占开心果所含脂肪的一半以上，是最主要的一种单不饱和脂肪酸，被认为是最有益于心脑血管健康的脂肪酸。③富含原花青素。开心果紫红色的果衣中含有丰富的原花青素，具有降血脂、降血压、抗癌、抗辐射等功能。④富含叶黄素。开心果翠绿色的果仁中含有较丰富的叶黄素。叶黄素也具有较强的抗氧化作用。此外，叶黄素还能对抗视网膜黄斑病变。⑤富含白藜芦醇。白藜芦醇也是著名的天然抗氧化剂之一，可清除自由基，抑制脂质过氧化反应，除保护心血管系统之外，还具有提高免疫力、抗癌、抗病毒、抗衰老等多种功效。⑥富含槲皮素。槲皮素是一种类黄酮，具有较强的抗氧化作用。⑦富含植物甾醇。开心果中含有较多植物甾醇。植物甾醇又叫植物固醇，它有助于预防血脂异常及动脉粥样硬化。⑧富含膳食纤维。与其他坚果相比，开心果的优势是膳食纤维含量较高，大约 30 ~ 50 粒开心果中就含有 2 ~ 3 g 膳食纤维。因此，开心果有润肠通便的作用，助于机体排毒。开心果又是滋补食药，中医认为：其味甘无毒，温肾暖脾，补益虚损，调中顺气，能治疗神经衰弱、浮肿、贫血、营养不良、慢性泻痢等症。

开心果的主要营养成分（每 100 g 可食用部分中含量）：脂肪 54.6 ~ 6 g，蛋白质 18 ~ 25 g，糖 9 ~ 13 g；维生素 A20 mg，维生素 C 2600 ~ 4610 mg，叶酸 59 mg；钾 970 mg，钠 270 mg，钙 120 mg，铁 3 mg，磷 440 mg。同时还含有烟酸、泛酸、矿物质等。种仁含油率高达 45.1%。

一般人群均可食用开心果，高血脂、肥胖者不宜多食。

3. 杏仁

苦仁又称苦杏仁，为蔷薇科多年生落叶乔木杏树的果仁，有甜、苦两种。甜的一种可以吃，也可以入药；苦的一种可以入药。杏的核果近圆形，直径约 3 cm，橙黄色；核坚硬，扁心形，沿腹缝有沟。杏仁中含蛋白质 27%、脂肪 53%、碳水化合物 11%，每 100 g 杏仁中含钙 111 mg，磷 385 mg，铁 70 mg，还含有一定量的胡萝卜素、抗坏血酸及苦杏仁苷等。苦杏仁性微温，味苦，有小毒；甜杏仁性平，味甘。既可食用，又可入药。杏仁的作用为：①苦杏仁能宣肺、止咳、平喘，润肠通便，可治疗气喘、咳嗽、肠燥便秘等疾病。②甜杏仁有一定的止咳，主治肺燥咳嗽。③杏仁还含有丰富的黄酮类和多酚类成分。这种成分不但能够降低人体内胆固醇的含量，还能显著降低心脏病和一些慢性病的发病危险。④杏仁还有美容功效，能促进皮肤微循环，使皮肤红润光泽。⑤杏仁还有抗肿瘤作用。杏仁的抗肿瘤作用主要是由于苦杏仁中含有一种生物活性物质——苦杏仁苷，可以进入血液专杀癌细胞，而对健康细胞没有作用，因此可以改善晚期癌症患者的症状，延长患者生存期。由于其含有丰富的胡萝卜素，因此可以抗氧化，防止自由基侵袭细胞，并具有预防肿瘤的作用。

苦仁的主要营养成分（每 100 g 可食用部分中含量）：能量 2416.04 kJ；蛋白质 21.3 g，脂肪 50.6 g，碳水化合物 19.7 g，膳食纤维 11.8 g；硫胺素 0.21 mg，核黄素 0.81 mg，烟酸 3.9 mg；钾（K）728 mg，钠（Na）1 mg，钙（Ca）248 mg，镁（Mg）275 mg，铁（Fe）4.3 mg，锰（Mn）2.54 mg，锌（Zn）4.3 mg，铜 0.98 mg，磷 474 mg，碘（I）μg，硒（Se）4.4 μg。

杏仁烹调的方法很多，可以用来做粥、饼、面包等多种类型的食品，还能搭配其他佐料制成美味菜肴。虽然杏仁有许多的药用、食用价值，但不可以大量食用。杏仁含有毒物质氢氰酸（100 g 苦杏仁分解释放氢氰酸 100～250 mg，甜杏仁的氢氰酸含量约为苦杏仁的三分之一，氢氰酸致死剂量为 60 mg），过量服用可致中毒。所以，食用前必须先在水中浸泡多次，并加热煮沸，减少以至消除其中的有毒物质；产妇、幼儿、实热体质的人和糖尿病患者，不宜吃杏及其制品。

4. 枸杞子

枸杞子枸杞属，茄科多年生小灌木枸杞的果实，约 80 种，分布于温带地区，中国有 7 种，主产于西北部和北部，广植于各地。其子房 2 室，柱头 2 浅裂，胚珠多数或少数；果为一浆果，卵圆形、椭圆形或阔卵形，长 8～20 mm，直径 5～10 mm，红色或橘红色。

种子多数，近圆肾形而扁平。有北方枸杞、黑果枸杞、红枝枸杞、黄果枸杞、截萼枸杞、宁夏枸杞、柔茎枸杞、新疆枸杞、云南枸杞、柱筒枸杞等。枸杞子中含有 14 种氨基酸，并含有甜菜碱、玉米黄素、酸浆果红素等特殊营养成分，使其具有特别的保健功效。枸杞子含有丰富的胡萝卜素、多种维生素和钙、铁等健康眼睛的必需营养物质，故有明目之功，俗称"明眼子"。历代医家治疗肝血不足、肾阴亏虚引起的视物昏化和夜盲症，常常使用枸杞子。著名方剂"杞菊地黄丸"就以枸杞子为主要药物。枸杞子不仅具有补益肝肾、养血明目、防老抗衰等功效，还具有防治脂肪肝的养生功效。枸杞子之所以能防治脂肪肝，主要在于它含有一种有效成分——甜茶碱。另外，其还有增强非特异性免疫作用，小鼠灌服枸杞子水提取物或肌注醇提取物和枸杞多糖，均有提高巨噬细胞的吞噬功能，增强血清溶菌酶的作用，提高血清中抗绵羊红细胞抗体的效价，还能增加鼠脾脏中抗绵羊红细胞的抗体形成细胞的数量。有资料显示，枸杞子还有降血糖、有轻微降压、抗疲劳、抗肿瘤、延缓衰老等作用。

枸杞子的主要营养成分（每 100 g 可食用部分中含量）：能量 1078.44 kJ；蛋白质 13.9 g，脂肪 1.5 g，碳水化合物 47.2 g，膳食纤维 16.9 g；维生素 A 1625 μg，胡萝卜素 3.8 μg，硫胺素 0.35 mg，核黄素 0.46 mg，烟酸 4 mg，维生素 C 48 mg；钾（K）434 mg，钠（Na）252.1 mg，钙（Ca）60 mg，镁（Mg）96 mg，铁（Fe）5.4 mg，铜（Cu）0.98 mg，磷（P）209 mg，硒（Si）13.25 μg。

特别提示

食用枸杞子时，需注意以下问题：①外邪实热，脾虚有湿及泄泻者忌服枸杞子。②虚寒的人服用枸杞子会有滑脱泄泻之弊，有内热未清者慎用。③由于枸杞温热身体的效果相当强，患有高血压、性情太过急躁的人，或平日大量摄取肉类导致面泛红光的宜慎用。

5. 腰果

腰果又称鸡腰果，因其坚果呈肾形而得名，为漆树科常绿小乔木或灌木腰果树的果仁。腰果果实成熟时香飘四溢，甘甜如蜜，清脆可口，为世界著名的四大干果之一。腰果是一种营养丰富，味道香甜的干果，即可当零食食用，又可制成美味佳肴。其原产于巴西东北部，16 世纪引入亚洲和非洲，现分布在南北纬 20 度以内的几十个国家和地区。莫桑比克、坦桑尼亚、印度、巴西等国种植最多。中国海南和云南也有种植。腰果的营养丰富，多用于制腰果巧克力、点心和油炸盐渍食品。此外腰果仁可榨油，腰果仁油为上等食用油，油饼是优良饲料。其副产品有果壳液、果梨等。果壳液是一种干性油，可制高级油漆、彩色胶卷着色剂、合成橡胶等。腰果是名贵的干果和高级菜肴，含蛋白质达 21%，含油率达 40%，各种维生素含量也都很高。在国际贸易中，每吨腰果仁价值 5000 多美元，不愧为世界"四大坚果"（核桃、扁桃和榛子）之一。腰果壳含油率达 11%，腰果油可通过聚合方法生产合成橡胶。用腰果油油漆家具可以耐高温。据报道，部分航天飞机就是用经过科学处理的腰果油作为机身保护层涂料的。

腰果的主要食疗功效如下：①保护心血管。腰果中的某些维生素和微量元素成分有很好的软化血管的作用，对保护血管、防治心血管疾病大有益处。②延缓衰老。含有丰富的油脂，可以润肠通便，润肤美容，延缓衰老。③增加免疫力。经常食用腰果可以提高机体抗病能力、增进性欲，使体重增加。④消除疲劳。腰果中维生素 B_1 的含量仅次于芝麻和花生，有补充体力、消除疲劳的效果，适合易疲倦的人食用。⑤通乳汁。腰果还具有催乳的功效，有益于产后乳汁分泌不足的妇女。⑥维护皮肤健康。腰果含丰富的维生素 A，是优良的抗氧化剂，能使皮肤有光泽、气色变好。⑦抑制癌细胞生长。腰果中含有大量的蛋白酶抑制剂，对控制癌症病情有一定作用。

腰果的主要营养成分（每 100 g 可食用部分中含量）：热量 2297.4 kJ，蛋白质 17.3 g，碳水化合物 38 g，脂肪 36.7，维生素 E 3.17 mg，维生素 A 2.4 μg，硫胺素 0.27 mg，核黄素 0.13 mg，烟酸 1.3 mg，钙（Ca）26 mg，镁（Mg）153 mg，铁（Fe）4.8 mg，锰（Mn）1.8 mg，钾（K）503 mg，钠（Na）251.3 mg，锌（Zn）4.3 mg，铜（Cu）1.43 mg，磷（P）395 mg，硒（Si）34 μg，膳食纤维 3.6 g，维生素 A 8 μg，胡萝卜素 2 μg。

特别提示

有黏手或受潮现象的腰果，表示其鲜度不够，使用前最好将洗净的腰果浸泡 5 个小时。用腰果做菜时，为了降低热量，不要加油，直接炒比较好。

6. 柿饼

柿饼是指柿子去湿加工（或晒干）制作而成的一种干果。在古时候是原朝鲜民间风靡的食品之一，也被朝鲜王族热爱。柿饼的营养比柿子更好，也比柿子更安全，因为新鲜柿子的皮里含有大量鞣酸，而在制作柿饼的过程中已被去除。其肉质干爽，味清甜且存放久不变质。柿饼中含有蔗糖、葡萄糖、果糖、蛋白质、胡萝卜素、维生素 C、瓜氨酸、碘、钙、磷、铁等成分。其还含有转化糖、苹果酸和甘露醇等物质，并含有单宁。柿子和柿饼都可作缓和滋养品，并有止血润大便的作用，能缓和痔疮肿痛，止痔疮出血及直肠出血等功效，适宜大便干结者、高血压患者、甲状腺疾病患者、长期饮酒者。柿饼的食疗功效与作用如下：①柿饼能有效补充人体养分及细胞内液，起到润肺生津的作用。②柿饼含有大量的维生素和碘，能治疗缺碘引起的地方性甲状腺肿大。③柿饼中的有机酸等有助于胃肠消化，增进食欲，同时有涩肠止泻的功效。④柿饼有助于降低血压，软化血管，增加冠状动脉流量，并且能活血消炎，改善心血管功能。中医认为，柿饼甘涩、性寒、无毒；入胃、大肠经；具有润肺、涩肠、止血等功效，用于治疗吐血、咯血、血淋、肠风、痔漏、痢疾等症。

柿饼的主要营养成分（每100 g可食用部分中含量）：能量1045 kJ；蛋白质1.80 g，脂肪0.2 g，碳水化合物62.80 g，膳食纤维2.6 g；维生素A 48 μg，胡萝卜素290 μg，硫胺素0.01 mg，烟酸0.5 mg，维生素E 0.63 mg，钙（Ca）54 mg，磷（P）55 mg，钾（K）339 mg，钠（Na）6.40 mg，镁（Mg）21 mg，铁（Fe）2.7 mg，锰（Mn）0.31 mg，锌（Zn）0.23 mg，铜（Cu）0.14 mg，硒（Si）0.83 μg。

特别提示

糖尿病患者、脾虚泄泻、便溏、体弱多病、产后、外感风寒者忌食柿饼；患有慢性胃炎、排空延缓、消化不良等胃动力功能低下者、胃大部切除术后不宜食柿饼；柿饼忌与螃蟹同食。此外，柿饼不可以当早餐或空腹吃。因空腹时胃酸浓度较高，此时食用柿饼，容易罹患胃柿石症。

7. 花生

欢声又称落花生，长生果，为豆科一年生草本植物花生的种子。花生长于滋养补益，有助于延年益寿，所以民间又称"长生果"，并且和黄豆一样被誉为"植物肉""素中之荤"。花生的果实为荚果，通常分为大中小三种，形状有蚕茧形，串珠形和曲棍形。蚕茧形的荚果多具有种子2粒；串珠形和曲棍形的荚果，一般都具有种子3粒以上。果壳的颜色多为黄白色，也有黄褐色、褐色或黄色的。这与花生的品种及土质有关。花生果壳内的种子通称为花生米或花生仁，由种皮、子叶和胚三部分组成。种皮的颜色为淡褐色或浅红色。种皮内为两片子叶，呈乳白色或象牙色。花生的脂肪含量占总营养的30%～39%左右，而植物性食物中脂肪含量较高的玉米才只有4%左右。但是花生对肥胖的影响并不大，如果适量食用，还能起到减肥的功效。因为它属于高热量、高蛋白、高纤维食物，可以增加饱腹感，也就是通常所说的"比较抗饿"。据研究，花生引起的饱腹感是其他高碳水化合物食物的5倍，吃花生后就可以相对减少对其他食品的需要，降低身体总热量的摄取，从而达到减肥效果。花生所含脂肪的绝大部分都是不饱和脂肪酸，比如花生中的花生四烯酸属于不饱和脂肪酸，具有降低血脂和血清胆固醇的功能，可以减少冠心病的发病危险。人体不能自己合成不饱和脂肪酸，必须要通过饮食摄入。虽然花生中的不饱和脂肪酸对预防心血管疾病有一定的好处，但究竟要达到多大的量才能起作用，目前还没有确切的研究数据证实，但多吃花生的好处是毋庸置疑的。

花生富含的叶酸、膳食纤维、精氨酸等，能对心脏起到保护作用。花生仁外面的那层红皮是可以促使血小板生成的，它可以避免血小板聚集。从这个意义上讲，花生会对预防心血管疾病有一定的作用。因为血小板容易与人体内的纤维蛋白原结合在一起形成斑块，斑块多了就会造成血管狭窄，冠心病也就由此发生。花生中的维生素K有止血作用。花生红衣的止血作用比花生更高出 50 倍，对多种出血性疾病都有良好的止血功效。花生含有维生素 E 和一定量的锌，能增强记忆，抗老化，延缓脑功能衰退，滋润皮肤。花生含有的维生素 C 有降低胆固醇的作用，有助于防治动脉硬化、高血压和冠心病。花生中的微量元素硒和另一种生物活性物质白藜芦醇可以防治肿瘤类疾病，同时也是降低血小板聚集，预防和治疗动脉粥样硬化、心脑血管疾病的化学预防剂。中医认为：花生性味平、甘，入脾、肺经；具有扶正补虚、悦脾和胃、润肺化痰、滋养调气、利水消肿、止血生乳、清咽止疟的作用。《本草纲目》载："花生悦脾和胃、润肺化痰、滋养补气、清咽止痒"。《药性考》载："食用花生养胃醒脾，滑肠润燥"。花生果具有很高的营养价值，内含丰富的脂肪和蛋白质。据测定花生果内脂肪含量为 44% ~ 45%，蛋白质为 24 ~ 36%，碳水化合物为 20% 左右，并含有硫胺素、核黄素、烟酸等多种维生素。其矿物质含量也很丰富，特别是含有人体必需的氨基酸，有促进脑细胞发育，增强记忆的功能。花生种子富含油脂，从花生仁中提取油脂呈淡黄色，透明、芳香宜人，是优质的食用油。花生油很难溶于乙醇，人们可以通过将花生油注入 70% 乙醇溶液加热至 39 ~ 40.8℃，看其混浊程度，来鉴定花生油是否为纯品。

花生的主要营养成分（每 100 g 可食用部分中含量）：能量 2353.5 kJ；蛋白质 24.8 g，脂肪 44.3 g，碳水化合物 21.7 g，膳食纤维 5.5 g；维生素 A 5 μg，胡萝卜素 30 μg，硫胺素 0.72 mg，核黄素 0.13 mg，烟酸 17.9 mg，叶酸 107.5 μg，维生素 C 2 mg，维生素 E 18.09 mg；钾（K）587 mg，钠（Na）3.6 mg，钙（Ca）39 mg，镁（Mg）178 mg，铁（Fe）2.1 mg，锰（Mn）1.25 mg，锌（Zn）2.5 mg，铜（Cu）0.95 mg，磷（P）324 mg，碘（I）2.7 μg，硒（Se）3.94 μg。此外，其还含有丰富的维生素 PP、维生素 D 等。

特别提示

花生营养虽好，但霉花生不可食。因含黄曲霉素，有致癌作用。

8. 枣

枣又称红枣、干枣、枣子，为鼠李科枣属落叶乔木枣树的果实。其外观呈卵形至长圆形，长 1.5 ~ 5 cm，熟时深红色，果肉味甜，核两端锐尖。枣起源于中国，在中国已有八千多年的种植历史，自古以来就被列为"五果"（栗、桃、李、杏、枣）之一。红枣富含蛋白质、脂肪、糖类、胡萝卜素、B 族维生素、维生素 C、维生素 P 以及钙、磷、铁和环磷酸腺苷等营养成分。其中维生素 C 的含量在果品中名列前茅，有维生素王之美称，具有补血养颜治疗失眠之功效。现代药理研究现，红枣能使血中含氧量增强、滋养全身细胞，是一种药效缓和的强壮剂。在中医的方子里，常常见到它的踪影。因为红枣有缓和药性的功能；红枣能补气养血，是很好的营养品。中国的草药书籍《本经》中记载到，红枣味甘性温、脾胃经，有补中益气、养血安神、缓和药性的功能。

在中药学里，红枣功效与作用可分为以下几种：①健脾益胃。脾胃虚弱、腹泻、倦怠无力的人，每日吃红枣七颗，或与党参、白术共用，能补中益气，健脾胃，达到增加食欲，止泻的功效；红枣和生姜，半夏同用，可治疗饮食不慎所引起的胃炎如胃胀，呕吐等症状。②增强人体免疫力。红枣含有大量的糖类物质，主要为葡萄糖，也含有果糖、蔗糖，以及由葡萄糖和果糖组成的低聚糖、阿拉伯聚糖及半乳醛聚糖等；并含有大量的维生素 C、核黄素、硫胺素、胡萝卜素、烟酸等多种维生素，具有较强的补养作用，能提高人体免疫功能，增强抗病能力。③补气养血。红枣为补养佳品，食疗药膳中常加入红枣补养身体，滋润气血。④增强肌力，增加体重。⑤缓和药性。红枣常被用于药性剧烈的药方中，以减少烈性药的副作用，并保护正气。⑥镇静安神。大枣中所含有黄酮双葡萄糖苷 A 有镇静、催眠和降压作用，其中被分离出的柚配质 C 糖苷类有中枢抑制作用，即降低自发运动及刺激反射作用、强直木僵作用，故大枣具有安神、镇静之功。⑦养血安神。女性躁郁症、哭泣不安、心神不宁等，用红枣和甘草、小麦同用（甘麦红枣汤），可起到养血安神，舒肝解郁的功效。⑧抗过敏。大枣乙醇提取物对特异反应性疾病，能抑制抗体的产生，对小鼠反应性抗体也有抑制作用，提示大枣具有抗变态反应作用。⑨抗癌，抗突变。红枣含多种三类化合物，其中桦木酸、山楂酸均发现有抗癌活性，对肉瘤 S-180 有抑制作用。枣中所含的营养素，能够增强人体免疫功能，对于防癌抗癌和维持人体脏腑功能都有一定效果。⑩保护肝脏。

枣的主要营养成分（每 100 g 可食用部分中含量）：能量 1105 kJ；蛋白质 3.2 g，脂肪 0.5 g，碳水化合物 67.8 g，膳食纤维 6.2 g，水分 26.9 g，灰分 1.6 g；维生素 A 2 mg，胡萝卜素 10 mg，硫胺素 0.04 mg，核黄素 0.16 mg，烟酸 0.9 mg，维生素 C 14 mg，维生素 E 3.04 mg；钾（K）524 mg，钠（Na）6.2 mg，钙（Ca）64 mg，镁（Mg）36 mg，铁（Fe）2.3 mg，锰（Mn）0.39 mg，锌（Zn）0.65 mg，铜（Cu）0.27 mg，磷（P）51 mg，硒（Si）1.02 μg。

特别提示

枣的食用方法分生食、调粥、煲汤、饮料和美食。在食用大枣时一次不可过量，避免对身体产生一定的负面影响。

9. 桂圆

桂圆又称桂圆干、益智、龙眼肉为无患子科常绿乔木龙眼树的成熟果实。果实近球形，核果状，不开裂，直径 1.2 ~ 2.5 cm，通常黄褐色或有时灰黄色，外面稍粗糙，或少有微凸的小瘤体；种子茶褐色，光亮，全部被肉质的假种皮包裹。桂圆为中国南方水果，多产于两广地区，与荔枝、香蕉、菠萝同为华南四大珍果。其树高一二丈，叶长而略小，开白花，成实于初秋。其实累累而坠，外形圆滚，如弹丸却略小于荔枝，皮青褐色。去皮则剔透晶莹偏浆白，隐约可见肉里红黑色果核，极似眼珠，故以"龙眼"名之。

桂圆的营养功效如下：①益气补血，增强记忆。桂圆含丰富的葡萄糖、蔗糖及蛋白质等，含铁量也较高，可在提高热能、补充营养的同时，又能促进血红蛋白再生以补血。实验研究发现，桂圆肉除对全身有补益作用外，对脑细胞特别有益，能增强记忆，消除疲劳。②安神定志。桂圆含有大量的铁、钾等元素，能促进血红蛋白的再生以治疗因贫血造成的心悸、心慌、失眠、健忘。每 100 g 桂圆中含烟酸高达 2.5 mg，可用于治疗烟酸缺乏造成的皮炎、腹泻、痴呆，甚至精神失常等。③养血安胎。桂圆含铁及维生素比较多，可减轻宫缩及下垂感，对于加速代谢的孕妇及胎儿的发育有利，具有安胎作用。④抗菌，抑制癌细胞。动物实验表明，桂圆对 JTC — 26 肿瘤抑制率达 90% 以上，对癌细胞有一定的抑制作用。临床给癌症患者口服桂圆粗制浸膏，症状改善 90%，延长寿命效果约 80%。此外，桂圆水浸剂（1：2）在试管内对奥杜盎小芽孢癣菌有抑制作用。⑤降脂护心，延缓衰老。桂圆肉可降血脂，增加冠状动脉血流量。对与衰老过程有密切关系的黄素蛋白——脑 B 型单胺氧化酶（MAO — B）有较强的抑制作用。中医认为：桂圆性平，味甘；入心、肝、脾、肾经；具有益心脾，补气血，安神志的功效，主治虚劳羸弱、心悸怔忡、失眠健忘、脾虚腹泻、产后浮肿、精神不振、自汗盗汗等病症。

桂圆的主要营养成分（每 100 g 干品可食用部分中含量）：能量 1292.9 kJ；蛋白质 5 g，脂肪 0.2 g，碳水化合物 65.4 g，食用纤维 0.6 g，水分 26.9 g，灰分 1.9 g；核黄素 0.6 mg，烟酸 2.5 mg，维生素 C 34 mg；钾（K）392 mg，钠（Na）1.0 mg，钙（Ca）30 mg，镁（Mg）98 mg，铁（Fe）4.4 mg，磷（P）118 mg。

特别提示

桂圆甘甜滋腻，内有痰火及湿滞停饮者慎用。

10. 葵花籽

葵花籽又称向日葵子，菊科，向日葵属，倒卵形或卵状长圆形，稍扁压，果皮木质化，灰色或黑色。性喜温暖，耐旱。其原产于北美洲，世界各地均有栽培。种子含油量极高，味香可口，可炒食，亦可榨油，为重要的油料作物。有食用型、油用型和兼用型 3 类。葵花籽是一种十分受人们欢迎的休闲零食和食用油源。葵花子性味甘、平，无毒，具有平肝祛风，清湿热，消滞气的功效。种子油可作软膏的基础药；茎髓为利尿消炎剂；叶与花瓣可作苦味健胃剂；果盘（花托）有降血压作用。葵花籽还富含维生素 B_1、维生素 E，可安定情绪，防止细胞衰老，治疗失眠，增强记忆力，对癌症、高血压和神经衰弱有一定的预防功效。葵花籽还有调节脑细胞代谢，改善其抑制机能的作用，故可用于催眠。葵花籽富含丰富的铁、锌、锰等元素使葵花子具有预防贫血的作用。葵花籽富含不饱和脂肪酸，可降低胆固醇，有助于防治动脉硬化、高血压、冠心病。葵花籽富含维生素 E 有非常好的康皮肤老化的作用，使皮肤紧致光滑，美容养颜。

葵花籽的主要营养成分（每 100 g 可食用部分中含量）：亚油酸含量可达 70%；食用纤维 4.5 g；钠（Na）5 mg，钙（Ca）115 mg，铁（Fe）2.9 mg，锌（Zn）0.5 mg，铜（Cu）0.56 mg，硒（Se）0.01 mg。此外，维生素 A、维生素 B_1、维生素 B_2、维生素 E、维生素 P 的含量也很高。

> **特别提示**
>
> 食用过量的葵花子会严重耗费唾液，影响口腔健康，严重时可导致消化不良。

11. 松子

松子为松树的种子，又称松子仁、海松子、罗松子、红松果等。五叶一丛，球内结子，有三个棱，一头尖。久存生有油，肉很香美。目前国内松子主要分为两种，东北松子和巴西松子。虽然同为松子，但是营养价值和形状上有着本质的区别。中原松子只可入药，不能当食品，而吉林、云南产的海松子可食用。松子含脂肪油 74%，主要为油酸酯、亚油酸酯。另含掌叶防己碱、蛋白质、挥发油等。在红松的油树脂中含有 α- 蒎烯及 β- 蒎烯、莰烯、蒈烯 -3、香桧烯、月桂烯、二戊烯、β- 水芹烯、γ- 松油烯、对 - 聚伞花素、瑟模环烯、异瑟模环烯醇、4- 表异瑟模环烯醇、贝壳杉二醇、兰伯松脂酸、兰伯松脂酸甲酯、3，5- 二甲氧芪、顺式新冷杉烯醇、18- 降脱氢松香 -4α- 醇、19- 降脱氢松香 -4（18）- 烯脱氢 -15- 羟松香 -18- 酸甲酯、衣兰烯、长叶烯、红松烯。

松子的营养价值很高，其主要的功效如下：①祛病强身，促进生长发育。松子中富含不饱和脂肪酸，如亚油酸、亚麻油酸等，这些类脂是人体多种组织细胞的组成成分，也是脑髓和神经组织的主要成分。多食松子能够促进儿童的生长发育和病后身体恢复。②软化血管，防病延年。松子中所含的不饱和脂肪酸和大量矿物质如钙、铁、磷等，一方面能够增强血管弹性，维护毛细血管的正常状态，降低血脂，预防心血管疾病；另一方面，松仁玉米能给机体组织提供丰富的营养成分，强壮筋骨，消除疲劳，对老年人保健有极大的益处。③润肤泽颜，乌发美容。松仁富含油脂和多种营养物质，有显著的辟谷充饥作用，能够滋润五脏，补益气血，充养肌增，乌发白肤，养颜驻容，保持健康形态，是良好的美容食品。④润肠通便。松仁富含脂肪（约 74%），主要为油酸酯和亚油酸酯，能润肠通便缓泻而不伤正气，对老人体虚便秘，小儿津亏便秘有一定的食疗作用。松子中的磷和锰含量丰富，对大脑和神经有补益作用，是学生和脑力劳动者的健脑佳品，对老年痴呆也有很好的预防作用。⑤松子具有抗衰老作用。松子含有丰富的维生素 E，是一种很强的抗氧化剂，能起抑制细胞内和细胞膜上的脂质过氧化作用，保护细胞免受自由基的损害，从而保护了细胞的完整性，使细胞内许多重要的酶保持正常功能。中医认为：松子味甘，性小温，无毒。常食松子，可以强身健体，特别对老年体弱、腰痛、便秘、眩晕、小儿生长发育迟缓均有补肾益气、养血润肠、滋补健身的作用，并可用于治疗燥咳、吐血、便秘等病。

松子的主要营养成分（每 100 g 可食用部分中含量）：能量 2926 kJ；蛋白质 16.7 g，脂肪 63.5 g，碳水化合物 9.8 g；钙（Ca）78 mg，铁（Fe）6.7 mg，磷（P）236 mg。此外，其还含有不饱和脂肪酸等营养物质。

特别提示

①脾虚腹泻以及多痰患者不宜食用松子。由于松子油性较大，且属于高热量食品。所以，吃得太多会使体内脂肪增加，每天食用松子的量以 20 ~ 30 g 为宜。②存放时间长的松子会产生"油哈喇"味，不宜食用。散装的松子最好放在密封的容器里，以防油脂氧化变质。

12. 板栗

板栗又称栗、栗子，为壳斗科栗属落叶乔木栗子树的果实。其原产于中国，分布于越南、中国台湾以及中国大陆地区，生长于海拔 370 ~ 2 800 m 的地区，多见于山地，已由人工广泛栽培。总苞球形，外面生尖锐被毛的刺，内藏坚果 2 ~ 3，成熟时裂为 4 瓣。坚果深褐色，直径 2 cm 左右。成熟壳斗的锐刺有长有短，有疏有密，密时全遮蔽壳斗外壁，疏时则外壁可见，壳斗连刺径 4.5 ~ 6.5 cm；坚果高 1.5 ~ 3 cm，宽 1.8 ~ 3.5 cm。花期 4 ~ 6 个月，果期 8 ~ 10 个月。板栗的营养价值和食疗功效如下：①栗子中所含的丰富的不饱和脂肪酸和维生素，能防治高血压、冠心病、动脉硬化、骨质疏等疾病，是抗衰老、延年益寿的滋补佳品。②栗子含有核黄素，常吃栗子对日久难愈的小儿口舌生疮和成人口腔溃疡有益。③栗子是碳水化合物含量较高的干果品种，能供给人体较多的热能，并能帮助脂肪代谢，具有益气健脾、厚补胃肠的作用。④栗子含有丰富的维生素 C，能够维持牙齿、骨骼、血管肌肉的正常功用，可以预防和治疗骨质疏松、腰腿酸软，筋骨疼痛、乏力等，延缓人体衰老，是老年人理想的保健果品。

板栗的主要营养成分（每 100 g 可食用部分中含量）：热量 886.2 kJ；蛋白质 4.8 g，脂肪 1.5 g，碳水化合物 46 g，膳食纤维 1.2 g；维生素 A 40 μg，胡萝卜素 240 μg，硫胺素 0.19 mg，核黄素 0.13 mg，烟酸 1.2 mg，维生素 C 36 mg；钠（Na）1 mg，钙（Ca）15 mg，铁（Fe）1.7 mg，磷（P）91 mg 等。

特别提示

糖尿病患者忌食；婴幼儿、脾胃虚弱、消化不良者、患有风湿病的人不宜多食。栗子生吃难消化，熟食又易滞气，所以一次不宜多食。

13. 榧子

榧子又称香榧、赤果、玉山果、玉榧、野极子等，为红豆杉科常绿乔木香榧除去外种皮的干燥成熟种子，野生或栽培。榧子呈卵圆形，长 2 ~ 4 cm，中部直径 1.2 ~ 2.5 cm，底端钝圆，先端突尖。内种皮土棕色，具不规则凸起的纵棱多条，质坚硬而脆，厚约 1 mm，易砸碎。内含种仁一粒，外被棕褐色或乌黑色膜质的外胚乳，皱缩不平滑。内胚乳厚大。质坚硬，断面油浸养黄白色。榧子气微，味淡香微涩；可食，也可入药和榨油。其主产于安徽、福建、江苏、浙江、湖南、湖北等地。榧子的功效与作用如下：杀虫消积，通便，润肺。榧子含脂肪油，油中主要有棕榈酸、硬脂酸、油酸、亚油酸的甘油酯、甾醇。并含草酸、葡萄塘、多糖、挥发油及鞣质等。榧子的驱虫成分不溶于水、醚、醇，而溶于苯。故以丸散剂较佳。榧子对钩虫有抑制、杀灭作用、能驱猫绦虫。日本产榧子所含生物碱可使子宫收缩。榧子性平，味甘；归肺、胃、大肠经。其具体食疗功效是：①驱虫。榧子有杀虫消积的作用，对于多种肠道寄生虫有抑杀作用，而常用于虫积腹痛之症，且能润肠通便，驱虫可不加泻药，具体可用于驱除蛔虫、钩虫和丝虫。②防治肠燥便秘。榧子味甘质润，能润肠通便，可用于肠操便秘之症，常配伍火麻仁、郁李仁、瓜蒌仁等润肠通便之品共用。③防治肺燥咳嗽。榧子甘润，能润肺，止咳嗽，治肺燥咳嗽无痰或痰少而黏，可单用本品炒熟嚼食，但药力较弱，宜于轻症。重症者须与桑叶、沙参、浙贝母等润肺止咳之品共用。

榧子的主要营养成分（每 100 g 可食用部分中含量）：能量 1105 kJ；蛋白质 10 g，脂肪 44.1 g，碳水化合物 29.8 g，膳食纤维 6.8 g，水分 6.4 g，灰分 2.9 g；钙（Ca）64 mg，铁（Fe）2.3 mg，磷（P）51 mg。此外，榧子中还含有草酸、葡萄糖、多糖、挥发油和鞣质等。

特别提示

食用榧子时，需注意以下问题：①榧子常用量每次 30～40 个或 9～15 g，单用大量可每日 50～100 个，或 30 g 左右，炒熟嚼烂吞服较好。②榧子食用过多则滑肠，故大便溏薄者不宜食用。③榧子多食助火，热咳非宜，故肺热痰咳不宜。④民间用其以堕胎，故孕妇慎用。

14. 葡萄干

葡萄干又称草龙珠、蒲桃，为葡萄科葡萄属植物各种葡萄的干燥果实。其主产于新疆，甘肃、陕西、河北、山东等地均有栽培。夏末秋初采收，鲜用或干燥备用。根据选用葡萄种类的不同可以分为：无核白、特级绿、王中王、马奶子、男人香、玫瑰香、金皇后、香妃红、黑加仑、沙漠王、酸奶子、梭梭葡萄干等。葡萄干包括有籽、无籽、绿的、红的、金黄的、黑红、紫的、黑的各种各样。根据口味不同有香甜、酸甜、特甜等各种口味。其主要营养功效如下：①葡萄干中的铁和钙含量十分丰富，是儿童、妇女及体弱贫血者的滋补佳品，可补血气、暖肾，帮助改善贫血、血小板减少。②葡萄干内含大量葡萄糖，对心肌有营养作用，有助于冠心病患者的康复。③葡萄干还含有多种矿物质和维生素、氨基酸，常食对神经衰弱和过度疲劳者有较好的补益作用，还是妇女病的食疗佳品。国外营养学家的一项研究表明，如果每天摄入 1672 kJ 热量的葡萄干，能有效降低血中胆固醇，同时还能抑制血中坏胆固醇的氧化。此外，葡萄干能改善直肠的健康，因为葡萄干含有膳食纤维和酒石酸，能让排泄物快速通过直肠，减少污物在肠中停留的时间。更令人兴奋的是，葡萄干中含有一种称为白藜芦醇的成分，它能有效地防止细胞恶变或抑制恶性肿瘤的增长，而且能阻止白血病细胞的分裂。另外，葡萄干中的膳食纤维能防止果糖在血液中转化成三酸甘油酯，这是一种血液脂肪，从而降低罹患心脏病的危险。

葡萄干的主要营养成分（每 100 g 可食用部分中含量）：热量 1425.3 kJ；蛋白质 2.5 g，脂肪 4 g，碳水化合物 81.8 g，膳食纤维 1.6 g；胡萝卜素 2.1 μg，维生素 A 11.6 μg，硫胺素 0.9 mg，维生素 C 5 mg；钾（K）995 mg，钠（Na）19.1 mg，钙（Ca）52 mg，镁（Mg）45 mg，锰（Mn）39 mg，锌（Zn）18 mg，铜（Cu）48 mg，磷（P）90 mg，硒（Se）2.74 μg。

特别提示

患有糖尿病的人忌食，肥胖之人也不宜多食；服用螺内酯、氨苯蝶啶和补钾时，不宜同食葡萄干和其他含钾量高的食物，否则易引起高血钾症，出现胃肠痉挛、腹胀、腹泻及心律失常等。

15. 南瓜子

南瓜子为葫芦科一年生草生藤本植物南瓜的种子，是夏、秋果实成熟时采收，取子，晒干。其表面淡黄白以至淡黄色，两面平坦而微隆起，两边有毛边，手摸起来凸凹不平整，边稍有棱，一端略尖，先端有珠孔，种脐稍突起或不明显；除去种皮，有黄绿色薄膜状胚乳。子叶 2 枚，黄色，肥厚，有油性。南瓜子气微香，味微甘，主产于山东、河南、内蒙古等地。其主要营养成分：①种子含油 16.4%，其中主要脂肪酸为亚油酸、油酸、棕榈酸、硬脂酸以及亚麻酸、肉豆蔻酸。其还含类脂成分，内有三酰甘油、甘油二酯、单酰胆碱、磷脂酰已醇胺、磷脂酰丝氨酸、脑苷脂等。脱脂的可提取有效成分为南瓜子氨酸。②含蛋白质及维生素 A、B_1、B_2、C，亦含胡萝卜素。

其主要食疗功效如下：①解毒。内含有维生素和果胶，果胶有很好的吸附性，能黏附和消除体内细菌毒素和其他有害物质，如重金属中的铅、汞和放射性元素，能起到解毒作用。②保护胃黏膜、帮助消化。南瓜子所含果胶还可以保护胃肠道黏膜，免受粗糙食品刺激，促进溃疡愈合，适宜于胃病患者。南瓜所含成分能促进胆汁分泌，加强胃肠蠕动，帮助食物消化。③防治糖尿病、降低血糖。南瓜子含有丰富的钴，钴能活跃人体的新陈代谢，促进造血功能，并参与人体内维生素 B_{12} 的合成，是人体胰岛细胞所必需的微量元素，对防治糖尿病、降低血糖有特殊的疗效。④消除致癌物质。南瓜子能消除致癌物质亚硝胺的突变作用，有防癌功效，并能帮助肝、肾功能的恢复，增强肝、肾细胞的再生能力。⑤促进生长发育。南瓜子中含有丰富的锌，参与人体内核酸、蛋白质的合成，是肾上腺皮质激素的固有成分，为人体生长发育的重要物质。中医认为，南瓜子味甘、性温；入脾、胃经；具有补中益气、消炎止痛、解毒杀虫、降糖止渴的功效，主治久病气虚、脾胃虚弱、气短倦怠、便溏、糖尿病、蛔虫等病症。

南瓜子的主要营养成分（每 100 g 可食用部分中含量）：热量 2365.88 kJ；蛋白质 33.2 g，脂肪 48.1 g，膳食纤维 4.9 g；胡萝卜素 4.6 μg，维生素 A 9.2 μg，硫胺素 0.23 mg，核黄素 0.09 mg，烟酸 1.8 mg，维生素 E 13.25 mg；钾（K）102 mg，钠（Na）20.6 mg，钙（Ca）16 mg，镁（Mg）2 mg，铁（Fe）1.5 mg，锰（Mn）0.64 mg，锌（Zn）2.57 mg，铜（Cu）1.11 mg，磷（P）1159 mg，硒（Se）2.78 μg。

特别提示

南瓜子炒后性温燥，多食易引起口干、口疮、牙痛等"上火"症状。使咽喉的淤痰增多，结肠炎或胃炎发作，所以最好分几次间断的食用比较好，食用过多一定要记得多喝温水，以免舌头过敏致味觉失灵，同时引起结肠炎和胃炎的发作。

16. 西瓜子

西瓜子为葫芦科草本植物西瓜的种子。一般来说，我们日常吃的西瓜里的籽也可以做成西瓜子，但是个头太小，因此市面上产的西瓜子通常来自特殊的西瓜品种，比如兰州的打瓜。打瓜，也称籽瓜，所产瓜子，黑边白心，颗粒饱满，片形较大，故国际市场上有"兰州黑瓜子"或"兰州大板瓜子"之称。秋季，籽瓜成熟后，将瓜用拳头打破，食肉取子，用水洗净，晒干，即可应市。即可食用，也可入药。其主要营养成分如下：西瓜子含脂肪、蛋白质、维生素 B_2、戊聚糖、淀粉、粗纤维、α-氨基-β-（吡唑基-N）丙酸，又含有尿素酶、α-半乳糖苷酶、β-半乳糖苷酶和蔗糖酶及皂苷样成分。其主要功效与作用为：①具有清肺润肠，和中止渴的功效。②有清肺化痰的作用，对咳嗽痰多和咯血等症有辅助疗效。《随息居饮食谱》："生食化痰涤垢，下气清营；一味浓煎，治吐血，久嗽。"③有接骨功能。④富含油脂，有健胃、通便的作用，没有食欲或便秘时不妨食用一些西瓜子之类的种仁。⑤因含有不饱和脂肪酸，有降低血压的功效，并有助于预防动脉硬化，是适合高血压患者的小吃。中医认为，西瓜子性平，味甘；《本草纲目》："甘，寒，无毒。"《本经逢原》："甘，温。"《医林纂要》："甘，平。"

主要营养成分（每 100 g 炒制品可食用部分含量）：热量 2397 kJ；蛋白质 32.7 g，脂肪 44.8 g，碳水化合物 14.2 g，膳食纤维 4.5 g，灰分 4 g；硫胺素 0.04 mg，核黄素 0.08 mg，烟酸 3.4 mg，维生素 E 1.23 mg；钾（K）612 mg，钠（Na）187.7 mg，钙（Ca）28 mg，

镁（Mg）448 mg，铁（Fe）8.2 mg，锰（Mn）1.82 mg，锌（Zn）6.76 mg，铜（Cu）1.82 mg，磷（P）765 mg，硒（Se）23.44 μg。

特别提示

食用西瓜子时，需注意以下问题：①食用以原味为佳，添加各种味料做成的瓜子不宜多吃；咸瓜子吃得太多会伤肾。②长时间不停地嗑瓜子会伤津液，导致口干舌燥，甚至磨破、生疮。③西瓜子壳较硬，嗑得太多对牙齿不利。

17. 榛子

榛子又称山板栗、尖栗、棰子等。桦木科榛属落叶灌木或小乔木榛树的果实。其形似栗子，卵圆形，有黄褐色坚硬外壳。果仁肥白而圆，有香气，含油脂量很大，是最受人们欢迎的坚果类食品之一，有"坚果之王"的称呼，与扁桃、核桃、腰果并称为"四大坚果"。在世界范围内榛属有约 20 个品种，分布于亚洲、欧洲及北美洲；被学术界确认的有 9 个种，即美洲榛、欧洲榛、土耳其榛等。在中国境内有 8 个种类 2 个变种，分布于东北、华东、华北、西北及西南地区。榛树是果材兼用的优良树种。榛子味甘、性平、无毒，有益脾胃，补血气，宽肠明目，杀虫的作用，可治食欲不振，肌体消瘦，体倦乏力，体虚眼花，小儿疳积等症。果仁不但可以制作糕点、糖果等食品，而且也可制成榛子乳、榛子脂、榛子粉等高级营养补药。榛子果仁还可以制淀粉或榨油，出油率达 50% 左右。油色橙黄，味香质清，为高级食用油。

其主要食疗及营养功效为：①增强体质。榛子富含油脂（大多为不饱和脂肪酸），其含量达到 60.5% 左右，使所含的脂溶性维生素更易为人体所吸收，对体弱、病后虚羸、易饥饿的人都有很好的补养作用。②润泽肌肤。其维生素 E 含量高达 36%，能有效地延缓衰老，防治血管硬化，润泽肌肤。③预防便秘。榛子有一种天然的香气，具有开胃的功效，丰富的纤维素还有助消化和防治便秘的作用。④预防心脑血管疾病。榛子还具有降低胆固醇的作用，避免肉类中饱和脂肪酸对身体的危害，能够有效地防止心脑血管疾病的发生。⑤明目健脑。榛子中含有丰富的维生素 A、B_1、B_2 及烟酸，有利于维持正常视力和上皮组织细胞的正常生长和神经系统的健康，促进消化系统功能，增进食欲，提高记忆，防止衰老。⑥驱虫。小孩吃了有驱虫的功效。⑦抗癌作用。榛子里包含着抗癌化学成分紫杉酚，可以治疗卵巢癌和乳腺癌以及其他一些癌症，可延长癌症患者的生存期。⑧榛子含有 β—谷甾醇（甾醇）。天然植物甾醇对人体具有重要的生理活性作用，能够抑制人体对胆固醇的吸收，促进胆固醇降解代谢，抑制胆固醇的生化合成，对冠心病、动脉粥样硬化、溃疡、皮肤鳞癌、宫颈癌等有显著的预防和治疗效果。其还有较强的抗炎作用，也可以作为胆结石形成的阻止剂。此外，天然植物甾醇对皮肤有温和的渗透性，可以保持皮肤表面水分，促进皮肤新陈代谢，抑制皮肤炎症、老化、防止日晒红斑，还有生发养发之功效。其还作为 W/O 型乳化剂原料，用于膏霜生产，具有使用感好（铺展性好、滑爽不黏）、耐久性好、不易变质等特点。榛子含有的天然植物甾醇具有良好的抗氧化性，可作为食品抗氧化剂及营养添加剂；也可以作为动物生长剂原料，促进动物生长，增进动物健康。

榛子的主要营养成分（每 100 g 可食用部分中含量）：能量 2265.56 kJ；蛋白质 20 g，脂肪 44.8 g，碳水化合物 14.7 g，膳食纤维 9.6 g，水分 7.3 g，灰分 3.5 g；维生素 A 8 μg，胡萝卜素 50 μg，硫胺素 0.62 mg，核黄素 0.14 mg，烟酸 2.5 mg，维生素 E 36.43 mg；钾（K）244. mg，钠（Na）4.7 mg，钙（Ca）104 mg，镁（Mg）420 mg，铁（Fe）6.4 mg，锰（Mn）12.94 mg，锌（Zn）5.83 mg，铜（Cu）3.03 mg，磷（P）422 mg，硒（Se）0.78 μg。

特别提示

由于榛子中含有丰富的油脂，胆功能严重不良者，平时应该少吃。西班牙科学家的一项研究认为：普通人每周吃 5 次，每次吃 25～30 g 的榛子较为合适。

18. 罗汉果

罗汉果又称拉汗果、假苦瓜、光果木鳖、金不换、罗汉表、裸龟巴，被人们誉为"神仙果"。其为葫芦科多年生草质藤本植物罗汉果的果实。其叶心形，雌雄异株，夏季开花，秋天结果。主要产于广西壮族自治区桂林市永福县龙江乡、龙胜和百寿等镇，永福县和龙胜县是罗汉果之乡种植历史比较悠久。其中永福种植罗汉果已经有 300 年历史，龙胜县种植罗汉果已经有 200 多年历史。中国百分之九十的罗汉果产于永福县和龙胜县。罗汉果是桂林名贵的土特产，也是国家首批批准的药食两用材料之一。罗汉果味甘，性凉；归肺、大肠经；有润肺止咳、生津止渴的功效，适用于肺热或肺燥咳嗽，百日咳及暑热伤津口渴等，此外其还有润肠通便的功效。但中医文献中未记载罗汉果有养阴之功效。现代医学研究证实，罗汉果含一种比蔗糖甜 300 倍的甜味素，它不产生热量，所以是糖尿病、肥胖等不宜吃糖者的理想替代饮料。对于治疗急性气管炎、急性扁桃体炎、咽喉火、急性胃炎都有很好的疗效。用它的根捣碎，敷于患处，可以治顽癣、痈肿、疮疖等；果毛可作刀伤药；用罗汉果少许，冲入开水浸泡，既可提神生津，又可预防呼吸道感染，常年服用，能延年益寿。罗汉果汁还可用于烹调，清香可口。因此，罗汉果被人们誉为"神仙果"。此外，人们还经常将罗汉果制作成果茶，或者与一些其他材料如益母草、鱼腥草等一起熬制，均能够起到很好的医疗保健作用。

罗汉果的主要营养成分（每 100 g 可食用部分中含量）：能量 706.4 kJ；蛋白质 13.4 g，脂肪 0.8 g，碳水化合物 65.6 g，膳食纤维 38.6 g；烟酸 9.7 mg，维生素 C 5 mg；钾（K）134 mg，钠（Na）10.6 mg，钙（Ca）40 mg，镁（Mg）12 mg，铁（Fe）2.6 mg，锰（Mn）1.55 mg，锌（Zn）0.94 mg，磷（P）180 mg，硒（Se）2.25 μg。

特别提示

宜置于室内阴凉干燥处，避免儿童自行拿取。罗汉果不宜搭配其他花茶饮用。

19. 银杏

银杏又称白果，为银杏科落叶乔木银杏树的成熟果实，是中国特有树种，广泛栽培。其可养生延年，银杏在宋代被列为皇家贡品。日本人有每日食用白果的习惯。西方人圣诞节必备白果。银杏可炒食、烤食、煮食、配菜、糕点、蜜饯、罐头、饮料和酒类，主要功效与作用如下：①抑菌杀菌。白果中含有的白果酸、白果酚，经实验证明有抑菌和杀菌作用，可用于治疗呼吸道感染性疾病。白果水浸剂对各种真菌有不同程度的抑制作用，可止痒疗癣。②祛疾止咳。白果味甘苦涩，具有敛肺气、定喘咳的功效，对于肺病咳嗽、老人虚弱体质的哮喘及各种哮喘痰多者，均有辅助食疗作用。③抗痨抑虫。白果外种皮中所含的白果酸及白果酚等，有抗结核杆菌的作用。白果用油浸对结核杆菌有很强的抑制作用，用生菜油浸演的新鲜果实，对改善肺结核病所致的发热、盗汗、咳嗽咯血、食欲不振等症状有一定作用。因此，其可用于治疗肺结核。④止带浊，缩小便。现代医学研究发现，煨白果有收缩膀胱括约肌的作用，对于小儿遗尿，气虚小便频数，带下白浊，遗精不固等病症，有辅助治疗的作用。⑤降低血清胆固醇，扩张冠状动脉。银杏叶中含有莽草酸、白果双黄酮、异白果双黄酮、甾醇等，近年来用于治疗高血压及冠心病、心绞痛、脑血管痉挛、血清胆固醇过高等病症都有一定效果。中医认为：银杏性平，味甘，苦涩，有小毒；入肺、肾经；可敛肺气，定喘嗽，止带浊，缩小便，消毒杀虫，主治哮喘、咳嗽、梦遗、白带、白浊、小儿腹泻、虫积、肠风脏毒、淋病、小便频数，以及疥癣、漆疮、白瘤风等病症。

银杏的主要营养成分（每 100 g 干果可食用部分中含量）：能量 1483.90 kJ；蛋白质 13.2 g，脂肪 1.3 g，碳水化合物 72.6 g；胡萝卜素 3 μg，维生素 A 9.9 μg，核黄素 0.1 mg，维生素 E 24.7 mg；钾（K）17 mg，钠（Na）17.5 mg，钙（Ca）54 mg，铁（Fe）0.2 mg，锰（Mn）2.03 mg，锌（Zn）0.69 mg，铜（Cu）0.45 mg，磷（P）23 mg，硒（Se）14.5 μg。

特别提示

食用白果的用量过大和食法不当，会引起中毒。为了预防银杏中毒，熟食、少食是其根本方法。生食（去壳、膜心），成人掌握在 5～7 粒，小儿根据年龄体重每次 2～5 粒，隔 4 小时后可再服用。生食白果一定去壳去红软膜、去心（胚芽）；若熟食，每次 20～30 粒为宜，如能去壳、去红软膜、去胚后煮食，即使剂量大一些，也是不会发生中毒的。

20. 无花果干

无花果干为桑科落叶灌木或小乔木无花果树干燥的果实。其主要生长于一些热带和温带的地方。无花果目前已知有八百个品种。果实呈扁圆形或卵形，尾部有一小孔，直径 3~5 cm，顶部下陷，成熟时紫红色或黄色，基生苞片 3，卵形；瘦果透镜状。花果期 5~7 个月。无花果含有苹果酸、柠檬酸、脂肪酶、蛋白酶、水解酶等，能帮助人体对食物的消化，促进食欲，又因其含有多种脂类，故具有润肠通便的效果；所含的脂肪酶、水解酶等有降低血脂和分解血脂的功能，可减少脂肪在血管内的沉积，进而起到降血压、预防冠心病的作用；有抗炎消肿之功，可利咽消肿；未成熟果实的乳浆中含有补骨脂素、佛手柑内酯等活性成分，其成熟果实的果汁中可提取一种芳香物质苯甲醛，二者都具有防癌抗癌、增强机体抗病能力的作用，可以预防多种癌症的发生，延缓移植性腺癌、淋巴肉瘤的发展，促使其退化，并对正常细胞不会产生毒害。孕妇宜常吃适量的无花果。因为无花果不仅有丰富的营养成分，还能够治疗痔疮及通乳。中国医学在长期的临床实践中总结无花果的性质平和，味甘，能够健胃、清肠、消肿解毒，可以用来治疗肠炎、痢疾、便秘、痔疮、喉痛及痈疮疥癣等。中医认为：无花果性凉，味甘；归肺、胃、大肠经；可清热生津、健脾开胃、解毒消肿，主治咽喉肿痛、燥咳声嘶、乳汁稀少、肠热便秘、食欲不振、消化不良、泄泻痢疾、痈肿及癣疾。

无花果干的主要营养成分（每 100 g 可食用部分中含量）：能量 1044.82 kJ；蛋白质 3.3 g，脂肪 0.93 g，碳水化合物 63.87 g，膳食纤维 9.8 g；胡萝卜素 6 μg，核黄素 0.082 mg，烟酸 0.619 mg，泛酸 0.414 mg，叶酸 9 μg，维生素 E 36.43 mg。此外，其还含有钾（K）、钠（Na）、钙（Ca）、镁（Mg）、铁（Fe）、锰（Mn）、锌（Zn）、铜（Cu）、磷（P）、硒（Se）等矿物质元素。

21. 黑加仑

黑加仑学名黑穗醋栗，又称黑醋栗、黑豆果、黑茶藨子、茶藨子、旱葡萄、黑豆、黑果茶藨、哈日—哈达，为虎耳草目茶藨子科小型灌木的干燥果实。成熟果实为黑色小浆果，近圆形，直径 8~10 mm。其主要营养与功效：①坚固牙龈、保护牙齿。黑加仑中维生素 C 含量非常丰富，更重要的是还含有大量的抗氧化成分，这样就确保了维生素 C 的作用效果。②保护肝功能，改善视功能。黑加仑富含多种抗氧化生物活性物质，如花青素、维生素 C、黄酮和酚酸类物质等，对保护肝脏功能视功能有良好的作用。③延缓衰老。黑加仑富含的花青素、维生素 C、黄酮、槲皮素、杨梅醇、酚酸、儿茶素以及黑加仑多糖等物质，具有良好抗氧化功能的生物活性物质。④补血补气。平常多吃黑加仑干，可以缓解手脚冰冷、腰痛、贫血等症状，提高免疫力。另外，黑加仑干中的锌含量高，可作为供锌来源；维生素 C 的含量极高，明显高于柑橘、山楂。种子中亚油酸含量高，具有降血压、降血脂和抗动脉硬化等作用。另一种 γ- 亚麻酸，是人体不能合成的特有成分，可起到抗心血管疾病的作用，所含的多不饱和脂肪酸也具有良好的保护心脑血管的作用。

黑加仑的主要营养成分（每100 g可食用部分中含量）：热量266 kJ，蛋白质1.4 g，脂肪0.4 g，碳水化合物15.4 mg，膳食纤维2.4 g；硫胺素0.05 μg，核黄素0.05 mg，烟酸0.3 mg，维生素C 181 mg；钾（K）322 mg，钠（Na）2 mg，钙（Ca）55 mg，镁（Mg）24 mg，铁（Fe）1.5 mg，锌（Zn）0.27 mg，磷（P）125 mg。

22. 桑葚干

桑葚干又称桑果、"民间圣果"，为桑科植物桑树的成熟干燥果实。其主要营养功效如下：①防止血管硬化。桑葚中含有脂肪酸，主要由亚油酸。硬脂酸及油酸组成，具有分解脂肪、降低血脂、防止血管硬化等作用。②健脾胃，助消化。桑葚中含有鞣酸、脂肪酸、苹果酸等营养物质，能帮助脂肪、蛋白质及淀粉的消化，故有健脾胃助消化之功，可用于治疗因消化不良而导致的腹泻。③补充营养。桑葚中含有大量的水分、碳水化合物、多种维生素、胡萝卜素及人体必需的矿物质元素等，能有效地扩充人体的血容量，且补而不腻，适宜于高血压、妇女病患者食疗。④乌发美容。桑葚中含有大量人体所需要的营养物质，还含有乌发素，能使头发变得黑而亮泽，还可用来美容。⑤防癌抗癌。桑葚中所含的芸香苷、花色素、葡萄糖、果糖、苹果酸、无机盐、胡萝卜素、多种维生素及烟酸等成分，都有预防肿瘤细胞扩散，避免癌症发生的功效。⑥治疗贫血。鲜桑葚子60 g，桂圆肉30 g，炖烂食，每日两次，可有效治疗贫血症。中医学认为，桑葚性寒，味甘；具有补益肝肾、滋阴养血、息风等功效，主治心悸失眠、头晕目眩、耳鸣、便秘盗汗、瘰疬、关节不利等病症。

桑葚干主要营养成分（每100 g可食用部分中含量）：蛋白质1.8 g，脂肪0.3 g，碳水化合物10 g，纤维素4.9 g，水分81.8 g，灰分1.2 g；胡萝卜素30 μg，硫胺素0.02 mg，核黄素0.06 mg，维生素E 6.95 mg；钾（K）33 mg，锌（Zn）0.27 mg，铜（Cu）0.08 mg，硒（Se）4.8 μg。此外，其还含有鞣酸，苹果酸，维生素C和脂肪酸等。其脂肪主要为亚油酸、油酸、软脂酸、硬脂酸和少量辛酸、壬酸、癸酸、肉豆蔻酸、亚麻酸等。即可食用，也可入药。

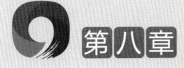

第八章

调味品类

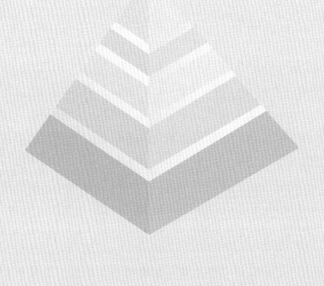

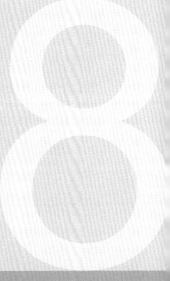

调味品又称调料、佐料，指用来改善菜肴口味的油、盐、酱、醋和葱、姜、蒜、花椒、大料等一类物质。调料分天然植物类的和人工制品类的两类。天然植物类的能增加食物的鲜味和香气，祛除其腥膻味，使之口感更好。但部分此类调料有某种刺激性，过多食用对身体不利。人工制品类则具有提高食品的营养价值，增加鲜味，祛除腥膻、变换口味、丰富色彩等多方面的作用。调味品不仅风味独特，而且营养丰富。其营养成分几乎包括了人体所需要的各种营养素，如果使用得当，对促进人体健康十分有益。因此，为了既能增加饭菜的滋味，提高其营养价值，又不损害身体，在使用调料时应遵循科学、适量的原则，具体内容包括：①既不偏食，又不过量。②根据不同的食材选用不同的调料。③根据不同的烹饪制法选择合适的调料。④根据调料的不同特性科学地使用调料。⑤根据不同人群的口味选择不同的调料。

1. 食盐

食盐又称盐巴、咸磋，学名氯化钠，为白色颗粒状咸味晶体。食盐的生产和食用历史悠久。据记载，在中国神农氏时代已有了制盐方法。就食盐其来源来讲，有海盐、岩盐、湖（池）盐和井盐等多种。现在，市售的食盐不仅有纯氯化钠盐，还有加入其他成分的低钠盐、加碘盐等多个品种。食盐是用得最早、最多的调味品，以它的咸味为基本味，可以调出许多味型。因此，食盐被称为"百味之祖（王）"。食盐不仅是重要的调味品，而且是重要的工业原料。中医认为：食盐性寒，味咸；归胃、肾、大肠、小肠经；具有清火、解毒、防腐、壮筋骨等功效。现代营养学和现代医学认为，食盐不仅可以为人体提供多种营养素，而且还具有多种生理功能。食盐中的主要成分氯化钠是人体中不可缺少的营养素；其所含的钠、钙、钾、镁都是人体中不可缺少的常量元素。

食盐中所含的微量元素铁、铜、锌、氟是人体中必需的微量元素。盐的具体营养成分如下：热量 41.8 kJ；氯化钠（NaCl）99 g，钾（k）1228 mg，钙（Ca）2 mg，铁（Fe）0.8 mg，镁（Mg）18 mg，锌（Zn）0.24 mg，铜（Cu）0.01 mg。在调味时，食盐不仅具有除去腥膻味和杀菌的作用，而且还具有增进食欲、调节人体细胞内外渗透压及帮助代谢等生理功能。在临床实践中用生理盐水输液，不仅可以补充水分，而且还可以调节体内电解质平衡；用生理食盐水清洗创伤可防止感染，用食盐来腌制食物，可防止其变质，并可改变其口味；用淡盐水漱口，不仅可以清热消炎、缓解牙痛，而且盐中所含的微量氟元素可消毒杀菌，防止蛀牙。

特别提示

食盐的使用过程中，需注意以下问题：①食盐具有重要的营养价值，是最重要的调味品之一。若长期缺盐，会使人体内细胞内外渗透压失衡，影响代谢过程，出现乏力厌食等症状；如果老年人血液中钠离子的浓度偏低，就会增加其发生骨折和跌倒的概率。因此，食盐是人们一天也不可缺少的调味品。但是，好物不可多用。如果长期食盐过量，就会导致高血压、动脉硬化、中风、胃病和眼白内障等疾病。另外，长期吃得过咸，还会诱发自身免疫力下降，导致多种疾病，如多发性硬化症、I型糖尿病、牛皮癣、类风湿性关节炎和强直性脊柱炎等病。明代著名营养学家王蔡在其所著《修真秘要》中指出："咸少促人寿""多则使人夭折短寿"。由此可见，食盐虽好，切不可长期过量食用。为此，世界卫生组织推荐的食盐用量是成人每天不超过 5 g。中国营养学会根据中国人的饮食习惯对食盐的推荐量为成年人每天不超过 6 g（相当于一啤酒瓶盖的容量）。②低钠盐并非人人适用。低钠盐是在食盐中添加了一定量的氯化钾（14%～40%）和少量的硫酸镁、碘酸钾、亚铁氰化钾，以其中的钾离子代替氯化钠中的钠离子。适量的钾有保护心血管的作用，也能改善血压状况。镁元素也是人体中必需的矿物质元素。但是，这种含钾的低钠盐对肾脏功能有损伤人应慎用。因为他们排钾的功能降低了，若长期食用低钠盐，会导致其血液中含钾量过高，由此引起心律不齐，甚至危及生命。低钠盐对于高血压患者和老年人比较合适，可以减少钠的摄入量，有利于控制血压在正常状态。③别忽视一些调味品中的隐形盐。比如味精、鸡精、酱油、蚝油、豆瓣酱、番茄酱、腐乳等都是含盐或含钠离子的调味品，有的含盐量还相当高。所以，在烹调中应当把其中的盐计算在内。否则，就会造成用盐过量。

2. 酱油

酱油又称清酱、豉油，以大豆、豆饼（脱脂大豆）、麸皮为原料，经发酵、消毒而制成的一种中国传统的咸味液体调味品。其成品澄清，有特殊的浓厚酱香味。一般有特级、高级、一级、二级酱油，还有具特殊香味的虾子酱油、冬菇酱油、老抽、生抽、味精酱油、无盐酱油等。另外，有用盐酸水解大豆蛋的化学酱油，虽鲜味显著，但风味较差，中国现已限制生产食用。目前市售的还有强化营养酱油，如铁强化酱油、加碘酱油等。酱油成分复杂，营养丰富，含有蛋白质、游离氨基酸、糖类、多种维生素和矿物质元素。中医认为：酱油性寒，味咸；归脾、胃、肾经；具有解热润燥、增进食欲、帮助消化等功效。现代医学和现代营养学研究证明，在菜肴中放进酱油，不仅可以增加鲜美风味，而且有如下多种营养价值和保健功能：①增加热量并含有多种营养素。热量 317.7 kJ；蛋白质 2～5 g，碳水化合物 17 g；矿物质元素铁 4.6～5 g，钙（Ca）63 mg，磷（P）25 mg；硫胺素 0.02 mg，核黄素 0.13 mg，烟酸 3.6 mg，钴胺素 0.04 mg。②酱油中富含谷氨酸等人体需要的 17 种氨基酸。③酱油中含盐约为 20%，对葡萄球菌、痢疾杆菌等细菌有较强的杀灭作用。④新加坡国立大学的一项研究发现，黑酱油（老抽）在人体内的抗氧化作用比红葡萄酒还强（体外实验发现要高出 10 倍），有助于防止过多的自由基对人体血管造成损害，降低因动脉硬化引发心脏病或中风的危险。⑤酱油中含有多种抗癌成分。酱油香味的基本成分 4- 羟基 - 乙（5）- 乙基 -5（4）- 乙基愈创木酚具有较强的抗癌作用；酱油中的植物雌激素类黄酮可以有效抑制人体雌激素的产生，以避免因雌激素水平过高而引发乳腺癌；酱油中的卵磷脂能提高人体代谢能力和免疫力，对防治乳腺癌有积极作用；酱油中的异内酮能降低胆固醇，能减缓甚至阻止肿瘤的发生。因此，酱油是人们最常用的调味品之一。

特别提示

酱油虽好，但食用也要注意适可而止。酱油中含盐量很高，用时应适量，以免摄入盐过多。因酱油营养丰富，易繁殖某些微生物而变质。当酱油表面有一层白沫时，即表明已发霉，不能再食用。

3. 醋

醋又称苦酒、酢，是一种发酵酸味调味品，以高粱或大米、大麦、豌豆、麸皮、小米等为原料，经蒸煮、用培养的黑曲霉糖化，用酵母菌酒精发酵、醋化，经淋醋、配制、澄清、杀菌而制成。其还有以低度酒为原料制醋或以食用醋酸加水而制成的，但其风味较差。醋的种类繁多。按原料分有米醋、麸醋、酒醋、果醋，按制造工艺分有酿造醋和合成醋两类。多冠以地名命名，如山西老陈醋等。山西老陈醋、镇江香醋、四川保宁醋、福建永春老醋统称为中国四大名醋。另外，还有白醋。山西老陈醋，又称熏醋，食醋中最负盛名的一个品种。300 多年前就已闻名于世。以高粱、小米为主要原料，经粉碎、浸泡、蒸煮、加酒曲低温 ≤ 30℃长时间发酵、高温醋化、温火熏醅、淋醋后经伏天曝晒、冬季捞冰陈酿而成。成品黑褐色，质厚浓稠，光亮，清香酸醇，存放越久，酸香越浓。镇江香醋，又称金山香醋。其始制于 1805 年，以优质糯米为主要原料，经浸泡、沥干、蒸熟、冷却、拌入酒药、熟料发酵、酿制酒液、封醅酸化、淋醋、消毒、配制、生醋陈酿等 40 多道工序，历时 60 余天制成。成品深褐色，清亮，香气芬芳，集香、酸、醇、浓为一体，素以"酸而不涩，香而微甜，色浓而味鲜"扬名中外。久存越香，有"香醋摆不坏"之誉。米醋，以糯米、大米、黄米为主要原料，经蒸煮、发酵、成熟、淋醋、杀菌而制成。成品褐色，色艳透明，酸而不烈，清香酸甜。其主要产于江苏，浙江一带，福建、晋南亦产。著名的品种有镇江香醋、玫瑰米醋、福建红曲老醋、山西米醋。白醋，以糯米为主料，经处理使其中的淀粉转化糖，再由酵母使其发酵成酒精，然后在醋酸菌的作用下发酵成醋。由于其色泽较浅，故而得名，主要用于凉拌菜，在西餐中使用也较多。醋营养丰富，其主要成分是醋酸（乙酸），还含有蛋白质、游离氨基酸、酒石酸、琥珀酸、柠檬酸、乳酸、脂肪类、B 族维生素及钙、铁、磷等矿物质元素等营养物质。因此，醋不仅是不可缺少的调味品，而且还是一个重要的保健品。

中医认为：醋性温，味甘酸；归肝、脾经；具有活血散瘀、消食化积、消肿软坚、醒酒下气、收敛固源、解毒杀虫、治癣疗疮等功效，对治疗妇女带下、血热崩漏、蛔虫腹痛等症有一定辅助作用。现代营养学和现代医学研究成果证明，醋有如下多种营养与保健功能：①食醋不仅可以健脾开胃，增强肝功能，而且还可以参加人体的正常代谢，去除腥膻，调剂口味，促进唾液和胃液的分泌，帮助消化，增进食欲。②醋的主要成分是醋酸，还含有多种有机酸，因而具有很强的抑菌、杀菌作用，几乎可以杀死所有的致病菌。因为致病菌在酸性环境中不易生存，如葡萄球菌、大肠杆菌、甲型链球菌、流感病毒等都能在酸性环境中被抑制或杀灭。因此，在凉拌菜或炒醋熘菜时加醋对杀死致病菌大有益处。③具有降脂降压功效。若坚持每天饮用大约 20 mL 的醋，可以刺激人体的血管细胞合成一氧化氮。后者能起到扩张血管、保证血流畅通的作用，从而起到降低血压的效果。有资料显示，醋酸有利于糖和脂肪充分转化为能量，防止体内过多脂肪积累；还可以软化血管，降低血液中的胆固醇的含量。另据日本大阪外国语大学保健中心的一项研究结果显示，一组高血压患者坚持每天饮用 15～20 mL 的苹果醋，8 周后比对照组的血压下降 15～30 mmHg 柱，同时血液中胆固醇的含量也有所下降（降 9.5%～11.3%）。④有助于控制血糖。因醋酸可以抑制淀粉酶的活性，减缓淀粉分解成葡萄糖的速度，因此经常吃醋可以减缓血糖上升的速度，特别是糖尿病患者降低餐后血糖有较好的效果。⑤可以缓解、消除疲劳。醋中含有大量的有机酸，可以加速人体的血液循环，提高血红蛋白的携氧能力，促进糖的代谢，有利于分解肌肉中的沉积乳酸和丙酮，（引起肌肉疲劳的物质），并有利于排出二氧化碳废气，从而使人体解除疲劳。⑥可以使水溶性的维生素 C（抗坏血酸）和 B 族维生素的化学结构变得更稳定，不易在烹调中受到破坏。如醋可以使维生素 C 分解酶失去活性。在黄瓜中含有维生素 C 分解酶。因此，在凉拌黄瓜或炒黄瓜等富含维生素 C 的蔬菜时适量放些醋，就可以破坏其中的维生素 C 分解酶，从而保护了维生素 C 不被破坏。⑦具有一定的抗癌功效。醋能分解咸菜和其他腌制食品中的致癌物质——亚硝酸胺。⑧具有抗衰老和润肤美容的作用。醋能抑制人在衰老过程中过多自由基及过氧化脂质（导致人衰老的物质）的形成，并减少皮肤色素的沉着和老年斑的形成，还能增加皮肤的弹性，使皮肤光润。⑨促进人体对钙的吸收。醋酸可以和食物中的钙元素发生化学反应，生成可溶于水又容易被人体吸收的醋酸钙。因此，在烹制一些富含钙的食物（熬骨头汤、炖鱼）时，加入适量的醋可帮助钙的溶出，增加钙的摄入。⑩有助于醒酒，醋中的乙酸和其他的有机酸可以与酒精（乙醇）发生酯化反应，减少酒精在胃肠道和血液中含量，起到醒酒的作用。⑪减少结石病的发生率。研究结果显示，经常吃醋的人产生胆结石、胃结石和膀胱结石的概率比不爱吃醋的人要低。

醋的主要营养成分具体含量如下：热量 129.6 kJ；蛋白质 2.1 g，脂肪 0.3 g，碳水化合物 4.9 g；硫胺素 0.01 mg，核黄素 0.09 mg，烟酸 1.4 mg；钾（K）351 mg，钠（Na）262 mg，钙（Ca）17 mg，铁（Fe）6 mg，锌（Zn）1.25 mg，磷（P）96 mg，硒（Se）2.45 μg。

特别提示

醋的保健功能虽然很大，但是在日常生活中不仅一般人不宜过量，而且对有些人则不宜食用。一般人一天应以不超过 20 mL 为宜。同时还应注意以下几点：①不要空腹喝醋，以免伤胃；以用白开水稀释后饮用为宜。②患有胃溃疡、十二肠溃疡、胃酸过多的人不宜喝醋。③正在服用碱性药物（如磺胺类、抗生素类）时不宜食醋，以免降低药效，甚至产生副作用。④在凉拌白菜丝、萝卜丝、黄瓜、紫甘蓝时加点醋，不仅可以抑制细菌的生长，而且还可以保护维生素 C 和花青素不被破坏，并使之呈现漂亮的颜色。⑤在炒茄子、藕丝、土豆丝时加点醋，可以使茄子中的花青素不变黑而显现鲜艳的颜色，保护藕及土豆中的多酚类物质不被氧化成褐色。⑥在炒制或凉拌富含叶绿素的蔬菜时不要加醋，以免使叶绿素脱镁而变黄，影响其外观。

4. 味精

味精又称味素，学名谷氨酸钠，是一种白色结晶或粉末状的世界上通用的增鲜调味品，以淀粉为主要原料，经微生物发酵制成。其主要成分是谷氨酸钠。1866 年德国学者立好生博士用硫酸水解面筋时发现了一种新的氨基酸，遂定名为谷氨酸。1908 年日本东京帝国大学化学教授池田葡苗从海带中提出了谷氨酸钠。接着又用其他蛋白质为原料以水解法提取出了谷氨酸，并将其作为调味品，可提高菜肴的鲜味，遂定名为味之素。中国称之为味精。1923 年上海天厨味精厂以小麦、土豆为原料，用盐酸水解法制成味精。成品有晶体、粉末状两种。1963 年以来，大都以玉米为原料，经微生物发酵法生产。其产品以晶体为主，质量明显提高。后来，产品由单一型品种转为复合型的，不仅使鲜味提高 3 ~ 20 倍，还调制出猪肉味、鸡肉味、牛肉味的等不同风味的复合型味精。

味精性温，味甘；归胃、肝经。味精不仅是一种常用的调味品，而且是人体不可缺少的营养物质。其主要营养成分如下：蛋白质 43.5 g、脂肪 0.2 g、碳水化合物 15 g、钙（Ca）143 mg、钠（Na）39 g。味精具有如下多种营养功效：①可增加食品的鲜味，增进食欲。人的味觉器官中有专门的谷氨酸受体，所以对味精很敏感。它可增加消化液的分泌，帮助消化。②味精进入人体后转为为谷氨酸离子和钠离子。二者都是人体必需的营养素。在人体中蛋白质占 17%。而在合成蛋白质的氨基酸中，谷氨酸就占 20%，足可见其营养价值了。谷氨酸在人体内的重要生理作用如下：①可以与血液中的游离氨发生化学反应生成无害的谷氨酰胺，从而降低氨的浓度，减少氨中毒的危险。②在人体内与胱氨酸、甘氨酸结合，形成谷胱甘肽（一种有效的抗氧化剂）。谷胱甘肽能分解体内代谢过程中产生的对人体有害的过氧化物，因而对延缓衰老、促进病人康复起到积极作用。③在人体内可形成氨基丁酸。后者是一种主要的神经递质（传道大脑信号的物质），帮助神经传导信号，从而起到健脑的作用。

特别提示

使用味精时，需注意以下问题：①食用味精是安全的。经国家有关部门所进行的急性毒性、亚急性毒性、慢性毒性、致畸性、突然变异性实验结果已经证实了这一点。但是，安全是以正确使用为前提的。否则就不安全了。②味精不宜食用过多。味精中含有钠，摄入 10 g 的味精，同时就摄入了 3.9 g 的钠。所以吃多了也容易导致高血压，同时还会产生头晕，恶心等症状。另外，还会导致血液中谷氨酸含量增高，因而限制了人体对钙、镁、铜等必需矿物质元素的利用。尤其是谷氨酸可以和血液中的锌离子结合，生成不能被人体利用的谷氨酸锌沉淀而排出体外，严重时会导致人体缺锌。最近有研究结果显示，长期过量食用味精，会导致人体中牛磺酸含量降低，不仅会影响视网膜的正常发育，而且还会使视网膜变薄，视力下降，甚至失明。③婴幼儿和正在哺乳期的母亲应禁食或少食味精。因为儿童食用味精，会使其甲状腺素和甲状旁腺激素的分泌减少，导致钙、磷大量流失，从而严重影响其骨骼的发育和生长。④痛风病患者应少食或不食鸡精、鸡粉。鸡精、鸡粉并不是从鸡身上提取的，而是以谷氨酸钠为主要成分制成的。由于谷氨酸钠具有鸡肉的鲜味，故称之为鸡精、鸡粉。虽然从生理的角度讲，鸡精、鸡粉对人体是无害无毒的，但是由于谷氨酸钠在人体内的代谢产物是尿酸。而尿酸过多是诱发痛风的主要原因。

5. 葱

葱又称四季葱、和事菜，百合料多年生草本植物葱的茎和叶。其原产于西伯利亚。中国栽培历史悠久。葱耐寒抗热，四季均可生长上市。中国主要产于山东、河南、河北等省。根据葱的长短分为大葱和小葱（香葱）两类。大葱北方栽培较多，多用于煎炒烹炸；小葱南方栽培较多，多用生食或凉拌。中医认为：葱性温，味辛；归肺、胃经。大葱不仅是重要的调味品，而且是一味重要的药材。葱全身都是药。其叶利五脏，消水肿；其茎（葱白）可通阳发汗；其汁可散瘀血、止痛、解毒；其根则可治便秘、消痔。因此，民间有多种用葱防病治病的偏方。大葱是大众喜爱并用得最多的调味品之一。古人云："八珍之奇，五味之异，非葱莫能达其美。"中国还有一句俗话："无葱不炒菜。"大葱能调和百味，故有"和事草"之美称。现代营养学认为，葱营养丰富，其主要含有蛋白质、脂肪、碳水化合物、大蒜辣素、多种维生素和矿物质之素等。

葱的主要营养成分含量如下：热量 155 kJ；水分 90 g，蛋白质 2.5 g，脂肪 0.3 g，碳水化合物 7.2 g，膳食纤维 1.1 g；维生素 A77 mg，胡萝卜素 460 mg，硫胺素 0.04 mg，烟酸 0.5 mg，维生素 C14 mg；钙（Ca）54 mg，铁（Fe）2.2 mg，磷（P）61 mg。现代医学研究发现，葱有多种防病治病的功效。葱中的大蒜辣素有较强的杀菌作用，对痢疾杆菌、葡萄球菌等都有一定的抑制作用，因此对预防肠道、呼吸道疾病有一定疗效。葱中的维生素 C、葱素和前列腺素 A 具有扩张小血管的作用，利于血液循环，防止血液的不正常凝固，因此有助于防治高血压、降低胆固醇、预防动脉硬化等症。葱中所含的微量元素硒，可降低胃液中亚硝酸盐的含量，从而减少致癌物质亚硝胺的生成量，对预防胃癌及其他多种癌症有定作用。葱中所含的一种辛辣成分可刺激人体合成谷胱甘肽——肝脏中的一种最有效的抗氧化剂，可提高肝脏的解毒能力，有助于排出致癌物质。葱中所含的一种挥发性物质——烯丙基硫醚，可刺激胃液的分泌，增进食欲。葱中所含的辣素和挥发油不仅可以缓解贝类（螺、蚌等）及蟹的寒性，而且还有一定的抗过敏功效。

特别提示

患胃肠道疾病的人和有腋臭的人不宜多食生葱。食用生葱后口中留下的异味，可以用浓茶漱口或咀嚼茶叶的办法消除。

6.姜

姜又称生姜、鲜姜，美科植物姜的根茎，是一种芳香性辛辣食品。中医认为：姜性温，味辛；归肺、胃、脾经；具有发汗、解表、散寒温中、温肺止咳、暖胃止吐、解毒等功效。姜为温性食物，在烹饪寒性鱼蟹时应适量多放些，既可去除腥味，又可缓解其寒性，增进食欲，利于消化。姜自古以来就是药食两用的佳品。民间有谚语："冬吃萝卜夏吃姜，不劳医生开药方。""冬吃生姜夏吃蒜，有病不用背药罐。""家备小姜，有病不慌。"还有俗语说："饭不香，吃生姜。"我国的一些历史名人也对生姜情有独钟。孔子就很懂得生姜的养生功效。据《论语》记载，"孔子不撤姜食，不多食。"明代著名医学家李时珍在《本草纲目》中说"姜可蔬，可和，可果，可药。"可蔬，是指嫩姜质地脆嫩，辣味不烈，可腌制成卤菜食用，开胃生津；可和，是说姜可作调味料，为烹饪菜和烧汤时必不可少的调料，能去除肉鱼的腥味，并可起到增香和提味的作用；可果，说明姜可加工多种小食品，如姜糖、蜜饯等，具有开胃健脾、清除口腔异味的作用；可药，则说明姜具有一定的药用价值。作为一种药食兼用的调料，其味辛辣芳香，是厨房里不可缺的"食物香水"。无论烹制鸡、鸭、鱼、肉还是熬汤、炒菜、包饺子，往里加些许姜丝、姜片、姜汁、姜粉，都会使成品味道锦上添花。因而，姜素有"植物味精"之称。生姜味辛性温，长于发散风寒、化痰止咳，又能温中止呕、解毒，临床上常用于治疗外感风寒及胃寒呕逆等证，前人称之为"呕家圣药"。姜炙法就是取生姜的这些特性，用姜汁这一辅料对药物进行炮制，来增强药物祛痰止咳、降逆止呕的作用，并降低其毒副作用。如竹茹生用长于清热化痰，姜炙后可增强其降逆止呕的功效；厚朴其味辛辣，对咽喉有刺激性，通过姜炙可消除其刺激咽喉的副作用，并能增强宽中和胃的功效；黄连姜炙后可缓和其过于苦寒之性，并善治胃热呕吐。

干姜虽与生姜同出一物，但由于鲜干质量不同其性能亦异。干姜性热，辛烈之性较强，长于温中回阳，兼能温肺化饮，临床上常用于治疗中焦虚寒、阳衰欲脱与寒饮犯肺喘咳等证。因此，用干姜制备的姜汁与生姜汁的性能也不一样。如用干姜制备的姜汁炮制药物，必将影响药物的炮制效果，达不到药物炮制的目的，就不能增强具有降逆止呕作用的药物的功效。按中医理论，生姜是助阳之品，自古以来中医素有"男子不可百日无姜"之语。宋代诗人苏轼在《东坡杂记》中记述杭州钱塘净慈寺 80 多岁的老和尚，面色童相，"自言服生姜 40 年，故不老云"。传说白娘子盗仙草救许仙，此仙草就是生姜芽。生姜还有个别名叫"还魂草"，而姜汤也叫"还魂汤"。用姜制成姜粉，可以用来调味、腌渍、调汤，用起来更加快捷方便。若用其给 9 个月以上宝宝做鱼丸子、肉丸子、蔬菜豆腐丸子、包饺子、煎鱼、煎土豆饼、熬汤、煮粥等，不仅有利于宝宝吞咽还能促进孩子食欲、帮助消化、防治感冒、散寒镇咳等食疗功效。自制姜粉简单、方便，只要姜的品质好，风干好，用粉碎机打成粉末状即可，而且没有添加剂，给正在长身体的孩子们食用相对放心。

生姜的主要食疗功效如下：①生姜中所含的姜辣素能刺激舌头上的味觉神经和胃黏膜的感受器，增强胃肠蠕动，促进消化液的分泌，增强消化功能，从而起到开胃健脾、增进食欲，促进消化的作用。同时，姜辣素进入人体还可诱导人体产生一种抗氧化酶，能有效对抗对人体有损害作用的氧自由基，且其功效强于维生素 E。因此，常吃姜可抗衰老，可消除老年斑。②姜中所含的姜醇、姜磷酚、水芹烯、柠檬醛等拨发性油成分，在夏季具有兴奋、排汗、降温、提神等作用；还可缓解疲劳、乏力、厌食、失眠、腹胀、腹疼等症状；对杀灭沙门氏菌及口腔、肠道致病菌有明显效果。③生姜能抑制前列腺素的合成，减少血小板的凝集，通过改善大脑供血状况，起到防止头晕的作用。另据国外一项研究结果显示，在生姜的提取物中有一种与阿斯匹林相似的成分，甚至凝血的作用超过阿司匹林。再加上生姜的降低血液中胆固醇的作用，经常食用生姜就成为预防心肌梗死、脑梗死的一个十分有效的方法。④国外一次研究结果证实，生姜能促进胆汁的分泌，能增强胰腺的功能，因而能促进脂肪的消化。⑤生姜中所含的姜黄素是一种抗氧化功能较强的物质，有一定的抗癌作用。⑥生姜能增强食管底部括约肌的收缩功能，因此可阻止胃酸反流到食管中。因此，胃病泛酸者可适量多食用生姜。

生姜的主要营养成分如下：热量 276 kJ；膳食纤维 2.2 g；维生素 A 30 μg，胡萝卜素 0.17 mg，硫胺素 0.01 mg，核黄素 0.03 mg，烟酸 0.4 mg，泛酸 0.6 mg，叶酸 0.13 mg，维生素 C 5 mg，维生素 E 0.2 mg；钾（K）387 mg、钠（Na）28.2 mg、钙（Ca）46 mg，镁（Mg）44 mg，铁（Fe）2.1 mg，锌（Zn）0.34 mg，铜（Cu）0.1 mg，磷（P）42 mg，硒（Se）0.56 μg。

特别提示

使用姜时应注意以下问题：①姜虽然有以上多种营养及生理功能，但是也不可过多食用。否则，会引起口干、咽疼和便秘。②凡属阴虚火旺、内热目赤或患有肺炎、肺脓肿、肺结核、胃溃疡、胆囊炎、痔疮者，都不宜多食生姜。③生姜红糖水只适用于风寒感冒或淋雨后胃寒、发热的患者；不能用于暑热感冒、风热感冒患者，更不能用于中暑者。④那种"烂姜不烂味"的说法是错误的。这是因为，腐烂的生姜中产生了一种毒素——黄樟素。吃了黄樟素不仅会引起呕吐、精神错乱、痉挛，甚至休克等症，而且其是一种公认的致癌物质。它的毒性很强，即使是少量，也会使肝细胞中毒、坏死，从而诱发肝癌和食道癌等病症。

7. 食糖

食糖是一种可直接食用又可加入其他食品或药品中作调味品的甜味食料，以甘蔗或甜菜的汁为原料加工提纯的产物，主要品种有白糖、红糖和冰糖，是人们日常生活中不可缺少的调味品之一。其不仅可使饭菜增加鲜味，而且还可以为人体提供多种营养素。

（1）白糖　以甘蔗或甜菜为原料，通过榨汁、过滤、除杂、澄清、真空浓缩结晶、脱蜜、洗糖、干燥后得到。白色结晶。其性平，味甘；具有润肺生津、补中益气功效。适量食用白糖有助于机体对钙的吸收（过量反而会妨碍钙的吸收）。白糖的主要营养成分如下：热量 1672 kJ；碳水化合物 99.9 g；矿物质元素钾（K）5 mg、钠（Na）0.4 mg、钙（Ca）20 mg、铁（Fe）0.6 mg、锌（Zn）0.06 mg、磷（P）8 mg。白糖在烹饪中有如下多种用途：①万能的缓冲剂，可以缓解过咸、过酸、过辣和过苦。②烹饪鸡鸭鱼肉时，可以使之色泽红润、鲜艳美观。③可以促进发酵，在制作泡菜、面包或馒头时，加入适量的糖，有利于乳酸菌大量繁殖，促进发酵进程。

（2）红糖　又称黑糖、黄糖，由甘蔗经榨汁、炼制而成的结晶体，呈褐黄色、赤褐色或黑色，含砂糖和糖蜜。红糖营养丰富，含多种人体需要的营养素。其主要营养成分如下：热量 1626 kJ，蛋白质 0.7 g，碳水化合物 96.6 g；硫胺素 0.01 mg，烟酸 0.03 mg；矿物质元素钾（K）240 mg，钠（Na）18.3 mg，钙（Ca）157 mg，铁（Fe）22 mg，锌（Zn）0.35 mg，磷（P）11 mg，硒（Se）4.2 μg。其营养素含量比白糖丰富，所含葡萄糖是白糖的 30 倍，吸收利用率高，可快速补充体力；所含矿物质微量元素比白糖、冰糖都要多。红糖性温，味甘；具有补中缓肝、活血化瘀、利肠通便等功效。李时珍在《本草纲目》中记载："红糖性温，有散寒活血、暖胃健脾的功效"。现代医学研究证明，红糖中的黑色物质能阻止血清中的中性脂肪和胰岛素含量上升，降低肠道对葡萄糖的吸收，因此，有防止血管硬化的作用；冠心病患者经常适量饮用红糖水，可预防该病复发；天寒受凉时喝碗红糖水，可以预防感冒；食欲不振、营养不良的儿童适量饮用红糖水，可补中益气，增进食欲；大病初愈的人适量饮用红糖水，有疗虚进补的作用；老年人适量食用红糖，可散瘀活血、利肠通便、疏肝明目；女性月经期适量饮用红糖水，可以缓解原发性痛经；妇女产后适量饮用红糖水，可促进子宫的收缩及恶露的排出，还可促进乳汁的分泌。

（3）冰糖　由白糖加水溶成糖浆，除去杂质，诱导结晶，分蜜，加温蒸发后再结晶而成。外观呈无色或微黄色，晶粒粗大，坚硬透明，犹如冰块，故而得名，纯净度高，甜味纯正。冰糖有透明和半透明之分。无色透明的品质最好。冰糖的主要营养成分如下：热量 1659.5 kJ；碳水化合物 99.3 g；硫胺素 0.01 mg，核黄素 0.01 mg；矿物质元素钾（K）1 mg，钠（Na）2.7 mg，铁（Fe）1.4 mg，锌（Zn）0.21 mg。冰糖性平，味甘，具有补中益气、养阴生津、润肺止咳、和胃、化痰等功效，对肺燥咳嗽、干咳无痰、咯痰带血等症有很好的食疗作用。

特别提示

使用食糖时应注意以下问题：①食糖虽好，但也不能过多食用。2014 年 3 月世界卫生组织就糖摄入量指南（草案）公开征询意见。该草案建议成年人每天糖的摄入量应控制在当日摄入总能量的 5%，约 25 g 左右。世界卫生组织在调查 23 个国家人口死亡原因后得出结论——嗜糖之害，甚于吸烟。这次调查结果表明，长期高糖饮食者的平均寿命比正常饮食者短 10～20 年。食糖过多可诱发以下疾病：胆固醇水平失常、癌症风险加大、心脏病、糖尿病、头痛等，同时会加快皮肤老化、易患脂肪肝、损坏记忆力，结果导致早亡。因此，必须控制食糖的摄入量。②木糖醇不宜过多食用。木糖醇是低热量（比蔗糖低 60%）、高甜度（是蔗糖的 1.2 倍）的物质。食用适量的木糖醇不需要胰岛素的参与，不会升高血糖。因此，它是糖尿病患者不错的调味品。但是，若食用过量，在增加热量的同时，会加重胰岛的负担，反而会引起血糖升高。若每天超过 30 g，还会引起腹泻，甚至对渗透压造成不良影响，导致大脑认知障碍。因此，糖尿病患者的摄入量应控制在每天 2 g 以内。

8. 芝麻酱

芝麻酱又称麻酱，由芝麻炒熟，磨碎而成的黏稠状液体，呈浅褐色，有芳香味。芝麻酱营养丰富，含有蛋白质、脂脑、多种维生素和矿物质元素等。芝麻酱是人们喜爱的一种调味品，它可以为人体提供多种必需营养素。特别应该指出的是它具有以下几个特点：①含铁量高。其含量比鸡蛋黄高 6 倍，比猪肝高 1 倍。因此，经常食用芝麻酱对缓解和预防缺铁性贫血大有益处。②含钙量高。该含量比蔬菜和豆类都要高许多，仅次于虾皮。因此，芝麻酱是一种补钙的好食品。③含卵磷脂丰富。该营养素是健脑护发的好食品。④含优质脂肪丰富。经常食用芝麻酱，对护肤、美容、润肠通便都大有好处。

芝麻酱主要营养成分如下：热量 2487.1 kJ；脂肪 44.2 g，碳水化合物 29 g，膳食纤维 5.9 g；维生素 A 0.5 mg，硫胺素 0.24 mg，核黄素 20.2 mg，烟酸 6.7 mg，维生素 E 22.6 mg；铁（Fe）73.3 mg，钙（Ca）2239 mg，镁（Mg）502 mg，锌（Zn）6 mg，铜（Cu）1.53 mg。

特别提示

使用芝麻酱时应注意以下问题：①芝麻酱是高热量高脂肪食品，因此成人每天以不超过 10 g 为宜。②在选购芝麻酱时，以瓶内上部没有或只有少量浮油者为新鲜产品。

9. 花椒

花椒又称川椒、香椒等为芸香科灌木或小乔木植物花椒树的干燥成熟果皮。其外观呈红色，芳香是中国特有的一种香料，主要产于四川、陕西、河南、河北、甘肃等地，既可作香辛调味料，又可入药。花椒的营养价值很高，含有蛋白质、脂肪、糖类、多种维生素和矿物质元素，是烹饪中最常用的香辛调味料之一，也是五香粉、十三香的主要原料之一。中医认为：花椒性温，味辛；归脾、肺、肾经；具有温中散寒、除湿止痛、健脾驱虫、利尿消肿、坚齿发、解鱼腥毒等功效。《神农本草》记载：花椒"除风邪气，温中，去寒痹，坚齿发，明目，久服轻身好颜色，耐老增年通神。"现代营养学认为，在花椒所含的挥发油中，有异菌香醚、牦牛儿醇、柠檬烯、枯醇、甾醇、川椒素、佛手苷内酯、苯甲酸、不饱和脂肪酸等营养成分。其作为调味品不仅可以去除各种肉类中的腥膻臭味，增香添鲜，改善口感，而且还可以促进消化液的分泌，增强食欲。现代医学研究发现，花椒对白喉杆菌、炭疽杆菌、金黄色葡萄球菌、溶血性链球菌、肺炎双球菌、伤寒杆菌、绿脓杆菌和一些皮肤真菌均有抑制作用，对猪蛔虫有杀灭作用。同时，常食花椒可维护内分泌腺和生殖腺体的健康，温阳补肾。在烹饪中，花椒的用法很多：一是整粒花椒与生料腌制，以增加香味；二是磨成粉或花椒面，可用来做花椒盐，也可直接撒在菜上，以增加麻香味；三是浸水制成花椒水，直接调入馅料中，以除去异味，增加香味；四是做成花椒油作凉拌菜、饭的调料，使饭菜具有特殊香味。

花椒的主要营养成分如下：热量 1098.4 kJ；膳食纤维 28.9 g，蛋白质 6.7 g，脂肪 8.9 g，碳水化合物 31.6 g；维生素 A 23 μg，胡萝卜素 0.04 mg，硫胺素 0.12 mg，核黄素 0.43 mg，烟酸 0.12 μg，维生素 C 2.8 mg，维生素 E 2.47 mg；钾（K）204 mg，钠（Na）37.3 mg，钙（Ca）139 mg，镁（Mg）100 mg，铁（Fe）8.1 mg，锌（Zn）1.9 mg，铜（Cu）0.33 mg，磷（P）69 mg，硒（Se）1.96 μg。

特别提示

花椒是热性，孕妇及阴虚火旺者应慎用。花椒虽好，也不宜多用。否则，会消耗肠道水分，造成便秘。

10. 辣椒粉

辣椒粉的主料有：干辣椒，熟芝麻、花椒、八角、桂皮、小茴香等，根据地方口味不同，佐料稍有变化。其做法如下：第一步，将干辣椒除干籽；第二步，烘干；第三步，将辣椒剪成段，再将剪好的干辣椒与花椒、桂皮、八角、炒好的原料凉一会儿，然后放入研磨杯中，加少许芝麻一起研磨成粉状。干辣椒含有少量水分，经过炒制的干辣椒不仅容易研磨、能延长保质期，而且会更香。辣椒粉是一种重要的调味品，颇受人们喜爱。中医认为：辣椒性热，味辛；归心、脾经；具有温中散寒、开胃消食、增进食欲、减肥美容等功效，可以辅助治疗咳嗽、感冒等症。现代营养学和现代医学研究结果显示：辣椒作为调味品，不仅可以改善菜肴的风味，增进食欲，而且还可为人体提供多种必需的营养素。同时，辣椒还有一定的食疗价值。辣椒中丰富的维生素 C 可以降低胆固醇，有助于防治心脏病和冠状动脉硬化；辣椒可以加速血液循环，对改善怕冷、冻伤、血管痉挛性头痛等病症有益；辣椒可以促进人体激素的分泌；有一定的护肤美容功效；华盛顿大学的一项研究发现，辣椒可降低帕金森病发生的风险。

辣椒营养丰富，含有蛋白质、脂肪、碳水化合物、多种维生素和矿物质元素。其主要营养成分如下：热量 121.1 kJ；蛋白质 2 g，脂肪 0.5 g，膳食纤维 2.3 g，碳水化合物 4.2 g；维生素 A 23 μg，胡萝卜素 0.73 mg，硫胺素 0.04 mg，核黄素 0.03 mg，烟酸 0.03 mg，泛酸 3.7 mg，吡哆素 1 mg，叶酸 41 μg，维生素 C 62 mg，维生素 E 185 mg，维生素 K 27 μg；矿物质元素钾（K）300 mg，钠（Na）2.1 mg，钙（Ca）11 mg，镁（Mg）15 mg，铁（Fe）0.6 mg，锌（Zn）0.1 mg，铜（Cu）0.11 mg，磷（P）36 mg，硒（Se）0.62 μg。

特别提示

辣椒是大辛之品，阴虚火旺者，高血压及肺结核、便秘、痔疮患者应慎食。手脚容易发凉、贫血的人可适当多食辣椒，但患有胃溃疡、食道炎、结肠炎的人应少食。吃辣椒时可作以甜和酸的食物。甜能遮盖辣味，酸能中和碱性的辣椒素；还可以滋阴、降燥、泻热的食物来搭配，如苦瓜、黄瓜、丝瓜、鸭肉、鲫鱼等。

11. 八角茴香

八角茴香又称大茴香，俗称大料，为木兰科常绿灌木八角茴香树的果实。常见的有三种商品：大红八角（秋季收获的果实）、角花八角（多为夏季采收的）和干枝八角（多为初夏落地的）。产品褐红色，芳香味强烈，为中国特产为主要产于广东、广西、云南等地。八角茴香是我国最常用的香辛调味品之一（十三香、五香粉的主要原料之一），也是提取香料的重要原料。还可入药。其营养丰富，含有蛋白质、脂肪、碳水化合物、多种维生素和矿物质元素。中医认为：八角茴香性温，味辛、甘；具有温中健脾、散寒止痛、开胃止吐、温阳理气之功效，对治疗中寒呃逆、寒疝腹痛、胃虚腰疼、干（湿）脚气等症有一定辅助作用。现代营养学和现代医学研究结果显示，八角茴香辛甘，有强烈的芳香味，是烹饪肉食时不可缺少的调味料。它既可去除肉中的异味，又可增香，从而使菜肴更加鲜香可口。八角茴香的香味主要来源于其所含的挥发油。后者包括茴香醛、茴香醚、胡椒酚、茴香酮、蒎烯、水芹烯、柠檬酸、黄樟醚等有机化合物。它们可刺激胃肠，增强其蠕动，以排出积气；还可促进血液循环，起到祛风健胃的作用。同时有助于缓解胃痉挛，止呃逆，减轻疼痛。另外最新研究资料显示，八角茴香中含有一种抗亚洲禽流感病毒 H5N1 的有效成分——莽草酸。莽草酸是对付致命的 H5N1 病毒的药物"达菲"的主要成分。同时莽草酸可能还具有一定的抗癌功效。

八角茴香主要营养成分如下：热量 815.1 kJ；蛋白质 3.8 g，脂肪 5.6 g，膳食纤维 43 g，碳水化合物 32.4 g；维生素 A 17 μg，硫胺素 0.12 mg，核黄素 0.28 mg，烟酸 0.9 mg，维生素 E 1.11 mg；钾（K）202 mg，钠（Na）14.7 mg，钙（Ca）41 mg，铁（Fe）6.3 mg，锌（Zn）0.62 mg，磷（P）64 mg，硒（Se）3.08 μg。

特别提示

①八角茴香热性，阴虚火旺者慎用。②野生的披针叶八角有剧毒，不能食用。

12. 小茴香

小茴香又称怀香、谷茴香、土茴香，为伞形科多年生宿根植物，作一年或二年栽培。全株具有强烈芳香，嫩茎、叶作香辛蔬菜。果实呈圆柱形，两端略尖，微弯曲，黄绿色，长 0.4~0.7 cm。果实既可作调味料，又可入药。其原产于地中海沿岸，现在中国普遍栽培。小茴香营养丰富，含有人体必需的蛋白质、脂肪、碳水化合物、膳食纤维、多种维生素和矿物质元素。小茴香既是一种调味品（五香粉、十三香的主要原料），为中国传统的烹饪香辛料，又可入药，其茎、叶又是大众喜爱的香辛蔬菜。中医认为：小茴香性温，味辛；归肝、肾、脾、胃经；具有开胃健脾、祛寒止痛、消食杀虫、补气、止呕、解肉和鱼之毒等功效，对治疗寒疝腹痛、睾丸偏坠肿痛等症有一定辅助作用。中国《药典》记载：茴香制剂是常用的健胃、散寒、补气、止痛药物。现代医学研究表明，小茴香的香味主要来源于它所含的挥发油（其成分是茴香醚、小茴香酮、茴香醛、茴香烯、甲基胡椒酚等）。茴香油能降低胃的张力，刺激胃肠蠕动，促进消化液的分泌，缩短胃的排空时间，并有利于排出肠胃中积存的气体，因而具有健胃、补气、缓解疼挛、减轻疼痛等功效；茴香烯能促进骨髓细胞成熟和释放入外周血液，明显升高白细胞和中性粒细胞的数量，因而对治疗白细胞减少症有一定作用；茴香醚对大肠杆菌、痢疾杆菌和变形杆菌有很好的抑制作用，因而可以辅助预防多种感染性腹泻；茴香醚、茴香酮能增强链霉素杀灭结核菌的药效。

小茴香的主要营养成分如下：热量 1049.2 kJ；蛋白质 14.5 g，脂肪 11.8 g，膳食纤维 33.9 g，碳水化合物 21.6 g；维生素 A 53 μg，硫胺素 0.04 mg，核黄素 0.16 mg，烟酸 7.1 mg，维生素 E 0.7 mg；矿物质元素钾（K）1104 mg，钠（Na）186.3 mg，钙（Ca）751 mg，铁（Fe）0.9 mg，磷（P）336 mg，硒（Se）1.96 μg。

特别提示

使用小茴香时，应注意以下问题：①阴虚火旺者慎食。②因小茴香含钠元素较多，所以用它做菜（馅）时应少放些盐，以免盐的摄入量超标。③小茴香吃多了对视力会有不良影响，因此短时间内不宜大量食用；以每人每天不多于 10 g 为宜。

13. 胡椒

胡椒为胡椒科多年生藤本植物胡椒的果实，浆果，外观呈球形，黄红色。未成熟的果实干燥后果皮皱缩而黑，称"黑胡椒"；成熟的果实脱皮后色白，称"白胡椒"。其原产于东南亚地区，现在中国广东、广西、海南等地均有栽培，市售商品多为胡椒粉。将成熟的果实用盐水浸渍后晒干，去除果皮，研磨成粉末，呈白色，即白胡椒粉，又称白川。由未成熟的果实晒干后，研磨成粉末，呈灰棕色，即黑胡椒粉，又称黑川。胡椒是常用的香辛调味品（五香粉、十三香的主要原料之一），也可入药。胡椒气味芳香，有强烈的辛辣味和刺激性。其营养丰富，含有蛋白质、脂肪、碳水化合物、膳食纤维、多种维生素和矿物质元素。中医认为：胡椒性热，无毒；归胃、大肠经；具有温中散寒、醒脾健胃、解毒止泻、化湿理气、去腥解腻、助消化、增食欲等功效，可辅助治疗胃寒腹痛、呕吐腹泻等症。胡椒作为一种重要的调味品，不仅可以使菜肴去腥解腻，增鲜提味，而且还具有抑菌防腐使菜肴不易变质的作用。在医药工业中，其可作为健胃剂、利尿剂和支气管黏膜刺激剂的药剂，用来治疗消化不良、寒疾咳嗽、肠炎、支气管炎、感冒、风湿等症。

胡椒的主要营养成分如下：热量 1492.3 kJ；蛋白质 9.6 g；脂肪 2.2 g；碳水化合物 74.6 g；膳食纤维 2.3 g；维生素 A10 μg，胡萝卜素 0.06 mg，硫胺素 0.09 mg，核黄素 0.02 mg，烟酸 1.8 mg，泛酸 0.7 mg；钾（K）154 mg，钠（Na）4.9 mg，钙（Ca）2 mg，镁（Mg）2 mg，铁（Fe）9.1 mg，锌（Zn）1.23 mg，铜（Cu）0.32 mg，磷（P）172 mg，硒（Se）7.6 μg。

特别提示

①肝胆疾病、消化道溃疡、发热疾病、痔疮、咽喉炎、眼疾等症患者宜少食或忌食。②胡椒易使孕妇肠道干燥、便秘、破血堕胎，故宜少食或忌食。

14. 黄酒

黄酒又称料酒、老酒，是一种低度酿造酒。其既是中国最古老的饮料酒之一，也是一种重要的调味品。黄酒有 3000 多年的历史，以糯米、大米、黍米为主要原料，以小曲、麦曲或红曲为糖化发酵剂，经浸泡、蒸煮、冷却、拌曲、糖化发酵、压榨、过滤、杀菌、陈酿而成。酒液多呈黄色，故名黄酒。又因越陈越香，又称老酒。其酒度 15 度（15% 的乙醇）左右。酒体醇厚，酒味柔和，含有糖类、糊精、有机酸、氨基酸、多种维生素和矿物质元素。因此，黄酒的营养价值很高，既是比较理想的饮料酒，也是重要的调味料。因其原料、生产工艺及其风味的不同，一般分江南黄酒（以绍兴黄酒为代表）、福建黄酒（以龙岩沉缸类酒为代表）和北方黄酒（以即墨黄酒为代表）三大类。中医认为：黄酒性温，味甘；归脾、胃经；具有补血养颜、活血祛寒等功效。中医不仅常用黄酒作药引子，而且常用它浸泡、炒煮、蒸灸多种中药材，以提高药效。在烹调时使用黄酒，不仅可以祛腥膻、解油腻、增香添味，而且还可以使菜肴营养更加丰富。在烹调肉品时，黄酒可以渗透到食物组织内部，溶解微量有机物质，从而使菜肴更加松嫩可口。黄酒中的乙醇可溶解鱼体及动物内脏黏液中的腥臊异味，加热后气化挥发，从而使之除去。黄酒中的脂类具有芳香气味。黄酒中的氨基酸可以和糖类结合，生成有诱人香味的芳香醛化合物（在烹调时加入糖、黄酒后味道会更好）。其中的氨基酸还可与食盐结合，生成味道鲜美的氨基酸钠盐，从而使鱼、肉菜肴的味道更加鲜美。

特别提示

在烹调时要讲究添加黄酒的时间，一般不宜过早，即在出锅之前为好。黄酒中的乙醇等有效成分属易挥发物质，挥发了就失去其效果。但是在清蒸鱼时，则应先加料酒。这是因为清蒸时温度不高且时间较短，不仅可以使鱼肉中的腥味成分被乙醇溶解并一起挥发掉，而且可以使黄酒中的脂肪酸、氨基酸等成分充分进行化学反应，从而使菜肴更加醇香鲜美。烹调时，以每次加入 5 ~ 15 mL 料酒为宜。料酒应密封保存在阴凉处，一般可以保存 5 年不变质。

15. 白酒

白酒以谷物为原料，在酵母等作用下经发酵而制成的一种饮料酒，具有特殊的芳香气味。其主要成分是乙醇（酒精）和水，还含有酸、酚、高级醇类、酯类等物质。白酒种类很多。按生产方法的不同，可分为发酵酒、蒸馏酒和配制酒三类；按酒精含量的不同，可分为高度酒（酒精含量在 40% 以上），中度酒（酒精的含量在 20% ~ 40%）和低度酒（酒精含量在20% 以下）三类；按香型的不同还可分为很多种（酱香型，以贵州茅台酒为代表；浓香型，以四川宜宾五粮液为代表；清香型，以山西杏花村汾酒为代表；芝麻香型，以陕西凤翔西凤酒为代表）。中国人酿酒已有 5 000 多年的历史。白酒既是一种颇受人们喜爱的饮料，又是一种重要的调味品。白酒性大热，味甘、辛，有小毒；归十二经；具有祛湿御寒、舒筋活络、消除疲劳，防腐杀菌等功效。有研究资料显示，作为饮料，适量饮用对身体是有益的。白酒可以刺激胃液唾液的分泌，增进食欲，利小便、驱虫，还可以升高血液中高密度脂蛋白胆固醇的浓度，对预防冠心病、脑中风有一定的作用。作为调味品，在烹饪鱼虾、鸡鸭肉时，常用白酒或黄酒作提味剂，可以去掉鱼虾中具有腥臭味的三甲基胺，去掉鸡鸭肉中的异味，使菜肴的口味更鲜美，香气更浓郁。

特别提示

白酒蘸料杀不死肝吸虫等寄生虫。实验结果表明，在吃"鱼生"（生鱼片）时喝高度的酒、蘸芥末、大蒜等调料，杀不死生鱼片中的肝吸虫囊幼（超过 90 度的高温才能杀死）。其他生食蛙、蛇、黄鳝、蟹肉中的寄生虫以同样的吃法也是杀不死的。服感冒药时不要喝酒，以免加重病情。白酒虽好也不宜长期大量饮用。否则，会导致酒精慢性中毒，对身不利。饮酒后体内摄入的乙醇 95% 由肝脏代谢，先由肝脏中的乙醇脱氢酶作用使之变成乙醛，再经乙醛脱氢酶催化，使之变成乙酸，最后生成二氧化碳和水。乙醛一方面可使人面红耳赤，心脏加快跳动，神经兴奋；另一方面对肝细胞有明显的毒害作用，使肝脏代谢发生障碍，导致肝细胞变性、坏死或纤维化，严重时可致肝硬化、肝癌。所以世界卫生组织把"戒烟限酒"作为人体健康的四大基石之一。因此，医学专家建议成年人饮高度白酒一天不应超过 50 g（即 1 两）。

16. 啤酒

啤酒又称麦酒，以大麦为主要原料，经发酵酿造而成的含有大量二氧化碳的低度营养型饮料酒。酒液清亮透明，具有明显的酒花香味，口味醇厚，清爽杀口。其主要生产工艺流程是：制造大麦芽，将麦芽和主要辅料一起粉碎，加水、糖化、取麦芽汁、加啤酒酵母"前发酵"，过滤储藏后发酵，杀菌后取得成品。啤酒含有多种人体所需要的营养成分。其主要营养分为因产地、原料及生产工艺的不同而略有不同。以度数为 5.5 的为例，其主要营养成分如下：热量 31 kJ；硫胺素 0.05 mg、烟酸 1.2 mg；矿物质元素钠（Na）8.3 mg、钙（Ca）4 mg、铁（Fe）0.1 mg。啤酒不仅是人们喜欢的饮料酒，而且还是一种重要的调味品，并在 1972 年世界营养会议上被定为营养品。按其生产前是否杀菌分为熟啤酒和生啤酒两类；按酒液的颜色分为浓色啤酒和淡色啤酒两类。啤酒的度数不代表其酒度而表示其麦芽汁的浓度。按麦芽汁浓度的不同，可分为低浓度、中浓度和高浓度三种。当前，中国是世界上第三大啤酒生产国。

啤酒性热，味辛；归脾、肺经，具有活血、利尿、开胃、助消化等功效。啤酒营养丰富，含有多种易被人体吸收的糖类、糊精、有机酸、氨基酸、维生素和矿物质元素。其发热量较高，素有"液体面包"之美称。在啤酒所含的蛋白质中，有人体必需氨基酸的 12% ~ 22%；所含的多种维生素和矿物质元素均可溶解于体液中，很容易被人体吸收和利用。适量饮用啤酒可提高肝脏的解毒功能；对防治冠心病、高血压、糖尿病、血脉不畅和便秘均有一定作用；对治疗结石、预防老年骨质疏松症也有一定作用。作为调味品，在烹饪鱼、鸭肉时适量加入啤酒，可去除其腥味或异味，使菜肴味道更加鲜美可口。比如"啤酒鸭"就是一道颇受人们喜爱的名菜。

17. 葡萄酒

葡萄酒是以新鲜葡萄果实为原料经发酵而制成的一种饮料酒。制品色泽艳丽，滋味醇美，营养价值较高。按其酒色的不同可分为红葡萄和白葡萄酒类；按其糖分含量的不同，可分为干红葡萄酒（含糖不超过 0.4 g/100mL）和甜葡萄酒（含糖 5 g/100mL 以上）；按其是否含二氧化碳，可分为静酒（不含二氧化碳）和汽酒（含二氧化碳）；按其酿造工艺的不同，可分为天然葡萄酒和加强葡萄酒。葡萄酒原产于亚洲西南部和中东地区，已有 2000

多年的生产史。公元前 119 年汉代著名探险家张骞从西域带回葡萄栽培技术，引来酿造艺人，到公元 25 年，葡萄酒的生产在中国已经普遍。中国的主要产地有烟台、青岛、北京、天津、沙城、民权和乌鲁木齐等。其成分除酒精（8%～20%）和水分外，还含有碳水化合物、有机酸、矿物质元素、果胶及多种维生素。葡萄酒性温，味甘、辛；归肝、脾、心经。葡萄酒不仅具有较高的营养价值，而且还具有多种食疗功效。葡萄酒是一种碱性酒精性饮料，长期适量（以每天 100～150mL 为宜）饮用，具有预防感冒和心血管疾病的功效。英国的一项研究发现，红葡萄酒中所含的抗氧化物质——单宇和酚类化合物，可防止心动脉硬化和血小板凝结，维持和保护心脑血管的正常生理功能，从而起到保护心脏、防止中风的作用。这种作用对于男士和更年期女性均有效。葡萄酒中的白藜芦醇可以和食物中的脂肪"抗衡"，减少脂肪在血管壁上沉积。因此，不仅有一定的抗衰老、美容、减肥等功效，而且还具有一定的抗癌作用。

葡萄酒的主要营养成分如下：热量 551.8 kJ；蛋白质 0.2 g，碳水化合物 1.5 g；矿物质元素钾（K）8 mg，钠（Na）2.6 mg，钙（Ca）4 mg，铁（Fe）0.3 mg，锌（Zn）0.18 mg，铜（Cu）0.02 mg，磷（P）5 mg，硒（Se）0.1 μg；维生素 B_1 0.04 mg，维生素 B_2 0.01 mg，烟酸 0.1 mg，维生素 B_5（泛酸）0.07 mg，B_6 0.03 mg。葡萄酒营养丰富，是一种深受人们喜爱的高雅饮料。近年来，它也已经成为我国人民餐桌上、庆典会上必不可少的饮料。

特别提示

葡萄酒虽然是一种保健饮料，但是也不宜过量饮用；患有糖尿病和严重溃疡病的人则不宜饮用。葡萄酒也有一定的保质期。品种不同则保质期也不同，一般为 1～20 年。因此，在饮用葡萄酒时应看一下保质期说明。

18. 十三香

十三香一种由八角茴香、小茴香、白胡椒等 14 种调味料按一定比例混合配制并粉碎而成的粉末状复合型香辛调味品。其成品呈土黄色，芳香气味浓烈，是一种颇受人们喜爱的大众化调味品，具有多种营养价值和食疗功效。构成十三香的原料有以下 14 种：八角茴香、小茴香、花椒、肉桂、白胡椒、高良姜、丁香、肉豆蔻、白芷、砂仁、陈皮、木香、山柰和草果。

19. 肉桂

肉桂又称玉桂、牡桂、菌桂、筒桂、辣桂、紫桂、大桂，俗称桂皮，为樟科常绿乔木桂皮树或肉桂树的干皮或枝皮，含挥发油，极香。成品外表面呈灰棕色，稍显粗糙，内表面呈红棕色，平滑，香气浓烈，味甜辣。其主要产于中国广东、广西、云南、四川、贵州等地，越南、缅甸和印度印尼西亚等有栽培。肉桂既是一种重要的香辛调味料（是十三香、五香粉的原料之一）和香料，又可入药。肉桂作为调味料，除了用于卤汁菜以外，还可用于炸、烧的菜肴。其主要作用是去除异味、增香、和味等，与八角茴香、小茴香一起同为三大上等香味调料。其芳香味来源于它所含的挥发油，后者的主要成分是桂皮醛，还有少量乙酸桂皮酚、乙酸苯丙酯等芳香成分。肉桂性大热，体甘、辛；具有祛寒止痛、温肾补火之功效，对治疗肾阳虚衰、阳痿、宫寒、腰膝冷痛、虚寒呕吐、脘腹冷痛、久泻、痛经等症，有一定辅助作用。另外，肉桂还具有镇静、镇痛、降压、杀菌、预防血吸虫等功效。

20. 高良姜

高良姜为姜科多年生草本植物姜的根状茎，外皮红棕色，主产于中国广东、广西、云南、海南等地。其性热，味辛，既可入药，又可作调味料，是十三香的原料之一。高良姜具有温中、散寒、止痛之功效；对治疗胃寒疼痛、呕吐、腹泻等症有一定辅助作用。

21. 砂仁

砂仁又称阳春砂仁，为姜科多年生草本植物砂仁的种子。蒴果椭圆形，种子多角形，有浓香味。果作调味品，种子入药，是十三香的原料之一。砂仁性温、味辛，具有引气、健脾安胎之功效；对治疗胸脘胀满、呕吐、食欲不振、胎动不安等症有一定辅助作用。

22. 丁香

丁香又称丁子香、鸡舌，为桃金娘科常绿乔木丁香树的花蕾。浆果呈长倒卵形或长椭圆形，称"母丁香"，干燥的花蕾称"公丁香"。其主产于坦桑尼亚、马来西亚、印度尼西亚等热带地区。中国广东、广西、云南、海南等地也有栽培。丁香既是一种上等香辛调味料（十三香、五香粉的主要原料之一），又可入药。由花蕾提取的丁香油还是重要的香料。丁香作为调味料，在烹调中多用于制取卤汁，也可用于烹饪其他菜肴。其主要作用是去除异味、增香、和味。丁香的芳香味来源于其所含的挥发性丁香油。后者的主要成分是：丁香酚（64% ~ 85%）、乙酰基于香油酚、β- 石竹烯、甲基正戊基酮、水杨酸甲酯、苯甲醛、苄醇、胡椒酚和 α- 依兰烯等。中医认为：丁香性温，体辛、芳香；具有温胃、降逆之功效，对治疗胃痛、呃逆、胸腹胀闷及疼痛等症有一定辅助作用。另外，丁香在健胃、祛风、抗菌、抗病毒等方面也有重要药用价值。

特别提示

丁香芳香味很浓烈，在制作菜肴时其用量要根据菜肴的特色而定，防止用量过大会影响菜肴的风味。同时，使用时应将其包在纱布内，避免黏附在原料上影响菜肴之美观。

23. 陈皮

陈皮又称橘皮，为方香科植物橘子树及其栽培变种的成熟果实的干燥而陈旧的皮，外观呈暗黄色，既可入药，又可作调味料。陈皮价廉易得，味清醇厚，别有风味。其作为调味料（十三香、五香粉的原料之一），不仅可作为制作点心的原料，而且在烹饪羊肉、鱼时可去除膻、腥味，使肉更易熟烂而可口，因而具有不可替代的作用。中医认为：陈皮性温，味苦、辛；具有理气、化痰、燥湿、健脾之功效，对治疗胸腹胀满、嗳气、呕吐、咳嗽痰多等症有辅助作用。因此，其是一味重要的中药材。橘皮去除果皮内层者称为"橘红"，其理气化痰之功效较强，主治咳嗽痰多、食积酒伤、呕恶胸闷等症；去除果皮外层者称为"橘白"，具有和胃化痰之功效。陈皮含有挥发油、类黄酮类化合物、硫胺素和维生素 C 等营养成分；具有促进消化液分泌、调节胃肠平滑肌运动、平喘、消炎和治疗胃溃疡病等生理功能。

24. 木香

木香菊科多年生草本植物木香的根，呈圆柱形，芳香。其原产于印度，现在中国分布颇广。木香根性温，叶苦、辛，既可入药，又可作香辛调味料和香料，是十三香的原料之一。其主要成分是：发挥油（二氢木香内醇、木香烯内酯），还有木香碱等。木香具有理气、止痛之功效，对脘腹胀痛、呕吐、腹泻、痢疾等症有一定辅助治疗作用，还有兴奋或抑制胃肠道、解除气管痉挛及抑菌作用。

25. 白芷

白芷即滇白芷，又称粗糙独活，为伞形科当归属多年生草本植物白芷的根，有兴安白芷、杭白芷和川白芷等，主产于中国北部、东部和西南部。白芷性温，味辛，既可入药，又可作香辛调味料，是十三香的原料之一。其具有祛风、散寒、燥湿之功效，对治疗风寒感冒、头痛、牙痛、寒湿白带、眉梭骨痛、鼻渊等症一定辅助作用。

26. 山柰

山柰又称三柰、砂姜，为姜科多年生草本植物山柰的块状根茎，有芳香气味。其原产于印度，中国台湾、广东、广西、云南等地有栽培。山柰既可入药，又可作香辛调味料。是十三香的原料之一，亦可作香料，对治疗心腹冷痛、风火牙痛等症有一定辅助作用。

27. 草果

草果为姜科多年生丛生草本植物草果的干燥果实。蒴果密集，卵状椭圆形，红色；种子多角形，有浓香。其产于中国云南、广西、贵州等地。草果性温、味辛，既可入药，又可作调味料，是十三香的原料之一。其具有燥湿、温中、治疗疟疾等功效；对治疗寒湿内阻、脘腹胀满等症有一定辅助作用。

28. 五香粉

五香粉由多种香料按一定比例混合后经研磨加工而成的粉末状混合型香辛调味品。其呈微红色，香味浓烈，是大众喜爱的最常用的调味料之一。因其原料及配比的不同，有如下三种市售商品：一是由八角茴香粉、小茴香粉、桂皮粉、丁香粉和五加皮粉混合而成；二是由花椒粉、小茴香粉、桂皮粉、甘草粉和丁香粉混合而成；三是由八角茴香粉、花椒粉、桂皮粉、小茴香粉和丁香粉混合而成。以上三种产品的香型略有不同。其主要营养成分（平均）如下：蛋白质 5.1 g，脂肪 11.9 g，碳水化合物 43.8 g；硫胺素 B$_1$ 0.02 mg，核黄素 0.44 mg；矿物质元素钙（Ca）803 mg，铁（Fe）49 mg。

29. 鼠尾草

鼠尾草又称乌草、小青、山陵翘为唇形科多年生芳香草本植物鼠尾草的全草，夏季采收，洗净，晒干即可。其产于山间坡地、路旁、草丛、水边和林荫下。鼠尾草香味浓烈，夹杂少许樟脑味。其性平，味苦、辛，含多种药用成分及钾（K）300 mg/100 g、钙（Ca）500 mg/100 g 和铁（Fe）30 mg/100 g 等人体必需的营养素，既可作香辛调味料（咖喱的主要原料之一），又可入药。作为调味料，因其风味独特，不仅可去除肉类的腥味，而且还可分解脂肪；加在香肠、腊肠类食品中具有良好的杀菌和防腐效果。作为药物，具有滋补、防止痉挛、防腐杀菌、利尿和清结伤口的作用；对喉咙疼痛、口唇溃疡、调节经期、增进食欲和减缓肠胃气胀有辅助治疗作用；还有抗菌消炎、维护皮肤组织、促进细胞再生、调节皮肤的油脂分泌、改善油性皮肤和痤疮等肌肤问题，因此，鼠尾草有一定的护肤美容功效。因其药性广泛而闻名，在西方被当成"万能药"。

30. 芫荽子

芫荽子又称胡荽子，俗称香菜子，为伞形科一年生或二年生草本植物芫荽的种子，有特殊香气，球形。芫荽嫩叶茎用来作调味蔬菜。种子既可作调味料，又可入药（中医学上以全草入药）。其原产于地中海沿岸，中国各地均有栽培，以华北地区为最多。芫荽子是咖喱的主要原料之一。其作为调味料可以为饭菜增香提味，并为人体提供多种维生素和矿物质元素；作为药物，具有解表和诱发麻疹的功效。

31. 姜黄

姜黄为姜科草本植物姜黄的干燥根茎，呈不规则扁平块状，有指状分枝，长 4~6 cm，厚 0.4~2 cm。表面白色或灰黄色，粗糙，具纵皱纹及明显的环节；断面灰白色或淡黄色，芳香。其主产于四川、广东、广西、贵州、福建等地。姜黄营养丰富，含多种人体需要的营养素，主要有蛋白质、碳水化合物、脂肪（挥发油，4.5%~6%）、膳食纤维、多种维生素和矿物质元素（钙、铁、磷等）、姜辣素及多种氨基酸（谷氨酸、甘氨酸、丝氨酸等）。姜黄既可入药，又是重要的调味料（咖喱的主要原料之一）。中医认为：姜黄性温，味苦、辛；具有温中逐寒、回阳通脉、活血止痛等功效，可辅助治疗风湿性肩臂酸痛、心腹冷痛、肢冷脉微、胸胁疼痛、损伤瘀痛、血瘀闭经等症。现代医学研究发现，姜黄中所含的姜辣素和挥发油，具有增加心肌血流量、抑制血小板凝集、保护胃黏膜、保肝利胆和抗肿瘤等功能；对金黄色葡萄球菌有较好的杀灭作用；还有一定的抗病原体、抗衰老、镇咳、止呕、解毒和防晕等效能。

特别提示

姜黄性温、味辛，阴虚内热者慎用。

32. 豆蔻

豆蔻学名白豆蔻，又称多骨、壳蔻、白蔻，为姜科多年生草本植物白豆蔻的干燥果实。略呈圆球形，外皮黄白色，光滑，具隆起纵纹。其主产于越南、泰国等地，中国广东、广西、云南、贵州等地有分布，既可入药，又可作香辛调味料（是咖喱的主要原料之一）。其香辛气味主要来源于它所含的挥发油。挥发油的主要成分是：d-龙脑、d-樟脑、草烯及其环氧化物、1-8桉叶素，α-柏帕烯、δ-柏帕烯、α-蒎烯、β-蒎烯、石竹烯、月桂烯、桃金娘醛、葛缕酮、松油烯-4-醇、香桧烯等。中医认为：豆蔻性温，味辛；具有行气暖胃、消食宽中之功效，对治疗气滞、食积、胸闷、腹胀、噎膈、吐逆、反胃、疟疾等有辅助作用。豆蔻所含的挥发油能促进胃液分泌，增强肠胃蠕动，制止肠内异常发酵，祛除胃肠中的积气，具有良好的健胃作用。豆蔻在烹调中作为调味料，不仅可使菜肴增辛香，而且还可去除异味。因此，豆蔻也是常用的香辛调味料之一。

33. 咖喱

咖喱由辣椒、姜、丁香、肉桂、茴香、豆蔻、芫荽子、芥末、鼠尾草、胡椒和姜黄11种原料按一定比例混合后碾磨成粉末状的复合型香辛调味料。其色泽鲜艳，香气浓郁。咖喱粉再配以面粉、食用油、食盐、白砂糖、蜂蜜等其他不同的原料，可以形成风味不同的多个品种。以颜色区分，有红、绿、黄、白四种；按产地区分，有印度咖喱、泰国咖喱、巴基斯坦咖喱和马来西亚咖喱等；以状态分，有咖喱粉、咖喱膏、咖喱浆、咖喱块等。咖喱是一种颇受人们喜爱的香辛调味料。在烹调菜肴时加入一些咖喱，可使肉类、海鲜、蔬菜呈现不同口感的香味。咖喱营养丰富，含有蛋白质、脂肪、碳水化合物、多种维生素和矿物质元素等人体必需的营养素。中医认为：咖喱性热，味辛；归胃、大肠经；具有活血止痛、利水排毒、祛湿散寒、杀菌除虫、帮助消化、增进食欲等功效。

现代营养学和现代医学研究发现，咖喱营养丰富，不仅可以使菜肴去腥除膻，增香提味，而且还具有多种食疗功能。①可增加唾液和胃液的分泌，加速肠胃的蠕动，增进食欲。②可改善血管的内皮功能，保持血管的弹性，促进血液循环，预防动脉粥样硬化。③国外一项最新研究发现，咖喱中所含的姜黄素，具有激活肝细胞并抑制癌细胞的功能。同时可调节炎症因子、肿瘤转移因子、生长因子、蛋白激酶等数十个靶点，逆转癌肿进程，因而可能实现天然靶向抗癌药物的新突破。临床研究结果表明，采用姜黄素和营养饮食支持，可以使胰腺癌、肠癌、肺癌、乳腺癌、肝癌患者的病情好转。同时还发现，咖喱和黑胡椒搭配后，人体对姜黄素的吸收率可提高1000倍。其中起关键作用的是黑胡椒中的辛椒物质胡椒碱。因此，在烹调时同时使用上述两种调味料，其抗炎抗癌的辅助效果会更好。④咖喱中的姜黄素对风湿性肩臂酸痛、胸胁痛、女性经痛有较好的治疗作用。⑤咖喱还有促进伤口愈合、预防老年痴呆、促进肝脏代谢排毒等作用。⑥咖喱中含有丰富的对治疗头痛有效的水杨酸（阿司匹林的主要成分之一就是水杨酸，一粒中就含 65 mg），因此咖喱对治疗头痛效果明显。

咖喱的主要营养成分如下：热量 1145 kJ；蛋白质 9.5 g，脂肪 8 g，碳水化合物 40.9 g，膳食纤维 6.6 g；维生素 A 29 μg，胡萝卜素 0.76 mg，硫胺素 0.03 mg，核黄素 0.4 mg，烟酸 2.3 mg；矿物质元素钾（K）2199 mg，钠（Na）18.4 mg，钙（Ca）906 mg，镁（Mg）180 mg，铁（Fe）136 mg，锌（Zn）3.18 mg，铜（Cu）1.2 mg，磷（P）421 mg，硒（Se）10.2 μg。

特别提示

咖喱对胃有一定的刺激作用，胃炎、胃溃疡患者不宜多食。慢性胆囊炎患者应忌食。

34. 芥末

芥末又称芥子末，由芥菜的成熟种子碾碎而成的粉末状调味料。芥菜是一年生或二年生草本植物。其种子为紫红色圆形小颗粒状，磨成粉末呈淡黄色。芥末含芥子苷、芥子酶、芥子酚及脂肪、蛋白质、多种维生素和矿物质元素等人体必需的营养素。其营养成分具体含量如下：蛋白质 26.4 g，脂肪 36.3 g，碳水化合物 22.9 g；硫胺素 0.44 mg，核黄素 0.31 mg；矿物质元素钙（Ca）410 mg、铁（Fe）20.9 mg。芥末是一种颇受人们喜爱的香辛调味料。

中医认为：芥末性辛热、无毒；具有散寒温中、通利五脏、开胃利气、发汗化痰等功效。现代营养学和现代医学研究结果显示，芥末微苦，芳香，辛辣，味道独特，对口舌有强烈的刺激作用。可用作泡菜、腌渍生肉或拌沙拉和其他凉菜的调味品，也可与生抽一起充当生鱼片的美味调料。芥末呛鼻的主要辛辣成分是芥子油中所含的异硫氰酸化合物等。其辣味强烈，可增进食欲。同时，还可以预防细菌附着在牙齿上，从而预防龋齿。芥末辛热，可预防寒凉食物诱发的胃肠绞痛、腹胀等病症。芥末的解毒功能也很强，可解鱼蟹之毒。所以在生食三文鱼等生鲜食品时常配以芥末。另外，芥末还能降低血液的黏稠度，对预防高血脂、高血压、心血管疾病、癌症和治疗气喘有一定辅助作用。

特别提示

芥末辛辣，有强烈的刺激性，患有胃炎或消化道溃疡、眼睛有炎症的人不宜食用。

35. 甘草

甘草又称甜草、美草、蜜甘、灵通、粉草，为豆科多年生草本植物甘草的干燥的根，呈红棕色、棕色或灰棕色，横断面呈黄白色。甘草具特别的香气，味甘甜而特殊，产于中国东北、华北、西北地区，以内蒙古依克昭盟杭锦旗所产的品质最优。甘草的主要成分如下：甘草酸（甘草酸钾、甘草酸钙）、甘草酸、甘草酸苷、甘草皂苷、甘草苷元、异甘草苷元等。主要用于医药工业、食品工业和烟草工业。中医认为：甘草性平，味甘；具有缓中补虚、清热解毒、祛痰止咳、补脾益气、调和诸药等功能，对治疗咽痛、脾胃虚弱、心悸气短、咳嗽痰多、痈肿疮毒、小儿胎毒等症有辅助作用。甘草作为食品工业的调味料（五香粉的原料之一）和烟草中的香料，不仅可以改善食品的口味，增香提味，增加香烟的香味，而且还有多种重要的食疗（药用）价值。现代医学研究的结果表明，甘草的主要医疗功能如下：①甘草含有类似肾上腺皮质激素样的物质，可治疗肾上腺皮质功能减退症。②所含的甘草酸是一种有效的生物应答修饰剂，不仅可增强机体的免疫力，而且还可以抑制变态反应的发生。③甘草酸有直接对抗乙型肝炎病毒的作用，并能改善肝功能。④甘草酸可明显抑制艾滋病病毒的增殖。⑤甘草酸苷不仅可抑制与 SARS 相关的冠状病毒的复制，而且还可在该病毒复制的早期抑制其吸附和穿膜作用。⑥甘草素可明显抑制人体宫颈癌细胞的体内外增殖。⑦甘草具有较强的杀菌和消炎、解痉作用，治疗消化道溃疡的效果明显。对金黄色葡萄球菌、溶血链球菌、结核杆菌、白喉杆菌等病菌的呼吸、蛋白质的合成及其核糖核酸的形成均有很强的抑制作用。⑧有保护神经细胞的作用。可减轻脑细胞组织的脂质过氧化反应，防止脑细胞的衰弱和凋亡。⑨有一定的降血脂和抗动脉粥样硬化的作用。

36. 五加皮

五加皮又称南五加皮、刺五加皮，为五加科落叶乔木细柱五加（分有刺与无刺的两种，有刺的称刺五加）树的干燥根皮。夏秋两季采挖，剥取根皮，晒干即得。其外观呈长筒状；多为双卷，少数为片状；外表面灰褐色，内表面淡黄色或灰黄色；质轻而脆，易折断，断面不齐，淡灰白色；气微香，味微苦、涩。五加皮主产于湖北、河南、安徽、陕西、四川、江苏、浙江、广西等地，既可入药，又是重要的调味料（五香粉的主要原料之一）。其主要营养成分如下：丁香苷、刺五加苷、金丝桃苷、多糖类、硬脂酸、亚麻酸、棕榈酸、维生素 A 和 B_1 等。

中医认为：五加皮性温，味辛；归肝、肾二经；具有补肾、益气、安神、活血之功能，对治疗肾虚、腰膝酸软、脾虚乏力、食欲不振、失眠健忘、胸痹、风湿痹痛等症有辅助作用。现代营养学和现代医学研究结果显示，五加皮作为调味料，不仅可以为菜肴增香提味，而且还具有多种食疗价值。五加皮具有镇静、抗疲劳、抗衰老、抗肿瘤、提高人体耐缺氧能力、增加心肌血流量、改善脑供血状况和止咳化痰等作用。

特别提示

五加皮有小毒，不宜单独食用；阴虚火旺者慎用。

37. 肉豆蔻

肉豆蔻又称肉果、迦枸勒，为肉豆蔻科常绿乔木肉豆蔻树的种仁，呈圆形或椭圆形，灰棕色至棕色，质地坚硬，气味芳香而强烈，味辣而微苦。其主要产于马来西亚和印度尼西亚，中国云南、广东、台湾有引种。肉豆蔻的香辣味主要来源于其所含的挥发性油脂（2%～9%）。在所含的油脂中，肉豆蔻酸占70%～80%。还含有 d- 莰烯和 α- 蒎烯及微量有小毒的肉豆蔻醚等。肉豆蔻既是一种香辛调味料（是十三香的主要原料之一），又可入药。中医认为：肉豆蔻性温，味辛；具有温中下气、消食固肠之功效；可辅助治疗脘腹胀痛、虚泻冷痢、宿食不消和呕吐等症。

> **特别提示**
>
> 体内火旺、中暑热泻、胃火齿痛者慎用肉豆蔻。

38. 月桂叶

月桂叶又称香叶、香桂叶、桂叶、天竺桂，为樟科月属常绿灌木或小乔木甜月桂树的叶。叶之上表面灰绿色，下表面色淡；干品黄褐色，长椭圆形或枝针形，长 6～11 cm，宽 1.5～4 cm。其原产于地中海沿岸，中国江苏、浙江、福建、四川、云南等省有引种栽培。月桂叶性微温、味辛，芳香，是受大众喜爱的香料之一。其不仅可作为调味品，而且还可入药。月桂叶富含芳香油，其主要成分是芳香醇、丁香油酚、牻牛儿醇、甲基丁香油酚，α- 蒎烯、水芹烯、木香烯内酯等。还含有黄酮类化合物（山奈酚和槲皮素等）及生物碱（波尔定碱、芳香厚壳桂碱等）。月桂叶作为一种香辛调味料，可增香提味，增进食欲，既可用在炖食肉、汤、蔬菜等菜肴中，也可用于西餐调料及罐头配料；作为药材，具有健胃理气、辅助治疗脘胀腹痛和跌打损伤及疥癣等症，还有一定的杀灭流感病毒、鼻病毒的功效。因此，其挥发油有短期预防流感的作用，且无不良副作用。

> **特别提示**
>
> 月桂叶虽然也称桂叶，但是与肉桂树的桂叶、桂花树的桂叶不同，它属于中西餐中重要的调味料，其身价远高于肉桂树叶和桂花树叶。

39. 孜然

孜然又称枯茗、孜然芹。安息茴香的种子，为安息茴香是伞形科一年生或二年生草本植物。孜然淡黄色，气味芳香而浓烈，原产于中亚地区和伊朗一带，中国产于新疆和甘肃河西走廊一带。孜然营养丰富，含有蛋白质、脂肪和钾（K）1900 mg/100 g，钙（Ca）1 000 mg/100 g，镁（Mg）400 mg/100 g，铁（Fe）65 mg/100 g 磷（P）1000 mg/100 g 及锌（Zn）、铜（Cu）等矿物质元素。中医认为：孜然性热，味甘、芳香；归胃、肾、肝经；具有醒脑通脉、降火平肝、驱寒除湿、理气开胃、祛风止痛、利尿、镇静等功效；对治疗消化不良、胃寒疼痛、肾虚便频、月经不调等症均有一定作用。孜然主要用于调味料（是咖喱的主要原料之一）和提取香料。作为调料不仅是烧、烤食品必用的上等佐料，而且还可用于其他方面。其口感风味独特，是最常用的调味料之一。用于烹制牛羊肉，不仅可除腥去膻，而且还可使肉质更加鲜嫩可口。同时，在烹饪时使用孜然，不仅可杀灭食物中 80% 的致病菌（含真菌），是良好的天然杀菌剂，而且还具有一定的抑制脂质过氧化作用，因而也是一种防腐剂。孜然还有一定的食疗价值。丹麦的一项研究结果显示，孜然可以抑制凝血氢烷（一种可刺激血小板凝聚的化合物）的生成。因此，适量食用孜然，可降低血小板凝聚的可能性，因而降低患心脏病和中风的风险。

特别提示

孜然性热，夏季应少食；便秘和痔疮患者应少食或不食。

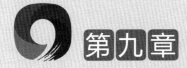

第九章

蜜蜂产品

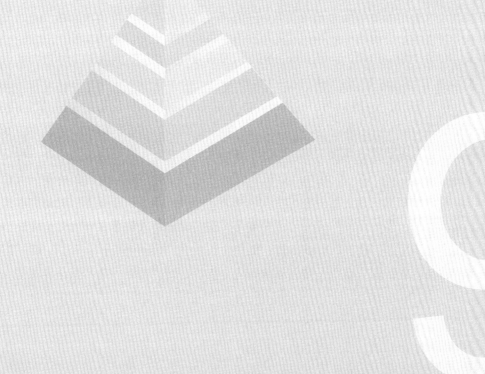

蜜蜂产品，简称蜂产品。蜜蜂为人们提供的产品的统称，主要有蜂蜜、蜂乳、蜂胶、蜂花粉、蜂蜡、蜂毒、巢脾和蜂王幼虫等，或可直接食用，或可加工为其他制品，是食品加工业和医疗工业的重要原料。蜜蜂属于节肢动物门、昆虫纲、膜翅目、蜜蜂科、蜜蜂属。蜜蜂作为一种与人类关系密切，生物特性非常有趣的昆虫，千百年来，以其靠独特的生物学本能，默默地从事着改善环境、提高作物产量、丰富植物品种的工作，并做出了人类难以替代的贡献（农作物授粉，提高产品质量与质量）。蜜蜂的系列保健食品更是人类保健品中的奇葩。在经历了几千年的市场检验后，其不仅没有衰退的痕迹，并且随着科技日新月异地发展，它们的作用与功效，正越来越受到人们的关注和认可。医学研究和实践证明，长期食用蜜蜂产品不仅能有效提高机体免疫力、改善和调节内分泌系统、平衡物质代谢，而且能抗疲劳，延缓衰老，促进组织细胞再生，对高血压、高血脂、糖尿病、消化不良、失眠、便秘、更年期综合征及男性前列腺炎、前列腺肥大等都有良好的辅助疗效。所以科学消费蜜蜂产品，是一件利国利民的大好事。

1. 蜂王浆

蜂王浆又称蜂乳、蜂皇浆。俗称王浆，是由 5～15 日龄工蜂头部的咽下腺（又称王浆腺）和上颚腺分泌的一种黏稠物质，是蜂王幼虫整个发育期及 3 日龄以内的工蜂和雄蜂幼虫前期的唯一食物。类似于哺乳动物的乳汁，所以称为蜂乳。新鲜的蜂王浆是一种微黏稠乳浆状物质，为半流体，外观像奶油，有光泽感，手感细腻，但通过冷冻一段时间，王浆酸析出，手感有颗粒，但容易用手捻碎。用手工采收的新鲜蜂王浆呈朵状，机械采收或过滤后的蜂王浆则形态一致。蜂王浆分春浆、秋浆。春天生产的王浆一般为白色或淡黄色，浓度较高，质量好，秋天生产的王浆为微红色，含水量相对高一些。蜂王浆有较重的酸涩、浓厚辛辣、略微香甜味道。蜂王浆比重略大于水、但低于蜂蜜，PH3.5～4.5。蜂王浆性平，味甘、酸；归脾、肾经。蜂王浆的营养成分极为复杂，蜂王浆中的蛋白质含量约占干重的 50%，其中 2/3 为清蛋白、1/3 为球蛋白。其蛋白类活性成分可以分为三类：类胰岛素、活性多肽、γ- 球蛋白。氨基酸约占干重的 0.8%。人体所需的 8 种必需氨基酸在王浆中都存在。目前已在蜂王浆中鉴定出 20 多种氨基酸。含有丰富的维生素、以 B 族维生素尤为丰富。其含有大量脂肪酸，至少有 26 种，其中对人体影响最大的是一种特殊的不饱和脂肪酸，10- 羟基 -2- 葵烯酸含量在 1.4% 以上（国家标准）。自然界中只有在蜂王浆中才含有这种物质。其含有多种矿物质及酶类、醇类、激素。经国内外的研究和实践表明蜂王浆具有如下多种保健功能：增强免疫力，提高机体对外界恶劣环境的适应能力和抗病力；抗衰老；防癌、抗癌；健脑益智；促进生长发育；抗菌消炎；抗辐射；促进组织再生；增强造血功能；调节血压；防止动脉硬化；保护肝脏；催眠作用；强化性功能；美容润肤。

特别提示

食用蜂王浆时需注意以下问题：①过敏体质者不宜食用。②肠道功能紊乱及腹泻者不宜食用。③10 岁以下儿童不宜食用。④蜂王浆必须低温（零下 18℃）保存才能保持它鲜活性。⑤作为保健品每日服 2 ~ 4 g 早晚空腹即可。

2. 蜂胶

蜂胶由蜂群中的工蜂将采自然中胶原植物的新生枝芽、树皮分泌的树脂混以上颚腺及蜡腺分泌物（如蜂蜡和多种消化酶等）混合之后形成的一种具有黏性的天然混合物。蜂胶呈不透明黄褐色、棕褐色、灰褐色、青绿色。味微苦，有一种麻、木、辛辣感。固体块状，遇热变软具有黏性，具有特别芳香气味。蜂胶性寒，味苦，辛；归脾、胃经。建议摄入量：一般保健，胶囊早晚各一粒。蜂胶目前已知所含物质：有多种氨基酸，微量的维生素 B 族，含丰富的矿物质元素，多种有机酸，还有多种萜类化物和 70 种以上的黄酮类化合物。蜂胶具有抗菌消炎、镇痛排除毒素、抗氧化、促进组织细胞再生、消除自由基、能降低甘油三酯，也能降低胆固醇、有效提高人体的免疫力；能营养肌肤，延缓衰老，加快病体（伤口）康复，净化血液，软化血管，改善微循环，抗癌防癌。蜂胶治疗关节炎、胆结石、肺炎、支气管炎、灼伤、肾炎、尿道炎、膀胱炎、前列腺炎、阴道炎都有很好的疗效。

特别提示

蜂胶中挥发油组分占 5% ~ 7%。它具有很强的抗微生物活性。所以蜂胶保存应用无毒塑料薄膜或蜡纸、牛皮纸包装，防止蜂胶中挥发油组分的挥发。包装好的蜂胶，集中装入干燥、清洁无味的木箱或编织袋内，放置在通风良好、20℃以下的避光处保存，不要让阳光直接照射，因为萜烯类物质在阳光照射下，容易变色。由于蜂胶具有很强的防腐、抗氧化性能，在密封、阴暗处可长期存放，保质期多为 3 年。蜂胶中成分相当复杂，对蜂胶有过敏人群不宜用。

3. 蜂花粉

蜂花粉蜜蜂从显花植物的花蕊内采来花粉粒，并加入自己特殊的腺体分泌液、唾液和花蜜后初步加工制成被带回蜂巢的团状物，这种团状物在蜜蜂带回蜂巢的过程中被养蜂人员用装置在巢门口的脱粉器脱落后劫留收集起来的。不同植物花粉有不同花香味、颜色也有差别；味稍甜，微苦涩，略腥。当花粉 PH 4.7 ~ 7.0 时为活力花粉。花粉性温、味平淡；归肾、大肠经。花粉粒主要组成物质是植物精华之所在。它包含着孕育一个新生命的全部营养物质。所以被人们誉"浓缩的营养库""浓缩的微型天然药剂""完全营养食品"等。花粉的营养成分主要集中在花粉粒的内含物中。目前已知含有 200 多种营养成分。其中维生素 16 种以上；氨基酸 21 种以上；矿物质元素 16 种以上；酶与辅酶 94 种以上；核酸 28 种以上；碳水化合物及其他多种营养成分，且每种营养成分含量也高，在性质上均为"活性"，易被人体吸收利用，更重要的蜂花粉中多种生物活性物质如活化酶、黄酮化合物、激素、免疫球蛋白和钙质蛋白等，可对机体进行双向调节，大大增强了机体应激能力，使生命过程合理旺盛，从而起到健身、祛病、保健和延缓衰老作用。其具有增强免疫力功能；调整胃肠功能，促进消化，增食欲；保肝；调节神经系统，对心血管有良好的作用；防止前列腺；防止贫血；并增强体力，耐力和爆发力；还有养颜美容、减肥等作用。总体来说不同种类的蜂花粉有不同作用效果。

特别提示

食用蜂花粉时应注意以下问题：①过敏体质者要先试用，一旦出现过敏症状、停服，而一般人群基本无需担心花粉过敏。②保健量成人以每天服 5 ~ 15 g 为宜；治疗量日服 15 ~ 30 g 为宜。在餐前用，吸收能力最强，效果最好。

4. 蜂蜜

蜂蜜是由蜜蜂采集植物花蜜经充分酿造，并储藏在蜂巢内的甜味物质。刚从巢房中分离出来的新鲜成熟蜂蜜，呈透明或半透明的黏稠状液体，味甜，具有浓郁的香味。多数蜂蜜储存一段时间后呈结晶状态。蜂蜜呈弱酸性，PH 3.2 ~ 4.5。蜂蜜性平、味甘；归脾、肺、大肠经。蜂蜜具有补中缓急，润肺止咳、润肠通便、止痛、解毒等功效。蜂蜜来源于不同的蜜源植物，其营养成分也不同。蜂蜜中含 180 多种不同物质，主要成分是糖类、多种氨基酸、维生素、矿物质元素、芳香物、色素、激素、有机酸、酶类、胶体物质和其他成分等。蜂蜜具有抗菌、抗溃疡、解毒作用。蜂蜜能改善血液成分、增进心脏和血管功能，因此经常食用对于防治心血管病有益，对肝脏有保护作用，能促使肝细胞再生，对脂肪肝的形成有一定抑制作用。经常食用蜂蜜，不仅对牙齿无妨碍，而且在口腔内起到杀菌消毒作用。将其敷于皮肤伤口上，细菌无法生长，治疗中度皮肤伤害，特别是烫伤。蜂蜜有"老人的牛奶"之称。这是因为蜂蜜是一种天然食物，味道甜蜜，所含的果糖、不需要消化就可以被人体直接吸收，非常适合妇女、幼、特别是老人食用。在我国最早的药典《神农本草经》中，称蜂蜜为"药中上品，味甜、无毒、主治心腹邪气"。《本草纲目》中则写"蜂蜜益气补中，止痛解毒，除百病、和百药、久服强志轻身、不老延年"。

特别提示

蜂蜜宜用温开水冲服，每天 20 g 为宜。用开水冲服易破坏活性营养成分；蜂蜜不宜茶水同饮。因共饮时会产生对身体有害的沉淀；蜂蜜中糖分过高、热量也高，因此，肥胖者、糖尿病患者、高血脂患者均不宜多食；婴儿不宜吃，以免因其肠胃发育不健全而中毒；蜂蜜不能盛放在金属器皿中、以免增加重金属的含量；蜂蜜应在阴凉通风处存放。

5. 蜂蜡

蜂蜡又称蜜蜡、白蜡，是约两周龄的工蜂腹部下面四对蜡腺分泌出来的脂脑性物质，蜜蜂用其修筑巢脾。纯净的蜂蜡为光滑的乳白或黄色固体块，称黄蜡。纯蜂蜡在20℃时比重为0.946～0.970，熔点为62～67℃，几乎不溶于水，微溶于有机溶剂（四氯化碳、乙醚、苯、二硫化碳里完全溶解）。中医认为：蜂蜡性平、味甘、淡；归脾、胃、大肠经；具有解毒、生肌、止痛、止血、定痛，主治痈疽发背、溃疡为敛、急心痛、下痢脓血、久泻不止、胎动下血、遗精、带下。蜂蜡的主要成分因蜂种和产地的不同，略有差异。碳水化合物14%，单酯类42%，二酯类14%，三酯类3%，羟基单酯类4%，羟基多酯类8%，酸性多酯类1%，游离酸12%及其他物质2%，此外蜂蜡还含有色素和芳香物质。这些物质使蜂蜡具有一定的色泽和芳香气味。蜂蜡药用价值的主要成分是高级脂肪酸和高级一元醇所形成的酯，将其制成各种软膏、乳剂、栓剂，可用来治疗溃疡、疖、烧伤和创伤等多种疾病；口腔咀嚼蜂蜡能治疗咽峡炎和上颌窦炎。咀嚼封盖蜡能增强呼吸道免疫力和治疗鼻炎、鼻旁窦黏膜炎及干草热病；将蜂蜡制成清凉压布软膏敷贴患部，可治疗闭塞性动脉内膜炎、牙周炎和痉挛性结肠炎；蜂蜡与碳酸钙、矿物油和纯松脂混合而成的化合物可以治疗慢性乳腺炎、湿疹、烧伤、创伤、癣、皮炎、精囊炎、脓肿乳头状瘤。利用加热熔解的蜂蜡疗法适应证更多，有明显的疗效。

特别提示

有虚热、高热、急性化脓性炎症、厌氧菌感染、恶性肿瘤、活动性肺结核、出血疾病、脑动脉硬化、心功能衰竭、肾功能衰竭、温热感觉障碍者，以及一岁以下的婴儿禁止使用蜂蜡。

6. 蜂毒

蜂毒是蜜蜂毒腺和副腺分泌出的具有芳香气味的透明毒液，储存在毒囊中，螫刺时由螫针排出。蜂毒呈透明微黄黏性液体，PH5.0～5.5，比重为1.1313，在常温下很快挥发至原毒液重量的30%～40%。这种挥发物的成分至少有12种以上。蜂毒易溶于酸和水，不溶于酒精。中医学认为：蜂毒性平，味辛、苦，有毒；归肝、肺经；具有祛风除湿、止痛，平肝熄风等功效，主治风湿性关节炎、腰膝酸痛、坐骨神经痛，高血压、荨麻疹、哮喘。

蜂毒的主要成分，除了含有80%～88%的水分外，还含有若干种蛋白质多肽类、酶类、生物胺和其他酸类物质及微量元素。在多肽类物质中，蜂毒肽约占干蜂毒的50%，蜂毒神经肽占干蜂毒的3%。蜂毒中的酶类多达55种以上。其中磷脂酶A2含量占干蜂毒的12%，透明质酸酶含量约占干蜂毒的2%～3%等。经大量实践证明，蜂毒在医疗上主要用于治疗风湿症、类风湿性关节炎、神经炎、神经痛、高血压、支气管哮喘、慢性关节疼痛、浮肿、闭经、遗尿症、神经衰弱、慢性鼻炎、虹膜炎、慢性湿疹、胃及十二指肠溃疡和口腔病；还具有抗炎、调节免疫作用、抗心律失常、改善脑血流、增加毛细血管的通透性、改善微循环和修复营养不良细胞等。

特别提示

结核病、糖尿病、先天性心脏病、动脉粥样硬化、肾脏病、血液病、神经系统疾病、精神病及对蜂毒过敏者均禁用；儿童及老年患者慎用；应在专业医师指导下使用，防止中毒现象发生。

7. 蜂巢

蜂巢是蜜蜂在蜂箱内或野外生存处用蜂蜡修筑起来的用于储存蜂蜜与蜂粮、培育后代的场所，是蜜蜂在人工制造的六角形凹凸框的巢础上营造而成。巢脾呈白色、黄色、棕褐色或黑色，新造的蜂巢中的巢脾为白色。巢脾由工蜂巢房、雄蜂巢房和王台3种巢房。其作用各不相同。工蜂巢房用于储存蜂蜜、蜂粮和繁育工蜂；雄蜂巢房仅用于繁育雄蜂；王台仅用于分蜂时繁育新的蜂王。三种巢房主要由蜂蜡组成。含有树脂、油脂、色素、鞣质、糖类、有机酸、脂肪酸及苷类等，并含有铁、钙、铜、钾、钴等矿物质元素。中医认为：蜂巢性平、味甘、微咸苦，无毒，有祛风定痉、解毒疗疮去痛止痒、兴阳除弊的功效。现代研究证实：将蜂巢直接咀嚼食用能治疗各种鼻炎。将旧蜂巢经水煮、过滤、浓缩后制成冲服剂，在很多医院进行临床试验，对治疗慢性鼻炎、慢性副鼻窦炎、过敏性鼻炎和肥大性鼻炎，都收到很好的疗效。蜂巢制剂对各种肝炎也有疗效，主要是增加食欲，改善睡眠，消除疲劳，增强机体抵抗力，同时能降低转氨酶水平；对少儿积食也有很好的治疗作用。

8. 蜂王幼虫

蜂王幼虫又称蜂王胎，是从王台里的王浆表面取出来的幼虫，属于生产蜂王浆的副产品。虫体为乳白色，蛆形，具有光泽，虫体饱满且富弹性，具有新鲜幼虫特有的腥味。

蜂王幼虫本身具有极丰富的营养，其组织中含有丰富的蛋白质、18种氨基酸、多种维生素、脂肪、胆碱类、激素、酶等。尤其是维生素A，大大超过牛肉或鸡蛋，仅次于鱼肝油；维生素D含量也很丰富，1g鲜蜂王幼虫含6100～7430国际单位，而被人们认为含维生素极高的鱼肝油每克仅含100～600国际单位。另外，蜂王幼虫还含有高活性和高生物性的混合激素，其中保幼激素和脱皮激素最为丰富。蜂王幼虫的作用类似于蜂王浆，临床证明它能调节中枢神经系统，改善机体机能，既能振奋精神、增加食欲、增强体力，又能益智安神，改善睡眠，是很好的滋补强壮剂，对营养不良、神经衰弱、精力衰竭等症状有很好的疗效，因此特别适合于身体虚弱、大病初愈者及婴儿和老人服用。蜂王幼虫能使风湿性关节炎患者红肿消退，疼痛减轻；使肝脏病患者自觉症状改善，转氨酶下降，血象上升；对肝炎也有辅助治疗作用。蜂王幼虫中含有抑制肿瘤、抗癌的特殊混合激素。其中最丰富的保幼激素和脱皮激素通过刺激环状磷酸腺苷的合成，可促使蛋白质螺旋体结构和氨基酸序列正常化，从而有助于因肿瘤破坏的细胞结构正常化，因而有抗癌作用。蜂王幼虫具有增加白细胞的作用，对白细胞减少症和因抗癌药物、放射性治疗引起的白细胞减少有较好的恢复作用。

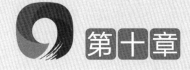

第十章

野菜、咸菜与其他

野菜，是非人工种植、靠风力或动物等传播种子自然生长而可以食用的植物，是大自然对人类的慷慨馈赠，也是人与自然相生相伴的见证。它们曾经是老百姓果腹度灾的荒野之物，如今不但进入了普通百姓的餐桌，更在众多名厨手中脱胎换骨，成为席间佳肴、山野珍品。野菜营养丰富、清新可口，不仅含人体所必需的多种营养成分，而且植物纤维更为丰富，有的野菜维生素、矿物质含量比栽种的蔬菜高几倍甚至几十倍。特别是大多数野菜生长于山林荒野之中，未受到现代工业和农药化肥的污染，有着纯净的品质。"医食同源"是野菜的又一大特点，如果食用得当，多有一定功效。比如，荠菜能清肝明目，蒲公英可清热解毒，苦菜能治疗黄疸，野苋菜可治痢疾、肠炎等。野菜的种类很多，虽然地理位置和天气环境等因素不同，每个地区少说也有十几种被人们采摘并食用。也有人质疑：蔬菜是物种千万年进化的产物，而野菜不过是人类发展历程中被淘汰掉的上不得厅堂的野生植物，我们为什么还要吃祖先们不屑的野菜呢？其实，我们的老祖宗为了果腹度荒，吃野菜已经吃了几千年。只不过过去的人们不知道这些不起眼的荒野之物竟藏有那么多不为人知的秘密。早在世纪之交的一次国际野生资源开发与生态保护研讨会上，就有专家预言：野菜作为一种生长快、繁殖力强、能再生的生物资源，是人类新食物原料的天然宝库。随着开发的深入，越来越多的野菜必将越来越贴近人们的生活，成为人类餐桌上的绿色食品，并逐渐形成一种绿色健康的饮食风尚。

在西方人正对咸菜口诛笔伐的时候，中国老百姓对咸菜的热度并没有减掉几分。其实，咸菜也是一种中国文化，和千千万万的老百姓的生活有着密不可分的联系。西方有咸菜地方不多，"洋泡菜"不能算作咸菜，而中国则是没有咸菜的地方不多。在中国，不同种类的咸菜，用的原料不同，大多是就地取材，咸菜的特点也互不雷同。北京的六必居、苏州的春不老，曲靖的韭菜花，贵州的冰糖酸……要说"咸菜之王"，那就非涪陵榨菜莫属了。咸菜，作为中国平民百姓进食佐餐的必备之物，过去离不了，现在离不了，相信在可以预见的将来也同样离不了。

可食用昆虫是指能用于人类食用的昆虫。昆虫作为人类食物，吃的历史源远流长，世界上的许多国家和地区都有食用昆虫的习惯。据不完全统计，全球至少有20亿人定期食用昆虫，有超过1900多种昆虫被鉴定可以食用，其中包括中国有的可食用昆虫11目54科177种。中国"食用昆虫"的记载最早见于3 000多年前的《周礼·天官》和《礼记·内则》。当时记载有用"蚁子酱、蝉和蜂"三种昆虫作为贡品贡奉给皇族和达官贵人。昆虫不仅含有丰富的有机物质，还有人体所需的游离氨基酸。多数专家都指出，可食用昆虫极具发展前景，有望成为全人类重要的一个食物来源，用以对抗全球仍然广泛存在的饥饿问题。

第一节 野菜

1. 薄荷

薄荷又称野薄荷、夜息香、鱼香草、银丹草。双子叶植物纲、管状花目、唇形科、薄荷属。为多年生草本植物，多生于山野湿地河旁，根茎横生地下。薄荷对环境条件适应能力较强，在海拔2100m以下地区可生长，生于水旁潮湿地，海拔可高达3500m。薄荷对温度适应能力较强，其根茎宿存越冬，能耐−15℃低温。其生长最适宜温度为25～30℃。气温低于15℃时生长缓慢，高于20℃时生长加快。在20～30℃时，只要水肥适宜，温度越高生长越快。薄荷广泛分布于北半球的温带地区，中国各地均有分布。薄荷全株青气芳香，花期7～9月，果期10月。下部数节具纤细的须根及水平匍匐根状茎，锐四棱形，具四槽，上部被倒向微柔毛，下部仅沿棱上被微柔毛，多分枝。叶片长圆状披针形，披针形，椭圆形或卵状披针形，稀长圆形，长3～7cm，宽0.8～3cm，先端锐尖，基部楔形至近圆形，边缘在基部以上疏生粗大的牙齿状锯齿。薄荷为长日照作物，性喜阳光。日照长，可促进薄荷开花，且利于薄荷油、薄荷脑的积累。薄荷营养丰富，薄荷叶是薄荷的叶子，味道清凉，具有医用和食用双重功能。薄荷的主要食用部位为茎和叶，幼嫩茎尖既可作为蔬菜食，也可榨汁服用。薄荷既可作为调味剂，又可作香料，还可配酒、冲茶等。利用薄荷叶5～10g，以热开水冲泡，待香味溢出即可以饮用，这是最为方便快捷的饮用方式。如果夏季以带盖器皿冲泡，可以避免薄荷油挥发，待凉后饮用，"满腹清凉之感"会让人心旷神怡。新鲜薄荷常用于制作料理或甜点以去除鱼及羊肉腥味，或搭配水果及甜点，用以提味。

薄荷是中国常用中药，全草均可入药。《本草纲目》认为：薄荷味辛，性凉，无毒，归肺、肝经，清香升散，长期做菜生吃或熟食，能祛邪毒，除劳气，解困乏，使人口气香洁，还可治痰多及各种伤风。此外，薄荷煎汤洗可治膝疮，榨汁服可去风热及口齿诸病，捣成汁含服去舌苔苦涩；用叶塞鼻，止出血，还可治蜂螫蛇伤。现代医学认为，薄荷具有疏散风热、清利咽喉、透疹止痒、消炎镇痛之功效，主治风热表证，如头痛眩晕、目赤肿痛、咽痛声哑、鼻渊、牙痛、麻疹不透、隐疹瘙痒、肝郁胁痛脘胀，如瘰疬结核等症。另外，薄荷也有美容的功效。薄荷茶可用来洗头，能消除头皮，使头发清爽，洗发后更有天然的清香，令人精神一振；薄荷汁外敷则可令人皮肤更滑溜。长期以晒干的薄荷叶用来刷牙，可以令牙齿洁白和口气清新。研究表明，薄荷富含维生素A，具有明目、辅助治疗多种眼疾、增强免疫力、清除自由基、促进生长发育、保护胃、呼吸道黏膜的功能。富含钙，可促进骨骼发育，直接影响身高；可调节酶的活性，参与神经、肌肉的活动和神经递质的释放；可调节激素的分泌、调节心律，降低心血管的通透性，控制炎症和水肿，维持酸碱平衡等。薄荷富含镁，可提高精子的活力，增强男性生育能力；有助于调节人的心脏活动，降低血压，预防心脏病；调节神经和肌肉活动、增强耐久力。其富含钾，具有维持神经健康、心跳规律正常的作用，还可以预防中风，并协助肌肉正常收缩，并具有降血压的功能。薄荷适宜的人群有：夜盲症，容易长粉刺、疖疮等皮肤病，肺气肿，甲状腺功能亢进症的患者；厌食、偏食，不易入睡、易惊醒，易感冒，头发稀疏，智力发育迟缓，学步、出牙晚或出牙不整齐，阵发性腹痛腹泻，X 或 O 型腿，鸡胸的少年儿童；抽筋乏力，关节疼，头晕，贫血及产前高血压综合征，水肿及乳汁分泌不足的孕妇及哺乳期妇女；骨痛，牙齿松动、脱落、驼背、食欲减退、消化道溃疡多梦、失眠、烦躁、易怒的老年人。中风、冠心病和糖尿病患者及出现肌肉无力、抽筋、记忆力衰退、神经错乱、抑郁症、幻觉等症状的人群。

薄荷的主要营养成分（每 100 g 干品可食部分含量）为：能量 869.4 kJ；蛋白质 6.8 g，脂肪 3.9 g，碳水化合物 36.5 g，膳食纤维 31.1 g；胡萝卜素 12.1 μg，维生素 A 9.6 μg，核黄素 0.4 mg，维生素 E 4.69 mg；钾（K）135 mg，钠（Na）17.5 mg，铁（Fe）4.3 mg，锰（Mn）5.15 mg，锌（Zn）1.64 mg，铜（Cu）2.08 mg，磷（P）22 mg。

2. 车前草

车前草又称平车前、当道、胜舄、芣苢、马舄、陵舄、牛舄、牛遗、车前、虾蟆衣、牛舌草、虾蟆草、车轮菜、蛤蟆草、钱贯草、白贯草、地胆头、猪耳草，属车前目车前科车前属。车前草为多年生草本植物，高达 10～30 cm；直根长，具多数侧根，多少肉质；根茎短。其叶基生呈莲座状，平卧、斜展或直立；叶片纸质，椭圆形、椭圆状披针形或卵状披针形，长 3～12 cm，宽 1～3.5 cm，先端急尖或微钝，边缘具浅波状钝齿、不规则锯齿或牙齿，基部宽楔形至狭楔形，下延至叶柄，脉 5～7 条，上面略凹陷，于背面明显隆起，两面疏生白色短柔毛；叶柄长 2～6m，基部扩大成鞘状。花序 3～10 余个；花序梗长 5～18 cm，有纵条纹，疏生白色短柔毛；穗状花序细圆柱状，上部密集，基部常间断，长 6～12 cm。花冠白色，无毛，冠筒等长或略长于萼片，裂片极小，椭圆形或卵形，于花后反折。雄蕊着生于冠筒内面近顶端，同花柱明显外伸。种子 4～5，椭圆形，腹面平坦，长 1.2～1.8 mm，黄褐色至黑色。花期 5～7 月，果期 7～9 月。

车前草营养丰富，食用部位为车前草科植物车前的嫩叶芽及子。常见以车前草为原料制作的菜肴及其食疗制品，如车前草炖猪小肚，将猪小肚、车前草、精盐、味精、胡椒粉、葱段、姜片、料酒、高汤同入锅内，炖至熟烂。车前草有明显的清热利湿、利尿通淋的功效。野苋车前汤，将野苋菜、鲜车前草分别洗净和水同煎，煎后加白糖适量，作茶饮，可治疗尿道炎引起的血尿症，以及小便不通、水肿、热痢、泄泻、目赤肿痛、两目昏花、喉痛等病症。车前草还是一味常用中草药，全草均可药用，有利尿、清热、明目之功效。《本经》载其：主气癃、止痛，利水道小便，除湿痹。《药性论》也记有车前草能去风毒，肝中风热，毒风冲眼目，赤痛障翳，脑痛泪出，去心胸烦热。此外，车前草对关节囊的作用也非常明显。实验表明，车前子煎剂少量多次注入膝关节腔，首先会发生滑膜炎症，继之则结缔组织增生，因此有使松弛了的关节囊恢复原有紧张的可能，临床上可用于颞下颌关节半脱位。但是，对于内伤劳倦、阳气下陷、肾虚精滑及内无湿热者，应当慎食、慎用车前草。

车前草的主要营养成分（每 100 g 嫩叶芽营养素含量）为：蛋白质 4 g，脂肪 1 g，碳水化合物 13.7 g；维生素 A 975 μg，胡萝卜素 58 mg，维生素 C 23 mg；钙（Ca）309 mg，铁（Fe）25 mg，磷（P）175 mg；以及胆碱、钾盐、柠檬酸、草酸、桃叶珊瑚苷等多种成分。种子含多量黏液质，为由木糖、阿拉伯糖、半乳糖醛酸、鼠李糖及半乳糖组成的均匀胶状液。此外，尚含车前烯醇酸、琥珀酸、腺嘌呤、车前糖、胆碱等。全草含车前苷、桃叶珊瑚苷、乌索酸、谷甾醇等。

3. 莼菜

莼菜又称蓴菜、马蹄菜、湖菜等，是多年生水生宿根草本植物，属双子叶植物纲毛茛目睡莲科莼属。莼菜嫩叶可供食用，其本身没有味道，胜在口感的圆融、鲜美滑嫩，为珍贵蔬菜之一。莼菜是多年生水生草本植物，性喜温暖，生于池塘湖沼。莼菜原产于中国东南部，尤其以江苏太湖、苏北高宾湖、杭州西湖以及湖北利川等地生产为多。每年 4 月下旬至 10 月下旬，采摘带有卷叶、尚未透露出水面的嫩叶食用，是一种地方名菜，古人所谓"莼鲈风味"中的"莼"，就是指的这个菜，亦作药用。野生莼菜 1999 年 8 月 4 日，国务院已将野生莼菜列入中国国家 I 级重点保护野生植物，人们日常食用的莼菜系人工培育的品种。莼菜由地下匍匐茎萌发须根和叶片，根状茎上长有叶及匍匐枝，后者在节部生根，并生具叶枝条及其他匍匐枝。深绿色椭圆形叶子互生，长 3.5 ~ 6 cm，宽 5 ~ 10 cm，下面蓝绿色，两面无毛，从叶脉处皱缩；叶柄长 25 ~ 40 cm，和花梗均有柔毛。花直径 1 ~ 2 cm，暗紫色；花梗长 6 ~ 10 cm；萼片及花瓣条形，长 1 ~ 1.5 cm，先端圆钝；花药条形，约长 4 mm；心皮条形，具微柔毛。坚果椭圆形，有 3 个或更多成熟心皮；种子 1 ~ 2，卵形。花期 6 月，果期 10 ~ 11 月。

莼菜含有丰富的胶质蛋白、碳水化合物、脂肪、多种维生素和矿物质。常食莼菜具有药食两用的保健作用。中医认为：莼菜性甘、寒，无毒，具有清热、利水、消肿、解毒的功效。叶的背面分泌一种类似琼脂（洋菜）的黏液，未露出水面的嫩叶，此种黏液更多。又含蛋白质、脂肪、多缩戊糖、没食子酸等。功用：止呕，止泻痢，消炎解毒。莼菜的黏液质含有多种营养物质及多缩戊糖，有较好的清热解毒作用，能抑制细菌的生长。食之清胃火，泻肠热，捣烂外敷可治痈疽疔疮。黏液中的多糖，对癌瘤毒的活化性有较强的抑制作用。莼菜中含有丰富的维生素 B_{12}，它是细胞生长分裂及维持神经细胞髓鞘完整所必需的成分，临床上可用于防治恶性贫血、巨幼细胞性贫血、肝炎及肝硬化等病症，益智健体。莼菜中含有丰富的锌，为植物中的"锌王"，是小儿最佳的益智健体食品之一，可防治小儿多动症。莼菜可增强机体免疫功能，其含有一种酸性杂多糖，它不仅能够增加免疫器官——脾脏的重量，而且能明显地促进巨噬细胞吞噬异物，是一种较好的免疫促进剂，可以增强机体的免疫功能，预防疾病的发生。李时珍《本草纲目》记载，莼菜可以消渴热痹，和鲫鱼作羹时下气止呕，补大小肠虚气，治热疸，厚肠胃，安下焦，逐水解毒。《医林纂要》载"除烦，解热，消痰"。莼菜性寒，不可多食和久食。莼菜营养丰富，含有大量维生素C、蛋白质和微量铁质，具有美容、健胃、强身、防癌等功效。

莼菜的主要营养成分（每100 g可食部分含量）为：能量96.2 kJ；蛋白质1.4 g，脂肪0.1 g，碳水化合物3.8 g，膳食纤维0.5 g，灰分0.2 g；维生素A 55 mg，胡萝卜素330 mg，核黄素0.01 mg，烟酸0.1 mg，维生素E 0.9 mg；钾（K）2 mg，钠（Na）7.9 mg，钙（Ca）42 mg，镁（Mg）3 mg，锌（Zn）0.67 mg，铜（Cu）0.04 mg，铁（Fe）2.4 mg，锰（Mn）0.26 mg，磷（P）17 mg，硒（Se）0.67 mg。

4. 刺儿菜

刺儿菜又称小蓟草、青青草、蓟蓟草、刺狗牙、刺蓟、枪刀菜、小恶鸡婆，刺菜、曲曲菜、青青菜、荠荠菜、刺角菜、白鸡角刺、小鸡角刺、小牛扎口、野红、花猫蓟、青刺，属双子叶植物纲桔梗目菊科蓟属。刺儿菜是一种优质野菜，多年生草本，具匍匐根茎。刺儿菜适应性很强，任何气候条件下均能生长，普遍群生于撂荒地、耕地、路边、村庄附近，为常见的杂草。除西藏、云南、广东、广西外，全国各地均有分布。刺儿菜地下部分常大于地上部分，有长根茎。茎直立，幼茎被白色蛛丝状毛，有棱，高30~80 cm，基部直径3~5 mm。有时可达1 cm，上部有分枝，花序分枝无毛或有薄绒毛。叶互生，基生叶花时凋落，下部和中部叶椭圆形或椭圆状披针形，长7~10 cm，宽1.5~2 cm，表面绿色，背面淡绿色，两面有疏密不等的白色蛛丝状毛，顶端短尖或钝，基部狭窄或钝圆，近全缘有疏锯齿，无叶柄。基生叶和中部茎叶椭圆形、长椭圆形或椭圆状倒披针形，顶端钝或圆形，基部楔形，有时有极短的叶柄，通常无叶柄，长7~15 cm，宽1.5~10 cm，上部茎叶渐小，椭圆形或披针形或线状披针形，或全部茎叶不分裂，叶缘有细密的针刺，针刺紧贴叶缘。或叶缘有刺齿，齿顶针刺大小不等，针刺长达3.5 mm，或大部茎叶羽状浅裂或半裂或边缘粗大圆锯齿，裂片或锯齿斜三角形，顶端钝，齿顶及裂片顶端有较长的针刺，齿缘及裂片边缘的针刺较短且贴伏。头状花序单生茎端，或植株含少数或多数头状花序在茎枝顶端排成伞房花序。总苞卵形、长卵形或卵圆形，直径1.5~2 cm。总苞片约6层，覆瓦状排列，向内层渐长。小花紫红色或白色，雌花花冠长2.4 cm，檐部长6 mm，细管部细丝状，长18 mm，两性花花冠长1.8 cm，檐部长6 mm，细管部丝状，长 1.2 mm。瘦果淡黄色，椭圆形或偏斜椭圆形，压扁，长 3 mm，宽 1.5 mm，顶端斜截形。花果期 5 ~ 9 月。刺儿菜营养丰富，刺儿菜嫩茎叶可食。沸水焯后炒食，做汤或与其他主食混合蒸食，还可以腌制、做小豆腐。东北通常用早春的刺儿菜幼苗，用热水烫过后，蘸大酱食用。将刺儿菜洗净，入沸水中焯一下，捞出清水洗净，挤干水切段。油锅烧热，下葱花煸香，加入刺儿菜、精盐炒至入味，点入味精，出锅即成美味。测定结果显示，刺儿菜中的硒和维生素 K 的含量居所有蔬菜之首，硒的抗氧化、抗衰老、提高免疫能力已早被证实。维生素 K 通过一种新的生长调节机制去抑制癌细胞的功能也被最新研究证实。此外，刺儿菜还含有胆碱、皂苷、儿茶酚胺类、生物碱等，亦有一定营养保健作用。

中国传统医学认为，刺儿菜性味甘、苦，凉；归心、肝经；具有凉血止血、祛瘀消肿的功能，可用于衄血、吐血、尿血、便血、崩漏下血、外伤出血、痈肿疮毒等。《医学衷中参西录》载：小蓟，山东俗名姜姜菜，姜字当为蓟字之转音，奉天俗名枪刀菜，因其多刺如枪刀也。其根与茎皆可用，而根之性尤良。剖取鲜者捣烂，取其自然汁开水服之。若以入煎剂不可久煎，宜保其新鲜之性，约煎四、五沸即取汤饮之。又其茎中生虫即结成疙瘩，状如小枣，其凉血之力尤胜。若取其鲜者十余枚捣烂，开水冲服，以治吐血、衄血之因热者尤效。用时宜取其生农田间嫩而白者。但使用刺儿菜时一定要注意，脾胃虚寒而无瘀滞者忌服。《本草经疏》也载有"不利于胃弱泄泻及血虚极、脾胃弱不思饮食之证"的记述。

刺儿菜的主要营养成分（每 100 g 嫩茎叶含量）为：能量 158.8 kJ；蛋白质 4.5 g，脂肪 0.4 g，碳水化合物 4.1 g，膳食纤维 1.8 g；维生素 A 998 μg，胡萝卜素 2.2 μg，硫胺素 0.04 mg，核黄 0.33 mg，烟酸 2.2 mg，维生素 C 44 mg，维生素 E 0.01 mg；钾（K）253 mg，钠（Na）0.2 mg，钙（Ca）252 mg，镁（Mg）36 mg，铁（Fe）2. mg，锰（Mn）0.2 mg，锌（Zn）0.24 mg，铜（Cu）0.37 mg，磷（P）40 mg。

5. 红薯叶

红薯叶为红薯生长过程中的茎上的叶子。红薯又称红芋、红薯、番薯、番芋、地瓜（北方）、红苕、线苕、白薯、金薯、甜薯、朱薯、枕薯、番葛、白芋、茴芋等。红薯属双子叶植物纲管状花目旋花科番薯属一年生草本植物。红薯叶有很多用途，人们食用的一般是秋天红薯成熟后地上秧茎顶端的嫩叶。叶片心脏形至掌状深裂，叶色有绿色，紫红色、黄色等品种。许多年前，在红薯收获的时节，人们只是将红薯刨出弄到家里食用，对于红薯叶，人们都是将它切成饲料去喂家畜。但是随着红薯的保健价值被发现，红薯叶也被拉上了舞台。作为一种有机蔬菜，它的保健功效是其他蔬菜没办法比拟的。红薯叶是经过人工选择培育出供人们食用的红薯苗顶端鲜嫩的茎叶的品种。它的营养丰富。叶子翠绿鲜嫩、爽口。它的大部分营养含量比菠菜、芹菜等这种高营养物质高很多，特别是类胡萝卜素比普通胡萝卜高 3 倍，比嫩玉米、芋头等高 600 多倍。近年在欧美、日本等地掀起一股

"地瓜叶热"。用红薯叶做的食品，甚至摆上了酒店、饭馆的餐桌。在中国香港将红薯叶誉为"长寿蔬菜"及"抗癌蔬菜"，现在多地市场里已有各个品种的红薯叶出售，薯叶已变成现代人的美食。红薯叶的吃法很多。不管采用哪种吃法，它均能给人以鲜嫩滑爽、清香可口之感。将地瓜叶同肉丝一起爆炒，食之清香甘甜，别有风味。将地瓜叶烧汤，或在熬粥时放入；与花生面或豆面一起煮，做成渣豆腐；取鲜嫩的叶尖，开水烫熟后，用香油、酱油、醋、辣椒油、芥末、姜汁等调料，制成凉拌菜，其外观嫩绿，能令人胃口大开。据中国预防医学院的检测，红薯叶茎尖和芹菜、甘蓝、菠菜、白菜、油菜、韭菜、黄瓜、茄子、胡萝卜、番茄等 13 种蔬菜相比较，在 14 种营养成分中，蛋白质、脂肪、热量、纤维素碳水化合物、钙、铁、磷、胡萝卜素、维生素 C、维生素 B_1、维生素 B_2、烟酸等 13 项，红薯叶均居首位。因此，亚洲蔬菜研究中心已将地瓜叶列为高营养蔬菜品种，称其为"蔬菜皇后"。

研究发现，红薯叶有提高免疫力、止血、降糖、解毒、防治夜盲症等保健功能。红薯叶可使肌肤变光滑，经常食用有预防便秘、保护视力的作用，还能保持皮肤细腻、延缓衰老。医典《本草求原》亦有记载，认为红薯叶有"凉血活血，宽肠胃，通便秘，去宿瘀脏毒"的功效，慢性便秘者食之尤宜。

红薯叶的主要营养成分（每 100 g 鲜叶营养素含量）为：蛋白质 2.28 g，脂肪 0.2 g，碳水化合物 4.1 g；胡萝卜素 6.42 mg，维生素 C 0.32 mg；钾（K）16 mg，铁（Fe）2.3 mg，磷（P）34 mg。

6. 灰灰菜

灰灰菜又称藜、灰菜，灰蓼头草等，为双子叶植物纲石竹目藜科藜属，一年生草本植物。灰灰菜喜生于田间、地边、路旁、房前屋后等，为很难除掉的杂草。由于灰灰菜的生长特性，决定了其一般多是野生的，无人为因素影响其生长，因而营养价值较高，为实至名归的绿色食品。灰灰菜株高一般 60~120 cm，茎直立，粗壮，有棱和绿色或紫红色的条纹。多分枝，枝上升或开展。叶有长叶柄，叶片菱状卵形至披针形，长 3~6 cm，宽 2.5~5 cm，先端急尖或微钝，基部宽楔形，边缘常有不整齐的锯齿，下面生粉粒，灰绿色。花两性，数个集成团伞花簇，多数花簇排成腋生或顶生的圆锥状花序；花被片 5，宽卵莆或椭圆形，具纵脊和膜质的边缘，先端钝或微凹；雄蕊 5；柱头 2。胞果完全包于花被内或顶端稍露，果皮薄，和种子紧贴；种子横生，双凸镜形，直径 1.2~1.5 mm，光亮，表面有不明显的沟纹及点洼；胚环形。灰灰菜是一种环保型的野生菜品，幼苗和嫩茎叶可食用，味道鲜美，口感柔嫩，营养丰富。灰灰菜嫩茎叶富含蛋白质，脂肪，糖类，粗纤维，钙，磷，铁，胡萝卜素，维生素 B_1，维生素 B_2，维生素 PP，维生素 C，还含有挥发油，如棕榈酸、油酸、亚油酸及谷甾醇等；特别是其中极丰富的胡萝卜素和维生素 C 有助于增强人体免疫功能。食用灰灰菜能够预防贫血，促进儿童生长发育，对中老年缺钙者也有一定保健功能。另外，全草还含有挥发油、藜碱等特有物质，能够防止消化道寄生虫、消除口臭。灰灰菜的食用方法也十分简单。把幼嫩的灰灰菜放进沸水中焯一下（时间不宜过长），再用清水漂泡，可炒食、凉拌或做汤，也可晾干贮藏。凉拌时，拌入葱、姜、蒜、盐、味精和香油，如果再加入一些辣椒和醋，吃起来味道更鲜美。因此，灰灰菜作为一种老少皆宜的保健食品，不仅为寻常百姓采食，而且登上了宾馆、饭店餐桌

灰灰菜性味甘平，全草均可入药，能清热、利湿、降压、止痛、杀虫、止泻、止痒。果实（称灰藋子），有些地区代"地肤子"药用。灰灰菜是含有卟啉类物质的光感性植物，过多服食或接触，并受数小时日晒后引起的急性光毒性炎症反应，这样皮肤红肿、发亮，浑身刺痛、刺痒，所以灰灰菜一次食用量不宜过多，食后或接触后应避免强烈日光暴晒。

灰灰菜的主要营养成分（每 100 g 嫩苗中营养素含量）为：蛋白质 3.5 g，脂肪 0.8 g，碳水化合物 6 g，膳食纤维 1.2 g；胡萝卜素 6.35 mg，维生素 B_1 0.13 mg，维生素 B_2 0.29 mg，维生素 C 69 mg，以及多种无机盐，含钙（Ca）量高达 209 mg，含铁（Fe）量 0.9 mg。

7. 蕨菜

蕨菜又称拳头菜、拳菜、龙头菜、鹿蕨菜、蕨儿菜、蕨苔、锅莲、蕨蕨，为蕨类植物门蕨纲凤尾蕨科。蕨菜在中国分布较广，生长在山区土质湿润、肥沃、土层较深的向阳坡上，多分布于稀疏针阔混交林。其食用部分是未展开的幼嫩叶芽以及上半段较嫩的茎干。它的根部含丰富的蛋白质、碳水化合物等其他矿物质元素。但一些研究显示，蕨菜中的原蕨苷具有明确致癌性，而这种物质在蕨菜幼苗中含量尤其丰富，应尽量避免食用，并进行适当加工。蕨菜种类很多，不同的地区品种各有特色蕨菜为凤尾蕨科多年生草本。地下根茎黑褐色，长而横向伸展，直径 0.6 ~ 0.8 cm，长 10 cm，最长可达 30 cm。叶由地下茎长出，细脉羽状分枝；叶缘向内卷曲；叶柄细嫩时有细茸毛，草质化后茎秆光滑，茸毛消失。夏初，叶里面着生繁殖器官，即子囊群，呈赭褐色。蕨菜一般株高达 1m，根状长而横走，有黑褐色绒毛，早春新生叶拳卷，呈三叉状。柄叶鲜嫩，上披白色绒毛，此时为采集期。叶柄长 30 ~ 100 cm，叶片呈三角形，长 65 ~ 150 cm，宽 30 ~ 60 cm，2 ~ 3 次羽状分裂，下部羽片对生，褐色孢子囊群连续着生于叶片边缘，有双重囊群盖。

蕨菜嫩叶营养丰富，含有胡萝卜素、维生素、蛋白质、脂肪、糖、粗纤维以及钾、钙、镁、蕨素、蕨苷、乙酰蕨素、胆碱、甾醇等营养物质。蕨菜的营养成分是一般栽培蔬菜的几倍至十几倍，营养价值很高，有着"山菜之王"的美誉。蕨菜的根茎能够入药，有解毒、清热、润肠、降气、化痰等功效。中医认为蕨菜可健脾、祛痰湿，其纤维素有促进肠道蠕动、减少肠胃对脂肪吸收的作用，是具备减肥功效的健康食品。据资料记载，早在三四千年前，我们的先人就开始食用蕨菜。《诗经》《本草纲目》等古籍都有蕨菜的记载。

200 多年前，清康熙皇帝在狩猎途中吃过用蕨菜制作的菜肴，大加赞赏，从此蕨菜就成了清宫的贡品。蕨菜中淀粉含量丰富，可制成粉皮、粉条，代粮充饥，还能补脾益气、强健机体、增强抗病能力。

现代医学研究认为，蕨菜中的纤维素有促进肠道蠕动、减少肠胃对脂肪吸收的作用。蕨菜味甘、性寒，入药有解毒、清热、润肠、化痰等功效，经常食用可降低血压、缓解头晕失眠。蕨菜还可以止泻利尿，其所含的膳食纤维能促进胃肠蠕动，具有下气通便、清肠排毒的作用，对于风湿性关节炎、痢疾、咯血等病也有一定功效。蕨菜素对细菌有一定的抑制作用，可用于发热不退、肠风热毒、湿疹、疮疡等病症，具有良好的清热解毒、杀菌消炎、预防流感之功效。民间常用蕨菜治疗泄泻痢疾及小便淋漓不通。

蕨菜的主要营养成分（每 100 g 嫩叶营养素含量）为：能量 163.1 kJ；蛋白质 1.6 g，脂肪 0.4 g，碳水化合物 9 g，膳食纤维 1.8 g；维生素 A 183 μg，胡萝卜素 1100 μg，维生素 C 23 g，维生素 E 0.78 mg；钾（K）292 mg，钙（Ca）17 mg，镁（Mg）30 mg，铁（Fe）4.2 mg，锰（Mn）2.31 mg，锌（Zn）0.6 mg，铜（Cu）2.79 mg，磷（P）50 mg。

特别提示

蕨菜可以冷食也可热食，但只有少数品种可以食用，如荚果蕨、鹿角蕨及肉桂蕨。凤尾蕨长有羽状复叶，味道较苦，还有一种鸵鸟蕨菜，每株上只可采摘 3~5 棵。蕨菜根和一小部分茎都可食用，叶子已舒展开的蕨菜不应再食用。一些研究显示，蕨菜中的原蕨苷具有明显致癌性，而这种物质在蕨菜幼苗中含量尤其丰富，应尽量避免食用，食用时要进行适当加工。方法是把新鲜蕨菜用草木灰或者碱水处理。这样处理，会大大降低原蕨苷的含量，但只是降低，不是消除。对于原蕨苷的毒性和限制剂量，国际上尚无明确标准。所以食用时必须谨慎。

8. 苦菜

苦菜又称荼、苣、荼草、游冬、野苦马、青菜、紫苦菜、堇菜、苦苣菜、苦荬菜、天香菜、老鸦苦荬、滇苦菜、苦马菜等。苦菜随地域的差异，所指植物不同。一般是指双子叶植物纲菊科苦苣菜属的一类植物。苦菜分布很广，除宁夏、青海、新疆、西藏和广东的海南岛外，全国各地均有分布。其常生于海拔 2 600m 以下的山坡林地下、林缘和灌丛中以及路边、田埂边的草丛中。苦菜为一年至二年生草本，高 50~100 cm。茎直立，中空，具乳汁；基部无毛，顶端及中上部或具有稀疏的腺毛。叶互生；长椭圆状广披针形，长 15~28 cm，宽 3~6 cm，羽裂或提琴状羽裂，边缘具不整齐的刺状尖齿；基部叶有短柄，茎上叶无柄，呈耳郭状抱茎。头状花序数枚，顶生，直径约 2 cm。花全部为舌状，黄色；雄蕊 5；子房下位，花柱细长，瘦果倒卵状椭圆形，扁平纹，成熟后红褐色。花期 4~6 月。苦菜营养丰富，新鲜爽口，清凉嫩香，营养丰富，含有人体所需要的多种维生素、矿物质、胆碱、糖类、核黄素和甘露醇等，具有清热、凉血和解毒的功能。苦菜是中国人最早食用的野菜之一，早在春秋时期的《诗经》中就有"堇荼如饴"的描述。明朝李时珍《本草纲目》卷二十七"苦菜"条中更有记载"初春时生苗，茎中空，折断时会流出白汁，开黄花和野菊相似，其种子附生白毛，能随风飘扬。"苦菜是荼的本义，其味苦，经霜后味转甜，故有"其甘如荠、堇荼如饴"的详细记述。每年小满节后，正是苦菜当季时，苦菜既可以清热解毒又能改善贫血症状。苦菜中丰富的胡萝卜素、维生素C以及钾盐、钙盐等，对预防和治疗贫血病，维持人体正常的生理活动，促进生长发育和消暑保健有较好的作用。苦菜的嫩叶，药食兼具。药名叫败酱草，异名女郎花、鹿肠马草。味感甘中略带苦，可炒食或凉拌。凉拌时先将苦菜择好洗净，过水轻焯控干晾凉，姜蒜切末，加入盐、鸡精、香油、白糖、米醋、辣椒油少许，搅拌均匀后即可食用。在购买苦菜时一定要一闻二看，先闻有无味道，再看外表是否很脏、有颗粒物或者经过了冲洗，如果是则说明苦菜生长的环境较差，则不要购买。

苦菜性味苦、寒，有一定的抗菌、解热、消炎、明目等作用。苦菜中含有丰富的胡萝卜素、维生素C以及钾盐、钙盐等，对预防和治疗贫血、维持人体正常的生理活动、促进生长发育和消暑保健有较好的作用。苦菜中含有的蒲公英甾醇、胆碱等成分，对金黄色葡萄球菌耐药菌株、溶血性链球菌有较强的杀菌作用，对肺炎双球菌、脑膜炎球菌、白喉杆菌、绿脓杆菌、痢疾杆菌等也有一定的杀伤作用，故对黄疸性肝炎、咽喉炎、细菌性痢疾、感冒发热及慢性气管炎、扁桃体炎等均有一定的疗效。苦菜水煎剂对急性淋巴型白血病、急慢性粒细胞白血病患者的血细胞脱氧酶也有明显的抑制作用，还可用于防治宫颈癌、直肠癌、肛门癌症。

苦菜的主要营养成分（每100 g嫩苗营养素含量）为：能量142.1 kJ；蛋白质2.8 g，脂肪0.6 g，碳水化合物4.6 g，膳食纤维5.4 g；胡萝卜素540 μg，维生素B$_1$ 0.09 mg，维生素B$_2$ 0.11 mg，维生素PP 0.6 mg，维生素C 19 mg，维生素E 2.93 mg；钾（K）180 mg，钙（Ca）66 mg，铁（Fe）9.4 mg，锌（Zn）0.86 mg，磷（P）41 mg，还含有17种氨基酸，其中精氨酸、组氨酸、谷氨酸含量最高，占氨基酸总量的43%。此外，另含有蒲公英甾醇、甘露醇、蜡醇、胆碱、酒石酸等多种成分。

特别提示

苦味食品一次食用不宜过量，过苦容易引起恶心、呕吐、败胃等不适反应；用酱蘸食苦菜可抵消其苦涩口感。

9.马齿苋

马齿苋又称马苋、五行草、长命菜、五方草、瓜子菜、麻绳菜、马齿菜、蚂蚱菜，为双子叶植物纲中央种子目马齿苋科马齿苋属一年生草本植物。马齿苋适应性和生命力非常强、耐热、耐旱，无论强光、弱光都可正常生长。马齿苋性喜肥沃土壤，能储存水分，既耐旱又耐涝。马齿苋生于菜园、农田、路旁及庭园废墟等向阳处，为田间常见杂草。国内各地均有分布。马齿苋全株肥厚多汁，无毛，茎平卧或斜倚，伏地铺散，多分枝，圆柱形，长10～30 m，淡绿色或带暗红色。茎紫红色，叶互生，有时近对生，叶片扁平，肥厚，倒卵形，似马齿状，长1～3 cm，宽0.6～1.5 cm，顶端圆钝或平截，基部楔形，上面暗绿色，下面淡绿色或带暗红色；叶柄粗短。花无梗，直径4～5 mm，常3～5朵簇生枝端，午时盛开；花瓣5，稀4，黄色，倒卵形，长3～5 mm，顶端微凹，基部合生；雄蕊通常8，或更多，花药黄色；子房无毛，花柱比雄蕊稍长，线形。蒴果卵球形，长约5 mm，盖裂；种子细小，多数偏斜球形，黑褐色，有光泽，直径不及1 mm。花期5～8月，果期6～9月。

马齿苋含有蛋白质、脂肪、碳水化合物、膳食纤维、钙、磷、铁、铜、胡萝卜素、维生素 A、维生素 B_1、维生素 B_2、烟酸、维生素 C 等多种营养成分，尤其是维生素 A、维生素 B_2、维生素 C 等维生素和钙、铁等矿物质。其 ω-3 脂肪酸含量在绿叶菜中占首位。马齿苋生食、烹食均可，柔软的茎可像菠菜一样烹制。马齿苋茎顶部的叶子很柔软，可以像豆瓣菜一样烹食，可用来做汤或用于做沙司、蛋黄酱和炖菜。马齿苋和碎萝卜或马铃薯泥一起做，味道很好，也可以和洋葱或番茄一起烹饪，其茎和叶可用醋腌泡食用。另外，凉拌马齿苋具有很高的营养价值和药用价值，有"天然抗生素"之称。马齿苋粥对人体有很好的滋养作用，可以很好地改善皮肤的颜色，使肌肤散发健康的光泽。

马齿苋为药食两用植物。全草供药用，有清热解毒、散血消肿的功效，可用于治疗热痢脓血、热淋、血淋、带下、痈肿恶疮、丹毒、瘰疬症，还用于湿热所致的腹泻、痢疾，常配黄连、木香。内服或捣汁外敷，治痈肿，亦用于便血、子宫出血，有止血作用。现代医学研究表明，马齿苋含有丰富的 ω-3 脂肪酸及维生素 A。ω-3 脂肪酸是形成细胞膜，尤其是脑细胞膜与眼细胞膜所必需的物质；维生素 A 则能维持上皮组织如皮肤、角膜及结合膜的正常机能，增强视网膜感光性能，也参与体内许多氧化过程。

马齿苋的主要营养成分（每100 g嫩茎叶营养素含量）为：能量112.9 kJ；蛋白质2.3 g，脂肪0.5 g，碳水化合物3.2 g，膳食纤维0.7 g；维生素 A 372 µg，胡萝卜素1.3 µg，维生素 B_1 0.03 mg，维生素 B_2 0.11 mg，烟酸0.7 mg，维生素 PP 0.7 mg，维生素 C 23 mg；钙（Ca）85 mg，铁（Fe）1.5 mg，磷（P）56 mg。此外，还含有大量去甲肾上腺素、钾盐及丰富的柠檬酸、苹果酸、氨基酸、生物碱、甜菜素、甜菜苷、草酸以及葡萄糖、果糖、蔗糖等成分，并含大量的聚 ω-3 不饱和脂肪酸。

10. 面条菜

面条菜草本植物石竹科麦瓶草属麦瓶草的幼苗的俗称，又称净瓶、香炉草、梅花瓶、广皮菜、瓢咀、甜甜菜、麦石榴、油瓶菜、羊蹄棵、红不英菜、胡炳菜、麦黄菜、灯笼草、灯笼泡、瓶罐花、野菠菜、兔子头（鲁东南地区）、条棵、净瓶、克瓦罐，为双子叶植物纲中央种子目石竹科剪秋罗属野草，是和荠菜一样的野菜。其多生长在田埂地头和初春的麦田，叶片细长，形似面条而得名。面条菜生于海拔3000m以下的麦田中或荒草地，为麦田常见杂草。由于麦田除草剂的使用，野生植株在大田较难见到。面条菜主要分布于西北、华北地区及江苏、湖北、云南等省，是黄河中下游地区老百姓爱吃的一种野菜。面条菜为一年生草本植物，高20～60 cm，全株被腺毛，主根圆柱细长。茎直立，节明显而膨大，叉状分枝。基生叶匙形；茎生叶对生，椭圆披针形或披针形，长5～8 cm，宽5～10 mm，先端钝尖，基部渐窄，全缘。花两性；1～3朵成顶生及腋生聚伞花序，花梗细长；花萼长锥形，上端窄缩，下部膨大，有30条明显细脉，先端5齿裂；花瓣5，粉红色，三角倒卵形，长于萼，喉部有2鳞片；雄蕊10；子房上位，花柱3，细长。蒴果卵形，3～6齿裂或瓣裂，包围于长锥形宿萼中。种子肾形，有成行的瘤状突起，以种脐为圆心，整齐排列成数层半环状。花期4～5月，果期5～6月。

面条菜营养丰富，含有多种营养成分。黄河中下游地区的群众，多有食用野生面条菜植株嫩苗的习惯，多以蒸食为主，也可以炒食、凉拌、做汤，风味颇佳。全草及嫩茎叶入药，有润肺止咳、凉血止血功效，可治虚劳咳嗽，鼻衄、吐血等症。

面条菜的主要营养成分（每100 g可食部分营养素含量）为：蛋白质4.5 g，脂肪0.5 g，碳水化合物3.4 g，膳食纤维1 g；维生素A 693 μg，胡萝卜素2.6 μg，维生素A 88 μg，硫胺素0.02 mg，核黄素0.27 mg，烟酸1.6 mg，维生素C 49 mg；钙（Ca）4.5 mg，磷（P）55 mg。

11. 苜蓿

苜蓿又称幸运草、草头、木粟、光风草，属木兰纲蔷薇亚纲豆目豆科蝶形花亚科车轴草族苜蓿属植物。本属约70余种，分布于欧洲、亚洲和非洲，中国有16种，分布颇广，野生和栽培均有，既可作为食材，又是良好的饲料。苜蓿为一年生或多年生草本，稀灌木，无香草气味。羽状复叶，互生；托叶部分与叶柄合生，全缘或齿裂；小叶3，边缘通常具锯齿，侧脉直伸至齿尖。总状花序腋生，有时呈头状或单生，花小，一般具花梗；花冠黄色，紫苜蓿及其他杂交种常为紫色、堇青色、褐色等，旗瓣倒卵形至长圆形，基部窄，常反折；龙骨瓣钝头；雄蕊两体，花丝顶端不膨大，花药同型；花柱短，锥形或线形，子房线形，无柄或具短柄，胚珠1至多数。荚果螺旋形转曲、肾形、镰形或近于挺直，不开裂，背缝常具棱或刺；有种子1至多数。幼苗出土子叶基部不膨大，也无关节。苜蓿有4个特殊的价值：①在春天茎叶30 cm左右时，是上等蔬菜，当属典型的绿色食品，常食其菜心情舒畅，浑身轻松。②全草入药，在每年5～6月份割1次，以后每隔一个半月或两个月割一次，晒干备用。③是良好的牧草，它全株高50～90 cm，牛、马、羊、猪、鸡都喜欢吃。苜蓿一年四季皆可生长，且生长快、产量大，是上好饲料草。饲喂畜禽，不用喂料，畜禽不生病，且皮毛外观光滑发亮。④苜蓿也是一种很好的绿色屏障，它具有顽强的生命力，是防沙固沙绿化山区和贫瘠地带的优良品种，每年都郁郁葱葱，给大自然增添了一个无限美好的景点。

苜蓿营养成分丰富，其含有大量的铁元素，可作为治疗贫血的辅助食品。苜蓿味甘、淡，性微寒，具有清热利尿、舒筋活络、疏利肠道、排石、补血、止喘等功效。苜蓿中所含的 B 族维生素成分，可治疗恶性贫血。此外，苜蓿还含具有止血作用的维生素 K，民间常用来治疗胃病或痔疮出血，有些验方用它来治胃或痔、肠出血。苜蓿中所含苜蓿素和苜蓿酚等物质，有止咳平喘的作用，对支气管炎有一定疗效。苜蓿中的粗纤维，可促进大肠蠕动，有助于大便及毒素的排泄，防治大便秘结和肠癌。苜蓿中所含的苜蓿素能抑制肠道收缩，增加血中甲状腺素的含量。苜蓿的吃法，当然以新鲜为最佳，而且味亦鲜美，因为新鲜的苜蓿，四季皆有。苜蓿是清凉性的蔬菜，进食之后，确能消除内火，尤其在燥烈季节，用以佐膳，功效显著，更胜于西洋菜。苜蓿经油炒后，乘热进食，味极鲜美。冷却后，进食其味亦佳，其汁有清心沁脾之感。在燥烈季节，如果觉得喉干舌燥，用以佐膳，是维护健康的上品菜肴。但要注意，因苜蓿属渗利之品，故不宜久食多食。

苜蓿的主要营养成分（每 100 g 可食部分营养素含量）：能量 250.8 kJ；蛋白质 3.9 g，脂肪 1 g，碳水化合物 10.9 g，膳食纤维 2.1 g；维生素 A 440 μg，胡萝卜素 3.28 mg，维生素 B_1 0.1 mg，维生素 B_2 0.73 mg，烟酸 2.2 mg，维生素 C 118 mg；钾（K）61 mg，钠（Na）5.8 mg，钙（Ca）713 mg，镁（Mg）61 mg，铁（Fe）9.7 mg，锰（Mn）0.79 mg，锌（Zn）2.01 mg，磷（P）78 mg，硒（Se）8.53 μg。此外，其还含有维生素 K、苜蓿酚、苜蓿素、大豆黄酮等成分。

12. 荠菜

荠菜又称护生草、地菜、香荠、花荠菜、小鸡草、白花菜、黑心菜，地米菜、菱闸菜、禾秆菜等，为双子叶植物纲十字花目十字花科荠菜属植物。荠菜是一种人们喜爱的可食用野菜，原产于东欧和小亚细亚，目前在世界各地都很常见。其拉丁种名来自拉丁语，意思是小盒子，又被称为"牧人的钱包"，是形容它的角果形状像牧人的钱包，英语名称就是"牧人的钱包"。荠菜性喜温和，只要有足够的阳光，土壤不太干燥，荠菜都可以生长，荠菜对土壤的选择不严，但以肥沃、疏松的土壤栽培为佳。荠菜分布在全世界的温带地区，性喜温暖但耐寒力强。野生于田野，也可人工栽培。人工栽培以板叶荠菜和散叶荠菜为主，冬末春初均可采食。

荠菜为一年生或二年生草本，高 25～50 cm。茎直立，有分枝；基生叶丛生，挨地，呈莲座状，叶片卵形至长卵形，有羽状分裂，叶上有毛，叶缘有翼，叶柄较长，多在 5～40 mm；顶生叶最大，长、宽可达 12 cm 和 2.5 cm；侧生叶片较小，一般叶长 5～30 mm，宽 2～20 mm，裂片 3～8 对，形状狭长，平展，卵形，基部平截，具白色边缘；茎生叶狭披针形或披针形，长 1～2 cm，宽 2～15 mm，两面有细毛或无毛，基部箭形抱茎，边缘有缺刻或锯齿。花黄色，十字花冠，总状花序。花瓣倒卵形，呈圆形至卵形，先端渐尖，浅裂或具有不规则粗锯齿；总状花序顶生或腋生，果期延长达 20 cm；萼片 4 个，长圆形；花瓣白色，两性，匙形或卵形，长 2～3 mm，有短爪。短角果，倒卵状三角形或倒心状三角形，长 5～8 mm，宽 4～7 mm，扁平，无毛，先端稍凹，裂瓣具网脉，花柱长约 0.5 mm。种子 2 行，呈椭圆形，浅褐色。花、果期 4～6 月，开花时茎高 20～50m。荠菜的营养价值很高，嫩时可食用。荠菜的食用方法很多，可炒食、凉拌、做成菜馅、菜羹，风味特殊。用荠菜同猪肉或鸡蛋一起包饺子，其味道鲜美；也可用猪油清炒，或是开水烫过凉拌，尤宜下火锅烫食，荠菜软糯，油而不腻，汤味清香，开胃提神，做成一道蛋花荠菜汤，既美味清淡，又爽口养胃。荠菜花与籽可以止血，治疗血尿、肾炎、高血压、咯血、痢疾、麻疹、头昏目痛等症。荠菜种子含油 20%～30%，可用于制皂或油漆。荠菜耐寒，冬季保护栽培较容易，对于供应冬季绿叶蔬菜有一定作用。但是，食用荠菜时要注意以下几点：①首先要挑选不带花的荠菜，这样才比较鲜嫩、好吃。荠菜根部的药用价值最高，制作食疗方时，不应摘除。②荠菜不宜久烧久煮，时间过长会破坏其营养成分，也会使颜色变黄。③荠菜可宽肠通便，故便溏者慎食。④体质虚寒者不能食用荠菜。⑤最后建议不要加蒜、姜、料酒来调味，以免破坏荠菜本身的清香味。

荠菜既是一种美味野菜，又具有较高的医用价值。荠菜具有和脾、利水、止血、明目的功效，常用于治疗产后出血、痢疾、水肿、肠炎、胃溃疡、感冒发热、目赤肿疼等症。荠菜所含的荠菜酸，是有效的止血成分，能缩短出血及凝血时间；还含有香味木昔，可降低毛细血管的渗透性，起到治疗毛细血管性出血的作用。荠菜提取物（含草酸）静脉注射或肌内注射于各种出血患者，有明显止血作用；对血友病患者，可增加血块抵抗力。荠菜含有乙酰胆碱、谷甾醇和季胺化合物，不仅可以降低血中及肝中的胆固醇和甘油三酯的含量，而且还有降低血压的作用。荠菜所含的橙皮苷能够消炎抗菌，有增强体内维生素 C 含量的作用，还能抗病毒，预防冻伤，并抑制眼晶状体的醛还原酶，对糖尿病性白内障患者有疗效。荠菜中大量的粗纤维，食用后可增强大肠蠕动，促进粪便排泄，从而增进新陈代谢，有助于防治高脂血症，高血压，冠心病，肥胖症，糖尿病，肠癌及痔疮等。

荠菜的主要营养成分（每 100 g 可食部分营养素含量）为：能量 112.9 kJ；蛋白质 2.9 g，脂肪 0.4 g，碳水化合物 4.7 g，膳食纤维 1.7 g；维生素 A 432 μg，胡萝卜素 2590 μg，维生素 B_1 0.04 mg，维生素 B_2 0.15 mg，烟酸 0.6 mg，维生素 C 43 mg，维生素 E 1.01 mg；钾（K）280 mg，钠（Na）31.6 mg，钙（Ca）294 mg，镁（Mg）37 mg，铁（Fe）5.4 mg，锰（Mn）0.65 mg，铜（Cu）0.29 mg，锌（Zn）0.68 mg，磷（P）81 mg，硒（Se）0.51 μg。

13. 扫帚苗

扫帚苗又称扫帚菜、地肤子、铁扫帚、竹扫帚、独帚，为双子叶植物纲中央种子目藜科樟味藜族地肤属植物。幼苗可做蔬菜，果实称"地肤子"，为常用中草药，茎老后可以做扫帚。其生于村边、屋旁、原野、田间，或栽培，用种子繁殖。扫帚苗性耐碱，抗干旱，喜向阳地势和有丰富腐殖质的疏松土壤，在一般土壤中也生长良好。扫帚苗植株呈球形生长，枝叶秀丽，外形如小型千头柏，叶形纤细，株形优美，嫩绿，入秋泛红，观赏效果极佳，通过修剪造型如几何图案、组字等与花坛结合为主景或衬景，还可种植于道路两旁，走廊两侧。扫帚苗为一年生草本植物高 50~100 cm，根略呈纺锤形；茎直立，圆柱状，淡绿色或带紫红色，有多数条棱，稍有短柔毛或下部几无毛；分枝稀疏，斜上；叶为平面叶，披针形或条状披针形，长 2~5 cm，宽 3~7 mm，无毛或稍有毛，先端短渐尖，基部渐狭入短柄；茎上部叶较小，无柄，1 脉。花两性或雌性，通常 1~3 个生于上部叶腋，构成疏穗状圆锥状花序，花下有时有锈色长柔毛。花被近球形，淡绿色，花被裂片近三角形，无毛或先端稍有毛。花丝丝状，花药淡黄色；柱头 2，丝状，紫褐色，花柱极短。胞果扁球形，果皮膜质，与种子离生。种子卵形，黑褐色，长 1.5~2 mm，稍有光泽；胚环形，胚乳块状。花期 6~9 月，果期 7~10 月。

扫帚苗营养丰富，嫩茎叶可供食用，是一种含高胡萝卜素和高钾、铜的半野生蔬菜。一般沸水焯后炒食、凉拌或做馅。嫩茎叶可蒸，炒，凉拌，做汤等。扫帚苗性寒，味甘、苦。果实及全草可入药。秋季割取全草，晒干打下果实，除去杂质备用。扫帚苗具有清热解毒、强身健体、利尿明目、溶解尿酸作用，适用于尿酸过多的疾病，如尿路结石，疝后皮肤瘙痒症，尿酸性痛风等并可用于夜盲症。其嫩苗亦有利尿消炎，清热明目作用，能利水、通淋，除湿热；外用治皮癣及阴囊湿疹。

扫帚苗的主要营养成分（每 100 g 可食部分营养素含量）为：能量 255 kJ；蛋白质 5.2 g，脂肪 0.8 g，碳水化合物 8.2 g，膳食纤维 2.2 g；维生素 A 953 μg，胡萝卜素 4.6 μg，硫胺素 0.15 mg，核黄素 0.31 mg，烟酸 1.6 mg，维生素 C 39 mg；钾（K）702 mg，钠（Na）62.4 mg，钙（Ca）281 mg，镁（Mg）118 mg，铁（Fe）6.5 mg，锰（Mn）0.42 mg，锌（Zn）0.52 mg，铜（Cu）0.25 mg，磷（P）66 μg。

14. 香椿

香椿又称香椿芽、香铃子、香椿子、香桩头、大红椿树、椿天等，为双子叶植物纲原始花被亚纲芸香目楝科椿族香椿属。香椿喜温、喜光，较耐湿，适宜生长于河边、宅院周围肥沃湿润的土壤中，一般以沙壤土为好。其适宜的土壤酸碱度为 pH 5.5~8.0，适宜的平均气温为 8~10℃，垂直分布在海拔 1500m 以下的山地和广大平原地区，最高达海拔 1 800m。香椿树体高大，除椿芽食供用外，也是园林绿化的优选树种。中国古代称香椿为椿，称臭椿为樗。中国人食用香椿久已成习，汉代就遍布大江南北。香椿原产中国中部和南部，其中尤以山东、河南、河北栽植最多。香椿为落叶乔木，树体高大。树皮粗糙，深褐色，片状脱落。叶具长柄，偶数羽状复叶，长 30~50 cm 或更长；小叶 16~20，对生或互生，纸质，卵状披针形或卵状长椭圆形，长 9~15 cm，宽 2.5~4 cm，先端尾尖，基部一侧圆形，另一侧楔形，不对称。两面均无毛，无斑点，背面常呈粉绿色，背面略凸起；小叶柄长 5 ~ 10 mm。锥状花序与叶等长或更长，被稀疏的锈色短柔毛或有时近无毛；小聚伞花序生于短的小枝上，多花；花长 4 ~ 5 mm，具短花梗；花瓣 5，白色，长圆形，先端钝，无毛。蒴果狭椭圆形，长 2 ~ 3.5 cm，深褐色，有小而苍白色的皮孔，果瓣薄；种子基部通常钝，上端有膜质的长翅，下端无翅。花期 6 ~ 8 月，果期 10 ~ 12 月。

椿芽营养丰富，被称为"树上蔬菜"，是香椿树的嫩芽。每年春季谷雨前后，香椿发的嫩芽可做成各种菜肴。它不仅营养丰富，且具有较高的药用价值。香椿叶厚芽嫩，绿叶红边，犹如玛瑙、翡翠，香味浓郁，营养之丰富远高于其他蔬菜，为宴宾之名贵佳肴。传说早在汉朝，食用香椿，曾与荔枝一起作为南北两大贡品，深受皇上及宫廷贵人的喜爱。阳春三月，正是采食香椿的季节。不少专家都提到，香椿不仅风味独特，诱人食欲，而且营养价值较高，富含钾、钙、镁元素，B 族维生素的含量在蔬菜中也是名列前茅。另一些研究还发现，香椿对于预防慢性疾病有所帮助。其中含有抑制多种致病菌的成分，含有帮助抗肿瘤、降血脂和降血糖的成分，以及相当丰富的多酚类抗氧化成分。但是，也有很多人指出，香椿所含硝酸盐、亚硝酸盐远高于一般蔬菜，有生成致癌物亚硝胺的危险。为保证人们食用香椿时的安全，以下几点应特别注意：①选择质地最嫩的香椿芽。研究发现，香椿发芽初期的硝酸盐含量较低，储藏中产生的亚硝酸盐也越少。②选择最新鲜的香椿芽。测定还表明，每 3 月中旬之前，香椿芽中的硝酸盐含量、亚硝酸盐含量都较低。③焯烫除去硝酸盐和亚硝酸盐。在沸水中焯烫 1 分钟即可以除去三分之二以上的亚硝酸盐和硝酸盐。④速冻之前也要焯一下。研究表明，焯烫 50 秒之后再冻藏，不仅安全性大大提高，而且维生素 C 也得以更好地保存。

香椿性凉，味苦平；入肺、胃、大肠经。其功效为：清热解毒，健胃理气，润肤明目，杀虫；主治疮疡，脱发，目赤，肺热咳嗽等病症。香椿富含钙、磷、钾、钠等成分，有补虚壮阳固精、补肾养发生发、消炎止血止痛、行气理血健胃等作用。凡肾阳虚衰、腰膝冷痛、遗精阳痿、脱发者宜食之。香椿中含维生素 E 和性激素物质，具有抗衰老和补阳滋阴作用，对不孕不育症有一定疗效。香椿是时令名品，含香椿素等挥发性芳香族有机物，可健脾开胃，增加食欲。香椿的挥发气味能透过蛔虫的表皮，使蛔虫不能附着在肠壁上而被排出体外，可用治蛔虫病。香椿含有丰富的维生素 C、胡萝卜素等，有助于增强机体免疫功能，并有润滑肌肤的作用，是保健美容的良好食品。

香椿的主要营养成分（每 100 g 香椿头营养素含量）：能量 196.5 kJ；蛋白质 1.7 g，脂肪 0.4 g，碳水化合物 10.9 g，膳食纤维 1.8 g；维生素 A 117 μg，胡萝卜素 700 μg，维生素 B_1 0.07 mg，维生素 B_2 0.12 mg，烟酸 0.9 mg，维生素 C 40 mg，维生素 E 0.99 mg；钾（K）172 mg，钠（Na）4.6 mg，钙（Ca）96 mg，镁（Mg）36 mg，铁（Fe）3.9 mg，锰（Mn）0.35 mg，锌（Zn）2.25 mg，铜（Cu）0.09 mg，磷（P）147 mg，硒（Se）0.42 μg。

15. 洋槐花

洋槐花又称刺槐花，为被子植物门蝶形花科槐属落叶乔木洋槐树的花。洋槐树树体高大，叶色鲜绿，春季开花时节洁白串花挂满枝头，芳香四溢。花为蜜源，木材质硬，耐腐。其适宜庭园、道路绿化种植，也是工矿区绿化及荒山荒地造林的理想树种之一。洋槐树原产于北美，19世纪末引入中国，在黄河、淮河流域广泛栽培，多见于平原及低山丘陵地区，海拔最高达3 600 m（西藏拉萨）。洋槐树为暖温带树种，喜光，幼树稍耐阴，能适应酸性土、钙质土及盐碱土（含盐量0.3%以下），对城市贫瘠、密实渣土耐性较强，较耐干旱，浅根性，不抗风，不耐涝。洋槐树高达25 m，胸径1.1 m，冠幅达19 m，树冠椭圆状倒卵形，树皮灰褐色，浅至深纵裂；小枝光滑，灰褐色至褐色；奇数羽状复叶、互生，小叶7～9，对生或近对生，卵形至长圆形，全缘，叶轴基部的托叶特化成略扁之托叶刺；花蝶形，白色，具香气，总状花序腋生，下垂，花期4～5月；荚果扁平带状，长4～10 cm，7～9月成熟。

洋槐花营养丰富，尤其富含糖类、维生素、槐花二醇、芳香苷等。可用多种方式食用，例如：清水漂洗后凉拌、炒肉、炒蛋，味道俱佳；鲜洋槐花以用粗一点的面粉拌匀后蒸食为宜，可以最大限度地保持其原汁原味和营养，若再加一点腊肉末、蒜泥、味精、酱油醋少许拌食，口感更佳；若作馅料，以干花为上。野生槐花属纯天然绿色保健食品，香甜可口，美味稽食，富含多种营养成分，槐花高含花粉，花粉是植物的精子，是植物中最好的东西。槐花具有养颜美容、维持体型、保护肠胃的功能，是"肠道警察"。

洋槐花不但可食，还是一味良药。洋槐花性凉味苦，有清热凉血、清肝泻火、止血的作用。它含芦丁、槲皮素、槐二醇、维生素A等物质。芦丁能改善毛细血管的功能，保持毛细血管正常的抵抗力，防止因毛细血管脆性过大，渗透性过高引起的出血、高血压、糖尿病，服之具有凉血止血的特殊功效，在临床上多用于出血和血热型的病症的配合治疗。像便血、尿血以及痔血等，食用洋槐花都会取得不错的效果。另外，洋槐花与仙鹤草以及白茅根一起食用时，还可以缓解人体咯血的症状。洋槐花中含有大量的芦丁也就是人们常说的芸香苷，这种特质是增加毛细血管抵抗力的重要物质，它被人体吸收到，可以增加人体血管壁的弹性，这样就会大大降低人们出现脑血管破裂的概率，从而起到预防中风以及高血压的作用。洋槐花味道偏苦，凉性，从中医的角度来说它可以入肝经和大肠经。而洋槐花中所含有的芸香苷和槐花二醇以及多种糖类，都有不错的消炎作用。它们可以迅速杀死人体中血液中的有害物质，并且阻止它们在人体中的流通，预防各种炎症的出现。另外洋槐花的汁液对人体皮肤的真菌也有很好抵抗作用。

洋槐花的主要营养成分（每100 g可食部分营养素含量）为：能量326.1 kJ；蛋白质3.1 g，脂肪0.7 g，碳水化合物14.8 g，膳食纤维2.2 g；维生素A 67 μg，胡萝卜素1.8 μg，硫胺素0.04 mg，核黄素0.18 mg，烟酸6 mg，维生素C 30 mg；钙（Ca）83 mg，铁（Fe）3.6 mg，磷（P）69 mg。

16. 野葱

野葱又称沙葱、麦葱、山葱，为单子叶植物纲天门冬目葱科葱属植物，是中国的特有植物。其分布在中国大陆的青海、甘肃、陕西、云南、西藏、四川、湖北等地，生长于海拔 2000～4500m 的地区，多生在山坡及草地上。生长在沙地的叫沙葱；生长在水泽里的叫水葱。野葱目前已由人工引种栽培。野葱为多年生植物。鳞茎圆柱状至狭卵状圆柱形，粗 0.5～1.5cm；鳞茎外皮红褐色至褐色，薄革质，常条裂。叶圆柱状，中空，花葶短，粗 1.5～4mm。花葶圆柱状，中空，高 20～50cm，中部粗 1.5～3.5mm，下部被叶鞘；总苞 2 裂，近与伞形花序等长；伞形花序球状，具多而密集的花；小花梗近等长，略短于花被片至为其长的 1.5 倍，基部无小苞片；花黄色或紫色；花被片卵状矩圆形，钝头，长 5～6.5mm，宽 2～3mm，外轮的稍短；花丝比花被片长 1/4 至 1 倍，锥形，无齿，等长，在基部合生并与花被片贴生；子房倒卵球状，腹缝线基部无凹陷的蜜穴；花柱伸出花被外。花果期 7～9 月。野葱对环境的适应性很强，山坡平地上都能生长。野葱开白花、黄花、紫花三种，结的果实像小葱头一样大，其中黄葱花味道最好，是极佳的素食调味品。

野葱味辛，性温，无毒，主要营养成分是蛋白质、碳水化合物、维生素 A 原（主要含在绿色葱叶中）、膳食纤维以及磷、铁、镁等矿物质等，长期食用可以强智益胆气。将野葱煮水浸泡或捣碎外敷在局部，主治各种山中毒物刺伤，山中溪水的沙虱及箭伤等毒。野葱生葱像洋葱、大葱一样，含烯丙基硫醚。烯丙基硫醚会刺激胃液的分泌，且有助于食欲的增进。同时与维生素 B_1 含量较多的食物一起摄取时，维生素 B_1 所含的淀粉及糖质会变为热量，而提高消除疲劳的作用。野葱葱叶部分要比葱白部分含有更多的维生素 A、C 及钙。维生素 C 有舒张小血管，促进血液循环的作用，有助于防止血压升高所致的头晕，使大脑保持灵活和预防老年痴呆的作用。经常吃葱的人，即便脂多体胖，但胆固醇并不增高，而且体质强壮。葱含有矿物质元素硒，并可降低胃液内的亚硝酸盐含量，对预防胃癌及多种癌症有一定作用。葱含有具有刺激性气味的挥发油和辣素，能祛除腥膻膻等油腻厚味和菜肴中的异味，产生特殊香气，并有较强的杀菌作用，可以刺激消化液的分泌，增进食欲。挥发性辣素还通过汗腺、呼吸道、泌尿系统排出时能轻微刺激刺激相关腺体的分泌，而起到发汗、祛痰、利尿作用，是治疗感冒的中药之一。野葱还有降血脂、降血压、降血糖的作用，如果与蘑菇同食可以起到促进血液循环的作用。一般人群均可食用野葱，尤其适宜脑力劳动者，但患有胃肠道疾病特别是溃疡病的人不宜多食。另外，葱对汗腺刺激作用较强，有腋臭的人在夏季应慎食；表虚、多汗者也应忌食；过多食用野葱还会损伤视力。

野葱的主要营养成分（每 100g 可食部分营养素含量）为：能量 137.9 kJ；蛋白质 2.7g，脂肪 2g，碳水化合物 5g；胡萝卜素 3mg，维生素 B_1 0.31mg，烟酸 0.7mg，维生素 C 64mg；钙（Ca）279mg，铁（Fe）4.1mg，磷（P）43mg。野葱还含有特殊臭味的挥发性硫化物、甾体皂苷、胆甾烷苷、黄酮类化合物、含氮化合物及其他成分。

17. 野韭菜

野韭菜又称山韭、起阳草、宽叶韭、岩葱等，为单子叶植物纲百合科野韭菜属植物。野韭菜为野韭菜的嫩叶，分布于中国各地，海拔 2 000m 以下的草原、山坡上均可生长。野韭菜喜在潮湿的山林、坡地生长，在低洼潮湿肥沃的田头地边长势更旺，外形比人工种植的韭菜更粗壮。野韭菜为须根系，弦状根，分布浅，具根状茎。鳞茎狭小，圆锥形，外皮膜质，白色。叶基生，条形至宽条形，长 30 ~ 40 cm，宽 1.5 ~ 2.5 cm，绿色，具明显中脉，在叶背突起。野韭菜在夏秋季抽出花薹，圆柱状或略呈三棱状，高 20 ~ 50 cm，下部披叶鞘；总苞 2 裂，常早落。伞形花序顶生，近球形，多数花密集；小花梗纤细，近等长，8 ~ 20 mm，基部无小苞片；花白色，花披针形至长三角状条形，长 4 ~ 7 mm，宽 1 ~ 2 mm，先端渐尖或不等的浅裂。果实为蒴果，倒卵形。种子黑色。野韭菜营养较为丰富，嫩茎叶中含有蛋白质、脂肪、碳水化合物、膳食纤维、胡萝卜素、维生素 B_1、维生素 B_2、烟酸、维生素 C、钙、磷和铁等成分。此外，其还含有丰富的碳化物、蒜素和苷类等。野韭菜的花、茎、叶全年可食，可用于拌、腌、炒、做汤、制粥、调馅等。秋季还可掘其须根食用。阴虚火旺、疮疡目疾、消化不良者应忌食。

野韭菜性、味辛，具有温中行气、散血解毒、补肾益阳、健胃提神、调整脏腑、理气降逆、暖胃除湿的功效，适用于阳痿遗精、腰膝酸软、脾胃虚寒、噎膈反胃、便秘尿频、心烦、毛发脱落、妇女痛经等病症。现代药理研究表明，野韭菜丰富的膳食纤维能促进肠蠕动，通便，还能与肠道内的胆固醇结合，将胆固醇排出体外，因而有降低胆固醇的作用。野韭菜中所含的挥发性精油及硫化物，既是野韭菜香气的来源，又具有降低血脂、扩张血管的作用，对高血压症及冠心病有一定的疗效。野韭菜中的硫化物、苷类等物质，还是一类性兴奋剂，具有兴奋性器官的作用，可治疗肾虚遗精、滑精、阳痿、早泄等症。研究人员还证实，野韭菜对葡萄球菌、痢疾杆菌、伤寒杆菌、大肠杆菌、绿脓杆菌等有抵制作用，可用以治疗肠炎、下痢等症。

野韭菜的主要营养成分（每 100 g 营养素含量）为：水分 86 g，蛋白质 3.7 g，脂肪 0.9 g，碳水化合物 3 g；胡萝卜素 1.41 mg，维生素 B_1 0.03 mg，维生素 B_2 0.11 mg，烟酸 0.11 mg，维生素 C 11 mg；钙（Ca）129 mg，铁（Fe）5.4 mg，磷（P）47 mg。

18. 野苋菜

野苋菜又称野苋、光苋菜、绿苋、白苋、野苋、猪苋、细苋、糠苋，为苋科苋属，除苋、繁穗苋等早就驯化的栽培种外，是目前少见栽培的一年生草本植物多个野生种的总称，多生长在丘陵、平原地区的路边、河堤、沟岸、田间、地埂等处。全世界约有 40 种，中国有 13 种，主要有刺苋、反枝苋、皱果苋、凹头苋等。野苋菜分布很广，全世界各地均有分布。野苋菜为一年生草本植物，约 50 cm 高，茎直立或伏卧；叶互生，全缘，有柄。一年到头都会开花，绿色的小花为雌雄同株，穗状花序，顶生或腋生。所结的果实为胞果，胞果卵球形，种子扁球形，黑色或褐色，平滑有光泽。胞果卵球形，种子扁球形，黑色或褐色，平滑有光泽。刺苋叶腋有针刺2枚，苞片常变成锐刺；反枝苋植株密被细柔毛，花穗较粗；皱果苋和凹头苋植株均无毛，花被片和雄蕊均为3枚，前者茎直立，稍分枝，果皮皱缩，花簇不腋生；后者茎伏卧上升，基部分枝，果皮平滑，花簇腋生。野苋菜耐旱，耐热，喜肥，喜阳，生命力强，不耐寒，不耐涝。在高温短日照条件下易开花结籽。

野苋菜由于口感清香，营养丰富，具很高的营养价值，因此受到越来越多人们的欢迎，常常被人们称之为长寿菜。野苋菜鲜茎叶中富含粗蛋白质并含有胡萝卜素、核黄素、维生素C等多种营养素成分。采集嫩茎叶入沸水锅焯后，捞出清水洗净，可制成多种菜肴。野苋菜含有非常丰富的铁质，可以促进凝血功能，提高造血功能，提升人体内的血红蛋白数量；缺铁贫血的人尤其要多食野苋菜，对于补铁效果非常明显，因为野苋菜中含的铁比较容易被人体吸收。野苋菜中的钙质，对于儿童生长发育很大好处，而且野苋菜中的钙质非常易于被人体吸收，对牙齿和骨骼的生长发育起到促进作用。老年人也可以通过食用野苋菜，增强骨骼健康，防止骨质疏松。经常食用野苋菜，可以促进身体内的毒素排出，防止便秘的发生，起到减肥的效果。野苋菜性味甘凉，具有清热解毒、利尿、止痛、明目的功效，可治血便、白带、痢疾、目赤、乳痈、痔疮、胆结石、肝火、痴肥虚胖。

野苋菜的主要营养成分（每100 g可食部分含量）：能量246.2 kJ；蛋白质5.5 g，脂肪0.6 g，碳水化合物7.9 g，膳食纤维1.6 g；维生素A 1192 μg，胡萝卜素4.4 μg，硫胺素0.05 mg，核黄素0.36 mg，烟酸2.1 mg，维生素C 153 mg；钾（K）410 mg，钠（Na）0.35 mg，钙（Ca）610 mg g，镁（Mg）655 mg，铁（Fe）3.9 mg，锰（Mn）105 mg，铜（Cu）6.5 mg，锌（Zn）30 mg，磷（P）93 mg。

19. 鱼腥草

鱼腥草又称蕺菜、折耳根、截儿根、狗贴耳、岑草、菹菜、紫蕺、臭猪巢、侧耳根、猪鼻孔、九节莲、狗贴耳、肺形草、狗子耳、臭草、臭牡丹、臭灵丹、臭蕺/属双子叶植物三白草科蕺菜属，为具有鱼腥臭味的草本植物。鱼腥草多生长于沟边、溪边及潮湿的疏林下，分布于陕西、甘肃、川北及长江流域以南各地。鱼腥草为多年生宿根草本植物，高30～50 cm，全株有腥臭味。茎上部直立，常呈紫红色，下部匍匐，节上轮生小根。叶互生，薄纸质，有腺点，背面尤甚，卵形或阔卵形，长4～10 cm，宽2.5～6 cm，基部心形，全缘，背面呈紫红色，掌状叶脉5～7条，叶柄长1～3.5 cm，无毛，托叶膜质长1～2.5 cm，下部与叶柄合生成鞘。花小，夏季开，无花被，排成与叶对生、长约2 cm的穗状花序，总苞片4片，生于总花梗之顶，白色，花瓣状，长1～2 cm，雄蕊3枚，花丝长，下部与子房合生，雌蕊由3个合生心皮所组成。蒴果近球形，直径2～3 mm，顶端开裂。种子多数，卵形。花期5～6月，果期10～11月。鱼腥草营养丰富，在食品，特别是绿色食品、保健饮料、保健茶等方面有良好的开发价值。全株可食用，由于荒年可以充饥，故又称"饥菜""蕺菜"，常食可预防流感、肺炎、湿疹等多种疾病。目前的利用形式主要是直接食用、加工成饮料、鱼腥草茶和酿酒。鱼腥草在贵州及四川等地是一种地道美味野菜，通常是凉拌菜，春季全株加盐稍腌渍，挤去水分凉拌吃，也用于炖肉、下面、煮粥、热汤或做馅食用等。在福建民间常将鱼腥草地上部分晒干储存，用于炖猪肉或小肠汤，大部分是煎熬成凉茶消暑解渴。广东、广西、福建的大都市，许多商家把鱼腥草鲜榨调味制成野菜汁，现榨现食，已成为一种时尚。在夏季，鱼腥草经榨汁或浸提处理后制成的鱼腥草饮料、鱼腥草可溶性纤维饮料或鱼腥草汽水，具有清热解暑、减肥等功能。鱼腥草的根茎经切分、炒青、整形等制茶工艺，可制成香喷喷的粉末状的散装或袋泡鱼腥茶原料，进一步调配、精制成商品茶，具有减肥保健作用。

鱼腥草不仅是一种营养价值高的蔬菜，更是一种有着极高药用价值的中草药。鱼腥草含有挥发油、黄酮类等药用成分，具有清热解毒、消肿排脓、利尿通淋作用，还可提高人体免疫力。全草入药主治气管炎、肺炎、乳腺炎、肠炎等疾病，还具有清热解毒，消痛排脓功效，用于治疗肺热咳嗽，并是治疗痰热壅肺、咳吐脓血的要药。消痛排脓功效还可用于热毒疮疡，清热除湿。利水通淋功效用于湿热淋证。民间用于治疗黄疸型肝炎，感冒发热，咽喉肿痛等。鱼腥草味辛，性寒凉，归肺经。能清热解毒、消肿疗疮、利尿除湿、清热止痢、健胃消食，用治实热、热毒、湿邪、疾热为患的肺痈、疮疡肿毒、痔疮便血、脾胃积热等。现代药理实验表明，本品具有抗菌、抗病毒、提高机体免疫力、利尿等作用。

鱼腥草的主要营养成分（每100 g 新鲜茎叶营养素含量）：能量163.1 kJ；水分86.5 g，蛋白质2.2 g，脂肪0.4 g，碳水化合物6 g，膳食纤维0.3 g；维生素A 575 μg，胡萝卜素3450 μg，维生素C 70 mg；钾（K）718 mg，钠（Na）2.6 mg，钙（Ca）123 mg，镁（Mg）71 mg，铁（Fe）9.8 mg，锰（Mn）1.71 mg，锌（Zn）0.99 mg，铜（Cu）0.55 mg，磷（P）38 mg。全草含挥发油0.0049%，其中主要成分为鱼腥草素（根茎挥发油亦含此素）、甲基正壬基酮、月桂醛、月桂烯、柠檬烯、樟烯等。此外，其还含有氯化钾、硫酸钾、蕺菜碱、金丝桃苷、芸香苷以及β- 谷甾醇、硬脂酸、油酸、亚油酸等。花、叶、果中均含有槲皮素、槲皮苷、异槲皮苷、瑞诺苷及金丝桃苷，具有清热解毒，化痰排脓消痛，利尿消肿通淋等保健功效。

20. 榆钱

榆钱又称榆实、榆子、榆仁、榆荚仁，为落叶乔木榆树的翅果，因其外形圆薄如钱币，故而得名。榆树为阳性树种，喜光，耐旱，耐寒，耐瘠薄，不择土壤，适应性很强。榆树根系发达，树干直立，高可达25m，枝多开展，树冠近球形或卵圆形。树皮深灰色，粗糙，不规则纵裂。单叶互生，卵状椭圆形至椭圆状披针形，缘多重锯齿。花两性，早春先叶开花或花叶同放，紫褐色，聚伞花序簇生。翅果近圆形，顶端有凹缺。花期3 ~ 4月，果熟期4 ~ 5月。榆树产于中国东北、华北、西北、华东等地区，生长海拔1000m以下，多分布在山野村落、房前屋后、田边地头。榆钱（榆树的翅果）近圆形，长 1.2～2 cm，除顶端缺口柱头面被毛外，余处无毛。果核部分位于翅果的中部，上端不接近或接近缺口。成熟前后其色与果翅相同，初淡绿色，后白黄色，宿存花被无毛，4 浅裂，裂片边缘有毛。果梗较花被为短，长 1～2 mm，被短柔毛（或稀无）。花果期 3～6 月（东北较晚）。

榆钱营养丰富，又由于它是"余钱"的谐音，因而就有吃了榆钱可有"余钱"的说法。当春风吹来第一缕绿色，金黄的榆钱就一串串地缀满了枝头，人们会趁鲜嫩采摘下来，做成各种美味佳肴。榆钱的吃法多种多样。一是生吃：将刚采下来的榆钱洗净，加入白糖，味道鲜嫩脆甜，别具风味。若喜吃咸食，可放入盐、酱油、香醋、辣椒油、葱花、芫荽等作料。二是煮粥：将葱花或蒜苗炒后加水烧开，用大米或小米煮粥，米将熟时放入洗净的榆钱继续煮 5～8 分钟，加适量调料即成。榆钱粥吃起来滑润喷香，味美无穷。宋代大文学家欧阳修吃罢榆钱粥后，就留下了"杯盘粉粥春光冷，池馆榆钱夜雨新"的诗句。三是笼蒸：先将榆钱洗净，拌以玉米面或白面做成窝头，然后上笼蒸半小时即可起锅。或将洗净的榆钱拌上面粉，搅拌均匀，直接上笼蒸熟，再放入调料。四是做馅：将榆钱洗净、切碎，加虾仁、肉或鸡蛋调匀后，包水饺，蒸包子，卷煎饼都可以，味道清鲜爽口。榆钱性平、味甘、微辛，归经入肺、脾、心经。榆钱中含有丰富的烟酸、抗坏血酸等酸性物质，同时还含有大量矿物质，特别是钙和磷较丰富，可健脾和胃、清热安神，治疗食欲不振、神经衰弱、失眠。榆钱中的烟酸、种子油有清热解毒，杀虫消肿的作用，可杀多种人体寄生虫，同时，榆钱还可通过利小便而消肿。榆钱味辛入肺经，能清肺热，降肺气，榆钱种子油有润肺止咳化痰之功，故可用于治疗咳嗽痰稠之病症。

榆钱的主要营养成分（每 100 g 可食部分营养素含量）为：能量 150.1 kJ；蛋白质 4.8 g，脂肪 0.4 g，碳水化合物 3.3 g，膳食纤维 4.3 g；维生素 A 122 μg，胡萝卜素 2 μg，硫胺素 0.04 mg，核黄素 0.12 mg，烟酸 0.9 mg，维生素 C 11 mg，维生素 E 0.54 mg；钾（K）134 mg，钠（Na）0.7 mg，钙（Ca）62 mg，镁（Mg）47 mg，铁（Fe）7.9 mg，锰（Mn）0.78 mg，锌（zn）3.27 mg，铜（Cu）0.24 mg，磷（P）104 mg，硒（Se）0.36 μg。

第二节　咸菜

1. 酸白菜

酸白菜又称泡菜、渍菜，是选用大白菜或圆白菜及其他调料等，经过渍泡，在乳酸杆菌的作用下进行发酵而成的，具有酸甜脆辣等口味特点。泡菜，古称菹，是指为了利于长时间存放而经过发酵的蔬菜。一般来说，只要是纤维丰富的蔬菜或水果，都可以被制成泡菜。泡菜含有丰富的维生素和钙、磷等无机物，既能为人体提供充足的营养，又能预防动脉硬化等疾病。酸白菜营养丰富，富含维生素和多种矿物质元素。尤其是铜的含量较高。铜是人体健康不可缺少的微量营养素，对于血液、中枢神经和免疫系统，头发、皮肤和骨骼组织以及脑子和肝、心等内脏的发育和功能有重要影响。适当食用酸白菜，可以帮助消化，提高免疫力，适宜出现头晕、乏力、易倦、耳鸣、眼花，皮肤黏膜及指甲等颜色苍白，体力活动后感觉气促、骨质疏松、心悸症状的人群。但对湿热、特禀、阳虚、阴虚体质及有尿路结石症的人，一定要慎用、少用。需要注意的是，酸菜在腌制的前 20 日致癌物质含量最高，随后下降，所以应在 30 日后食用。另外，酸菜不能多吃，过量食用容易引起泌尿系统结石。

酸白菜的主要营养成分（每 100 g 可食部分营养素含量）：蛋白质 1.5 g，碳水化合物 3.2 g，脂肪 0.1 g，膳食纤维 0.8 g；维生素 A 20 μg，胡萝卜素 120 μg，维生素 B_1 0.04 mg，维生素 B_2 0.05 mg，烟酸 0.6 mg，维生素 C 31 mg，维生素 E 0.76 mg；钠（Na）57.5 mg，钙（Ca）50 mg，镁（Mg）11 mg，铁（Fe）0.7 mg，锰（Mn）0.15 mg，锌（Zn）0.38 mg，铜（Cu）0.05 mg，磷（P）31 mg，硒（Se）0.49 μg。

2. 酱大头菜

酱大头菜由鲜大头菜（根用芥菜）经选料、初晒、拌料、复晒、加料、密封和腌制等工序加工而成。加工后的大头菜只有原重量的四成左右。存放越久味越香。腌制后的大头菜呈黄褐色，甘咸适中，香而微酸，脆嫩可口，生吃、炒吃均可，切丝与肉丝共炒，其味更美。因其略带微酸，故有增强唾液分泌、开胃、健脾、消食之功能，是病后增强食欲、促进康复的佳品。该菜棕色透明，咸甜适度，鲜脆可口，香味绵长，风味独特，是物美价廉的酱渍类地方风味小菜。相传东汉末年，诸葛亮隐居古隆中，每当寒冬腊月，他就把称为"蔓茎"的野菜挖回来凉拌下饭。有一次诸葛亮出门访友，临走前做了一盘蔓茎丝，数天后回家，见没有吃完的蔓茎丝无异味，就试尝了一下，一吃感到又脆又嫩，非常可口，立即悟出了其中的奥妙。新鲜蔓茎用盐多腌一些时间就能变成美味佳肴。故相传诸葛亮是腌制大头菜的创始人。从此襄阳人腌制大头菜的习俗和方法就逐渐发展，流传至今。在襄阳，酱大头菜至今也称"孔明菜"。

酱大头菜含有丰富的氨基酸、维生素、纤维素、铁、锌、钙、磷等多种人体所需的矿物质元素、糖类、蛋白质等。芥菜类蔬菜含有丰富的食物纤维，可促进结肠蠕动，缩短粪便在结肠中的停留时间，防止便秘，并通过稀释毒素降低致癌因子浓度，从而发挥解毒防癌的作用。芥菜类蔬菜含有一种硫代葡萄糖苷的物质，经水解后能产生挥发性芥子油，具有促进消化吸收的作用。芥菜类蔬菜还具有一种特殊的鲜香气味，能增进食欲，帮助消化。芥菜类蔬菜有清热解毒、抗菌消肿的作用，能抗感染和预防疾病的发生，抑制细菌毒素的毒性，促进伤口愈合。大头菜能利尿除湿，促进机体水、电解质平衡。因其性热，故还可温脾暖胃。雪里蕻含有大量的维生素 C，其是活性很强的还原物质，参与机体重要的氧化还原过程，能增加大脑中氧含量，激发大脑对氧的利用，有醒脑提神、解除疲劳的作用。

制作酱大头菜的食材及辅料有鲜大头菜，大酱，精盐，白糖，花椒、大料少许、辣椒丝。其制作方法如下：先将大头菜去皮，洗净，沥干水分，改刀切成片；再把大酱、精盐、糖、花椒、大料、辣椒丝放入锅中烧开，倒入盆中冷透；将切好的大头菜片倒入盆中拌和。之后取坛一只，将拌和的大头菜片倒入坛中，封好口，约 4 ~ 5 天即可食用。

酱大头菜的主要营养成分（每 100 g 可食部分营养素含量）：蛋白质 2 g，碳水化合物 4.7 g，膳食纤维 1.6 g；维生素 A 52 μg，维生素 C 0.5 mg，维生素 E 0.74 mg；钾（K）281 mg，钙（Ca）230 mg，镁（Mg）24 mg，铁（Fe）3.2 mg，磷（P）47 mg，硒（Se）0.7 μg。

3. 橄榄菜

橄榄菜是广东潮汕地区所特有的汉族风味小菜，取橄榄甘醇之味，芥菜丰腴之叶煎制而成。橄榄菜有五大特点：清、鲜、爽、嫩、滑。橄榄菜色泽乌艳，油香浓郁，慢嚼细品，别有韵味。民间传说，每年夏天，肆虐的台风刮过之后，橄榄林子里总会落下一地的橄榄花。橄榄花就是尚未成熟的青橄榄。这时距离秋冬的采摘期尚远，橄榄果个小色青肉嫩核稚，吃起来黏稠味涩。有一位巧媳妇，舍不得让橄榄花在地里烂掉，就拾了一篮回家熬煮。因为旧时每家每户都有一个咸菜瓮，瓮头（上面）总堆放着一些咸菜尾（叶），巧媳妇便将这些咸菜下脚料也取出来洗净切碎，放进生铁鼎（锅）里与橄榄花同煮。她的本意，只是将废物利用起来，留着以后慢慢食用。不想奇迹真的出现了，乌橄榄菜就此诞生了。橄榄菜性味温，味道涩甘。制作橄榄菜的原料有芥菜叶、橄榄、食用油、酱油、食盐。橄榄菜含有 67% 的水分、23% 的油脂、5% 的蛋白质和 1% 的钙、铁、磷等矿物质，同时还含有维生素 A、维生素 D、维生素 K 和维生素 E 等多种维生素。橄榄油中所含的维生素 E 是血管保护剂，可降低胆固醇和甘油三酯。

橄榄菜富含橄榄油珍贵营养成分和多种维生素及人体必需的钙、碘，还含有铁、锌、镁等多种矿物质元素，具体的营养价值如下：①辅助治疗胃溃疡。橄榄油可用于胃溃疡的辅助治疗，可预防胆结石并能治疗背部疼痛。橄榄油中的维生素 E 和阻止脂肪酸氧化的物质还可降低患血管硬化的危险。②降低高血压血管硬化等的风险。一份研究报告显示，同其他油脂相比，用橄榄油烹调食品可保留食品的所有营养成分。又因为橄榄油的脂肪含量大大低于其他油脂，因此，食用橄榄油可降低因摄入脂肪过多而罹患血管硬化、高血压、心绞痛和各种肥胖症的风险。③强身健体保持精力充沛。摩洛哥、突尼斯和利比亚等国家的老人因食用橄榄油而身体健壮、精力充沛、衰老推迟。橄榄菜还能使人情绪稳定、心态平和、头脑清醒和精力集中。④保养皮肤防止紫外线。橄榄菜还可作为镇静剂以及治疗便秘、黄疸和胆结石的良药。橄榄油还有降血压的作用，并可用于治疗风湿症、神经炎、消除面部皱纹、护肤、护发和防治手足皲裂等。⑤预防癌症。最新研究证明，结肠癌的患病概率与食用脂肪和油脂的多少有关，过多食用动物油易患结肠癌。但动物试验证明，食用同样多的橄榄油却没有出现任何结肠肿瘤。另一份研究报告显示，坚持每天食用一次以上的橄榄油，乳腺癌的患病概率降低45%。

4. 酱黄瓜

酱黄瓜是汉族传统酱菜类食品之一，具有独特的风味，以脆嫩爽口、香甜鲜美著称，被誉为"酱菜之宝"。酱黄瓜色泽褐绿，酱香浓郁，咸淡适中，脆爽怡人，一般人均可食用。吃时若佐以香油，则更加爽口。酱黄瓜水分多，含有一定的维生素，是一味可以美容的瓜菜，被称为"厨房里的美容剂"。经常食用或贴在皮肤上可有效地对抗皮肤老化，减少皱纹的产生，并可防治唇炎、口角炎。黄瓜含有铬等微量元素，有降血糖的作用，对糖尿病患者来说，黄瓜是最好的亦蔬亦果的食物。酱黄瓜中的苦味素有抗癌的作用，并有清热、解渴、利水。黄瓜还是很好的减肥品，希望减肥的人应多吃黄瓜，但千万记住，一定要吃新鲜的黄瓜而不要吃腌黄瓜，因为腌黄瓜含盐反而会引起发胖。制作酱黄瓜所需食材和辅料有黄瓜、小尖椒、大蒜、生姜（最好嫩姜）、白糖、食盐、味精、白酒（料酒）、酱油（豆酱）、色拉油（芝麻香油）等。其中，北京酱黄瓜的制作方法如下：选顶好带刺鲜黄瓜，洗净入缸；一层黄瓜一层盐，顶部压重石；连续1周每天翻缸1次，1~2周即腌好。腌缸放在阴凉通风的地方，避免日晒和高温，防止黄瓜发热发黑。将腌好的黄瓜取出，放入清水中浸泡5h以上；中间换水2次，然后取出稍压水分，装进布袋（每袋2kg），放入黄酱中腌制，每天早、中、晚各打扒1次。春、冬季5天出缸，夏、秋季3天出缸。之后出缸沥干酱汁，仍放入面酱中继续腌制，每天早、中、晚各打扒1次，随食随取。

酱黄瓜的主要营养成分（每100 g可食部分营养素含量）：蛋白质3 g，碳水化合物2.2 g，脂肪0.3 g，膳食纤维1.2 g；维生素A 30 μg，胡萝卜素17.1 μg，硫胺素0.06 mg，核黄素0.01 mg，烟酸0.9 mg；钾（K）299 mg，钠（Na）3770 mg，钙（Ca）52 mg，镁（Mg）17 mg，铁（Fe）3.7 mg，锰（Mn）0.64 mg，锌（Zn）o.89 mg，铜（Cu）0.09 mg，磷（P）73 mg，硒（Sr）2.42 μg。

5. 杞县酱红萝卜

酱红萝卜个头均匀，肉质脆嫩，切开后晶莹透明，吃起来先咸后甜、甜中微咸，风味独特，是酱菜中上等佳品。63%水分，7.9%食盐，11.6%还原糖，0.41%总酸，0.26%氨基酸态氨。杞县酱红萝卜之所以风味独特，闻名中外，是和它的精选原料，严谨操作分不开的。选用的胡萝卜"线穗"，系杞县东关坡吴村特产。"线穗"萝卜上下均匀，顶小芯细，无丝无渣，色泽鲜红，晶莹透亮。胡萝卜经过7次酱腌80多天后，腌出的酱红萝卜色泽紫红明亮，咸中透甜，脆嫩可口，酱香浓郁，可四季食用，亦可入席做配菜。据说此酱菜创始于清朝嘉庆年间，迄今已有180多年的生产历史。当时，在杞县腌制红萝卜酱菜的作坊有很多家，可唯独"吴家"的酱红萝卜名声最大。相传，吴家第一个会腌制这种酱菜的那位祖宗有四个儿子，头三个儿子都很聪明能干，唯独第四个儿子是个拐脚，而且比较笨。吴老先生生怕百年之后，他四儿子无法谋生，所以将腌红萝卜用的甜面酱里放盐的炒制方法只传给了四儿子。老先生去世后，老大、老二和老三要制作红萝卜酱菜，都离不开老四炒盐制作甜面酱。老四虽然身体残疾，但由于有炒盐这一独技在身，一辈子的生活问题也就有了保障。至今，杞县一带还流传着这样一句谚语："独技在身，胜似家有万金。"另一种说法是，相传古时，杞县有一位卖咸菜的年轻人叫莫春，一位种胡萝卜的年轻人叫吴坡。一个种萝卜，一个腌萝卜，二人友情深厚，像亲兄弟一样，谁也离不开谁。一天，吴坡暴病身亡，莫春痛不欲生，在坟前哭了三天三夜。第三天夜里，南海观音下凡，用金簪划了两亩地，嘱莫春精心耕种。莫春强忍悲痛，按观音的吩咐去做，结果种出的胡萝卜色泽鲜红，与外地的胡萝卜截然不同。被金簪划出的两亩地，就是现在杞县东北的东坡吴、西坡吴、前坡吴这三个村子。后来，有人试图引进这一地区的胡萝卜品种，但不管怎样精心耕种，长出的胡萝卜仍不是原品种的口味，这大概是由于与坡吴三村的水土气候不同所致。

酱红萝卜的主要营养成分（每100 g可食部分营养素含量）：含水分89.2 g，蛋白质1.1 g，脂肪0.2 g，碳水化合物6.7 g，灰分0.8 g；胡萝卜素4.15 μg，硫胺素0.05 mg，核黄素0.02 mg，烟酸0.6 mg，维生素C 13 mg；钾（K）190 mg，钠（Na）71.4 mg，钙（Ca）32 mg，镁（Mg）14 mg，铁（Fe）1 mg，锰（Mn）0.24 mg，锌（Zn）0.23 mg，铜（Cu）0.08 mg，磷（P）27 mg，硒（Se）0.63 μg，此外，还含氟、锰、钴等微量元素。

6. 四川泡菜

这是一种汉族特色菜肴，属川菜系，又叫泡酸菜，味道咸酸，口感脆生，色泽鲜亮，香味扑鼻，开胃提神，醒酒去腻，老少适宜，一年四季都可以制作，但制作时气候环境十分讲究，是居家过日子常备的小菜，是中国四川家喻户晓的一种佐餐菜肴。四川泡菜按用途可分为调料菜和下饭菜，主要食材有白萝卜，花椒，青菜，朝天椒，榨菜，豇豆等。调料菜即可用做烹饪菜肴的调料，比如泡椒（灯笼椒、野山椒）、泡姜、泡蒜；下饭菜捞起来浇点辣椒油就可拌饭、拌粥，萝卜棵、芹菜条、白菜叶等大部分泡菜都属此列。四川泡菜是以新鲜蔬菜为原料，经泡渍发酵而生产的，是对蔬菜进行的"冷加工"，较其他加工蔬菜的有益成分损失较少，所以泡菜营养丰富。四川泡菜富含纤维素、维生素C、维生素B_1、维生素B_2等多种维生素及钙、铁、锌等多种矿物质和适量碳水化合物、氨基酸、蛋白质、脂肪等营养物质，可以满足人体需要的膳食营养均衡，是很好的低热量食品。四川泡菜可以调节肠道微生态平衡、改善肠道功能、促进营养物质的吸收、调节免疫功能、降低血清胆固醇水平和血脂浓度，还具有一定的抗高血压、预防糖尿病、抗肿瘤作用。香辛料的添加与调配，还是可口的营养休闲食品。

食用四川泡菜时应注意：①泡菜坛子以及捞泡菜的筷子都不能沾油荤，不然泡菜水会"生花"，就是泡菜水上长出白色霉点。遇到"生花"时，应该用干净的器具将霉点捞出，加入适量泡菜盐和白酒，将泡菜坛子移至阴凉通风的地方，每天敞开盖子10分钟，2~3天以后可以改善。如果泡菜烂软发臭，说明已经变质，不能食用，必须倒掉了。如果泡菜的味道太酸，可以加点盐。②如果太咸，可以加点糖；如果不脆，可以加点白酒。③做泡菜一定要选择泡菜盐（就是不含碘的盐），这样利于发酵，买不到泡菜盐的地方，可以使用大粒的粗盐代替。④除了泡菜坛子，也可以使用密封的容器来制作泡菜，但是一定要保证密封。

特别提示

做泡菜时，食材一定要风干水分再放入泡菜坛子中。泡辣椒可以泡在泡菜坛子中慢慢使用，越泡越香。但泡辣椒一定不要和姜泡在一起，不然辣椒会变软变成空心的。

7. 糖蒜

糖蒜是中国传统腌渍食品，由蒜制成，白色，呈半透明状，口感酸甜嫩爽，为酱菜中上品。糖蒜是一款美味菜谱，主要原料有大蒜、食盐、红糖、醋等，这道菜具有预防流感、防止伤口感染、治疗感染性疾病和驱虫的功效。大蒜本来是辛热的食物，吃多了容易上肝火。但用白醋和白糖浸泡出来的糖蒜，不仅蒜的辣味减轻，其辛热之性也变得缓和了。因此，即使阴虚火旺的人，也可以吃一些。尤其吃含脂肪较多的肉类食物时，吃点糖蒜不但可以去除油腻，还能够促进人体的消化、吸收。糖蒜有一定的药用价值。蒜水能治小儿久咳；糖蒜佐粥佐酒，酸甜可口，有蒜香，又不辣，解腻祛腥，助消化；蒜能保护肝脏，诱导肝细胞脱毒酶的活性，可以阻断亚硝胺致癌物质的合成，从而预防癌症的发生；蒜的抗氧化活性优于人参，常食能延缓衰老，经常接触铅或有铅中毒倾向的人食用，能有效地防治铅中毒；蒜中含有一种叫硫化丙烯的辣素，其杀菌能力可以达到青霉素的1/10，对病原菌和寄生虫都有良好的杀灭作用，可以起到预防流感、防止伤口感染、治疗感染性疾病和驱虫的功效。

糖蒜的主要营养成分（每100 g可食部分营养素含量）：蛋白质2.1 g，碳水化合物25.9 g，脂肪0.2 g，膳食纤维1.7 g；胡萝卜素4 μg，维生素A 66.1 μg，硫胺素0.04 mg，核黄素0.06 mg，烟酸0.2 mg，维生素E 0.71 g；钾（K）174 mg，钠（Na）692.2 mg，钙（Ca）38 mg，镁（Mg）13 mg，铁（Fe）1.3 mg，锰（Mn）0.23 mg，锌（Zn）0.44 mg，铜（Cu）0.11 mg，磷（P）44 mg，硒（Se）0.8 μg。

特别提示

食用糖蒜时需注意，要避免与杞果同食，以免诱发黄疸；另外，糖蒜一般不与补药同食，一免降低食物疗效。

8. 腌儿菜

腌儿菜是由儿菜腌制而成。儿菜是一种生长非常奇特的蔬菜，幼苗生长到一定阶段，从叶腋处长出的芽不断膨大，以至以膨大的芽块代替，每个芽块 100~200 g，每株生有芽块 15~20 个，呈宝塔形，非常美观。儿菜又叫"超生菜、南充菜（宜宾）、娃娃菜、娃儿菜（四川）"，学名"抱子芥"，是芥菜的一种。粗大的根部上，环绕相抱着一个个翠绿的芽苞，如同无数孩子把当娘的围在中间。一母多子，这也是它叫"儿菜"的来由。儿菜具有芥菜的清香，但口感却要好很多，甘甜而不带苦味，嚼在嘴里，肉脆筋少，不带残渣。儿菜营养丰富，含有多种维生素和非必需蛋白质，铁钙镁含量也很丰富，非常适合当作中老年的补品。儿菜中所含的儿菜精具有明显保肝、利胆作用，对绿脓杆菌、白喉杆菌、变形杆菌、痢疾杆菌、伤寒杆菌等都有一定的抑制作用，能提高人体的免疫功能。儿菜色彩漂亮，内心洁白，营养丰富，品质细嫩，味道鲜美，吃法多样，炒、烩、炸、涮、凉拌、作汤、腌泡均可，是宴宾席上的美味佳肴。儿菜腌泡菜，其味道酸酸的，脆脆的，十分下饭。制作腌儿菜的食材及辅料有儿菜（抱子芥蓝）、食盐、辣椒面、花椒、味精、白糖等。儿菜的制作方法很简单，先将鲜儿菜切片、切条、撒盐，大概一斤菜用一到两瓷勺盐，和平时炒菜差不多就行。一定要有盐味，水分才出得来。之后把水倒掉不用，然后依个人口味拌上辣椒面、花椒面和味精，再在太阳下晒 1~2 天即可食用。

腌儿菜的主要营养成分（每 100 g 可食部分营养素含量）为：蛋白质 1.2 g，碳水化合物 1.5 g，脂肪 0.1 g。

9. 酸豆角

酸豆角就是腌制过的豆角，具有鲜、香、嫩、脆四大特点。酸豆角原料好买，做法简单，天然绿色，开胃下饭，其味鲜、香、嫩、脆，既可以单独食用，又是上好的炒、煮、烤、炖配菜。酸豆角含有丰富的优质蛋白质、碳水化合物及多种维生素、矿物质元素等，可补充机体的营养素。其中所含 B 族维生素能维持正常的消化腺分泌和胃肠道蠕动的功能，抑制胆碱酶活性，可帮助消化，增进食欲。酸豆角制作简单。主料是豆角，又叫作豇豆，是夏天盛产的蔬菜，属豇豆种中能形成长形豆荚的栽培种，一年生缠绕草本植物，别名长角豆、带豆、裙带豆，含有各种维生素和矿物质等。嫩豆荚肉质肥厚，炒食脆嫩。制作酸豆角时，应选用色泽好，大小一致，无虫子咬过的新鲜嫩豆角。制作时，首先往锅里放水加花椒和盐煮开，放凉。再将适量豆角洗净切段（也可不切段），用厨巾吸干水分或者完全晾干。之后，把泡菜坛洗净晾干把凉的花椒盐水和豆角放进坛子，水要没过豆角，但不要加满，尽量占四分之三的坛子空间，然后加点高度白酒，喜欢吃辣的放点干辣椒，最后用干净的水密封坛口，放置阴凉通风处 4~5 天，既可食用。

酸豆角的主要营养成分（每 100 g 可食部分营养素含量）：蛋白质 6.77 g，脂肪 1.74 g，碳水化合物 29.98 g，膳食纤维 6.68 g；维生素 A 261.15 μg，胡萝卜素 1567 μg，硫胺素 0.12 mg，核黄素 0.25 mg，烟酸 1.58 mg，维生素 C 18 mg，维生素 E 4.49 mg；钾（K）439.02 mg，钠（Na）1232.76 mg，钙（Ca）138.56 mg，镁（Mg）93.01 mg，铁（Fe）5.84 mg，锰（Mn）0.63 mg，锌（Zn）0.78 mg，铜（Cu）0.4 mg，磷（P）172.5 mg，硒（Se）1.76 μg。

10. 酸辣白萝卜干

酸辣白萝卜干是由鲜白萝卜加工腌制而成。白萝卜在中国一直有小人参之称，对人体健康有强大补益。白萝卜是中国的主要蔬菜之一，营养价值极高，生吃熟吃均可，具有下气消食，解毒生津，和中止咳的功效。由其腌制的酸辣白萝卜干为汉族人群家常小吃，质地筋脆，酸甜辣，鲜香爽口，是众多家庭常备的佐餐佳品。酸辣白萝卜干做法简单，每个家庭即可制作。具体做法为：取白萝卜 5000 g，辣椒粉 30 g，食醋 800 g，白糖 200 g，食盐 175 g，香油 100 g，花椒、大料各 10 g，味精适量，水 2000 g。先将萝卜择洗干净，然后加工成约 5 cm 长、宽和厚各 0.5 cm 的条，晾晒至八成干备用；将香油烧热，加入辣椒粉炸至微黄时倒入萝卜干内拌匀；再将食盐、白糖、花椒、大料放入锅内加水熬开，加入味精，待凉后倒入缸内，与萝卜干拌匀；之后每天翻动一次，15 天左右即为成品，要求成品呈红黄色。酸辣白萝卜干营养丰富，含有能诱导人体自身产生干扰素的多种微量元素，可增强机体免疫力，并能抑制癌细胞的生长，对防癌，抗癌有重要意义。白萝卜干中的芥子油和膳食纤维可促进胃肠蠕动，有助于体内废物的排出。常吃酸辣白萝卜干可降低血脂、软化血管、稳定血压，预防冠心病、动脉硬化、胆石症等疾病。酸辣白萝卜干中有丰富的活性乳酸菌，它可抑制肠道中腐败菌的生长，减弱腐败菌在肠道的产毒作用，并有帮助消化、防止便秘、防止细胞老化、降低胆固醇、抗肿瘤等作用。中医认为：白萝卜性凉，味辛、甘，入脾、胃经，具有消积滞、化痰清热、下气宽中、解毒等功效，一般人群均可食用，但体质弱者、脾胃虚寒、胃及十二指肠溃疡、慢性胃炎、单纯甲状腺肿、先兆流产、子宫脱垂者不宜多食。此外，酸辣白萝卜干不宜与人参、西洋参同食。

其主要营养成分（每 100 g 可食部分含量）：水分 93.8 g，蛋白质 1 g，脂肪 0.1 g，碳水化合物 4.6 g，膳食纤维 0.8 g；硫胺素 0.05 mg，核黄素 0.02 mg，烟酸 0.1 mg，维生素 C 3 mg，维生素 E 1.2 mg；钾（K）110 mg，钠（Na）62.7 mg，钙（Ca）11 mg，镁（Mg）6 mg，铁（Fe）2.8 mg，锰（Mn）0.06 mg，锌（Zn）0.69 mg，磷（P）26 mg。

11. 腌雪里蕻

腌雪里蕻是由雪里蕻（芥菜的变种）连叶带茎腌制而成。雪里蕻又名雪里翁、雪菜、春不老、霜不老、飘儿菜、塌棵菜，俗称辣菜。在中国北方地区，到了秋冬季节叶子会变为紫红色，故又名"雪里红"。其为十字花科植物芥菜的嫩茎叶，是芥菜类蔬菜中叶用芥菜的一个变种。雪里蕻叶子深裂，边缘皱缩，花鲜黄色。茎和叶子是普通蔬菜，通常腌着吃。腌雪里蕻营养丰富，菜色青绿，具有香气和鲜味，咸度适口，质地脆嫩、无根须、老梗、泥沙、污物。腌过的雪里蕻食用方便，捞出后切碎、炒、拌、做汤均可，是佐饭佳菜，一般人群均可食用。中医认为：雪里蕻性温，味甘辛；入肝、胃、肾经；有解毒消肿、开胃消食、温中利气、明目利膈、醒脑提神的功能，主治疮痈肿痛，胸膈满闷，咳嗽痰多、耳目失聪，牙龈肿烂，便秘等病症。《名医别录》载："主除肾邪气，利九窍，明耳目，安中，久服温中。"《本草经疏》载"其主利九窍，明耳目者，盖言辛散走窜，豁痰引涎，暂用一时，使邪去而正自复，非谓真能利窍明耳目，用者详之"。腌雪里蕻含有大量的维生素 C，其是活性很强的还原物质，参与机体重要的氧化还原过程，能增加大脑中氧含量，激发大脑对氧的利用，有醒脑提神，解除疲劳的作用。雪里蕻有解毒之功，能抗感染和预防疾病的发生，抑制细菌毒素的毒性，促进伤口愈合，可用来辅助治疗感染性疾病。雪里蕻腌制后有一种特殊鲜味和香味，能促进胃、肠消化功能，增进食欲，可用来开胃，帮助消化。雪里蕻组织较粗硬，含有胡萝卜素和大量食用纤维素，故有明目与宽肠通便作用，可作为眼科患者的食疗佳品，还可防治便秘，尤宜于老年人及习惯性便秘者食用。此外，雪里蕻还是减肥的绿色食物代表。其可促进排出积存废弃物，净化身体使之清爽干净。排除体内积存废弃物与毒素的同时，还能够补充维生素和矿物质，激发体内原有动力，促进消化，吸收，排出的规律化。对提高减肥速度很有效果，还兼具抗老化的功效。

腌雪里蕻做法简单，家庭即可腌制。具体做法如下：新鲜雪里蕻 15kg，粗盐 1kg，花椒 50 g。首先将雪里蕻去除根和不可食部分，洗净，控干水分。随后取一小缸，洗干净，抹干水。将雪里蕻平铺在缸内，撒一层花椒盐（将花椒和盐拌和在一起），再铺一层雪里蕻，再撒一层花椒盐，直至将雪里蕻腌完，最上面要多撒一些花椒盐。第二天倒缸一次，以后每两天倒缸一次。腌半个月后，即可食用。倒缸的目的是除去雪里蕻的辣味。这种腌雪里蕻的特点是腌出的雪里蕻颜色碧绿，味咸而不酸，腌半个月后雪里蕻还是鲜绿色的。腌一个月后则变成深绿色。

腌雪里蕻的主要营养成分（每 100 g 可食部分营养素含量）：蛋白质 2.4 g，脂肪 2 g，碳水化合物 3.3 g，膳食纤维 2.1 g；维生素 A 8 μg，胡萝卜素 14.9 μg，硫胺素 0.05 mg，核黄素 0.07 mg，烟酸 7 mg，维生素 C 4 mg，维生素 E 27 mg；钾（K）369 mg，钠（Na）3304.2 mg，钙（Ca）294 mg，镁（Mg）40 mg，铁（Fe）5.5 mg，锰（Mn）46 mg，锌（Zn）74 mg，铜（Cu）51 mg，磷（P）36 mg，硒（Se）0.77 μg。

12. 腌榨菜

腌榨菜是由草本植物榨菜（茎用芥菜）为原料腌制而成。腌榨菜历来被称为腌菜佳品，是中国名特产品之一其做工独特，配料讲究，做工独特，在世界三大著名腌菜（涪陵榨菜、法国酸黄瓜、德国甜酸甘蓝）中占据首位。优质腌榨菜的外表呈青色或淡黄色，表面带有辣椒粉，呈红色，有光泽、菜体嫩爽、气味鲜香且无异味。腌制后的腌榨菜质地脆嫩，风味鲜美，营养丰富，具有一种特殊的风味，并有特殊酸味和咸鲜味，脆嫩爽口，含丰富的人体所必需的蛋白质、胡萝卜素、膳食纤维、矿物质等，以及谷氨酸、天门冬氨酸等 17 种游离氨基酸。腌榨菜既可直接用于佐餐，也可用于炒菜、做汤。

　　腌榨菜在 1898 年始见于中国重庆涪陵，时称"涪陵榨菜"。因加工时需用压榨法榨出菜中水分，故称"榨菜"。现已发展到重庆市内 30 多个市县，浙江、福建、江苏、上海、湖南、广西、台湾等省、市、自治区也有生产。重庆榨菜的加工需经原料修整、脱水、盐腌、修整、淘洗、拌料装坛和储存后熟等工序。当春季地上茎已充分发育膨大，刚出现抽薹时采收，除去根和叶片，剥除基部老皮、撕去硬筋。菜头（瘤状茎）切块后穿成串上架晾晒，称"风脱水"，也可采用人工方法脱水，至菜块萎。脱水后，分二次盐腌，第一次按风干菜块重的 3%～4% 加食盐，拌匀、搓揉、分层入池压紧。待大量菜汁渗出时，用菜汁淘洗菜块、沥干。再按菜块重的 7%～8% 加食盐，进行第二次盐腌，后沥干。用剪刀剪去粗老部分和黑斑，修整成圆球形或卵圆形，用清洁盐液淘洗干净并沥干。再按菜块重的 5%～6% 加食盐、加 1% 的辣椒粉、花椒 0.03% 和香料粉 0.1%（香料由大茴香、山柰、白芷、砂仁、肉桂、甘草、姜和白胡椒等组成）。拌匀后装入特制的榨菜坛中，层层压实、装满，坛口菜面撒一层食盐与辣椒粉的混合料，用聚乙烯薄膜紧封坛口，在阴凉干燥处保存，经 3～4 个月即为成品。

　　榨菜的成分主要是蛋白质、胡萝卜素、膳食纤维、矿物质等。它有"天然味精"之称，富含产生鲜味的化学成分，经腌制发酵后，其味更浓。现代营养学认为，榨菜能健脾开胃、补气添精、增食助神。晕车晕船者在口中放一片榨菜咀嚼，会使烦闷情绪缓解；饮酒不适或过量时，吃一点榨菜可以缓解酒醉造成的头昏、胸闷和烦躁感。低盐保健型榨菜还能起到保肝减肥的作用。但孕妇，呼吸道疾病、糖尿病、高血压患者及慢性腹泻者应少食、忌食。

　　榨菜的主要营养成分（每 100 g 可食部分营养素含量）：蛋白质 2.2 g，脂肪 0.3 g，碳水化合物 6.5 g，膳食纤维 2.1 g，水分 75 g；维生素 A 82 μg，胡萝卜素 490 μg，硫胺素 0.03 μg，核黄素 0.06 mg，烟酸 0.5 mg，维生素 C 2 mg；钾（K）363 mg，钠（Na）4252.6 mg，钙（Ca）155 mg，镁（Mg）54 mg，铁（Fe）3.9 mg，锰（Mn）0.35 mg，锌（Zn）0.63 mg，铜（Cu）0.14 mg，磷（P）41 mg，硒（Se）1.93 μg。

第三节　其他

1. 蚕蛹

蚕蛹又称茧蛹、小蜂儿，为蚕蛾科昆虫家蚕的蚕茧缫丝后留下的蛹体。家蚕吐丝结茧后经过 4 天左右，就会变成蛹。蚕蛹是高蛋白的营养品。蚕蛹入馔在中国有悠久的历史，蚕蛹蒸煮入宴有 1400 多年的历史。蚕蛹的体形像一个纺锤，分头、胸、腹三个体段。头部很小，长有复眼和触角；胸部长有胸足和翅；鼓鼓的腹部长有 9 个体节。咖啡色。专业工作者能够从蚕蛹腹部的线纹和褐色小点来判别雌雄。蚕刚化蛹时，体色是淡黄色的，蛹体嫩软，渐渐地就会变成黄色、黄褐色或褐色，蛹皮也硬起来了。经过大约 12～15 天，当蛹体又开始变软，蛹皮有点起皱并呈土褐蚕茧色时，它就将变成蛾了。

蚕蛹具有极高的营养价值，含有丰富的蛋白质（鲜蚕蛹含粗蛋白占 51%）、脂肪酸（粗脂肪占 29%）、维生素（包括维生素 A、维生素 B_2、维生素 D 及麦角甾醇等）。蚕蛹的蛋白质含量远远高于一般食品，而且蛋白质中的必需氨基酸种类齐全。蚕蛹蛋白质由 18 种氨基酸组成，其中人体必需的 8 种氨基酸含量很高。蚕蛹中的这 8 种人体必需氨基酸含量大约是猪肉的 2 倍、鸡蛋的 4 倍、牛奶的 10 倍，且营养均衡、比例适当，是一种优质的昆虫蛋白质，易被水解，人体吸收率在 90% 左右。蚕蛹所含脂肪油，其主要成分是不饱和脂肪酸、甘油醋、少量卵磷脂、淄醇、脂溶性维生素等，能产生具有药理作用的活性物质，可有效提高人体内白细胞水平，从而提高免疫力、延缓衰老，是体弱、病后、老人及产妇产后的高级营养补品。中医认为：蚕蛹性平味甘，具有祛风、健脾、止消渴、镇惊安神、益精助阳等功效。《备急千金要方》说它"益精气，强男子阳道，治泄精。"《本草纲目》记载："为末饮服，治小儿疳瘦，长肌，退热，除蛔虫；煎汁饮，止消渴。"药理研究表明，蚕蛹对机体糖、脂肪代谢能起到一定的调整作用。蚕蛹油是从蚕蛹中提炼出来的含有多种高级脂肪酸甘油酯的混合物，外观呈黄至红色的透明油状液体。蚕蛹油中含有 80% 以上的不饱和脂肪酸，其中主要有 α- 亚麻酸、油酸、亚油酸、奇数碳脂肪酸等。研究表明蚕蛹油具有重要的保健功能：降低血脂、胆固醇和血压，预防心脑血管疾病；抑制血小板凝集，防止血栓形成与中风；增强视网膜的反射能力，预防视力退化；增强记忆、防癌抗肿瘤；降低血清胆固醇含量，改善肝肾功能。同时研究开发出一系列其具有保健功能的产品，如金蚕康宝蚕蛹油软胶囊等。此外，蚕蛹中含有一种广谱免疫物质，对癌症有特殊疗效。据报道，日本等国已经从蚕蛹中生产出了 α- 干扰素，临床用于抗癌治疗。

蚕蛹的主要营养成分（每 100 g 可食部分含量）：能量 961.4 kJ；蛋白质 21.5 g，脂肪 13 g，碳水化合物 6.7 g；硫胺素 0.07 mg，核黄素 2.23 mg，烟酸 2.2 mg，维生素 B_6 0.04 mg，维生素 B_{12} 0.12 μg，维生素 D 140 μg，维生素 E 9.89 mg，生物素 2 μg，胆固醇 155 mg；钾（K）272 mg，钠（Na）140.2 mg，钙（Ca）81 mg，镁（Mg）103 mg，铁（Fe）2.6 mg，锰（Mn）0.64 mg，锌（Zn）6.17 mg，铜（Cu）0.53 mg，磷（P）207 mg，硒（Se）11.1 μg。

2. 蝉猴

蝉猴又称若虫、神仙、蝉龟、蛸蝒牛、姐溜龟、爬叉、爬蝉、结了龟、蛣蟟龟、爬叉猴、堵老龟、知了狗、知了狗龟、爬蚱、喋拉猴等，是蝉面临蜕变的幼虫（又称若虫），属节肢动物们昆虫纲同翅目蝉科。蝉猴俗名知了，多生活在热带、亚热带与温带地区，寒带较少见全世界已知约 2000 种，中国仅有 200 种。它们在自然界出现的时间前后不一。蝉猴黄褐色或淡红色，善攀爬。蝉猴的幼虫由土中出来爬到树上蜕变为蝉，其过程如猴上树，故得蝉猴之名。蝉猴的幼虫在地下度过它一生的头两三年，或许更长一段时间。在这段时间里，它吸食树木根部的液体。然后在某一天破土而出，凭着生存的本能找到一棵树爬上去。它经过几年缓慢的生长，作为一个能量的储存体爬出地面。它用来挖洞的前爪还可以用来攀援。蝉猴性寒、味香，具有解热定惊等功能。蝉猴营养丰富，味道可口，成为时髦的美味佳肴。采用人工养殖蝉猴技术简单，投资极少，见效较快。其以吸食树根汁生长，当年夏季产卵入土，生长两年后出土；它全身是宝，幼虫含有大量的高蛋白，可食用，蝉壳是中药的明目药材；幼虫夏季收购后，装入冰柜冷冻保鲜，可全年食用。食用蝉猴最普遍的方式为"油炸金蝉""香酥金蝉""椒盐金蝉"等。其食用历史悠久，是难得的天然高级绿色食品。另外，它还有很高的药用价值，据《中国药材学》记载蝉蜕（蝉皮）富含甲壳素，常用于治疗外感内热等十余种病症，是中国一味常用的中药材。蝉猴是一种营养丰富的昆虫，幼蝉蛋白质含量比牛肉、鸡肉和猪肉的含量都高，另外它含有丰富的氨基酸和钙、磷、铁等多种矿物质。蝉猴的各种有益成分可促进生长发育，提高免疫力，对体虚患者康复有辅助治疗作用。但需要提醒对异种蛋白（鱼、虾等海产品）过敏的市民，最好少吃或不吃蝉，以免带来不必要的麻烦。蝉若虫（知了龟）有极高的营养价值和独特的口感，堪为食用昆虫中的极品，目前已经成为适应各种不同档次场合的著名菜肴。

蝉猴性寒、味香，具有散风宣肺、解热定惊等功能，蝉猴营养丰富，味美可口，成为时髦的美味佳肴蝉猴除了食用价值外，还有着极高的药用价值，据《中国药材学》记载，蝉猴有益精壮阳、止渴生津、保肺益肾、抗菌降压、治秃抑癌等作用。蝉猴羽化蜕除的外壳——蝉蜕，又称蝉皮，味甘、咸、寒，入肺、肝经，是一味重要的辛凉解表的常用中药。蝉蜕富含甲壳素，异黄质蝶呤、赤蝶呤、腺苷三磷酸酶，具有疏风散热、透疹、退翳、止疼、补肾、清热、解毒的功效，常用于治疗外感风热、咳嗽音哑、咽喉肿痛、风疹瘙痒、目赤目翳，破伤风，遗尿、肠炎、小儿惊痫、夜哭不止等症，是一味常用中药材。

蝉猴的主要营养成分（每 100 g 干品可食部分含量）：蛋白质 72 g，脂肪 15 g，灰分 1.8 g。此外，还含有人体必需的钙、磷、铁和多种维生素及矿物质元素。经科学分析，蝉猴体内含有丰富的氨基酸、蛋白质及矿物质元素。刚出土的若虫含蛋白质高达 58.58% ~ 70.2%，脂肪 10.23%，钾（K）0.3%，磷（P）0.58%，钙（Ca）16.5 mg/kg，锌（Zn）82.2 mg/kg，是很难得的高蛋白低脂肪食材。

3. 蜂蛹

蜂蛹一般为胡蜂、黄蜂、黑蜂、土蜂等野蜂的幼虫和蛹，这些蜂都属昆虫纲膜翅目胡蜂等科类的昆虫。在湘西山区 1 年可发展 2 ~ 5 代，采摘期应掌握在高龄幼虫至变蛹期最宜。蜂蛹系鲜活产品，除鲜炒取食外，大部分采用干制法加工，以便于贮藏、包装。蜂蛹是含有高蛋白、低脂肪、多种维生素和矿物质元素的理想营养食物。蜂蛹既可作为食品，又可作为营养保健品。资料显示，蜂蛹含蛋白质 20.3%，脂肪 7.5%，碳水化合物 19.5%，矿物质元素 0.5%，水分 42.7%。蜂蛹的营养价值不低于花粉，尤其是维生素 A 的含量大大超过牛肉，蛋白质仅次于鱼肝油，而维生素 D 则超过鱼肝油 10 倍，被誉为"天上人参"，是一种纯天然的高级营养品。此外，蜂蛹富含锗、硒、钙、数十种酶及少量卵磷脂、胆甾醇、植物甾醇，都对人体也十分有益。蜂蛹营养丰富，风味香酥嫩脆，是真正的纯天然美味食品，一般人皆可食用，但糖尿病患者应少用、慎用。近几年，在中国湘西、鄂西等盛产蜂蛹的地区，每千克蜂蛹的售价持续上扬，成为当今养蜂人致富和馈赠亲友的又一名优土特产。

在中国，食用蜂蛹历史久远，《礼记·内则》载："蜩、（蜂）鲜之，人君燕食。"后汉张机的《神农本草经》中载有"蜂子味甘、平；主风头，除蛊（最毒的虫子）毒，补虚羸伤中（内脏），久服令人光泽，好颜色不老"，唐朝刘恂的《岭表录异》提到"宣歙人好食蜂儿。"载有取食蜂子的方法。梁代《名医别录》中写道："将蜂子酒渍后敷面令人悦白；蜂子能轻身益气，治心腹痛、面目黄；蜂子，主治丹毒、风疹、腹内留热，利大小便，去浮血，下汁乳，妇女带下病。"宋朝苏颂《图经本草》说："在蜜脾中，如蚕蛹而白色。岭南人取头足未成者，油炒食之。"元吴瑞《食用本草》称"缫丝后蛹子，今人食之，呼小蜂儿。"有所谓的蜂蛹酒，内含人参、鹿茸、黄芪、阿胶等中药。

蜂蛹的主要营养成分（每 100 g 干品含量）为：蛋白质 46.21 g（其中人体 8 种必需氨基酸 17.34 g），脂肪 26.09 g，碳水化合物 20.34 g，几丁质 4.37 g；维生素 A 172.42 μg，维生素 C 584 mg，维生素 D 17.14 mg，黄酮类 45.31 mg；钙（Ca）88.6 mg，镁（Mg）150.1 mg，锌（Zn）13.9 mg，镍（Ni）11.2 mg。蜂蛹中脂肪含有棕榈酸、硬脂酸、肉豆蔻酸、油酸和亚麻酸等不饱和脂肪酸。

4. 蝈蝈

蝈蝈又称聒聒、螽斯、螽斯儿、油子、叫应、短翅鸣螽。一般指螽斯科包括中华螽斯在内的一些善鸣的雄虫，属于节肢动物门昆虫纲直翅目螽斯科鸣螽属。一年发生一代，以卵越冬。蝈蝈为三大鸣虫之首。一只母蝈蝈能繁殖 200～450 多粒卵。每粒重 14 mg。蝈蝈主要分布于河北、河南、黑龙江、吉林、辽宁、内蒙古、宁夏、山西、甘肃、陕西、山东、江苏和安徽。蝈蝈的身体呈扁或圆柱形，触角一般长于身体。翅发达、不发达或消失。雄性有翅，个体在前翅附近有发音器，通过左右两翅摩擦而发音。蝈蝈具有发达的跳跃式后脚，当遇到危急时，快速弹跳避敌是它们自保的方法。保护色也是蝈蝈的自卫绝招，由于蝈蝈的体色几乎清一色是绿色或褐色，加上有些外观会拟态树叶或枯叶，因此当它们不鸣叫的时候，天敌很难一眼发现它们的行踪。蝈蝈是螽斯科中的大型鸣虫。雄虫体长 35～41 mm，雌虫体长 40～50 mm。全身鲜绿或黄绿色。头大、颜面近平直；触角褐色，丝状，长度超过身体；复眼椭圆形。前胸背板发达，盖住中、后胸、呈盾形。前翅各脉褐色。雄虫翅短，具发音器；雌虫只具有翅芽，腹末有马刀形产卵管，长约为前胸背板的 2.5 倍。前足腔节基部具听器，3 对足的腿节下缘具黑色短刺并呈锯齿状。后足发达，善跳跃，腿节上常有褐色纵走晕纹。雄虫胶翅比雌虫长，厚而发达。一般雄虫前翅长为 14～18 mm，雌虫前翅很短，仅为 6～8 mm，不能鸣叫发音。雄虫前翅有音锉、刮器和发音镜，两前翅摩擦可发了鸣声，优美响亮。后翅已经退化。整个体躯呈纵扁或圆柱状，腹部膨大，体形宽厚长大。蝈蝈属杂食性昆虫。食肉性强于食植性。天然蝈蝈主要以捕食昆虫及田间害虫为生，是田间的卫士，也是捕捉害虫的能手。蝈蝈的食物很丰富，有植物类、昆虫类和杂食类，黄豆、白菜、油菜、胡萝卜等为植物类。蝗虫、蝉、黄粉虫等为昆虫类。玉米粉、黄豆粉、南瓜花等为杂食类。20 世纪 90 年代随着农药大量使用和普及，蝈蝈只有在山区荒石丛中还栖息一些，主要分布于中国河北、河南、山东等省。

蝈蝈含有丰富的人体所必需的营养物质，是一种良好的动物蛋白质来源。虫体粗蛋白含量较高，一般是其干重的 31%～72%，超过一般畜禽、鱼蛋的蛋白质含量。蝈蝈还含有多种人体必需的氨基酸，如苏氨酸、缬氨酸、赖氨酸、色氨酸、亮氨酸、异亮氨酸等。其氨基酸不仅含量丰富，而且组成合理，是一优质蛋白质源。蝈蝈所含脂肪酸的组成（不饱和度）近似于家禽和鱼类，有些种类富含必需脂肪酸亚油酸和亚麻酸等。蝈蝈富含维生素和矿物质元素，是值得开发的一种高蛋白食品。人们食用的主要是油炸雌蝈蝈，其味酥脆醇香，也是天然的绿色食品和难得的美味佳肴。蝈蝈不但是一种美食，而且还是一味良药。蝈蝈味辛、微甘、性平，有解毒、止痛、利水消肿等功能，主治中耳炎、水肿、腰腿痛等。

5. 蝗虫

蝗虫又称蚱蜢，指节肢动物门有颚亚门，昆虫纲有翅亚纲，直翅目蝗总科的昆虫。蝗虫种类很多，全世界有超过 10 000 种，中国已知蝗虫在 900 种以上。其中飞蝗是世界上分布最广泛的蝗虫，已知有 10 亚种，其分布遍及欧、亚、非、澳四大洲。中国有 3 个亚种：东亚飞蝗主要分布在东部季风区、亚洲飞蝗主要分布在西北干旱半干旱草原区、西藏飞蝗主要分布在青藏高寒区的许多河谷与湖泊沿岸地带。蝗虫生命力顽强，前翅狭窄而坚韧，盖在后翅上，后翅很薄，适于飞行，后肢很发达，又善于跳跃，能栖息在各种场所，在山区、森林、低洼地区、半干旱区、草原广为分布。蝗虫数量极多且口器坚硬，主要危害禾本科植物，是农作物一大害虫。在严重干旱时可能会大量爆发，对自然界和农业生产造成严重灾害。蝗虫的天敌有鸟类、禽类、蛙类和蛇等，同时人类也大量捕捉。蝗虫躯体分头、胸、腹三部分；胸部有两对翅，前翅为角质，后翅为膜质。其体黄褐色，雄虫在交尾期呈现鲜黄色。雌蝗体长 39.5 ~ 51.2 mm，雄蝗体长 33.0 ~ 41.5 mm。成虫身体粗壮，善跳，善飞，采食范围广，适应性强。蝗虫全身通常为绿色、灰色、褐色或黑褐色，头大，触角短；前胸背板坚硬，像马鞍似的向左右延伸到两侧，中、后胸愈合不能活动。脚发达，尤其后腿的肌肉强劲有力，外骨骼坚硬，使它成为跳跃专家，胫骨还有尖锐的锯刺，是有效的防卫武器。产卵器没有明显的突出，是它和螽斯最大的分别。蝗虫头部触角、触须、腹部的尾须以及腿上的感受器都可感受触觉。味觉器在口器内，触角上有嗅觉器官。第一腹节的两侧或前足胫节的基部有鼓膜，主管听觉。复眼主管视觉，可以辨别物体大小，单眼主管感光。后足腿节粗壮，适于跳跃。雄虫以左右翅相摩擦或以后足腿节的音锉摩擦前翅的隆起脉而发音。有的种类飞行时也能发音。

蝗虫为药食两用昆虫。据统计，中国蝗科共有约 900 多种蝗虫，能入药供食用的主要有两种，即东亚飞蝗和中华稻蝗，这两种蝗虫营养丰富，肉质松软、鲜嫩，味美如虾。据《飞蝗之研究》和《飞蝗的饲料价值》等书介绍，蝗虫富含蛋白质、碳水化合物、昆虫激素等活性物质，并含有维生素 A、B、C 和磷、钙、铁、锌、锰等矿物质元素，蝗虫不但是美味佳肴，而且还是治病良药。中医认为：蝗虫味甘、辛，性温，能健脾消食，息风止痉，止咳平喘，通络，可用于脾虚少食或营养不良、急慢惊风、抽搐痉挛、百日咳、支气管哮喘、喘咳气急等病症。《本草纲目》也记载，蝗虫单用或配伍使用能治疗多种疾病，如破伤风、小儿惊风、发热、平喘、痧胀、鸬鹚瘟、冻疮、气管炎和预防心脑血管疾病等。随着社会的发展和生活质量的不断提高，人类餐桌上已由鸡鸭鱼肉等传统型转为绿色野味型。蝗虫营养丰富，肉质鲜嫩，味美如虾，在中国香港等地具有"飞虾"的美称，是各国人民的喜食佳品，在欧美国家还举行"昆虫宴"招待贵宾，其中就有蝗虫。随之而来越来越多的国家和地区都相应兴起了昆虫食品，用昆虫做菜，或制成罐头、饼干、雪糕等食品，十分畅销，而蝗虫则是这类美食的主角之一。

蝗虫的主要营养成分（每 100 g 可食部分含量）：蛋白质 74.8 g，脂肪 5.2 g，碳水化合物含量 4.7 g。其体内含有 18 种氨基酸及多种活性物质，如磷酸腺苷辅酶、昆虫激素等。

蝗虫所含 8 种人体必需氨基酸配套齐全，并含有维生素 A、B、C 及磷、钙、铁、锌、锰等成分。其氨基酸含量相当丰富，比鱼类高出 1.8% ~ 28.2%，比肉类、大豆都高。蝗虫体内还富含人体生命的第六要素——甲壳素。营养专家研究认为：甲壳素被誉为继蛋白质、脂肪、碳水化合物、维生素、矿物质之后的人体第六大生命要素。甲壳素可升高体液的 pH 值，改善体内酸性环境，可清除体内的自由基，抑制过氧化物对人体组织细胞的损害，活化细胞，延缓衰老，能使体内毒素得以排除，达到排毒养颜的功效。因此，甲壳素被营养专家推荐为 21 世纪人类的最后珍宝。

6. 龙虱

龙虱又称潜水甲虫、真水生甲虫、水鳖虫、水蟑螂、味龙、水龟子、射尿龟、尿缸贼，属节肢动物门昆虫纲鞘翅目龙虱科昆虫。全世界共有 4000 多种，分布广泛，北至格陵兰，南至南乔治亚岛都有其分布。中国有龙虱 160 多种，主要产于广东、广西、海南、福建和湖南、湖北等省区。龙虱为肉食性水生甲虫，凶猛贪食。说它凶猛，是因为不仅吃小鱼小虾小蝌蚪，连体积比自己大几倍的鱼类、蛙类也会去攻击捕食，猎物一旦被咬伤，附近的龙虱闻到血腥就会一拥而上。一只龙虱一昼夜吃掉十多只蝌蚪都不足为奇。龙虱成虫呈长卵流线形，体形较大，体长 3.5 ~ 4 cm，椭圆形，扁平，光滑，有的种类具有条纹或点刻。通体黑色，鞘侧缘黄色，黑色部闪绿辉。背面拱起，后足扁平刚毛发达。复眼位于头的后方，紧靠前胸前缘。前、中足基节小，后足发达，侧扁如桨，被毛长，基节宽大，左右相接触，跗节 5 节，适于游泳。触角为丝状，共 11 节，下颚的触须较短。常见个体大小为 10 至 20 mm，部分物种身长可达 35 mm 以上。龙虱的成虫和幼虫均以肉食性为主，喜食水中昆虫、孑孓、小鱼、蝌蚪等，部分亦属植食性和腐食性。成虫具有很强的趋光性。当它们见到灯光时便飞向高空，趋向光源。

龙虱的营养价值很高，其体内蛋白质含量高达 23.8%，脂肪含量则仅为 3.6%，灰分含量为 9.2%，是一种典型的高蛋白、低脂肪、低固醇的食品。龙虱除鲜食外还可加工成粉剂、浸剂（如龙虱酒）、丸剂等食疗品，市场销路一直很好。龙虱受人们喜爱，究其原因，除鲜食滋味鲜美外，它还具有较高药用价值。据现代医研究表明，常吃龙虱对降低胆固醇、防治高血压、肥胖症、肾炎等有良好的效果。龙虱可食部超过 80%，除鲜吃外，还可以成粉剂、浸剂（如龙虱酒），丸剂等食疗食品。医学典籍也有记载，龙虱有滋阴补肾等功效，对医治小儿遗尿、老年人夜尿频多以及肾气亏损、疳积等均有较好效果。常吃龙虱对降低胆固醇，防治高血压、肥胖症、肾炎等也有良好效果。

7. 蚂蚁

蚂蚁又称大力士，属节肢动物门昆虫纲膜翅目蚁科昆虫。蚂蚁是地球上最常见的昆虫，也是数量最多的一类昆虫。蚂蚁能生活在任何有它们生存条件的地方，是世界上抗击自然灾害能力最强的生物。蚂蚁为多态型的社会性昆虫，有 21 亚科 283 属 16 000 多种。中国国内已确定的蚂蚁种类有 600 多种。蚂蚁有明确的社会分工（一般分蚁后、雌蚁、雄蚁和工蚁 4 级），社会性的三大要素明显，即同种个体间能相互合作照顾幼体；具明确的劳动分工；在蚁群内至少二个世代重叠，且子代能在一段时间内照顾上一代。蚂蚁是有名的大力士，据力学家测定，一只蚂蚁能够举起超过自身体重 400 倍的东西，还能够拖运超过自身体重 1 700 倍的物体。蚂蚁是人们常见的一类昆虫，很容易识别。蚂蚁的外部形态分头、胸、腹三部分，有六条腿。一般体小（0.5 ~ 2.5 cm），颜色有黑、黄、红、白等，体壁具有弹性，且光滑或有微毛。口器咀嚼式，上颚发达。触角膝状，柄节很长，末端 2 ~ 3 节膨大。全触角分 4 ~ 13 节。腹部呈结节状。有的有翅，有的无翅。前足的距大，梳状，为净角器（清理触角用）。为多态型的社会昆虫。蚂蚁一般都会在地下筑巢，地下巢穴的规模非常大。它有着良好的排水、通风措施。一般工蚁负责建造巢穴。而出入口大多是一个拱起的小土丘，像火山那样中间有个洞。其次也有用来通风的洞口，巢穴里的每个房间都有明确分类。温暖潮湿的土壤是它们的最爱。它们通常生活在干燥的地区，但鲜为人知的是，它们能勉强在水中存活两个星期。蚂蚁的寿命很长，工蚁可生存几星期至 3 ~ 10 年，蚁后则可存活十几年或几十年，甚至 100 多年。一个蚁巢在 1 个地方可生长 1 ~ 10 年。

蚂蚁体内含有 28 种氨基酸（包括 8 种人体必需氨基酸）、多种维生素和钙、铁、硒、锌等矿物质，并含多种酶、甾体化合物和难以人工合成的草体蚁醛（一种只有野山人参中才含有的活体滋补物质），其蛋白质含量在 65% 以上，有天然营养宝库之称。蚂蚁食用在中国已有 3000 多年历史。蚂蚁性酸，味咸无毒，入足厥阴肝经和足少阴肾经，可滋补肝肾、益气养血、安神健脾，通络去瘀的功效。

现代实验证实，蚂蚁的药用功效主要表现在：①防治风湿、类风湿关节炎、肩周炎、强直性脊柱炎、半身不遂、颈椎病、坐骨神经痛、骨痛、骨头坏死。②保肝护肝，防治乙型肝、脂肪肝、酒精肝、胆囊炎等。③止咳平喘，防治哮喘、咳嗽、急慢性支气管炎、支气管扩张、慢性咽炎、肺气肿、肺心病、痨伤、百日咳等肺、脾气虚症。④补肾强身、滋阴壮阳、填精固髓、增强性功能，防治阳痿、遗精、前列腺炎、女子性冷淡、月经不调、子宫寒冷、产后风、产后缺乳。⑤均衡营养平机体、双向调节免疫，防癌抗癌、延缓衰老。⑥调整血压、软化血管、防治心脑血管疾病、冠心病、糖尿病、高血压、高血脂、动脉硬化、心绞痛、心肌梗死、心力衰竭、手脚麻木、中风前兆、胸闷胸痛、心律失常等。⑦补气益血，提高耐力抗疲劳，改善心慌气短、头晕目眩、耳鸣、晕厥、面黄肌瘦、四肢无力等。⑧辅助治疗痔疮、便秘，以及红斑狼疮、病后脱发、少白头等。

大黑蚂蚁是经卫生部批准的唯一有药、食两用价值的蚂蚁。大黑蚂蚁体内含有 70 多种营养成分，含 42% ~ 67% 的蛋白质，28 种游离氨基酸（包括人体需的 8 种氨基酸），含维生素 B_1、B_2、B_{12}、C、D、E 等，矿物质元素锌、铁、硒、磷、钙等 28 种，其中 14 种为人体所需，尤其锌、硒含量最为丰富，比自然界任何食品高 10 ~ 20 倍；还含有柠檬、蚁醛、胸蚁醛、柠檬醛等特殊类化合物及腺嘌呤核苷三磷酸、多种酶和生物碱、组织胺等生物活性物质，因此被称为微动物营养宝库。

8. 蜈蚣

蜈蚣又称天龙、百脚、吴公、雷公虫、百足虫、千足虫、天虫、千条腿、蚰蜒、蜘蛆，为节肢动物门多足纲蜈蚣目蜈蚣科节肢动物。蜈蚣是肉食性动物，食谱范围比较广泛，尤其喜欢捕食各种昆虫。蜈蚣惧畏日光，昼伏夜出，喜欢在阴暗、温暖、避雨、空气流通的地方生活。蜈蚣喜欢生活在丘陵地带和多沙土地区，白天多潜伏在砖石缝隙、墙脚边和成堆的树叶、杂草、腐木阴暗角落里，夜间出来活动，寻食青虫、蜘蛛、蟑螂等。一般在 10 月天气转冷时，钻入背风向阳山坡的泥土中，潜伏于离地面约 12 cm 深的土中越冬至次年惊蛰后，随着天气转暖又开始活动觅食。蜈蚣为陆生节肢动物，身体由许多体节组成，每一节上均长有步足，故为多足生物。常见的蜈蚣有红头、青头、黑头三种。红头的背部呈红黑色，腹部现淡红色，足为淡橘红色或黄色。青头的背部和足部呈蓝色，腹部淡蓝色，体型小，长度约为红头蜈蚣的二分之一。黑头蜈蚣背部和足部呈黑色，腹淡黄色，体型更小。上述三种以红头蜈蚣最佳，体型大，产量高，性情温顺，适应性强，生长快。蜈蚣为典型的肉食性动物，性凶猛，食物范围广泛，尤喜食昆虫类。在早春食物缺乏时，也可吃少量青草及苔藓的嫩芽。一般在农村较为多见，常位于潮湿的墙角、砖块下、烂树叶下、破旧潮湿的房屋中等，在夏天较为常见。

蜈蚣营养丰富，为食药两用动物。中医认为：蜈蚣味咸、辛，性温，有毒；归肝、脾、肺经，有败毒抗癌、息风解痉、退炎治疮的功效。入药，可用于急慢惊风、破伤风引起的痉挛抽搐、角弓反张、口噤，有较好的祛风镇痉作用。蜈蚣还可散结攻毒，治疗疮疡肿或瘰疬溃烂，可配其他药调敷，亦可用于治疗毒蛇咬伤。蜈蚣体内含有两种类似蜂毒的有毒成分，即组胺样物质及溶血性蛋白质，还含有脂肪酸、胆固醇、蚁酸等，亦曾分离出 δ- 羟基赖氨酸。其所含氨基酸有组氨酸、精氨酸、鸟氨酸、赖氨酸、甘氨酸、丙氨酸、缬氨酸、亮氨酸、苯丙氨酸、丝氨酸、牛磺酸、谷氨酸等，对人体有一定的营养保健作用。

特别提示

蜈蚣与蜘蛛、桑叶相克，不能同时使用。

---

9. 蝎子

蝎子为节肢动物门蛛形纲蝎目钳蝎科动物，与蜘蛛亦同属蛛形纲。其典型的特征包括瘦长的身体、螯、弯曲分段且带有毒刺的尾巴。蝎子大多生活于片状岩杂以泥土的山坡、不干不湿、植被稀疏，有些草和灌木的地方。在树木成林、杂草丛生、过于潮湿、无石土山或无土石山，以及蚂蚁多的地方，蝎子少或无。世界上的蝎子约有 1400 余种，常用以入药、泡酒的为东亚钳蝎，亦称马氏正钳蝎，对风湿类疾病有较好的治疗效果。东亚钳蝎数量最多，分布最广，遍布中国 10 余省。东亚钳蝎一般在 11 月上旬入蛰，翌年 4 月中下旬出蛰。全年活动期 6 个多月。昼伏夜出，多在日落后至半夜间出来活动。气温 35℃ 以内蝎子有明显的趋温性，但在 10℃ 以下进入冬眠。蝎子视觉迟钝，行走时，尾平展，仅尾节向上卷起；静止时，整个尾部卷起；尾节折叠于前体部第 5 节的背面，毒针前端指向前方；受惊吓时，尾部使劲向后弹，作刺吻状。成蝎外形好似琵琶，全身表面都是高度几丁质的硬皮。成蝎体长约 50 ~ 60 mm，身体分节明显，由头胸部及腹部组成，体黄褐色，腹面及附肢颜色较淡，后腹部第五节的颜色较深。蝎子雌雄异体，外形略有差异。头胸部，由六节组成，是梯形。头胸部和前腹部合在一起，称为躯干部。背面复有头胸甲，其上密布颗粒状突起，背部中央有一对中眼，前端两侧各有 3 个侧眼，有附肢 6 对，第一对为有助食作用的螯肢，第二对为长而粗的形似蟹螯的角须，司捕食、触觉及防御功能，其余四对为步足。口位于腹面前腔的底部。前腹部较宽，由 7 节组成。后腹部为易弯曲的狭长部分，由 5 个体节及一个尾刺组成。蝎子的寿命 5 ~ 8 年。蝎子为卵胎生，受精卵在母体内完成胚胎发育。气温在 30 ~ 38℃ 之间产仔。蝎子没有耳朵，几乎所有的行动都是依靠身体表面的感觉毛。蝎子的感觉毛十分灵敏，能感觉到一米范围内的螳螂的活动。蝎子的感觉毛能察觉到极其微弱的震动，就连气流的微弱运动都能察觉到。

蝎子为肉食性，极个别种类会少量摄取植物性饲料。取食无脊椎动物，如蜘蛛、蟋蟀、小蜈蚣、多种昆虫的幼虫和若虫。它靠触肢上的听毛或跗节毛和缝感觉器发现猎物的位置。大多数蝎的毒素足以杀死昆虫，但对人无致命的危险，只引起灼烧样的剧烈疼痛。取食时，蝎子用螯肢把食物慢慢撕开，先吸食捕获物的体液，再吐出消化液，将其组织于体外消化后再吸入。进食的速度很慢。蝎子属国家重点保护动物，一只蝎子一年可捕杀蝗虫等有害昆虫 1 万多只。大肆捕捉蝎子会使其数量锐减，结果造成有害昆虫大量繁殖，严重破坏生态平衡，对农作物造成破坏。

蝎有较高的药用价值和食用价值。全蝎常用来治疗惊痫、风湿、半身不遂、口眼歪斜、耳聋语涩、手足抽掣等。蝎毒具有祛风、解毒、止痛、通络的功效，对食道癌、肝癌、结肠癌等有一定疗效。用全蝎配成的中药处方多达 100 多种。全蝎是人参再造丸、大活络丹、七珍丹、保安万灵丹、牵正散等 30 多种中成药的重要原料，是中国中医临床常用的动物药材。特别是近几年，全蝎在治疗疑难病症上发现有显著的疗效，如全蝎可治疗脉管炎、血栓闭塞；蝎毒可治疗心血管病、各种肿瘤、三叉神经痛等。这些应用使蝎子的需求量急剧增加。

蝎子营养价值丰富，除药用外，全蝎还可以制成滋补食品。随着社会物质文明的进步，蝎子作为治疗、保健佳品，倍受人们关注。蝎子酒、蝎子罐头、速冻全蝎、蝎粉保健品相继问世，"油炸全蝎"也出现在许多宴席上。在北京、天津和广州等地的高档宾馆中，都有这道名菜。此外，随医学的发展，蝎毒的作用被广泛认识，蝎毒比黄金还贵，每千克约15万元，而1万只成蝎每年才可提毒480 g，因此，蝎毒的药用价值远远高于蝎子本身。

　　蝎子的主要营养成分（每100 g可食部分中含量）：蛋白质26.2 g，脂肪4.7 g，碳水化合物7.5 g；胡萝卜素13.2 μg，维生素A 48.4 μg，硫胺素0.03 mg，核黄素1.09 mg，烟酸1.7 mg，维生素E 7.59 mg，胆固醇207 mg；钾（K）150 mg，钠（Na）115.7 mg，钙（Ca）120 mg，镁（Mg）36 mg，铁（Fe）30.8 mg，锰（Mn）1.94 mg，锌（Zn）26.71 mg，铜（Cu）14 mg，磷（P）41 mg，硒（Se）6.4 μg。

B 编后语

　　在中国共产党的正确领导下，全国各族人民团结一心，经过 70 年的艰苦奋斗，使国家面貌发生了翻天覆地的变化，科学技术取得了巨大进步，经济建设取得了辉煌成就，社会面貌发生了巨大而可喜的变化，人民生活获得了巨大的改善。与此同时，随着国家实施"健康中国战略"，人民的健康意识显著增强。在这个令人欢欣鼓舞的形势下，《中国居民营养与健康全书》应运而生了。这是我们向祖国 71 华诞献上的一份小礼物！在此需要说明的是，本书是根据现在已经取得的科研成果和认识水平编写的。今后随着科学技术的进步和人类认识水平的提高，书中的一些提法可能会出现不合时宜的情况。这是科学技术的发展和人类认识世界的过程，应该是可以理解的。由于本书涉及的学科比较多，涉及的知识面比较广，读者在阅读时可能会对一些内容产生一些疑惑。为此特做如下补充说明。

　　一是我国地域辽阔，物产丰富，提供了多种多样营养丰富的食物，养育了中华民族。由于各地的地理环境、气候条件的不同，即使是同一种农作物、水果、畜禽产品、水产品等，其主要营养成分也不完全相同，甚至差异很大。再加上其采收季节、加工工艺、分析检测手段和技术上的差异，也会导致其营养成分的不同。因此，本书中所列的各种食物的营养成分不是绝对值，而是某一特定地区所产的食物的相对值。就是说，它们都只是一个"参考值"。鉴于此，在不同的书刊中会出现同一种食物中的某种营养成分并不完全相同，是完全正常的。

二是本书中关于对某种食物的生理功能及其食疗价值的认识，只是基于当前的认识水平。随着科学技术，特别是医药科学技术的进步，我们的认识水平，特别是关于人体结构及其运行机制的认识水平将不断加深和提高，甚至会发生质的飞跃。这是一个与时俱进的过程。因此，我们对人体所需营养素的阐述、对食物营养成分的了解和对其营养价值及其食疗功效的认识，以及对健康生活方式应坚持的基本原则的表述，均不能僵化，而要不断研究探索。

三是本书中所列每种食物的营养成分，均以每 100 g 或 100 mL 中可食用部分的含量来表示。书中所用的计量单位，均采用中国与国际接轨的国家法定计量单位和外文编写字母表示。即能量用 kJ（千焦；1 千卡 =4.18 千焦）；质量用 kg（千克），g（克），mg（毫克），μg（微克）；容量用 L（升），mL（毫升）；长度用 m（米），cm（厘米），mm（毫米）；时间用 h（小时），min（分钟）；s（秒）。

四是人体由多种化学元素及化合物组成。目前，地球上共发现有 117 种（包括 23 种人工合成的）化学元素。而已发现构成人体的元素共有 28 种。其中有 4 种常量金属元素（其含量大于人体重的 0.01%），K（钾）、Na（钠）、Ca（钙）、Mg（镁）；7 种常量非金属元素，O（氧）、H（氢）、N（氮）、C（碳）、P（磷）、S（硫）、Cl（氯）。还有 12 种微量金属元素（其含量小于人体重的 0.01%）：Fe（铁）、Zn（锌）、Mn（锰）、Cu（铜）、Ni（镍）、Co（钴）、Cr（铬）、V（钒）、Mo（钼）、Sr（锶）、Sn（锡）、Ge（锗）；5 种微量非金属元素，B（硼）、Se（硒）、I（碘）、F（氟）、Si（硅）。

另外，已发现以下五种对人体有害的元素：Hg（汞，俗称水银）、Pb（铅）、Al（铝）、Cd（镉）、As（砷）。

编写人员简介

姓名	性别	工作单位	职称	任务分工
杨锋	男	北京大学 河南校友会秘书长	高工	组织策划编辑出版等工作
董忠志	男	北京大学、 郑州市科技局	教授	组织编写工作、全书框架设计、全书稿审定；编写维生素、膳食纤维、调味品类、食用藻类、均衡膳食及限酒等篇章第一稿
赵中胜	男	河南科技出版社	编审	全书编排及审查，编写矿物质元素、食用菌类、野菜、咸菜及其他和心理平衡等篇章第一稿
蔡志端	男	北大光华EMBA 河南投资集团副总经理	高工	组织策划编辑出版等工作
吴水林	男	河南泉舜集团总经理	高工	组织策划编辑出版等工作
张月兰	女	郑州大学医学院	教授	从医学角度审查全书，编写水、坚果类第一稿
张国治	男	河南工业大学 粮油食品工程学院	教授	编写粮食类第一稿
陈延惠	女	河南农业大学园艺学院	教授	编写瓜果类第一稿
冯建新	男	河南省水产研究院	研究员	编写水产品类第一稿
于子远	男	郑州市科技局	高工	编写脂肪类、碳水化合物、食用油类第一稿
康丽	女	《大河报》社	主任编辑	编写适量运动一篇第一稿
崔杏春	女	郑州市蔬菜研究所	研究员	编写蔬菜类第一稿
刘卫红	女	郑州市蔬菜研究所	研究员	编写蔬菜类第一稿
应芳卿	女	郑州市蔬菜研究所	研究员	编写蔬菜类第一稿
许具晔	女	郑州市农林科研所	研究员	编写豆类及其制品、蜂产品类第一稿
陈素珍	女	郑州市工信委	高工	编写戒烟第一稿

姓名	性别	工作单位	职称	任务分工
张济波	男	郑州市科技局	高工	编写蛋白质、肉蛋奶类第一稿
李武高	男	郑州市蔬菜研究所	副研	编写蔬菜类第一稿
吴艺敏	女	英国拉夫堡大学 高分子专业研究生		参与编写维生素一章第一稿
陈露铭	女	河南电视台		收集资料
余峥	女	海燕出版社	编辑	参与编写食用菌类第一稿
王鹿鸣	女	北京大学口腔医学院 在读研究生		收集资料
王德娇	女	勤联保障部队第九八八医院	医师，高级按摩师，健康管理师	参与编写适量运动第一稿
杨娜	女	广西财经学院　中央财经大学硕士研究生	讲师	参与编写适量运动第一稿

主要参考资料

1. 姚春鹏. 中华经典藏书黄帝内经 [M]. 北京：中华书局出版社，2012.

2. 李时珍. 本草纲目 [M]. 北京：人民卫生出版社，2005.

3. 夏征农，陈至立. 辞海：第 6 版 [M]. 上海：上海辞书出版社，2010.

4. 于光远. 中国小百科全书 [M]. 北京：团结出版社，1998.

5. 中国营养学会. 中国居民膳食指南 [M]. 北京：人民卫生出版社，2016.

6. 吕叔湘. 现代汉语词典：第 6 版 [M]. 北京：商务印书馆，2014.

7. 中国现代保健药物食物大全编委会. 中国现代保健药物食物大全 [M]. 哈尔滨：黑龙江科学技术出版社，2012.

8. 周公度. 化学辞典 [M]. 北京：化学工业出版社，2004.

9. 王涛. 失传的营养学：远离疾病 [M]. 北京：世界知识出版社，2012.

10. 胡爱军，郑捷. 食品原料手册 [M]. 北京：化学工业出版社，2012.